传统医学师承人员出师和确有专长人员考核题库与解析

考核研究专家组　编

编者名单（按姓氏笔画排序）

王　浩　王雪丽　王清明　韦毅华　卢瑞华　齐彩芝
李　娟　杨　刚　杨秀芳　杨晓琴　吴苗君　吴春虎
谷兴坤　宋俊霞　陈　玮　陈　翠　陈世君　陈聪意
姜　海　顾连强　董浩磊

中国协和医科大学出版社
北　京

图书在版编目（CIP）数据

传统医学师承人员出师和确有专长人员考核题库与解析／考核研究专家组编. —北京：中国协和医科大学出版社，2019.5

ISBN 978-7-5679-1260-1

Ⅰ.①传… Ⅱ.①考… Ⅲ.①中医师-资格考试-自学参考资料 Ⅳ.①R2

中国版本图书馆 CIP 数据核字（2019）第 052597 号

传统医学师承人员出师和确有专长人员考核题库与解析

编　　者：考核研究专家组
责任编辑：刘　婷
封面设计：邱晓俐
责任校对：张　麓
责任印制：张　岱

出版发行：**中国协和医科大学出版社**
（北京东单三条九号　邮编 100730　电话 65260431）
网　　址：www.pumcp.com
经　　销：新华书店总店北京发行所
印　　刷：三河市龙大印装有限公司

开　　本：850mm×1168mm　1/16
印　　张：24
字　　数：750 千字
版　　次：2019 年 5 月第 1 版
印　　次：2024 年 3 月第 4 次印刷
定　　价：75.00 元

ISBN 978-7-5679-1260-1

前　言

国家中医药管理局发布的《传统医学师承出师考核和确有专长考核实施方案（试行）》和《传统医学出师考核和确有专长考核大纲（试行）》是对传统医学师承和确有专长人员申请参加医师资格考试的资格评价和认定。

具有高中以上文化程度或者具有同等学力，并连续跟师学习满3年的师承人员和依法从事传统医学临床实践5年以上，掌握独具特色、安全有效的传统医学诊疗技术的确有专长人员可报名参加考核。

考核每年进行一次，师承人员出师考核的具体时间由中医药管理部门确定，确有专长人员考核的具体时间由设区的市级卫生行政部门、中医药管理部门确定，考核工作开始前3个月在辖区内进行公告。

考核方式分为实践技能和综合笔试。实践技能考试合格者方可参加医学综合笔试。综合笔试部分科目多，知识点覆盖面广，而参加传统医学师承出师考核和确有专长考核人员具有临床实践经验丰富，但理论知识薄弱的特点，加上其工作繁忙，很难有充分的时间来复习，故其通过率较低。

为了帮助广大考生顺利通过考核，我们组织专家，编写了此书，与之配套复习的还有《传统医学师承人员出师和确有专长人员考核指导》和《传统医学师承人员出师和确有专长人员考核模拟试卷》系列丛书，适用于参加传统医学师承出师考核和确有专长考核的人员。

本书严格按照《传统医学出师考核和确有专长考核大纲（试行）》编写而成，尽量贴合考核内容。其中，80%的题目均配有详细的解析，仅对于一些概念性、基础性的考题未做解析，个别考点类似的考题，解析未再赘述。另外，B_1型题的解析，为两题合并解析。能帮助考生将孤立的知识点系统地串联起来，以达到最佳的复习效果。

本书编写过程中力求做到全面、系统，尽可能做到考点全面而不重复，考生可以花费最少的时间全面复习到各个考点。同时，我们也尽可能做到重点章节多出题，非重点章节酌情少出题，使考生花费最少的时间，获得最大的收益。

希望考生通过学习本书，可以做到复习事半功倍，应试马到成功。

最后，祝各位考生顺利通过考核！

编　者

2019年3月

目 录

第一章　中医基础理论

第一单元　中医学理论体系的主要特点

【A_1 型题】

1. 关于证候的认识，不正确的是
   A. 是疾病过程中某一阶段或某一类型的病理概括
   B. 病机是证候的外在反映
   C. 证候能够揭示病变的机理及发展趋势
   D. 证候可以反映疾病的阶段性本质
   E. 证候具有时相性和空间性特征
2. 中医学“证”的概念是
   A. 疾病症状与体征的概括
   B. 对疾病症状与体征的调查认识
   C. 对疾病症状与体征的分析了解
   D. 疾病过程中某一阶段的病理概括
   E. 疾病全过程的总体属性、特征和规律
3. 以下属于“疾病”的是
   A. 痢疾
   B. 角弓反张
   C. 心血不足
   D. 恶寒发热
   E. 脉象沉迟
4. 中医理论体系的主要特点是
   A. 阴阳五行和脏腑经络
   B. 五脏为中心的整体观
   C. 望闻问切和辨证论治
   D. 整体观念和辨证论治
   E. 辨证求因和审因论治
5. 同病异治的实质是
   A. 证同治异
   B. 证异治异
   C. 病同治异
   D. 证异治同
   E. 病同治同
6. 以下属于“体征”的是
   A. 头痛
   B. 胸闷
   C. 恶心欲吐
   D. 恶寒发热
   E. 脉象沉迟
7. 中医学整体观念的内涵是
   A. 人体是一个有内在联系的整体
   B. 自然界是一个统一的整体
   C. 人体是有机整体，并与自然界相统一
   D. 五脏六腑是一个统一的整体
   E. 时令晨昏对人体的整体影响
8. 中气下陷所致的久痢、脱肛及子宫下垂，临床上均可采用升提中气法治疗，以下说法最为恰当的是
   A. 因人制宜
   B. 同病异治
   C. 异病同治
   D. 审因论治
   E. 辨病论治

【B_1 型题】

（9～10 题共用备选答案）
A. 疾病
B. 证候
C. 症状
D. 病症
E. 体征

9. 机体阴阳失调后的一个完整的异常生命过程，指的是
10. 疾病过程中某一阶段或某一类型的病理概括，指的是

（11～12 题共用备选答案）
A. 脑
B. 肝
C. 心
D. 五脏
E. 经络

11. 人体是一个有机整体，其中心是
12. 人体是一个有机整体，其主导是

答案与解析

【A_1 型题】

1.【答案】B

2.【答案】D

【解析】证，是疾病过程中某一阶段或某一类型的病理概括，一般由一组相对固定的、有内在联系的、能揭示疾病某一阶段或某一类型病变本质的症状和体征构成。证是病机的外在反应。病机是证的内在本质。故本题选 D。

3.【答案】A

4.【答案】D

【解析】中医理论体系是经过长期临床实践，在中国古代哲学的指导下逐步形成的，其主要特点是整体观念和辨证论治。故本题选 D。

5.【答案】B

【解析】同病异治是指同一种疾病，由于发病的时间、地区以及患者机体的反应性不同，或处于不同的发展阶段，所表现出的证不同，因而治法各异。故本题选 B。

6.【答案】E

7.【答案】C

【解析】中医认为，人体是一个有机的整体。人体的结构相互联系，不可分割；人体的各种功能相互协调，彼此为用；在患病时，体内的各个部分亦相互影响。同时，人和环境之间相互影响，是一对不可分割的整体。其余各项为整体观念的具体体现。故本题选 C。

8.【答案】C

【B_1 型题】

9.【答案】A　10.【答案】B

【解析】疾病是指致病邪气作用于人体，人体正气与之抗争而引起的机体阴阳失调、脏腑组织损伤、生理功能失常或心理活动障碍的一个完整的生命过程。证候是指疾病过程中某一阶段或某一类型的病理概括，一般由一组相对固定的、有内在联系的、能解释某一阶段或某一类型病变本质的症状和体征构成。故 9 题选 A，10 题选 B。

11.【答案】D　12.【答案】C

第二单元　精 气 学 说

【A_1 型题】

1. 构成宇宙本原的是
   A. 元气
   B. 精气
   C. 神气
   D. 有形之气
   E. 无形之气

2.《灵枢·本神》所言“因志而存变”谓之
   A. 志
   B. 智
   C. 虑
   D. 意
   E. 思

【B_1 型题】

（3~4 题共用备选答案）
A. 水地
B. 精气
C. 阴阳
D. 五行
E. 男女之精

3. 天地万物相互联系的中介是
4. 精气学说的产生之源是

答案与解析

【A_1 型题】

1.【答案】B

【解析】精，又称精气，在中国古代哲学中，一般泛指气，是一种充塞宇宙之中的无形（指肉眼看不见形质）而运动不息的极细微物质，是构成宇宙万物的本原；在某些情况下专指气中的精粹部分，是构成人类的本原。故本题选 B。

2.【答案】E

【解析】《灵枢·本神》曰：“心有所忆谓之意，意之所存谓之志，因志而存变谓之思，因思而远慕谓之虑，因虑而处物谓之智。”故本题选 E。

【B_1 型题】

3.【答案】B 4.【答案】A

第三单元 阴阳学说

【A_1 型题】

1. 对自然界相互关联的某些事物或现象对立双方属性的概括的是
   A. 阴阳
   B. 五行
   C. 精气
   D. 藏象
   E. 经络
2. “阳生阴长，阳杀阴藏” 所体现的阴阳关系是
   A. 阴阳交感
   B. 阴阳互根互用
   C. 阴阳对立制约
   D. 阴阳消长
   E. 阴阳转化
3. 事物或现象阴阳属性的征兆是
   A. 寒热
   B. 上下
   C. 水火
   D. 晦明
   E. 动静
4. 阴中之至阴的脏是
   A. 心
   B. 肝
   C. 脾
   D. 肺
   E. 肾
5. 关于阴阳转化的说法最恰当的是
   A. 有条件的
   B. 无条件的
   C. 绝对的
   D. 相对的
   E. 必然的
6. “无阴则阳无以化” 所说明的阴阳关系是
   A. 阴阳交感
   B. 阴阳互根互用
   C. 阴阳对立制约
   D. 阴阳消长
   E. 阴阳转化
7. 四季分阴阳，则春为
   A. 阴中之阳
   B. 阳中之阳
   C. 阳中之阴
   D. 阴中之阴
   E. 阴中之至阴
8. 阴阳一分为二，合二为一体现了阴阳之间的哪种关系
   A. 阴阳互藏
   B. 阴阳互根
   C. 阴阳平衡
   D. 阴阳转化
   E. 阴阳制约
9. 五脏分阴阳，心的阴阳属性是
   A. 阴中之阴
   B. 阴中之阳
   C. 阳中之阴
   D. 阳中之阳
   E. 阴中之至阴
10. 昼夜分阴阳，则上午为
   A. 阴中之阳
   B. 阳中之阳
   C. 阳中之阴
   D. 阴中之阴
   E. 阴中之至阴
11. 以昼夜分阴阳，后半夜为
   A. 阴中之阳
   B. 阳中之阴
   C. 阳中之阳
   D. 阴中之阴
   E. 阴中之至阴
12. 以昼夜分阴阳，则前半夜为
   A. 阴中之阳
   B. 阳中之阴
   C. 阳中之至阳
   D. 阴中之阴
   E. 阴中之至阴
13. “孤阴不生，独阳不长” 主要说明了阴阳关系的哪一方面

A. 对立
B. 互根
C. 消长
D. 转化
E. 动态平衡

14. 体表属阳，体内属阴，筋骨为
A. 阳中之阳
B. 阳中之阴
C. 阴中之阳
D. 阴中之阴
E. 阴中之至阴

15. 四时阴阳的消长变化，从冬至到立春为
A. 阴消阳长
B. 重阴必阳
C. 阴长阳消
D. 重阳必阴
E. 由阳转阴

16. 言脏腑之阴阳，脾为
A. 阴中之阳
B. 阴中之阴
C. 阴中之至阴
D. 阳中之阴
E. 阳中之阳

17. “寒极生热，热极生寒”主要说明的是
A. 阴阳平衡
B. 阴阳对立
C. 阴阳消长
D. 阴阳互根
E. 阴阳转化

18. 阴阳的相互转化是
A. 绝对的
B. 有条件的
C. 必然的
D. 偶然的
E. 量变

19. “阴中求阳”的治法适用于
A. 阴虚
B. 阳虚
C. 阴盛
D. 阳盛
E. 阴阳两虚

20. “阴中求阳，阳中求阴”治法的理论依据是
A. 阴阳协调平衡
B. 阴阳对立制约
C. 阴阳互根互用
D. 阴阳相互转化
E. 阴阳互为消长

21. “重阴必阳”所体现的阴阳关系是
A. 阴阳交感
B. 阴阳互根
C. 阴阳对立
D. 阴阳消长
E. 阴阳转化

22. “壮水之主，以制阳光”的治法，最适于治疗
A. 阴盛则寒之证
B. 阴虚则热之证
C. 阴盛伤阳之证
D. 阴损及阳之证
E. 阳损及阴之证

【B_1 型题】

（23~24 题共用备选答案）
A. 互根互用
B. 阴阳转化
C. 阴阳消长
D. 阴阳互藏
E. 对立相反

23. 阳虚日久，导致阴气化生不足反映的阴阳关系是
24. 统一体中的阴阳双方，每一方都包含有另一方的阴阳关系是

（25~26 题共用备选答案）
A. 阳中求阴
B. 阳病治阴
C. 阴阳双补
D. 阴病治阳
E. 阴病治阴

25. 根据阴阳互根互用确定的治法是
26. 适用于阳偏衰的治法是

答案与解析

【A_1 型题】

1. **【答案】** A

【解析】 阴阳，是中国古代哲学的一对范畴，是对自然界相互关联的某些事物或现象对立双方属性的概括。五行，即木、火、土、金、水五种物质及其运

动变化。精，又称精气，在中国古代哲学中，是指一种充塞宇宙之中的无形（指肉眼看不见物质）而运动不息的极细微的物质，是构成宇宙万物的本原。藏象，是指藏于体内的内脏及其表现于外的生理病理征象及与自然界相通应的事物和现象。经络，是经脉和络脉的总称，是运行全身气血，联络脏腑形体官窍，沟通上下内外，感应传导信息的通路系统，是人体结构的重要组成部分。故本题选 A。

2.【答案】B

3.【答案】C

【解析】根据《素问·阴阳应象大论》中“水火者，阴阳之征兆也”，说明水火是阴阳对立最明显的征兆。故本题选 C。

4.【答案】C

【解析】心为阳中之阳；肝为阴中之阳；脾为阴中之至阴；肺为阳中之阴；肾为阴中之阴。故本题选 C。

5.【答案】A

6.【答案】B

7.【答案】A

【解析】阴阳之中复有阴阳：属性相反的两种事物或一事物内部相互对立的两个方面可以划分阴阳，而其中的任何一方又可以再分阴阳，即所谓阴中有阳，阳中有阴。例如，四季阴阳属性中，春夏为阳，秋冬为阴。春为阴中之阳，夏为阳中之阳，秋为阳中之阴，冬为阴中之阴。故本题选 A。

8.【答案】A

【解析】阴阳互藏，是指相互对立的阴阳双方中的任何一方都包含着另一方，即阴中有阳，阳中有阴。阴阳一分为二，合二为一是对阴阳互藏关系的概括。故本题选 A。

9.【答案】D

10.【答案】B

【解析】上午为阳中之阳；下午为阳中之阴；上（前）半夜为阴中之阴，下（后）半夜为阴中之阳。故本题选 B。

11.【答案】A

12.【答案】D

13.【答案】B

14.【答案】B

【解析】由于阴阳之中复有阴阳，所以分属于阴阳的脏腑形体组织还可以再分阴阳。如体表属阳，然皮肉为阳中之阳，筋骨为阳中之阴。故本题选 B。

15.【答案】A

【解析】从冬至到立春为寒气渐消，热气渐长的过程，所以为阴消阳长，故本题选 A。

16.【答案】C

【解析】阴阳学说认为，宇宙间凡属相互关联且又相互对立的事物或现象，或同一事物内部相互对立的两个方面，都可以用阴阳来概括分析其各自的属性，所以用它可以来划分脏腑及形体组织的阴阳属性，如五脏分阴阳，心肺居于上属阳，心属火，主温通，为阳中之阳。肺属金，主肃降，为阳中之阴。肝、脾、肾居下属阴，肝属木，主升发，为阴中之阳。肾属水，主闭藏，为阴中之阴。脾属土，居中焦，为阴中之至阴。故本题选 C。

17.【答案】E

【解析】阴阳转化，是指一事物的总体属性在一定条件下，可以向其相反的方向转化。阴阳双方的消长运动发展到一定阶段，事物内部的阴与阳的比例出现了颠倒，该事物的属性即发生转化。阴阳相互转化，一般都产生于事物发展变化的“物极”阶段，即所谓“物极必反”。其余四项阴阳相互关系均不能达到阴阳相互转化，不能形成“寒极生热，热极生寒”。故本题选 E。

18.【答案】B

【解析】阴阳之间需要具备一定的条件，才能相互转化，不属于绝对、相对，量变、质变以及必然、偶然的范畴。故本题选 B。

19.【答案】B

【解析】阴阳之间存在着互根互用的关系。当阴阳发生病理性变化时可以出现阴阳互损的情况。阴阳互损导致阴阳两虚，所以临床上应采用阴阳双补的治疗原则。对阳损及阴导致的以阳虚为主的阴阳两虚证，当补阳为主，兼以补阴，此法就是阴中求阳。对阴损及阳导致的以阴虚为主的阴阳两虚证，当补阴为主，兼以补阳，即为阳中求阴，如此则阴阳双方相互资生，相互为用。故本题选 B。

20.【答案】C

【解析】阴阳互根是指一切事物或现象中相互对立着的阴阳两方面，具有互相依存，互为根本的关系。阴阳互用是指阴阳双方不断地资生、促进和助长对方。根据这一原则，治疗阳偏衰时，扶阳剂中适当佐以滋阴药，使“阳得阴助而生化无穷”；治疗阴偏衰时，滋阴药中适当佐以扶阳剂，使“阴得阳生而源泉不竭”。此即“阴中求阳，阳中求阴”。故本题选 C。

21.【答案】E

【解析】阴阳的转化是需要一定条件的。所谓物极必反，这个“极”或“重”就是阴阳转化所必须的条件，阴有了“重”这个条件就会转化为阳。故本题选 E。

22.【答案】B

【解析】阴阳之间如果出现了平衡失调就会发生疾病。阴阳偏衰时机体就出现虚证的表现，根据“虚则补之”，即补其不足的治疗原则，应采用补的方法进行治疗。分而言之，阴偏衰产生的是“阴虚则热”的虚热证，治疗当滋阴制阳，用“壮水之主，以制阳光”的治法进行治疗。故本题选B。

【B_1 型题】

23.【答案】A　24.【答案】D

【解析】阴阳互根是指一切事物或现象中相互对立着的阴阳两个方面，具有相互依存，互为根本的关系。阴阳互用是指阴阳双方具有互相资生、促进和助长的关系。如果相互为用的关系破坏，阴阳不得相互资助，则出现阴损及阳、阳损及阴的病变。阴阳互藏是指相互对立的阴阳双方中的任何一方都包含着另一方，即阴中有阳，阳中有阴。故23题选A，24题选D。

25.【答案】A　26.【答案】D

第四单元　五行学说

【A_1 型题】

1. 五行中有收敛、沉降性质的是
   A. 火
   B. 水
   C. 土
   D. 木
   E. 金
2. 肝火犯肺，属于
   A. 相克
   B. 相乘
   C. 相侮
   D. 母病及子
   E. 子病及母
3. 下列属于母子关系的是
   A. 木和土
   B. 火和金
   C. 水和火
   D. 木和金
   E. 土和金
4. 五脏变动，下列选项中错误的是
   A. 肝之变动为握
   B. 心之变动为笑
   C. 脾之变动为哕
   D. 肺之变动为咳
   E. 肾之变动为栗
5. 一年季节中，“长夏”所属的是
   A. 木
   B. 火
   C. 土
   D. 金
   E. 水
6. 下列不符合五行生克规律的是
   A. 水为木之母
   B. 金为土之子
   C. 火为土之母
   D. 金为木之所胜
   E. 水为火之所不胜
7. 临床常见的心火引动肝火病证是
   A. 相乘传变
   B. 母病及子
   C. 子病犯母
   D. 相侮传变
   E. 反克传变
8. 金水相生法的适应证是
   A. 肺阴虚证
   B. 肾阴虚证
   C. 肺肾阴虚证
   D. 肺气虚证
   E. 肺肾气虚证
9. 下述说法，哪一项不是“金”的特性
   A. 从革
   B. 沉降
   C. 肃杀
   D. 寒凉
   E. 收敛
10. 下列关于五行生克规律的表述，正确的是
   A. 木为土之所胜
   B. 木为水之子
   C. 火为土之子
   D. 水为火之所胜
   E. 金为木之所胜
11. “亢则害，承乃制”说明五行之间的关系是
   A. 相克关系

B. 相生关系
C. 相乘关系
D. 制化关系
E. 相侮关系
12. 五行调节事物整体动态平衡的机制是
A. 生我
B. 我生
C. 克我
D. 我克
E. 制化
13. 火的特性是
A. 曲直
B. 稼穑
C. 从革
D. 炎上
E. 润下
14. 五行学说认为病情较重的色脉关系是
A. 色与脉的五行属性相符
B. 色与脉的五行属性相生
C. 客色胜主色
D. 色与脉的五行属性相克
E. 主色胜客色
15. “盖造化之机，不可无生，亦不可无制。无生则发育无由，无制则亢而为害”之论说明
A. 五行相生
B. 五行相克
C. 五行胜复
D. 五行制化
E. 五行乘侮
16. 下列不属于病理变化的是
A. 五行制化
B. 母病及子
C. 子病及母
D. 五行相侮
E. 五行相乘
17. 下列何项归属五行之“土”
A. 目
B. 舌
C. 口
D. 鼻
E. 耳
18. 五行相乘，下列哪种说法是正确的
A. 母气有余而乘其子
B. 子气有余而乘其母
C. 气有余则乘己所胜
D. 气有余则乘己所不胜
E. 气不及则己所胜侮而乘之
19. 按五行属性分类，五化中属土者是
A. 生
B. 长
C. 化
D. 收
E. 藏
20. 根据五行的生克乘侮规律，以下说法错误的是
A. 心火不足，肾水乘之
B. 木火刑金
C. 肝木乘土
D. 心火过亢，反侮肺金
E. 岁土太过，雨湿流行，肾水受邪
21. “见肝之病，知肝传脾”的病机传变是
A. 木克土
B. 木乘土
C. 土侮木
D. 母病及子
E. 子病犯母
22. 土不足时，木对土的过度制约，属于
A. 相克
B. 相乘
C. 相侮
D. 母病及子
E. 子病犯母
23. 根据情志相胜法，可制约大怒的情志是
A. 喜
B. 思
C. 悲
D. 恐
E. 惊
24. 下列各项中，属于母病及子的是
A. 肺病及肾
B. 肝病及肾
C. 肺病及心
D. 心病及肝
E. 脾病及肾
25. 属于“子病犯母”的是
A. 肾病及肝
B. 肺病及肾
C. 脾病及心
D. 肝病及心
E. 脾病及肺
26. 下列各项中，属于相乘传变的是
A. 肺病及肾
B. 肺病及心

C. 心病及肝
D. 肝病及肾
E. 脾病及肾

【B_1 型题】

（27~28 题共用备选答案）
A. 肝病及心
B. 肝病及肾
C. 肝病及肺
D. 肝病及脾
E. 脾病及心

27. 属五行相乘传变的是
28. 属五行相侮传变的是

（29~30 题共用备选答案）
A. 母病及子
B. 子病及母
C. 相乘传变
D. 相侮传变
E. 母子同病

29. 脾病及肾，体现的关系是
30. 土壅木郁，体现的关系是

答案与解析

【A_1 型题】

1. **【答案】** E

【解析】“火曰炎上”，引申为凡具有温热、上升、光明等性质或作用的事物和现象，归属于火；“水曰润下”，引申为凡具有滋润、下行、寒凉、闭藏等性质或作用的事物和现象，归属于水；“土曰稼穑”，引申为凡具有生化、承载、受纳等性质或作用的事物和现象，归属于土；“木曰曲直”，引申为凡具有生长、升发、条达、舒畅等性质或作用的事物和现象，归属于木；“金曰从革”，引申为凡具有沉降、肃杀、收敛等性质或作用的事物和现象，归属于金。故本题选 E。

2. **【答案】** C
3. **【答案】** E
4. **【答案】** B
5. **【答案】** C

【解析】 春属木，夏属火，长夏属土，秋属金，冬属水。故本题选 C。

6. **【答案】** D
7. **【答案】** C
8. **【答案】** C
9. **【答案】** D

【解析】“寒凉”属于“水”的特性。故本题选 D。

10. **【答案】** B

【解析】 五行相生次序：木生火，火生土，土生金，金生水，水生木。“生我”者为母，“我生”者为子。五行相克次序：木克土，土克水，水克火，火克金，金克木。“克我”者为“所不胜”，“我克”者为“所胜”。故本题选 B。

11. **【答案】** D
12. **【答案】** E

【解析】 五行制化是指五行之间既相互资生、又相互制约，维持平衡协调，推动事物间稳定有序的变化与发展。故本题选 E。

13. **【答案】** D

【解析】 水曰润下；火曰炎上；木曰曲直；金曰从革；土爰稼穑。故本题选 D。

14. **【答案】** D

【解析】 从色与脉之间的五行生克关系来判断疾病的预后。如肝病面色青，见弦脉，为色脉相符。如果不见弦脉，反见浮脉，则属相胜之脉，即克色之脉（金克木），为逆，主预后不良；若见沉脉，则属相生之脉，即生色之脉（水生木），为顺，主预后良好。故本题选 D。

15. **【答案】** D
16. **【答案】** A

【解析】 五行学说的基本内容包括五行相生与相克、五行制化与胜复、五行相乘与相侮和五行的母子相及四个方面。五行的制化和胜复，是指五行系统中具有的自我调节机制；五行的相乘相侮与母子相及是五行之间异常的生克变化。故本题选 A。

17. **【答案】** C

【解析】 人体五官的五行归属为目属木、舌属火、口属土、鼻属金、耳属水。故本题选 C。

18. **【答案】** C

【解析】 相乘：乘，凌也，即欺负之意。五行相乘指五行中某一事物对其所胜一事物的过度克制。相乘的次序与相克同，即木乘土，土乘水，水乘火，火乘金，金乘木。相乘有 2 种方式：①太过相乘。五行某一事物过于亢盛，对其“所胜”的事物进行超过正常限度的克制，引起其“所胜”事物的虚弱，从而导致五行之间生克制化的异常。如木气过于亢盛，对土克制太过，土本无不足，但难以承受木的过度克制，导致土的不足，称之为“木乘土”。②不及相乘。五行中某一事物过度虚弱，难以抵御其所不胜事物的正常限度的克制，使其本身更显虚弱。如土气过于不足，木虽然处于正常水平，土仍难以承受木的克制，使土更显不足，称之为“土虚木乘”。“气有余则乘己所胜”符合①所描述。故本题选C。

19.【答案】C

【解析】生、长、化、收、藏分别对应五行的木、火、土、金、水，土对应化，为化生万物的意思。故本题选C。

20.【答案】D

【解析】心属火，肺属金，火克金，心火过亢则称心火乘肺金，不是反侮。故本题选D。

21.【答案】B

【解析】根据五行生克乘侮理论，五脏中一脏有病，可以传及其他四脏而发生传变。如肝有病可以影响心、肺、脾、肾等脏。心、肺、脾、肾有病也可以影响肝脏。不同脏腑的病变，其传变规律不同。因此，临床治疗时除对所病本脏进行治疗之外，还要依据其传变规律，治疗其他脏腑，以防止传变。如肝气太过，或郁结或上逆，木亢则乘土，病将及脾胃，此时应在疏肝平肝的基础上预先培其脾气，使肝气得平，脾气得健，则肝病不得传于脾。如《难经·七十七难》所说：“见肝之病，则知肝当传之于脾，故先实其脾气。”这里的“实其脾气”，是指在治疗肝病的基础上佐以补脾、健脾。故本题选B。

22.【答案】B

【解析】五行相乘指五行中某一行对其所胜一行的过度克制，原因有“太过”“不及”两方面。次序为木乘土，土乘水，水乘火，火乘金，金乘木。五行相侮指五行中某一行对其所不胜一行的反向克制，原因有“太过”“不及”两方面。次序为木侮金，金侮火，火侮水，水侮土，土侮木。故本题选B。

23.【答案】C

【解析】“怒胜思”“思胜恐”“恐胜喜”“喜胜忧”“悲胜怒”。故本题选C。

24.【答案】A

25.【答案】C

【解析】五行学说应用于病理方面，主要在于阐释五脏病变的相互影响和相互传变。一是相生关系的传变，包括“母病及子”和“子病及母”两方面。二是相克关系的传变，包括“相乘”传变和“相侮”传变。子病及母，又称“子盗母气”，是指疾病的传变，从子脏传及母脏。心属火、肝属木、脾属土、肺属金、肾属水。从选项来看只有C项前者为“子”，后者为“母”（火生土）。故本题选C。

26.【答案】E

【解析】五行相乘次序是木乘土，土乘水，水乘火，火乘金，金乘木。根据五脏的五行所属，肝属木，心属火，脾属土，肺属金，肾属水，可知选项中脾病及肾为相乘传变。故本题选E。

【B_1型题】

27.【答案】D 28.【答案】C

【解析】相乘即相克太过，超过正常制约程度，属病理变化范畴。如肝气过亢，肺金不能制约肝木，则太过之木便去抑制土，使土更虚而发生肝气犯胃的病证。相侮即反克，又称反侮。侮，恃强凌弱之意。亦属病理变化范畴。正常情况下，金可克木，若金气不足，或木气偏亢，木就反而抑制金，出现肺金虚损而肝木亢盛的病证。故27题选D，28题选C。

29.【答案】C 30.【答案】D

【解析】脾属土，肾属水，肝属木。土克水，脾病及肾为相乘传变；木克土，土病及木为相侮传变。故29题选C，30题选D。

第五单元 五 脏

【A_1型题】

1. 古代医家将其喻为人身之“日”的脏是
   A. 肝
   B. 心
   C. 脾
   D. 肺
   E. 肾
2. 调节腠理之开合，将代谢后的津液化为汗液，排出体外，主要是由肺的哪项功能所完成
   A. 主呼吸之气
   B. 主一身之气
   C. 主宣发
   D. 主肃降
   E. 朝百脉
3. 心主神志最主要的物质基础是

A. 津液
B. 精液
C. 血液
D. 宗气
E. 营气

4. 表现为气血两亏者，多是哪两脏同病
A. 心、肺
B. 心、脾
C. 心、肝
D. 肺、脾
E. 肺、肾

5. 心的主要生理功能是
A. 主藏血
B. 主神志
C. 主运化
D. 主统血
E. 主疏泄

6. 被称为“中精之腑”的是
A. 脉
B. 骨
C. 胆
D. 胞宫
E. 脑

7. 被称为五脏六腑之“华盖”的脏是
A. 心
B. 肺
C. 脾
D. 肝
E. 肾

8. 称为“清虚之脏”的是
A. 肝
B. 心
C. 脾
D. 肺
E. 肾

9. 下列各项，属于心生理功能的是
A. 主藏气
B. 主藏神
C. 主藏血
D. 主藏精
E. 主藏津

10. 脾为气血生化之源的理论基础是
A. 气能生血
B. 人以水谷为本
C. 脾主升清
D. 脾能运化水谷精微
E. 脾为后天之本

11.《素问·玉机真藏论》称其“为孤脏，中央土以灌四傍”的脏是
A. 肝
B. 心
C. 脾
D. 肺
E. 肾

12.“脾主升清”的确切内涵是
A. 脾的阳气主升
B. 脾以升为健
C. 脾气散精，上归于肺
D. 与胃的降浊相对而言
E. 输布津液，防止水湿内生

13.《临证指南医案》所说“宜升则健”的脏是
A. 肝
B. 心
C. 脾
D. 肺
E. 肾

14. 心为五脏六腑之大主的理论依据是
A. 心主血
B. 心主神志
C. 心主思维
D. 心总统魂魄
E. 心总统意志

15. 具有“升举内脏”功能，维持内脏位置相对稳定的脏是
A. 肝
B. 心
C. 脾
D. 肺
E. 肾

16. 肝主疏泄是指
A. 肝调畅情志活动
B. 肝调畅全身气机
C. 肝促进脾胃运化
D. 肝促进血行和津液代谢
E. 肝调节月经和精液的排泄

17. 导致津液输布障碍，水湿痰饮潴留的最主要因素是
A. 肺的宣发肃降失职
B. 脾的运化功能失健
C. 肝的疏泄功能失常
D. 肾的主水功能失调
E. 三焦疏通水道不利

18.《素问·五藏生成》说“人卧血归于”的脏是
A. 肝
B. 心
C. 脾
D. 肺
E. 肾
19. 心脏的正常搏动，主要依赖于
A. 心神
B. 心血
C. 心阴
D. 心阳
E. 心气
20. 肝藏血的生理功能是指肝
A. 贮藏血液
B. 调节血量
C. 统摄血液
D. 贮藏血液和调节血量
E. 化生血液与统摄血液
21. 五脏中，具有“刚脏”特性的是
A. 心
B. 肺
C. 脾
D. 肝
E. 肾
22.《素问·上古天真论》记述了肾气由稚嫩到充盛，由充盛到衰少继而耗竭的演变过程，“女子七七”可见的变化是
A. 筋骨坚，发长极，身体盛壮
B. 三阳脉衰于上，面皆焦，发始白
C. 任脉虚，太冲脉衰少，天癸竭
D. 阳明脉衰，面始焦，发始堕
E. 肾气平均，真牙生而长极
23. 五脏主五液，肾之液为
A. 汗
B. 唾
C. 涕
D. 泪
E. 涎
24.《素问》关于“丈夫八八”在生理上的表现是
A. 阳气衰竭于上，面焦，发鬓斑白
B. 肾气衰，发堕齿槁
C. 肝气衰，筋不能动，天癸竭，精少
D. 齿发去
E. 三阳脉衰于上，面皆焦，发始白
25.“命门之火”是指
A. 肺阳
B. 心阳
C. 肝阳
D. 肾阳
E. 脾阳
26. 肺的通调水道功能主要依赖于
A. 主气
B. 司呼吸
C. 朝百脉
D. 主宣发肃降
E. 输精于皮毛
27. 有主水和纳气功能的脏是
A. 肝
B. 心
C. 脾
D. 肺
E. 肾
28. 肾主纳气的主要生理作用是
A. 使肺之呼吸保持一定的深度
B. 有助于元气的固摄
C. 有助于精液的固摄
D. 有助于元气的生成
E. 有助于肺气的宣发
29. 与水液代谢关系最密切的脏腑是
A. 脾、胃、肝
B. 肝、胆、肾
C. 肝、肺、胃
D. 肺、肾、脾
E. 心、肾、肺
30. 主要表现为血液生成和运行上的相互为用、相互协同的两脏是
A. 心与肺
B. 肺与肾
C. 肝与肾
D. 肝与脾
E. 心与脾
31. 最易发生阴阳互损的脏是
A. 心
B. 肝
C. 脾
D. 肺
E. 肾
32.“肺主一身之气”取决于
A. 主宣发
B. 主肃降
C. 通调水道
D. 主行水

E. 主呼吸
33. 下列关于五脏外合五体的叙述，错误的是
A. 心合脉
B. 肝合爪
C. 脾合肉
D. 肺合皮
E. 肾合骨
34. 下列各脏中，其生理特性以升为主的是
A. 肺与脾
B. 肺与肝
C. 肝与肾
D. 心与肾
E. 肝与脾
35.《素问·六节藏象论》中，“封藏之本”所指的是
A. 心
B. 肺
C. 脾
D. 肝
E. 肾
36. 心与肺的关系主要表现在
A. 气血互用方面
B. 气机升降方面
C. 血液运行方面
D. 精神互养方面
E. 化生气血方面
37. 与四肢肌肉壮实有关的是
A. 脾主运化
B. 心主血脉
C. 脾主统血
D. 肾藏精
E. 胃主受纳水谷
38. 肝藏血与脾统血的共同生理功能是
A. 贮藏血液
B. 调节血量
C. 统摄血液
D. 防止出血
E. 化生血液
39. 下列各项，与肾中精气生理功能关系不密切的是
A. 促进机体的生长发育
B. 促进水液代谢
C. 促进生殖功能的成熟
D. 主生长发育和生殖
E. 人体生命活动的根本
40. 肺之华在
A. 面
B. 毛
C. 唇
D. 发
E. 爪
41. 脾之液为
A. 汗
B. 涕
C. 泪
D. 唾
E. 涎
42. 心在志为
A. 怒
B. 喜
C. 思
D. 悲
E. 恐
43.“气血生化之源”是指
A. 心
B. 肺
C. 肝
D. 脾
E. 肾
44. 五脏主五志，则忧属
A. 心
B. 肾
C. 肝
D. 肺
E. 脾
45. 与肺相应的是
A. 夏季
B. 春季
C. 长夏
D. 冬季
E. 秋季
46. 情绪与肝有关是因为
A. 肝能藏血和调节血量
B. 肝主升发
C. 肝主疏泄能调节情志
D. 肝能调节女子月经和男子排精
E. 肝为刚脏
47. 被称为先天之本的脏是
A. 肾
D. 脾
C. 心
D. 肝
E. 肺
48. 在肝主疏泄的各种作用中，最根本的是

A. 调畅情志
B. 促进消化
C. 调畅气机
D. 调节血量
E. 疏通水道

49. 机体的生长发育主要取决于
A. 血液的营养
B. 津液的滋润
C. 水谷精微的充养
D. 肾中精气的充盈
E. 脾气的升清

50. 心为“君主之官”的理论依据是
A. 心总统意志
B. 心主血脉
C. 心主神志
D. 心主情志
E. 心总统魂魄

51. 与髓海空虚关系最密切的脏器是
A. 肝
B. 脾
C. 肺
D. 大肠
E. 肾

52. 肺主气的功能取决于
A. 司呼吸
B. 宗气的生成
C. 全身气机的调节
D. 朝百脉
E. 主治节

53. 对全身水液的调节起着主宰作用的是
A. 胃的游溢精气
B. 肺的通调水道
C. 脾的运化水液
D. 肾的蒸腾气化
E. 肝的疏泄条达

54. 下列哪项不是脾的生理功能
A. 水谷的受纳和腐熟
B. 水谷精微的转输
C. 水液的吸收和转输
D. 脏器位置的维系
E. 血液的统摄

55. 关系表现在血液生成和血液运行方面的两脏是
A. 肝与脾
B. 脾与肾
C. 心与肝
D. 心与脾
E. 心与肺

56. 具有“喜燥恶湿”特性的脏腑是
A. 肝
B. 脾
C. 胃
D. 肾
E. 肺

57. 下列各项，与血液和神志关系最密切的是
A. 心与肾
B. 心与脾
C. 心与肺
D. 心与肝
E. 肝与肾

58. 在血的生成中起主要作用的两脏是
A. 心、肺
B. 肺、脾
C. 肝、脾
D. 肾、脾
E. 心、脾

59. 根据藏象理论，肝其华在
A. 面
B. 爪
C. 唇
D. 毛
E. 发

60. 下列各项，不属于肝主疏泄功能的是
A. 调畅气机
B. 调畅情志
C. 促进骨骼发育
D. 促进脾胃的运化
E. 促进血液运行

【B_1 型题】

（61~62 题共用备选答案）
A. 心
B. 肝
C. 脾
D. 肺
E. 肾

61. 依据《内经》所论，具有主蛰守位生理特性的脏是

62. 依据《内经》所论，被称为“生之本”的脏是

（63~64 题共用备选答案）
A. 肝肾
B. 肺脾
C. 心肺

D. 脾肾
E. 肝脾
63. 与五更泄泻的形成关系最密切的两脏是
64. 具有阴阳互滋互制关系的两脏是
（65~66 题共用备选答案）
A. 脉
B. 皮
C. 肉
D. 筋
E. 骨
65. 五体中与脾相合的是
66. 五体中与肺相合的是
（67~68 题共用备选答案）
A. 喜
B. 怒
C. 悲
D. 思
E. 恐
67. 脾在志为
68. 肝在志为
（69~70 题共用备选答案）
A. 肺与肾
B. 肺与脾
C. 肺与肝
D. 肺与心
E. 脾与肾
69. 具有先后关系的两脏是
70. 与呼吸关系密切的两脏是
（71~72 题共用备选答案）
A. 心
B. 肝
C. 脾
D. 肺
E. 肾
71. 君主之官指的是
72. 将军之官指的是
（73~74 题共用备选答案）
A. 心、肺
B. 心、肝
C. 肺、脾
D. 肺、肝
E. 肺、肾
73. 与气的生成关系最密切的是
74. 与呼吸运动关系最密切的是
（75~76 题共用备选答案）
A. 心
B. 肺
C. 脾
D. 肝
E. 肾
75. “气之根”是指
76. “气之主”是指
（77~78 题共用备选答案）
A. 心
B. 肝
C. 胆
D. 脾
E. 胃
77. 主决断的是
78. 主运化的是

答案与解析

【A_1 型题】

1. 【答案】B
2. 【答案】C
3. 【答案】C

【解析】心藏神，心具有主宰人体五脏六腑、形体官窍的一切生理活动和人体精神意识思维活动的功能。心主血脉，心气可推动和调控血液在脉管中正常运行，流注全身。心的这两种功能相互影响：一方面，心主血脉的功能受心神主宰；另一方面，心神又必须得到心血的濡养才能正常地工作。故本题选 C。

4. 【答案】B

【解析】心主血，脾统血，脾又为气血生化之源，心与脾的关系主要表现在气血生成和运行方面。脾的运化功能正常，则化生血液的功能旺盛。血液充盈则心有所主。脾气健旺，脾的统血功能正常，则血行脉中。因此，气血两亏者多是心、脾两脏同病。故本题选 B。

5. 【答案】B

【解析】心的主要生理功能是主血脉和藏神。心主血脉是指心气推动和调控血液在脉道中运行，流注全身，发挥营养和滋润作用。心主血脉包括主血和主脉两个方面。心藏神，又称主神明或主神志，是指心有统帅全身脏腑、经络、形体、官窍的生理活动和主司精神、意识、思维、情志等心理活动的功能。故本题选 B。

6.【答案】C

【解析】脉者“血之府也”；“骨者髓之府”；胆为“中精之府”；胞宫有主月经、受孕、孕育胎儿的功能；“脑为元神之府”。故本题选 C。

7.【答案】B

【解析】肺的主要生理功能是主气司呼吸，主行水，朝百脉，主治节。肺气以宣发肃降为基本运行形式。肺在五脏六腑中位置最高，覆盖诸脏，故有“华盖”之称。故本题选 B。

8.【答案】D

9.【答案】B

10.【答案】D

【解析】脾主运化，脾具有消化吸收饮食物中的水谷精微并将其转输至全身的生理功能，人依赖于水谷精微化生气血以维持生命活动，故脾为气血生化之源。故本题选 D。

11.【答案】C

12.【答案】C

【解析】脾主升清，是指脾气的升动转输作用，将胃肠道吸收的水谷精微和水液上输于心、肺等脏，通过心、肺的作用化生气血，以营养濡润全身。故本题选 C。

13.【答案】C

14.【答案】B

【解析】五脏所藏：心藏神，肺藏魄，肝藏魂，脾藏意，肾藏志；心为君主之官，神明之腑，是精神活动产生和依附的器官。《灵枢·邪客》亦说：“心者，五脏六腑之大主也，精神之所舍也。”故本题选 B。

15.【答案】C

16.【答案】B

【解析】肝主疏泄，指肝气具有疏通、畅达全身气机的作用。故本题选 B。

17.【答案】B

【解析】脾居中焦，为人体气机升降的枢纽，故在人体水液代谢过程中起着重要的枢纽作用。因此，脾运化水湿的功能健旺，既能使体内各组织得到水液的充分濡润，又不致使水湿过多而潴留。反之，如果脾运化水湿的功能失常，必然导致水液在体内的停滞，而产生水湿、痰饮等病理产物，甚则形成水肿。即所谓脾为“生痰之源”。故本题选 B。

18.【答案】A

19.【答案】E

【解析】心主血脉，只有心气推动和调控血液在脉管中正常运行，流注全身，才能濡养五脏六腑。心气充足，血液流行，心脏得以正常搏动。心神可以主宰人体五脏六腑、形体官窍的一切生理活动和人体精神意识思维活动；心血要经心气的推动才能正常运行，维持心脏正常搏动；心阳有促进心的活动，升散、兴奋和温煦作用；心阴有促进心的宁静、内守，抑制与制约阳热的作用。故本题选 E。

20.【答案】D

【解析】肝藏血的生理功能是指肝具有贮藏血液、调节血量和防止出血的功能。故本题选 D。

21.【答案】D

【解析】肺为娇脏，心为火脏，脾为土脏，肝为刚脏，肾为水火之脏。故本题选 D。

22.【答案】C

【解析】《素问·上古天真论》曰：“女子七岁，肾气盛，齿更发长。二七而天癸至，任脉通，太冲脉盛，月事以时下，故有子。三七，肾气平均，故真牙生而长极。四七，筋骨坚，发长极，身体盛壮。五七，阳明脉衰，面始焦，发始堕。六七，三阳脉衰于上，面皆焦，发始白。七七，任脉虚，太冲脉衰少，天癸竭，地道不通，故形坏而无子也。”故本题选 C。

23.【答案】B

【解析】肾在液为唾；心在液为汗；肺在液为涕；肝在液为泪；脾在液为涎。故本题选 B。

24.【答案】D

【解析】《素问·上古天真论》中说：“丈夫八岁，肾气实，发长齿更。二八，肾气盛，天癸至，精气溢泻，阴阳和，故能有子。三八，肾气平均，筋骨劲强，故真牙生而长极。四八，筋骨隆盛，肌肉满壮。五八，肾气衰，发堕齿槁。六八，阳气衰竭于上，面焦，发鬓斑白。七八，肝气衰，筋不能动，天癸竭，精少，肾脏衰，形体皆极。八八，则齿发去。”故本题选 D。

25.【答案】D

【解析】肾阳亦称“真阳”“元阳”“命门之火”，有温养脏腑的作用，为人体阳气的根本。故本题选 D。

26.【答案】D

【解析】肺主通调水道，是指肺的宣发和肃降运动对体内津液的输布、运行和排泄有疏通和调节作用。通过肺的宣发，能使水液布散全身，外达皮毛，代谢后以汗的形式排泄；通过肺的肃降，使水液生成尿液排出体外。由此可保持水液运行道路通畅，维持机体代谢平衡，所谓“水精四布，五经并行”。若宣发与肃降失调，则可见水液代谢障碍，故肺的通调水道功能主要依赖于肺的宣发与肃降。故本题选 D。

27.【答案】E

【解析】肾藏精，主水，主纳气。肝藏血，主疏泄。心主血脉，心藏神。脾主运化，主升清，主统血。肺主气，司呼吸，通调水道，宣散卫气，朝百脉，主治节。故本题选E。

28.【答案】A

【解析】肾主纳气，是指肾气有摄纳肺所吸入的自然界的清气，保持吸气的深度，防止呼吸表浅的作用。人体的呼吸功能，由肺所主，其中呼气主要依赖肺气的宣发作用，吸气主要依赖肺气的肃降作用。但吸入的清气，由肺气的肃降作用下达于肾，必须再经肾气的摄纳潜藏，使其维持一定的深度，以利于气体的交换。故本题选A。

29.【答案】D

【解析】津液输布主要依靠肺、脾、肝、肾和三焦这五个脏腑相互协调配合来完成。肺主宣发、肃降，通调水道，可使水液在体内正常运行；脾可输布津液，将精微物质输布于身体各部；肝主疏泄，调畅气机，气行则水行；肾主水，可主持和调节人体津液代谢；三焦为水和诸气运行的通路。故本题选D。

30.【答案】E

【解析】心与肺的关系，主要表现在血液运行和呼吸吐纳之间的协同调节。肺与肾的关系，主要表现在水液代谢、呼吸运动及阴阳互资三个方面。肾与肝的关系，有“肝肾同源”或“乙癸同源”之称，主要表现在精血同源、藏泄互用以及阴阳互滋互制方面。肝与脾的关系，主要表现在疏泄与运化的相互为用、藏血与统血的相互协调关系。心主血而脾生血，心主行血而脾主统血。心与脾的关系，主要表现在血液生成方面的相互为用及血液运行方面的相互协同。故本题选E。

31.【答案】E

【解析】《素问·脉要精微论》曰：“腰者，肾之府。”肾因开窍于二阴而司大小便。又寄藏命门之火，为元阴、元阳之脏，故有“水火之脏”“阴阳之宅”之称，为最易发生阴阳互损的脏腑。故本题选E。

32.【答案】E

【解析】肺主气：指肺为五脏中与气关系最密切的内脏，亦指肺对全身气机的调节作用。《素问·五藏生成》说：“诸气者，皆属于肺。”肺主呼吸，是指肺是气体交换的场所。通过肺的呼吸作用，不断吸进清气，排出浊气，吐故纳新，实现机体与外界环境的气体交换。可见，肺主气主要取决于肺司呼吸的功能。故本题选E。

33.【答案】B

【解析】心在体合脉，肺在体合皮，脾在体合肉，肝在体合筋，肾在体合骨，生髓。故本题选B。

34.【答案】E

【解析】脾主升清，脾气上升，并将其运化的水谷精微，向上传输至心、肺、头目，通过心肺作用化生气血，以营养全身，同时其还有升举内脏的作用。肝主疏泄，肝的生理特性是升、动、散，这对气机的疏通、畅达、升发是一个重要的因素，也体现了肝为刚脏的特点。肺气的运动主要表现为宣、降两方面，宣指肺气向上向外的运动，降指肺气向下向内的运动。肾主纳气，是指肾有帮助肺保持吸气的深度，防止呼吸浅表的作用。心主血脉，心气可推动血液流遍全身。肺和肾的生理活动都不单纯以升为主。故本题选E。

35.【答案】E

【解析】心者，生之本；肺者，相傅之官；肝者，罢极之本；肾者，封藏之本；脾者，仓廪之官。故本题选E。

36.【答案】C

【解析】心与肺的关系主要表现在血液运行与呼吸吐纳之间的协调关系。故本题选C。

37.【答案】A

【解析】脾在体合肉，是指脾气的运化功能与肌肉的壮实及其功能发挥之间有着密切的联系。全身的肌肉，都有赖于脾胃运化的水谷精微及津液的营养滋润，才能壮实丰满，并发挥其收缩运动。故本题选A。

38.【答案】D

【解析】肝藏血，是指肝有贮藏血液、调节血量及防止出血的功能，使血循经行，并且使人动时血运于诸经，静时血归于肝脏。脾统血，是指脾有统摄血液在脉内运行，不使其逸出脉外的作用。故本题选D。

39.【答案】E

【解析】心藏神，具有主宰人体五脏六腑、形体官窍的一切生理活动和人体精神意识思维活动的功能，是人体生命活动的根本，与肾中精气无关。故本题选E。

40.【答案】B

【解析】肺在体合皮，其华在毛。皮毛，包括皮肤、汗腺、毫毛等组织，是一身之表。它们依赖于卫气和津液的温养和润泽，具有防御外邪，调节津液代谢，调节体温和辅助呼吸的作用。肺与皮毛相合，是指肺与皮毛的相互为用关系。故本题选B。

41.【答案】E

【解析】肝之液为泪，心之液为汗，脾之液为涎，肺之液为涕，肾之液为唾。故本题选E。

42.【答案】B

【解析】心在志为喜，是指心的生理功能与喜志有关。《素问·阴阳应象大论》说："在脏为心，在志为喜。"故本题选 B。

43.【答案】D

【解析】脾主运化，饮食的消化及精微物质的吸收、传输都由脾所主。脾气将饮食化为水谷精微，为化生精、气、血、津液提供充足的原料，故称脾为"后天之本""气血生化之源"。故本题选 D。

44.【答案】D

【解析】心在志为喜；肾在志为恐（惊）；肝在志为怒；肺在志为忧（悲）；脾在志为思。故本题选 D。

45.【答案】E

【解析】五行与自然界四时阴阳相通应，肺气通于秋。人体肺脏主清肃下行，为阳中之少阴，同气相求，故与秋气相应。心气通于夏，肺气通于长夏，肝气通于春，肾气通于冬。故本题选 E。

46.【答案】C

【解析】肝主气机疏泄，能调节情志。情绪活动与肝有关。故本题选 C。

47.【答案】A

【解析】肾藏精，肾中"先天之精"和"后天之精"是融为一体的，无法分开。在人出生之初，尚未产生"后天之精"，故肾中所藏之精，纯属先天。随着人体的生长发育，饮食物中的营养成分和脏腑代谢所产生的"后天之精"不断滋养"先天之精"，使其不断充盈。这时肾中所藏的精气，就其性状和功能而言，与出生之前并无二致，可以说它是"先天之精"。故强调肾为"先天之本"。故本题选 A。

48.【答案】C

【解析】肝的生理特性是升、动、散、疏，可使气的运行通而不滞。肝的疏泄功能正常，则气的运动疏散通畅，血的运行和津液的输布也随之畅通无阻；如果肝失疏泄，则气的升发不足，气机的疏通和发散不力，因而气行郁滞，气机不畅，出现胸胁、少腹等胀痛不适。故本题选 C。

49.【答案】D

【解析】肾的主要生理功能是藏精，主生长、发育与生殖。精气是构成人体的基本物质，是人体生长发育及各种功能活动的物质基础。肾对于精气的闭藏储存，主要是为精气在体内能充分发挥其应有的生理效应，创造良好条件，影响机体的生长、发育和生殖能力。故本题选 D。

50.【答案】C

【解析】心藏神，主神志。无论生理活动还是心理活动，都是五脏六腑尤其是五脏共同完成的。在这些生命活动中，心起着主宰作用，故历代医家又称心为人身之君主，五脏六腑之大主。故本题选 C。

51.【答案】E

【解析】肾主骨生髓，上通于脑，脑又称髓海，故髓海空虚主要与肾的功能相关。故本题选 E。

52.【答案】A

【解析】肺主气，主是指主持管理，通过肺的呼吸，呼出体内的浊气，吸入自然界的清气，肺不断地吸清呼浊，从而维持人体新陈代谢的顺利进行。故本题选 A。

53.【答案】D

【解析】肾主水液，主要是指肾中精气的气化作用，对于体内津液的输布和排泄，维持体内津液代谢的平衡，起着极为重要的调节作用。所以《素问》说："肾者水脏，主津液。"肾中精气的蒸腾气化主宰着整个津液的代谢，肺、脾等内脏对津液的气化均依赖肾中精气的蒸腾气化。故本题选 D。

54.【答案】A

【解析】脾主运化，主升清，主统血。脾主运化，可转运输送、消化吸收水谷精微和水液。脾主升清包括三方面内容：其一，脾气的运动特点以升为主；其二，脾的升清是与胃的降浊相对而言的；其三，脾主升清是维持人体内脏相对恒定于一定位置的重要因素。脾统血，是指脾有统摄血液在脉内运行，不使其逸出脉外的作用。水谷的受纳和腐熟是胃的重要生理功能。故本题选 A。

55.【答案】D

【解析】脾主运化而为气血生化之源，水谷精微经脾转输至心肺，贯注于心脉而化赤为血。心主血脉，心血养脾以维持其运化功能。血液在脉中正常运行，既有赖于心气的推动，又依靠脾气的统摄，心主行血与脾主统血共同维持着血液的正常运行。故本题选 D。

56.【答案】B

【解析】脾喜燥恶湿，否则会产生湿、痰、饮等病理产物，或发为水肿。胃喜润恶燥，否则无法正常受纳、腐熟水谷。只有脾的"燥"和胃的"润"相配合，才能使水谷得以正常的腐熟、受纳和传化。故本题选 B。

57.【答案】D

【解析】人体的血液化生于脾，贮藏于肝，通过心以运行全身。人的精神、意识和思维活动，虽由心所主，但与肝的疏泄功能亦密切相关。所以与血液和神志关系最密切的是心和肝。故本题选 D。

58.【答案】D

【解析】肾藏精，源于父母的先天之精以及机体从食物中摄取的营养成分和脏腑代谢所化生的精微物质皆藏于肾，这为血的生成提供了本源。脾主运化，可将精微物质转化成血液散布全身。心主血脉，可推动血液在全身运行；肺朝百脉，可使血液在此会聚，进行体内外清浊之气交换后再通过百脉输送到全身；肝藏血，具有储藏血液、调节血量及防止出血的功能。综上，与血液生成有关的只有肾和脾。故本题选 D。

59.【答案】B

【解析】心其华在面；肝其华在爪；脾其华在唇；肺其华在毛；肾其华在发。故本题选 B。

60.【答案】C

【解析】肝主疏泄的生理功能：①调畅气机。②通利气血水。③促进脾胃的运化。④调畅气机。其中，最基本的生理功能是调畅气机。故本题选 C。

【B_1 型题】

61.【答案】E　62.【答案】A

【解析】主蛰，喻指肾有潜藏、封藏、闭藏之生理特性，是对其藏精功能的高度概括。守位，指肾中相火（肾阳）潜藏不露，以发挥其温煦、推动等作用。心的主要生理功能是主血脉、主藏神。由于心主宰人体整个生命活动，故称心为“君主之官”“生之本”“五脏六腑之大主”。故 61 题选 E，62 题选 A。

63.【答案】D　64.【答案】A

【解析】中医认为五更泻主要由于命门火衰，火不暖土，脾失健运，肠失固涩所致。肝肾阴阳之间存在着互滋互制的联系。肾阴与肾阳为五脏阴阳之本，肾阴滋养肝阴，共同制约肝阳；肾阳资助肝阳，温煦肝脉防其寒滞。肝肾阴阳之间互制互用维持了肝肾之间的协调平衡。故 63 题选 D，64 题选 A。

65.【答案】C　66.【答案】B

【解析】中医认为，心在体合脉，其华在面；肺在体合皮，其华在毛；脾在体合肌肉而主四肢，其华在唇；肝在体合筋，其华在爪；肾在体合骨，生髓，通脑，其华在发。故 65 题选 C，66 题选 B。

67.【答案】D　68.【答案】B

【解析】心在志为喜；肝在志为怒；肺在志为悲（忧），脾在志为思；肾在志为恐（惊）。故 67 题选 D，68 题选 B。

69.【答案】E　70.【答案】A

【解析】肾为“先天之本”，脾为“后天之本”。肺司呼吸，肾主纳气。故 69 题选 E，70 题选 A。

71.【答案】A　72.【答案】B

【解析】由于心主宰人体整个生命活动，故称心为“君主之官”“生之本”“五脏六腑之大主”。《素问·灵兰秘典论》说：“肝者，将军之官，谋虑出焉。”故 71 题选 A，72 题选 B。

73.【答案】C　74.【答案】E

【解析】肺主气，指肺为五脏中与气关系最密切的内脏，亦指肺对全身气机的调节作用。肺主呼吸，是指肺是气体交换的场所，通过肺的呼吸作用，不断吸进清气，排出浊气，吐故纳新，实现机体与外界环境的气体交换。脾为气血化生之源，指脾将饮食水谷精微传输布散，把水谷精气上输于肺，再由肺通过经脉布散全身，以营养五脏六腑和全身，维持正常的生命活动。肾主纳气，指肾有帮助肺保持吸气的深度，防止呼吸浅表的作用。故 73 题选 C，74 题选 E。

75.【答案】E　76.【答案】B

【解析】肾为气之根：肾有贮藏精气的作用，肾中精气乃元气之根本。肺为气之主：肺为五脏中与气关系最密切的内脏，且肺对全身气机起到调节作用。故 75 题选 E，76 题选 B。

77.【答案】C　78.【答案】D

【解析】胆主决断，具有对事物进行判断、作出决定的功能。胆藏得胆汁由肝之余气所化，成为“精汁”，胆主决断又与精神活动有关。脾主运化，包括运化水谷精微和运化水液 2 个方面的功能。故 77 题选 C，78 题选 D。

第六单元　六　腑

【A_1 型题】

1. 中精之腑是
   A. 胃
   B. 胆
   C. 三焦
   D. 膀胱
   E. 大肠

2. “中焦如沤”比喻的是
   A. 胃主受纳的功能状态
   B. 脾气散精的功能状态
   C. 小肠泌别清浊的功能状态
   D. 水谷精微的弥漫布散状态
   E. 消化过程中腐熟水谷的状态

3.“太仓”指的是
A. 三焦
B. 胃
C. 小肠
D. 脾
E. 大肠

4. 气机升降之枢指的是
A. 肺主呼气，肾主纳气
B. 肝气主升，肺气主降
C. 脾主升清，胃主降浊
D. 心火下降，肾水上升
E. 肺气宣发，又主肃降

5. 被称为“决渎之官”的是
A. 胆
B. 胃
C. 三焦
D. 小肠
E. 膀胱

6. 具有“喜润恶燥”特性的脏腑是
A. 肝
B. 肺
C. 脾
D. 胃
E. 大肠

7. 下焦的功能特点是
A. 如雾
B. 如沤
C. 如渎
D. 开发
E. 宣化

8. 既是六腑，又是奇恒之腑者是
A. 胆
B. 胃
C. 大肠
D. 小肠
E. 三焦

9. 小肠的生理功能是
A. 主运化
B. 主通调水道
C. 主津
D. 主传化糟粕
E. 主受盛化物

10.“水谷之海”是指
A. 胆
B. 脾
C. 大肠
D. 小肠
E. 胃

11. 被称为“孤腑”的是
A. 胃
B. 小肠
C. 大肠
D. 膀胱
E. 三焦

12. 下列各项，属胃的生理功能的是
A. 主运化水谷
B. 主受纳腐熟
C. 主受盛化物
D. 主泌别清浊
E. 主传输降浊

13. 不属于表里关系的是
A. 脾与胃
B. 大肠与肺
C. 肝与胆
D. 心与心包
E. 膀胱与肾

14. 胃的特性是
A. 喜燥
B. 喜满
C. 喜润
D. 喜升
E. 喜运

15. 被称为“受盛之官”的是
A. 胆
B. 胃
C. 小肠
D. 大肠
E. 三焦

16. 下列哪项是小肠的功能
A. 主受盛
B. 主运化
C. 主传化
D. 主受纳
E. 主腐熟水谷

17. 三焦的生理功能是
A. 通行元气
B. 传化水谷
C. 化生精气
D. 调畅气机
E. 宣发肃降

18. 三焦被称为“孤腑”的原因是
A. 无表里配合

B. 形态似腑功能似脏
C. 有名而无形
D. 十二脏腑中惟它最大
E. 总司人体气机与气化

19. 全身气机升降的枢纽为
A. 心、肾
B. 肝、肺
C. 脾、肾
D. 脾、胃
E. 肝、肾

【B_1 型题】

（20~21 题共用备选答案）
A. 津
B. 液
C. 受纳水谷
D. 贮存尿液
E. 运化

20. 小肠主
21. 胃主

（22~23 题共用备选答案）
A. 主贮藏胆汁
B. 主受纳水谷
C. 主腐熟水谷
D. 主受盛化物
E. 传化糟粕

22. 上述各项，属于小肠生理功能的是
23. 上述各项，属于大肠生理功能的是

答案与解析

【A_1 型题】

1.【答案】B

【解析】胆为中空的囊状器官，内藏胆汁。因胆汁属人体的精气，故《灵枢·本输》称胆为“中精之腑”，亦有医家将其称为“中清之腑”。故本题选 B。

2.【答案】E

3.【答案】B

【解析】胃主受纳水谷，是指胃气具有接受和容纳饮食水谷的作用。饮食入口，经过食管（咽）进入胃中，在胃气的通降作用下，由胃接受和容纳，暂存于其中，故胃有“太仓”“水谷之海”之称。故本题选 B。

4.【答案】C

5.【答案】C

【解析】三焦为“决渎之官”。胆为“中正之官”；胃为“受纳之官”；小肠为“受盛之官”；膀胱为“州都之官”；大肠为“传导之官”。故本题选 C。

6.【答案】D

【解析】胃喜润恶燥，是指胃当保持充足的津液以利水饮食物的受纳和腐熟。胃的受纳腐熟，不仅依赖胃气的推动和蒸化，亦需胃中津液的濡润。胃中津液充足，则能维持其受纳腐熟的功能和通降下行的特性。故本题选 D。

7.【答案】C

8.【答案】A

【解析】六腑，即胆、胃、大肠、小肠、膀胱、三焦的总称。其生理功能是腐熟、消化饮食物，传化糟粕。奇恒之腑，包括脑、髓、骨、脉、胆、女子胞，形态中空与腑相似，在功能上却不是饮食物消化排泄的通道，但又贮藏精气，与脏的生理功能特点相似。胆的主要生理功能是贮存和排泄胆汁，胆汁直接有助于饮食物的消化，故为六腑之一；但是胆本身无传化饮食物的生理功能，且藏精汁，又属奇恒之腑。故本题选 A。

9.【答案】E

【解析】小肠的主要生理功能是主受盛化物和泌别清浊。大肠的主要生理功能是主传化糟粕和主津。肺主行水，是指肺气的宣发肃降运动推动和调节全身水液的输布和排泄，《素问·经脉别论》称作“通调水道”。脾的主要生理功能是主运化和主统血。故本题选 E。

10.【答案】E

【解析】胃主受纳、腐熟水谷。饮食入口，经过食管，容纳于胃，故称胃为“太仓”“水谷之海”。故本题选 E。

11.【答案】E

【解析】三焦是上焦、中焦、下焦的合称。因其在人体脏腑中，惟它最大，又无脏与之相表里，故又有“孤腑”之称。故本题选 E。

12.【答案】B

【解析】胃的主要生理功能是主受纳和腐熟水谷，有“太仓”“水谷之海”之称。胃主受纳水谷，指胃气具有接受和容纳饮食水谷的功能。胃主腐熟水谷，指胃气将饮食物初步消化，并形成食糜的功能。故本题选 B。

13.【答案】D

【解析】脏与腑的关系，即是脏腑阴阳表里相合的关系。脏属阴主里而腑属阳主表，一脏一腑，一表一里，相互配合，组成心与小肠、肺与大肠、脾与胃、肝与胆、肾与膀胱等脏腑表里关系。故本题选 D。

14.【答案】C

【解析】胃的特性是喜润恶燥。故本题选 C。

15.【答案】C

【解析】小肠为“受盛之官”。胆为“中正之官”；胃为“受纳之官”；大肠为“传导之官”；膀胱为“州都之官”；三焦为“决渎之官”。故本题选 C。

16.【答案】A

【解析】小肠的生理功能为受盛化物，泌别清浊。主运化、主传化为脾的生理功能；主受纳、主腐熟水谷为胃的生理功能。故本题选 A。

17.【答案】A

【解析】三焦主通行元气，运行水液。D 为肝的生理功能；E 为肺的生理功能。B、C 则是多个脏腑协同完成的。故本题选 A。

18.【答案】D

【解析】《灵枢·本输》：“三焦者……属膀胱，是孤之腑也。”张景岳注：“于十二脏之中，惟三焦独大，诸脏无与匹者，故名曰是孤之腑也。”三焦是十二脏腑中最大的腑，称为“孤腑”。故本题选 D。

19.【答案】D

【解析】脾胃位于人体中焦，上有心肺，下临肝肾，是气机升降的中间场所。上升之气，经脾胃输于上；下降之气，经脾胃行于下，使整个机体的气机得以循环。同时，脾主升清，以升为顺；胃主通降，以降为和，脾胃这一升一降的生理作用，使全身气机循环更加调畅。故本题选 D。

【B_1 型题】

20.【答案】B　21.【答案】C

【解析】小肠的主要生理功能是主受盛化物和泌别清浊。小肠在吸收水谷精微的同时，还吸收了大量的水液，与水谷精微融合为液态物质，由脾气转输到全身脏腑形体官窍。其中较清稀者上输于肺，经肺气的宣发肃降作用，布散于全身皮毛肌腠和内在脏腑，并将脏腑代谢后产生的浊液下输肾或膀胱，以成尿液生成之源。由于小肠参与了人体的水液代谢，故有“小肠主液”之说；胃的主要生理功能是主受纳和腐熟水谷。主受纳水谷，是指胃气具有接受和容纳饮食水谷的作用。故 20 题选 B，21 题选 C。

22.【答案】D　23.【答案】E

【解析】小肠的生理功能是主受盛化物和泌别清浊。大肠的生理功能是主传化糟粕和主津。胆的生理功能是主贮藏和排泄胆汁、主决断。胃的生理功能是主受纳和腐熟水谷。故 22 题选 D，23 题选 E。

第七单元　奇恒之腑

【A_1 型题】

1. 与女子胞关系密切的脏腑是
   A. 心、肝、脾、肺、冲脉、督脉
   B. 心、肺、肝、肾、冲脉、带脉
   C. 心、肝、肺、肾、冲脉、督脉
   D. 心、肺、脾、冲脉、带脉、任脉
   E. 心、肝、脾、肾、冲脉、任脉、督脉、带脉
2. “元神之府”指的是
   A. 心
   B. 肾
   C. 脑
   D. 头
   E. 肝
3. 生理病理统归于心而分属于五脏的奇恒之腑是
   A. 脑
   B. 髓
   C. 骨
   D. 脉
   E. 胆

答案与解析

【A_1 型题】

1.【答案】E

【解析】女子以血为本，经水为血液所化，月经的来潮和周期，以及孕育胎儿，均离不开气血的充盈和血液的正常运行。五脏之中，女子胞与心、肝、

脾、肾的关系尤为密切。女子胞与冲、任、督、带及十二经脉，均有密切关系。其中与冲脉和任脉联系最紧密。冲、任二脉，同起于胞中。冲脉与肾经并行且与阳明脉相通，能调节十二经气血，与女子月经排泄关系密切，有“冲为血海”之称。任脉与足三阴经相会，能调节全身阴经，为“阴脉之海”。任脉又与胎儿孕育密切相关，故有“任主胞胎”之称。故本题选 E。

2.【答案】C

【解析】脑的功能与五脏相关。人之灵机记性、思维语言、视、听、嗅等均为脑所主，故称脑为“元神之府”，脑为人体生命活动的中枢。故本题选 C。

3.【答案】A

【解析】人的精神、意识和思维活动，属于大脑的生理功能，是大脑对外界事物的反映。这在中医文献中早已有明确的论述。但脏象学说，则将人的精神、意识和思维活动不仅归属于五脏而且主要归属于心的生理功能。病理亦是如此。故本题选 A。

第八单元　气、血、津液

【A_1 型题】

1. 自汗，多尿，滑精，是因气的何种作用失常所致
A. 推动
B. 温煦
C. 防御
D. 固摄
E. 气化

2. “元气”又称
A. 正气
B. 营气
C. 卫气
D. 真气
E. 宗气

3. 生气之源指的是
A. 肝
B. 心
C. 脾胃
D. 肺
E. 肾

4. 依据气能生血理论确立的治疗方法是
A. 治疗血虚常配用补气药
B. 治疗津亏常配用补气药
C. 治疗出血常配用补气药
D. 治疗血瘀常配用补气、行气药
E. 治疗痰饮常配用补气、行气药

5. 机体内物质转化和能量转化有赖于气的何种功能
A. 推动功能
B. 温煦功能
C. 防御功能
D. 固摄功能
E. 气化功能

6. 人体最基本、最重要的气是
A. 元气
B. 宗气
C. 营气
D. 卫气
E. 心气

7. 清气与水谷之气结合，称为
A. 元气
B. 宗气
C. 营气
D. 卫气
E. 中气

8. 下注于气街，并下行于足的气是
A. 元气
B. 宗气
C. 营气
D. 卫气
E. 脏腑之气

9. 由水谷精微中的精华部分所化生的气是
A. 元气
B. 宗气
C. 营气
D. 卫气
E. 脏腑之气

10. 与血液生成关系最密切的脏是
A. 心
B. 肺
C. 脾
D. 肝
E. 肾

11. 营气的分布特点是
A. 上出息道，下走气街
B. 熏于肓膜，散于胸腹
C. 通过三焦，流行全身

D. 上荣头目，达于周身
E. 与血同行，环周不休

12. 由水谷精微之气中的慓悍滑利部分所化生的气是
A. 元气
B. 宗气
C. 营气
D. 卫气
E. 脏腑之气

13. 宗气积聚之处为
A. 息道
B. 喉咙
C. 气街
D. 丹田
E. 胸中

14. 营气的作用是
A. 营养全身
B. 推动人体的生长发育
C. 走息道而行呼吸
D. 护卫肌表，防御外邪入侵
E. 调节腠理开合

15. 联结心和肺两脏使其功能协调平衡的中心环节是
A. 元气
B. 心气
C. 肝气
D. 肺气
E. 宗气

16. 激发和促进人体的生长发育及生殖功能的是气的
A. 推动作用
B. 温煦作用
C. 防御作用
D. 固摄作用
E. 中介作用

17. 下列气的作用，能维持人体正常体温恒定的是
A. 推动
B. 温煦
C. 防御
D. 固摄
E. 气化

18. 治疗血行瘀滞，多配用补气、行气药，是由于
A. 气能生血
B. 气能行血
C. 气能摄血
D. 血能生气
E. 血能载气

19. 具有推动呼吸和血行功能的气是
A. 心气
B. 肺气
C. 营气
D. 卫气
E. 宗气

20. 从“虚里”处的搏动状况，可诊察何种气的盛衰
A. 营气
B. 卫气
C. 宗气
D. 肺气
E. 中气

21. 下列各项，与机体易感外邪的原因有关的是
A. 气推动的功能减弱
B. 气温煦的功能减弱
C. 气营养的功能减弱
D. 气固摄的功能减弱
E. 气防御的功能减弱

22. 下列关于五脏与血液关系的叙述，错误的是
A. 肝主藏血
B. 脾主统血
C. 肾精化生血
D. 肺气助心行血
E. 心调节血流量

23. 津的分布部位是
A. 髓
B. 脑
C. 孔窍
D. 骨节
E. 脏腑

24. 天癸的产生主要取决于
A. 肾中精气的充盈
B. 脾气的健运
C. 肾阳的蒸化
D. 肝血的充足
E. 肾阴的滋养

25. 与毛发荣枯关系最密切的是
A. 精与气
B. 精与血
C. 气与血
D. 气与津
E. 血与津

26. 下列气的生理功能，能控制汗液、唾液等液态物质分泌、排泄的是
A. 推动作用
B. 固摄作用
C. 防御作用
D. 气化作用

E. 中介作用

27. 津液输布的通道是

A. 血府

B. 经络

C. 腠理

D. 三焦

E. 分肉

28. 气的固摄作用主要表现在

A. 维持血液在脉管内运行

B. 维持体内水液代谢的相对平衡

C. 维持脏腑组织器官位置的稳定

D. 维持胎儿在胞宫内的安定和正常发育

E. 维持体温的正常恒定

29. 人体生命活动的原动力是

A. 宗气

B. 营气

C. 元气

D. 卫气

E. 中气

30. 具有行气血作用的气是

A. 元气

B. 宗气

C. 营气

D. 卫气

E. 脏腑之气

31. 有“悍气”之称的气是

A. 元气

B. 宗气

C. 营气

D. 卫气

E. 脏腑之气

32. 生成血液的基本物质是

A. 肺之津

B. 肝之阴

C. 心之阴

D. 胃之津液

E. 水谷之精

33. 与血液生成无直接关系的是

A. 脾

B. 肺

C. 胃

D. 心

E. 肝

34. 藏失统摄而致出血的两脏是

A. 心、脾

B. 肝、脾

C. 肺、脾

D. 心、肺

E. 肝、肾

35. 下列各项，不属于津布散部位的是

A. 皮肤

B. 肌肉

C. 孔窍

D. 血脉

E. 脑髓

36. 与津液生成关系密切的脏腑是

A. 脾、胃、小肠、大肠

B. 肺、肾、三焦、大肠

C. 胃、肾、小肠、大肠

D. 心、肺、膀胱、小肠

E. 脾、肺、小肠、膀胱

37. 下列各项与津液的代谢关系最为密切的是

A. 脾、胃、肾

B. 心、脾、肾

C. 肝、脾、肾

D. 肺、脾、肾

E. 肺、肝、肾

38. 对关节起润泽和滑利作用的主要是

A. 精

B. 气

C. 血

D. 津

E. 液

39. 推动人体生长发育，激发各脏腑经络等组织生理功能是气的

A. 推动与调控作用

B. 温煦与凉润作用

C. 防御作用

D. 固摄作用

E. 中介作用

40. 血能养气指的是

A. 气的充盛和功能的发生离不开血的濡养

B. 血能生气

C. 血能行气

D. 血能载气

E. 气能行血

41. “津血同源”的理论依据是

A. 同为营气化生

B. 同为元气化生

C. 同为宗气化生

D. 同为水谷精微化生

E. 可属阴液，生理功能相同

【B_1 型题】

（42~43 题共用备选答案）

A. 上荣于目

B. 上出息道，下走气街

C. 熏于肓膜，散于胸腹

D. 通于三焦，流行全身

E. 与血同行，环周不休

42. 元气的分布是

43. 宗气的分布是

（44~45 题共用备选答案）

A. 心

B. 肺

C. 脾

D. 肝

E. 肾

44. 与血液运行关系最密切的脏是

45. 对津液代谢起主宰作用的脏是

（46~47 题共用备选答案）

A. 营气

B. 卫气

C. 元气

D. 宗气

E. 中气

46. 行于脉外，调控腠理开合的是

47. 行于脉中，营养全身的是

（48~49 题共用备选答案）

A. 推动功能

B. 温煦功能

C. 防御功能

D. 固摄功能

E. 气化功能

48. 易于外感病邪，是气的何种功能减弱

49. 使血不溢出脉外而在脉中循行，是气的何种功能

（50~51 题共用备选答案）

A. 卫气

B. 宗气

C. 营气

D. 中气

E. 元气

50. 与语言、呼吸、心搏强弱有关的气是

51. 行于脉外具有慓疾滑利之性的气是

（52~53 题共用备选答案）

A. 防御作用

B. 中介作用

C. 温煦作用

D. 推动作用

E. 固摄作用

52. 出现肿胀、血瘀是气的何种功能失调

53. 出现多汗、多尿是气的何种功能失调

答案与解析

【A_1 型题】

1.【答案】D

【解析】气的固摄作用包括三方面：一是固摄血液，防止血液溢出脉外，保证血液在脉中正常循行；二是固摄汗液、尿液、唾液、胃液、肠液等，控制其分泌量、排泄量，防止体液丢失；三是固摄精液，防止妄泄。故本题选 D。

2.【答案】D

【解析】正气：与邪气相对而言，是人体正常功能的总称，即人体正常生理活动及所产生的各种维护健康的能力。营气：行于脉中，具有营养作用之气。卫气：卫有“卫护”“保卫”之义，是行于脉外之气。元气：人体中最基本、最重要的根源于肾的气，又称“真气”。宗气：由肺吸入的清气与脾胃化生的水谷精气结合而成，聚于胸中。故本题选 D。

3.【答案】C

【解析】人体之气的生成有赖于全身各个脏腑的综合协调作用，肾为生气之根，脾胃为生气之源，肺为生气之主，可见与肾、脾胃和肺的生理功能更为密切。故本题选 C。

4.【答案】A

【解析】气能生血指气的运动变化是血液生成的动力。气为阳，血为阴，气能生血，血能载气。根据阳生阴长的理论，血虚之重证，于补血方内常配入补气药物，可收补气生血之效。故本题选 A。

5.【答案】E

【解析】气具有推动、温煦、防御、固摄、气化作用。所谓气化，是指通过气的运动而产生的各种变化。气是维持生命活动的物质基础。气经常处于不断自我更新和自我复制的新陈代谢过程中。气的这种运动变化及其伴随发生的能量转化过程，称之为“气化”。《素问·阴阳应象大论》所说的“味归形，形归气；气归精，精归化；精食气，形食味；化生精，

气生形……精化为气”等，就是气化过程的概括。故本题选E。

6.【答案】A

【解析】元气是指藏于肾中的气，又赖后天精气以充养，维持人体生命活动的基本物质与原动力。宗气是由谷气与自然界的清气相结合而积聚于胸中的气，是后天之气的范畴。营气是行于脉中而具有营养作用的气。卫气是运行于脉外而具有保卫作用的气。心气由心血化生，具有推动和调控心脏搏动、脉管舒缩及精神活动的生理作用。故本题选A。

7.【答案】B

8.【答案】B

9.【答案】C

10.【答案】C

【解析】营气和津液是血液化生的主要物质基础，而营气和津液都是由脾胃运化转输饮食水谷精微所产生的。因此，脾胃是血液生化之源。脾胃运化功能的强健与否，饮食水谷营养的充足与否，均直接影响着血液的化生。如若脾胃功能虚弱或失调，造成长期饮食营养摄入不良，都可能导致血液化生之源匮乏，从而形成血虚的病理变化。临床上治疗血虚，首先要调理脾胃，助其运化功能，从根本出发，至关重要。故本题选C。

11.【答案】E

12.【答案】D

【解析】卫气来源于脾胃运化的水谷精微。水谷之精化为水谷之气，其中慓悍滑利部分化生为卫气。《素问·痹论》说：“卫者，水谷之悍气也。其气慓悍滑利，不能入于脉也。”故本题选D。

13.【答案】E

【解析】宗气：由肺吸入的清气与脾胃化生的水谷精气结合而成，聚于胸中。宗气在胸中积聚之处，称为“上气海”，又名“膻中”。故本题选E。

14.【答案】A

【解析】营气，是血脉中具有营养作用的气。因其富于营养，故称为营气。由于营气行于脉中，而又能化生血液，故常“营血”并称。营气与卫气相对而言，一属阴，一属阳，所以又称为“营阴”。故本题选A。

15.【答案】E

【解析】宗气贯心脉而行气血，说明宗气贯注于心脉之中，可以帮助心脏推动血液运行；宗气走息道而司呼吸，说明宗气可以推动肺的呼吸。宗气旺盛则呼吸调畅，血液正常流动。由此可见宗气是联结心和肺两脏使其功能协调平衡的中心环节，故《灵枢·邪客》云：“宗气积于胸中，出于喉咙，以贯心脉而行呼吸焉。”故本题选E。

16.【答案】A

【解析】气的推动作用是指阳气的激发、兴奋、促进等作用。主要体现于：①激发和促进人体的生长发育及生殖功能。②激发和促进各脏腑经络的生理功能。③激发和促进精血津液的生成及运行输布。④激发和兴奋精神活动。故本题选A。

17.【答案】B

【解析】气具有推动、温煦、防御、固摄、气化作用。温煦作用指阳气气化生热，温煦人体。《难经·二十二难》中曰“气主煦之”，是说气是人体热量的来源。人的体温需要气的温煦作用来维持恒定。故本题选B。

18.【答案】B

【解析】气为血之帅，能生血、行血、摄血。气能行血，指气的推动作用是血液循行的动力。气可以直接推动血液运行，又可促进脏腑的功能活动，通过脏腑的功能活动推动血液运行。故治疗血行瘀滞时，多配用补气、行气药，气行则血行。故本题选B。

19.【答案】E

【解析】宗气的生理功能主要有行呼吸、行血气和资先天3个方面的功能。故本题选E。

20.【答案】C

【解析】宗气具有贯心脉而行气血的功能，可以帮助心脏推动血液循行，所以气血的运行与宗气的盛衰有关。临床上常以“虚里”的搏动状况和脉象来测知宗气的旺盛与衰少。《素问·平人气象论》曰：“胃之大络，名曰虚里，贯膈络肺，出于左乳下，其动应衣，脉宗气也。”故本题选C。

21.【答案】E

【解析】气的防御作用可体现为护卫肌表，抵御外邪。皮肤是人体的藩篱，具有屏障作用。肺合皮毛，肺宣发卫气于皮毛，“卫气者，为言护卫周身，温分肉，肥腠理，不使外邪侵袭也”（《医旨绪余·宗气营气卫气》）。卫气行于脉外，达于肌肤，而发挥防御外邪侵袭的作用。气防御的功能减弱，则易使机体感受外邪。故本题选E。

22.【答案】E

【解析】心主血脉，心气推动和调控血液在脉管中正常运行，流注全身。肝藏血，具有储藏血液、调节血量及防止出血的功能；脾统血，可统摄血液在脉内运行，不使其逸出脉外；肾藏精，源于父母的先天之精以及机体从食物中摄取的营养成分和脏腑代谢所化生的精微物质皆藏于肾，这为血的生成提供了本源；肺朝百脉，可使血液在此会聚，进行体内外清浊之气交换后再通过百脉输送到全身，是肺气的运动在血液循行中的具体体现。故本题选E。

23.【答案】C

【解析】质地较清晰，流动性较大，布散于体表肌肤、肌肉和孔窍，并能渗入血脉之内，起滋润作用的，称为津。质地较稠厚，流动性较小，灌注于骨节、脏腑、脑、髓等，起濡养作用的，称为液。故本题选C。

24.【答案】A

【解析】天癸是肾中精气充盈到一定程度而产生的一种精微物质，主要与人体的生长发育和生殖有非常密切的关系。天癸的产生主要取决于肾中精气的充盈程度。故本题选A。

25.【答案】B

【解析】精泛指人体中一切有用的成分。既包括无形之精气，也包括有形之精，如先天之精、后天水谷之精等。有形之精可助血液生成，无形之精气可推动血液运行，使血液可以完成其生理功能。血液具有濡养全身脏腑组织的作用，可以使面色红润，肌肉丰满壮实，肌肤和毛发光泽等。故本题选B。

26.【答案】B

【解析】固摄作用，指气对体内血、津液、精等液态物质的固护、统摄和控制作用，防止其无故流失，保证它们发挥正常的生理功能。气的固摄作用表现为统摄血液，使其在脉中正常运行，防止其逸出脉外；固摄汗液、尿液、唾液、胃液、肠液，控制其分泌量、排泄量，使之有度而规律地排泄，防止其过多排出及无故流失；固摄精液，防止其妄泄。故本题选B。

27.【答案】D

【解析】津液的输布主要是依靠脾、肺、肾、肝和三焦等脏腑生理功能的协调配合来完成：①脾气转输布散津液。②肺气宣降以行水。③肾气蒸腾气化水液。④肝气疏泄促水行。⑤三焦决渎利水道。三焦为水液和诸气运行的通路。故本题选D。

28.【答案】A

【解析】气的固摄作用包括四个方面：一是固摄血液，可使血液循脉而行，防止其溢出脉外；二是控制汗液、尿液、唾液、胃液、肠液的分泌排出量以防止其无效流失；三是固摄精液，防止精液妄泄；四是固摄冲任。故本题选A。

29.【答案】C

【解析】宗气：由肺吸入的清气与脾胃化生的水谷精气结合而成，聚于胸中。营气：行于脉中，具有营养作用之气。元气：人体中最基本、最重要的根源于肾的气，又称“真气”。卫气：卫有“卫护”“保卫”之义，是行于脉外之气。中气：泛指中焦脾胃之气。故本题选C。

30.【答案】B

【解析】宗气聚于两乳之间的膻中（又称气海）。走息道而行呼吸，凡语言、声音、嗅味、呼吸皆与宗气有关。同时宗气贯心脉以行气血，有维持气血运行、维持心脏运动、维持肢体体温与活动能力的作用。故本题选B。

31.【答案】D

32.【答案】E

【解析】《灵枢·决气》指出：“中焦受气取汁，变化而赤，是谓血。”即是说明中焦脾胃受纳运化饮食水谷，吸取其中的精微物质，即所谓“汁”，其中包含营气和津液，二者进入脉中，变化而成红色的血液。因此，由水谷之精化生的营气和津液是化生血液的主要物质，也是血液的主要构成成分。故本题选E。

33.【答案】E

【解析】脾脏具有消化饮食，化生、吸收和传输水谷精微的生理功能，而水谷精微是人自出生以后维持生命活动所需营养物质的主要来源，是气血生成的主要物质，因此，脾胃是气血化生之源。在肺、心、肝、脾、肾五脏中，脾与血液的生成关系最密切。其生成与更新过程还要通过营气和肺的作用。肝藏血，而对其生成无直接作用。故本题选E。

34.【答案】B

【解析】肝能藏血和调节血量，肝藏血的功能异常可导致女子月经异常。脾统血，控制血液不溢出脉外。肝不藏血、脾不统血可导致藏失统摄而致出血。故本题选B。

35.【答案】E

【解析】液较稠厚，流动性较小，是以濡养脏腑，充养骨髓、脑髓、脊髓，滑利关节为主，一般不易损耗，一旦亏损则亦不易迅速补充。津较清稀，流动性较大，内则充盈血脉，润泽脏腑，外则达于皮毛和孔窍，易于耗散，也易于补充。故本题选E。

36.【答案】A

【解析】津液的生成取决于如下两方面的因素：一是充足的水饮类食物，这是生成津液的物质基础；二是脏腑功能正常，特别是脾胃、大小肠的功能正常。故本题选A。

37.【答案】D

【解析】津液的代谢包括津液的生成、输布和排泄。津液的生成依赖于脾胃对饮食物的运化功能。津液的输布依赖脾散精和肺通调水道的功能。津液的排泄主要依靠汗液、尿液和呼吸排出的水汽。津液的运行主要依赖肾的蒸腾气化作用。可见，津液维持代谢平衡依赖于气和诸多脏腑一系列生理功能的协调平衡；其中尤以肺、脾、肾之脏的生理功能起着主要的调节平衡作用。故本题选D。

38.【答案】E

39.【答案】A

40.【答案】A

【解析】血能养气即血能化气，包括两方面含义：其一，血中蕴含的清气和水谷精气在必要的时候释放出来以供机体所需；其二，血营养脏腑，使化气功能活跃并促使气的各项功能运行。故本题选A。

41.【答案】D

【解析】血和津液都来源于水谷精气，并可相互化生。津液入于脉中与营气相合而生成血液，血中的水分出于脉外，谓之津，故将血与津液的关系称为“津血同源”，盛则同盛，衰则俱衰。故本题选D。

【B_1 型题】

42.【答案】D 43.【答案】B

【解析】元气是人体最根本、最重要的气，是人体生命活动的原动力，主要由肾藏的先天之精所化生，通过三焦流行于全身。宗气是由谷气与自然界清气相结合而积聚于胸中的气，通过上出息道（呼吸道），贯注心脉及沿三焦下行的方式布散全身。营气由水谷之精化生，进入脉中，与血同行，环周不休。《素问·痹论》说“卫气者，水谷之悍气也。……故循皮肤之中，分肉之间，熏于肓膜，散于胸腹。”故42题选D，43题选B。

44.【答案】A 45.【答案】E

【解析】心主血脉，心气推动血液在脉中运行全身。心脏、脉管和血液构成了一个相对独立的系统。心气的充足与推动功能的正常与否在血液循行中起着主导作用。肾为水脏，对津液输布代谢起着主宰作用。《素问·逆调论》说：“肾者水脏，主津液。”津液排泄的最主要途径，是通过肾脏来完成的。故44题选A，45题选E。

46.【答案】B 47.【答案】A

【解析】卫气是行于脉外而具有保护作用的气，主要生理功能为防御外邪、温养全身、调控腠理。营气是行于脉中而具有营养作用的气。元气是人体最根本、最重要的气，是人体生命活动的原动力，主要由肾藏的先天之精所化生，通过三焦流行于全身。宗气是由谷气与自然界清气相结合而积聚于胸中的气。故46题选B，47题选A。

48.【答案】C 49.【答案】D

【解析】气的防御作用，指气有卫护肌肤，抗御邪气的作用。一方面可以抵御外邪入侵，另一方面还可驱邪外出。气的固摄作用包括三方面：一是固摄血液，防止血液溢出脉外，保证血液在脉中正常循行；二是固摄汗液、尿液、唾液、胃液、肠液等，控制其分泌量、排泄量，防止体液丢失；三是固摄精液，防止妄泄。故48题选C，49题选D。

50.【答案】B 51.【答案】A

【解析】宗气上走息道，推动肺的呼吸，即“助肺司呼吸”。所以凡言语、声音、呼吸的强弱，均与宗气的盛衰有关。卫气其性慓疾滑利，行于脉外，具有温养脏腑，护卫体表之能。故50题选B，51题选A。

52.【答案】D 53.【答案】E

【解析】气的推动作用是指阳气的激发、兴奋、促进等作用。若阳气不足，激发、兴奋作用减退，阳不致阴，阴气相对亢盛，宁静、抑制作用过亢，则脏腑功能减退，精气血津液的生成、输布、代谢减缓，运行不畅，可见肿胀、血瘀、精神萎顿等。气的固摄作用表现为：①固摄血液，防止溢出脉外。②固摄汗液、尿液、唾液、胃液、肠液，控制其分泌量、排泄量。③固摄精液，防止其妄加排泄。气不摄津引起自汗、多尿、小便失禁、流涎、呕吐清水、泄泻滑脱等症。故52题选D，53题选E。

第九单元 经 络

【A_1 型题】

1. 分主一身左右之阴阳的经脉是
   A. 冲脉
   B. 任脉
   C. 督脉
   D. 阴阳维脉
   E. 阴阳跷脉

2. 分布于上肢内侧后缘的经脉是
   A. 手太阴肺经
   B. 手阳明大肠经
   C. 手厥阴心包经
   D. 手少阴心经
   E. 手太阳小肠经

3. 手三阳经与足三阳经交接的部位是
   A. 四肢部

B. 肩胛部
C. 头面部
D. 胸部
E. 背部

4. 手阳明大肠经在何处交于何经
A. 在鼻翼旁交于足阳明胃经
B. 在拇指端交于手太阴肺经
C. 在小指端交于手太阳小肠经
D. 在无名指端交于手少阳三焦经
E. 在足大趾端交于足太阴脾经

5. 十二经脉中循行于腹部的经脉，自胸腹正中线向外的顺序是
A. 足少阴、足阳明、足太阴、足厥阴
B. 足少阴、足阳明、足厥阴、足太阴
C. 足太阴、足阳明、足少阴、足厥阴
D. 足阳明、足少阴、足太阴、足厥阴
E. 足阳明、足太阴、足厥阴、足少阴

6. 同名阳经交接于
A. 四肢部
B. 肩胛部
C. 头面部
D. 胸部
E. 背部

7. 有“总任诸阴”之说的是
A. 任脉
B. 维脉
C. 督脉
D. 跷脉
E. 带脉

8. 分布于外侧前缘的经脉是
A. 手少阴心经
B. 手阳明大肠经
C. 手厥阴心包经
D. 手少阳三焦经
E. 手太阳小肠经

9. 奇经八脉中既称血海又称经脉之海者是
A. 冲脉
B. 任脉
C. 督脉
D. 带脉
E. 维脉

10. 循行于人体腹面正中线，具有调节阴经气血作用的经脉是
A. 任脉
B. 冲脉
C. 督脉
D. 带脉
E. 阳维脉

11. 具有加强十二经脉相为表里两经在体表联系的是
A. 经别
B. 经筋
C. 别络
D. 皮部
E. 奇经

12. 与足太阳膀胱经相表里的经脉是
A. 足厥阴肝经
B. 足少阳胆经
C. 足阳明胃经
D. 手太阳小肠经
E. 足少阴肾经

13. 下列十二经脉的流注次序中，错误的是
A. 肝经—胆经
B. 心经—小肠经
C. 脾经—心经
D. 肺经—大肠经
E. 肾经—心包经

14. 按十二经脉的流注次序，肝经向下流注的经脉是
A. 膀胱经
B. 胆经
C. 三焦经
D. 心经
E. 肺经

15. 称为“阴脉之海”的是
A. 胞脉
B. 冲脉
C. 带脉
D. 督脉
E. 任脉

16. 具有约束骨骼、屈伸关节功能的是
A. 正经
B. 经筋
C. 经别
D. 皮部
E. 奇经

17. 所谓“得气”，体现的经络功能是
A. 沟通联络作用
B. 运输渗灌作用
C. 感应传导作用
D. 调节平衡作用
E. 运行气血作用

【B_1 型题】

（18~19 题共用备选答案）
A. 阴跷脉、阳跷脉
B. 阴维脉、阳维脉
C. 督脉、任脉
D. 冲脉、任脉
E. 阴跷脉、阴维脉

18. 患者，女，28 岁。因流产而失血过多，导致月经不调，久不怀孕。其病在哪经
19. 患者，男，57 岁。久病眼睑开合失司，下肢运动不利。其病在哪经

（20~21 题共用备选答案）
A. 督脉
B. 任脉
C. 冲脉
D. 带脉
E. 维脉

20. 与女子妊娠关系密切，主胞胎的是
21. 与妇女月经关系密切的是

（22~23 题共用备选答案）
A. 从足走腹
B. 从胸走手
C. 从头走足
D. 从手走头
E. 从腹走胸

22. 足三阴经的走向是
23. 手三阴经的走向是

答案与解析

【A_1 型题】

1. **【答案】** E

2. **【答案】** D

3. **【答案】** C

【解析】 阳经与阳经交接：同名的手足三阳经在头面相交接。如手足阳明经都通于鼻，手足太阳经皆通于目内眦，手足少阳经皆通于目外眦。故本题选 C。

4. **【答案】** A

【解析】 手阳明大肠经起于食指桡侧端（商阳穴），经过手背行于上肢伸侧前缘，上肩，至肩关节前缘，向后与督脉在大椎穴处相会，再向前下行入锁骨上窝（缺盆），进入胸腔络肺，通过膈肌下行，入属大肠。其分支从锁骨上窝上行，经颈部至面颊，入下齿中，还出夹口两旁，左右交叉于人中，至对侧鼻翼旁，经气于迎香穴处与足阳明胃经相接。故本题选 A。

5. **【答案】** A

【解析】 足少阴肾经在脐旁开 0.5 寸，足阳明胃经在脐旁开 2 寸，足太阴脾经脐旁开 4 寸，足厥阴肝经位于脐的最外侧。故本题选 A。

6. **【答案】** C

【解析】 十二经脉的交接规律：①相为表里的阴经与阳经在四肢末端交接。②同名手足阳经在头面部交接。如手阳明大肠经与足阳明胃经交接于鼻翼旁，手太阳小肠经与足太阳膀胱经交接与目内眦，手少阳三焦经于足少阳胆经交接与目外眦。③足手阴经在胸部交接。故本题选 C。

7. **【答案】** A

8. **【答案】** B

【解析】 手经循行于上肢，足经循行于下肢；阳经循行于四肢外侧，阴经循行于四肢内侧；分布于四肢内侧前缘的称太阴经；分布于四肢内侧中间的称厥阴经；分布于四肢内侧后缘的称少阴经；分布于四肢外侧前缘的称阳明经；分布于四肢外侧中间的称少阳经；分布于四肢外侧后缘的称太阳经。故本题选 B。

9. **【答案】** A

【解析】 冲脉上行于头、下至于足，贯穿全身，调节十二经之气血，故称为“十二经脉之海”，又因其起于胞中，促进生殖功能，并与月经关系密切，故称为“血海”。督脉为“阳脉之海”；任脉为“阴脉之海”。故本题选 A。

10. **【答案】** A

【解析】 任脉起于胞中，下出于会阴，经阴阜，沿腹部正中线上行，经咽喉部（天突穴），到达下唇内，左右分行，环绕口唇，交会于督脉之龈交穴，再分别通过鼻翼两旁，上至眼眶下（承泣穴），交于足阳明经。任脉能调节阴经气血，为“阴脉之海”。故本题选 A。

11. **【答案】** C

【解析】 别络，是络脉的主体，从十二经脉及任、督二脉分出，有一定的分布部位。阴经的别络走向阳经，阳经的别络走向阴经，因而别络具有加强表里两经在体表联系的作用。故本题选 C。

12. **【答案】** E

【解析】手足三阴与三阳经，通过各自的经别和别络相互沟通，组成六对表里相合关系。如手阳明大肠经与手太阴肺经相表里，手少阳三焦经与手厥阴心包经相表里，手太阳小肠经与手少阴心经相表里，足阳明胃经与足太阴脾经相表里，足少阳胆经与足厥阴肝经相表里，足太阳膀胱经与足少阴肾经相表里。故本题选 E。

13.【答案】A

14.【答案】E

【解析】手太阴肺经→手阳明大肠经→足阳明胃经→足太阴脾经→手少阴心经→手太阳小肠经→足太阳膀胱经→足少阴肾经→手厥阴心包经→手少阳三焦经→足少阳胆经→足厥阴肝经→手太阴肺经，如此循环无端。故本题选 E。

15.【答案】E

【解析】任脉行于腹面正中线，其脉多次与手足三阴和阴维脉交会，能总任一身之阴经，故称为“阴脉之海”。奇经八脉中无胞脉；冲脉，“冲为血海”；带脉，约束纵行诸脉；督脉为“阳脉之海”。故本题选 E。

16.【答案】B

【解析】经筋多附于骨和关节，具有约束骨骼，主司关节运动的功能。如《素问·痿论》说：“宗筋主束骨而利机关也。”故本题选 B。

17.【答案】C

【解析】经络的生理功能为沟通联系作用、运输渗灌作用、感应传导作用和调节作用。感应传导，是指经络系统具有感应及传导针灸或其他刺激等各种信息的作用。如对经穴刺激引起的感应及传导，通常称为“得气”，即局部有酸、麻、胀的感觉及沿经脉走向传导，就是经络感应传导作用的体现。故本题选 C。

【B_1 型题】

18.【答案】D　19.【答案】A

【解析】阴阳跷脉：主肢节运动，司眼睑开合；阴阳维脉：具有维系、联络全身阳经或阴经的作用；督脉具有调节阳经气血的作用，反映脑、髓和肾的功能；任脉具有调节阴经气血作用，“任主胞宫”；冲脉具有调节十二经气血作用，“冲为血海”。故 18 题选 D，19 题选 A。

20.【答案】B　21.【答案】C

【解析】督脉主司生殖，为“阳脉之海”。任脉为“阴脉之海”“任主胞胎”。冲脉能调节十二经气血，故有“十二经之海”“五脏六腑之海”和“血海”之称。妇女月经与冲脉功能联系密切。带脉有固护胎儿和主司妇女带下的作用。阳维脉联络各阳经，与阴维脉共同起溢蓄气血的作用。故 20 题选 B，21 题选 C。

22.【答案】A　23.【答案】B

第十单元　病　因

【A_1 型题】

1. 具有收引特性的邪气是
   A. 风邪
   B. 寒邪
   C. 火邪
   D. 湿邪
   E. 燥邪
2. 疠气的致病特点是
   A. 病情重，预后差
   B. 高热持续不退
   C. 易伤津耗气
   D. 扰动心神
   E. 传染性强
3. “六气”是指
   A. 六种时令疫邪
   B. 六种致病因素
   C. 六种病理产物
   D. 六种外感病邪的总称
   E. 六种自然界的气候变化
4. 常兼它邪伤人的邪气是
   A. 风邪
   B. 寒邪
   C. 暑邪
   D. 湿邪
   E. 燥邪
5. 与湿浊内生关系最密切的是
   A. 肾的气化功能减退
   B. 膀胱失司
   C. 脾失健运
   D. 肺失宣降
   E. 三焦气化失司
6. 下列哪项是火邪、燥邪、暑邪共同的致病特点
   A. 耗气

B. 上炎
C. 伤津
D. 动血
E. 生风
7. 下列各项，决定着个体对某些病因易感性的是
A. 体质
B. 居处
C. 气候
D. 年龄
E. 性别
8. 善行、主动的病邪是
A. 风邪
B. 寒邪
C. 暑邪
D. 湿邪
E. 燥邪
9. 六淫之中只有外感而无内生的邪气是
A. 风
B. 寒
C. 暑
D. 湿
E. 火
10. 可以引起头昏头重，精神不振症状的病因是
A. 痰饮
B. 瘀血
C. 结石
D. 虫积
E. 出血
11. 燥、火（热）邪的共同致病特点是
A. 扰神
B. 炎热
C. 伤津
D. 动血
E. 生风
12. 六淫邪气中，具有“阻遏气机”特点的是
A. 风
B. 暑
C. 湿
D. 寒
E. 火
13. 邪热内盛，深伏于里，阳气被遏，不能外达，手足厥冷。属于
A. 阳损及阴
B. 阳盛格阴
C. 阴盛格阳
D. 阴损及阳
E. 阴阳脱失
14. 易于导致干咳少痰，或痰黏难咯，或喘息胸痛等症的邪气是
A. 风邪
B. 寒邪
C. 暑邪
D. 湿邪
E. 燥邪
15. 最易损伤心肝脾的致病因素是
A. 劳逸失度
B. 外感六淫
C. 七情内伤
D. 饮食失宜
E. 痰饮
16. 六淫中具有燔灼趋上性质的邪气是
A. 风
B. 暑
C. 湿
D. 寒
E. 火
17.“六淫”是指
A. 六种自然界的气候变化
B. 六种时令疫邪
C. 六种外感病邪的总称
D. 六种病理产物
E. 六种致病因素
18.《素问·五脏生成》说“多食辛”，则
A. 肉胝胎而唇揭
B. 筋急而爪枯
C. 骨痛而发落
D. 脉凝泣而变色
E. 皮槁而毛拔
19. 七情刺激，易导致心气涣散的是
A. 喜
B. 怒
C. 悲
D. 恐
E. 惊
20. 依据《素问·宣明五气篇》理论，久卧易伤及的是
A. 气
B. 血
C. 肉
D. 精
E. 筋
21.《素问·举痛论》中对过度劳力而耗气的描述是

A. 积劳成疾
B. 劳伤筋骨
C. 久卧伤气
D. 劳则气耗
E. 久立伤骨

22. 下列各项，不属于六淫共同致病特点的是
A. 季节性
B. 相兼性
C. 外感性
D. 流行性
E. 地域性

23. 以下各项，不是瘀血常见症状的是
A. 肿块
B. 胀痛
C. 出血
D. 唇甲青紫
E. 肌肤甲错

24. 下列关于劳逸损伤与疾病发生关系的叙述，错误的是
A. 久视伤血
B. 久坐伤肉
C. 久立伤骨
D. 久思伤心
E. 久行伤筋

25. 腹部见青紫包块，包块部位固定，多为刺痛，夜间痛甚。属于
A. 瘀血
B. 痰饮
C. 瘰疬
D. 结石
E. 血热

26. 下列七情致病影响脏腑气机的表述，不准确的是
A. 思则气结
B. 恐则气乱
C. 怒则气上
D. 喜则气缓
E. 悲则气消

27. 患者突发皮肤瘙痒，红疹发无定处，此起彼伏，是因感受哪种邪气引起
A. 寒
B. 湿
C. 火
D. 暑
E. 风

28. 疠气与六淫邪气的主要区别是
A. 体外入侵
B. 具有强烈传染性
C. 多从皮毛口鼻而入
D. 多与季节气候有关
E. 多与地理环境有关

29. 可致“首如裹”的邪气是
A. 风
B. 寒
C. 暑
D. 湿
E. 火

30. 下列各项，与疼痛关系最密切的是
A. 寒
B. 风
C. 湿
D. 暑
E. 燥

31. 趋下，易袭阴位，致病后病程较长，反复发作，缠绵难愈的邪气是
A. 风
B. 寒
C. 湿
D. 暑
E. 燥

32. 最易导致疼痛的外邪是
A. 风
B. 寒
C. 暑
D. 燥
E. 湿

33. 最易导致病位游走不定的外邪是
A. 暑
B. 燥
C. 湿
D. 风
E. 寒

34. 大怒易损伤的脏腑是
A. 心
B. 肺
C. 肾
D. 肝
E. 脾

35. 以下哪种情志伤脾
A. 怒
B. 忧
C. 悲
D. 思

E. 恐

36. 下列各项，与痰饮形成关系不密切的是

A. 肾

B. 肺

C. 脾

D. 心

E. 三焦

【B_1 型题】

（37~38 题共用备选答案）

A. 怒则气上

B. 悲则气消

C. 喜则气缓

D. 思则气结

E. 恐则气下

37. 患者因受精神刺激突发二便失禁，骨痿，遗精。其病机是

38. 患者因受精神刺激而气逆喘息，面红目赤，呕血，昏厥猝倒。其病机是

（39~40 题共用备选答案）

A. 心烦脉洪

B. 气短乏力

C. 四肢困倦

D. 尿赤短少

E. 头昏目眩

39. 暑性炎热，故致病可出现的症状是

40. 暑性夹湿，故致病可出现的症状是

（41~42 题共用备选答案）

A. 喜

B. 恐

C. 思

D. 悲

E. 怒

41. 七情中，伤肺的是

42. 七情中，伤脾的是

（43~44 题共用备选答案）

A. 惊

B. 怒

C. 喜

D. 恐

E. 悲

43. 七情内伤，易伤肺的是

44. 七情内伤，易伤肾的是

（45~46 题共用备选答案）

A. 风

B. 寒

C. 暑

D. 燥

E. 火

45. 六淫邪气中，最易伤肺的是

46. 具有明显季节性的邪气是

（47~48 题共用备选答案）

A. 风邪

B. 寒邪

C. 暑邪

D. 湿邪

E. 燥邪

47. 易侵犯上部的是

48. 易侵犯下部的是

（49~50 题共用备选答案）

A. 风邪

B. 寒邪

C. 暑邪

D. 湿邪

E. 燥邪

49. 反复发作，病势缠绵的邪气是

50. 发病急，传变迅速的邪气是

答案与解析

【A_1 型题】

1. 【答案】B

【解析】凡致病具有寒冷、凝结、收引特性的外邪，称为寒邪；寒性凝滞，寒性收引。故本题选 B。

2. 【答案】E

3. 【答案】E

【解析】《素问·天元纪大论》六气指风、热（暑）、湿、火、燥、寒等六种自然界的气候变化。故本题选 E。

4. 【答案】A

【解析】风为百病之长：一指风邪常兼他邪而伤人致病。故凡寒、湿、暑、燥、热诸邪，常依附于风而侵袭人体，从而形成外感风寒、风湿、风热、风燥等症。二指风邪伤人致病最多。风邪终岁常在，且风邪伤人，无孔不入，表里内外均可伤及，易发生多种

病证。故本题选 A。

5.【答案】C

6.【答案】C

【解析】暑邪：其性炎热、升散，最易伤津耗气，暑多夹湿。燥邪：干涩，易伤津液，易伤肺。火邪：燔灼，炎上，耗气伤津，生风动血。故本题选 C。

7.【答案】A

【解析】体质的固有特性或特征表现为机能、代谢以及对外界刺激反应等方面的个体差异性，对某些病因和疾病的易感性，以及疾病传变转归中的某种倾向性。人的体质特点或隐或现地体现于健康和疾病过程中。居处、气候、年龄、性别是影响体质后天因素。故本题选 A。

8.【答案】A

9.【答案】C

【解析】暑为夏季主气，乃火热之气所化，属外邪，无“内暑”。故本题选 C。

10.【答案】A

11.【答案】C

【解析】燥邪的性质及致病特点：①燥性干涩，易伤津液。②燥易伤肺。火（热）邪的性质和致病特点：①火热为阳邪，其性燔灼趋上。②火热易扰心神。③火热易伤津耗气。④火热易生风动血。⑤火邪易致疮痈。燥、火（热）邪的共同致病特点是伤津。故本题选 C。

12.【答案】C

【解析】湿为阴邪，易阻遏气机，损伤阳气。故本题选 C。

13.【答案】B

【解析】阳损及阴，由于阳气虚弱而累及阴精化生不足，不选 A；阳盛格阴，指热极似寒的一种反常表现。病的本质属热，因邪热内盛，深藏于里，阳气被遏，郁闭于内，不能外透，格阴于外。表现为四肢厥冷，脉象沉伏或服寒药不纳等假寒证；阴盛格阳与阳盛格阴相反，不选 C；阴损及阳，是阴阳俱虚，不选 D；阴阳脱失，是机体的阴液和阳气突然大量的亡失，导致生命垂危，不选 E。故本题选 B。

14.【答案】E

【解析】燥胜则干，易于伤肺，为燥邪的基本特征。肺为五脏六腑之华盖，性喜清肃濡润而恶燥，称为娇脏。燥邪犯肺，使肺津受损，宣肃失职，从而出现干咳少痰，或痰黏难咳，或痰中带血，以及喘息胸痛等。故本题选 E。

15.【答案】C

【解析】由于心肝脾三脏在人体生理活动和心理活动中发挥着重要的作用，故情志内伤，最易损伤心肝脾三脏。故本题选 C。

16.【答案】E

【解析】凡致病具有善动不居、轻扬开泄等特性的外邪，称为风邪；凡致病具有寒冷、凝结、收引特性的外邪，称为寒邪；凡致病具有重浊、黏滞、趋下特性的外邪，称为湿邪；凡致病具有干燥、收敛等特性的外邪，称为燥邪。凡致病具有炎热升腾等特性的外邪，称为火热之邪；凡夏至之后，立秋以前，致病具有炎热、升散特性的外邪，称为暑邪。故本题选 E。

17.【答案】C

【解析】六淫是指风、寒、暑、湿、燥、火六种外感病邪。六气指风、寒、暑、湿、燥、火六种正常的自然界气候。六气太过或不及，非其时而有其气，以及气候变化过于急骤都会使机体不能与之适应，导致疾病发生。这种情况下的六气，便称为“六淫”。故本题选 C。

18.【答案】B

【解析】《素问·五脏生成》说：“多食咸，则脉凝泣而变色。多食苦，则皮槁而毛拔。多食辛，则筋急而爪枯。多食酸，则肉胝䐢而唇揭。多食甘，则骨痛而发落。”故本题选 B。

19.【答案】A

【解析】怒则气上，喜则气缓，悲则气消，恐则气下，寒则气收，惊则气乱，劳则气耗，思则气结。喜则气缓是指过度喜乐伤心，导致心气涣散不收，重者心气暴脱或神不守舍。故本题选 A。

20.【答案】A

【解析】久视伤血，久听伤聪，久行伤筋，久卧伤气，久立伤骨，久立伤肢节，久语伤气。故本题选 A。

21.【答案】D

【解析】劳力过度，即过度劳伤形体而积劳成疾，或是病后体虚，勉强劳作而致病。其病变特点主要表现在两个方面：一是过度劳力而耗气，出现少气懒言，体倦神疲，喘息汗出等。《素问·举痛论》说：“劳则气耗。”二是劳伤筋骨。长时间用力太过，则致形体组织损伤，久而积劳成疾。《素问·宣明五气》说：“久立伤骨，久行伤筋。”故本题选 D。

22.【答案】D

【解析】六淫的共同致病特点：①季节性。②地域性。③相兼性。④外感性。流行性是疠气的特点之一。故本题选 D。

23.【答案】B

【解析】瘀血患者临床可见：①疼痛，一般表现为刺痛，痛处固定不移，拒按，多夜间益甚。②肿块，固定不移，在体表局部青紫肿胀，在体内多为癥块，质硬，位置固定不移。③出血，血色紫暗或夹有血块。④紫绀，面色紫暗，口唇、爪甲青紫。⑤舌质紫暗，或有瘀点、瘀斑，或舌下静脉曲张。⑥脉涩或结代。⑦善忘。⑧渴不欲饮。⑨肌肤甲错等症状。气机失调会引起胀痛。故本题选B。

24.【答案】D

【解析】久视伤血，久卧伤气，久坐伤肉，久立伤骨，久行伤筋，是谓五劳所伤。故本题选D。

25.【答案】A

【解析】瘀血致病，症状错综复杂，其主要病症特点如下。①疼痛：一般表现为刺痛，痛处固定不移，拒按，夜间痛势尤甚。②肿块：瘀血积于皮下或体内则可见肿块，肿块部位多固定不移。若在腹部可表现为局部青紫，肿胀隆起。③出血。④色紫暗。⑤可表现出肌肤甲错，脉涩或脉结代。故本题选A。

26.【答案】B

【解析】《素问·举痛论》说："……百病生于气也，怒则气上，喜则气缓，悲则气消，恐则气下……惊则气乱……思则气结。"由此可见，A、C、D、E均为准确的影响脏腑气机的表述。故本题选B。

27.【答案】E

【解析】风邪，轻扬开泄，易袭阳位，风性善行而数变，主动，风为百病之长。"善行"指风邪致病，病位游移，行无定处；"数变"指风邪致病具有发病急，变化快的特点。如荨麻疹的皮疹，皮肤瘙痒，发无定处，此起彼伏。故本题选E。

28.【答案】B

【解析】疠气，即疫疠之气，是一类具有强烈传染性的病邪。故本题选B。

29.【答案】D

【解析】湿邪的性质：①湿为阴邪，易阻遏气机，损伤阳气。②湿性重浊，感受湿邪，常见头重如裹、周身困重、四肢酸懒沉重等症状。③湿性黏滞。④湿性趋下，易伤阴位。故本题选D。

30.【答案】A

【解析】寒性凝滞，人之气血所以能运行不息，通畅无阻，全赖阳气的温煦、推动。寒邪具有凝结、阻滞不通的特性，寒邪侵犯人体往往使经脉气血凝结、阻滞，从而出现各种疼痛。正如《素问·痹论》所言："痛者，寒气多也，有寒故痛也。"故本题选A。

31.【答案】C

【解析】湿性趋下、重浊、黏滞，易袭阴位，易伤阳气。"黏"即黏腻，"滞"即停滞。湿邪的黏腻停滞主要表现在两个方面：一是指症状多黏滞不爽；二是指湿邪为病多缠绵难愈，病程较长或反复发作。故本题选C。

32.【答案】B

33.【答案】D

34.【答案】D

【解析】《类经·疾病类·情志九气》："心为五脏六腑之大主，而总统魂魄，兼赅志意。故忧动于心则肺应，思动于心则脾应，怒动于心则肝应，恐动于心则肾应，此所以五志惟心所使也"。故本题选D。

35.【答案】D

【解析】《黄帝内经》认为，人有喜、怒、悲、思、恐五志，也就是五种情绪，这是五脏的功能表现之一。五脏与五志的对应关系：心主喜、肝主怒、肺主悲、肾主恐、脾主思；怒伤肝、喜伤心、思伤脾、忧伤肺、恐伤肾。故本题选D。

36.【答案】D

【解析】肾阳主水液蒸化；肺为水之上源，主宣降，敷布津液，通调水道；脾主运化水液；三焦为水液运行的道路，以上脏腑功能失常，均会聚湿而成痰饮。故本题选D。

【B_1型题】

37.【答案】E　38.【答案】A

【解析】怒则气上是指过怒导致肝气疏泄太过，气机上逆，甚则血随气逆，并走于上的病机变化，临床可见呕血、昏厥等症状。恐则气下是指过度恐惧伤肾，致使肾气失固，气陷于下的病机变化，临床可见二便失禁，甚则遗精等症。故37题选E，38题选A。

39.【答案】A　40.【答案】C

【解析】暑为盛夏之火气，具有酷热之性，火热属阳，故暑属阳邪。暑邪伤人多表现出一系列阳热症状，如高热、心烦、面赤、烦躁、脉象洪大等，称为伤暑。暑季不仅气候炎热，且常多雨而潮湿，热蒸湿动，湿热弥漫空间，暑令湿胜必多兼感。表现除发热、烦渴等暑热症状外，常兼见四肢困倦、胸闷呕恶、大便溏泄不爽等湿阻症状。故39题选A，40题选C。

41.【答案】D　42.【答案】C

【解析】心在志为喜，过喜则伤心。肝在志为怒，过怒则伤肝。脾在志为思，过度思虑则伤脾。肺在志为悲为忧，悲忧过度则伤肺。肾在志为恐，过恐则伤肾。故41题选D，42题选C。

43.【答案】E　44.【答案】D

45.【答案】D　46.【答案】C

【解析】燥性干涩，易伤肺津。暑为夏季主气，其性炎热、升散，易扰心神，伤津耗气。故45题选

D，46 题选 C。

47.【答案】A　48.【答案】D

49.【答案】D　50.【答案】A

第十一单元　发　　病

【A_1 型题】

1. 一经病证未罢，又见它经病证的发病类型是
   A. 感邪即发
   B. 徐发
   C. 继发
   D. 合病
   E. 并病
2. 外邪侵袭是否发病在于
   A. 正气的强弱
   B. 邪气的盛衰
   C. 阴阳之气的盛衰
   D. 气血的盛衰
   E. 脏腑功能的盛衰
3. 感受邪气后，并不立即发病，病邪在体内潜伏一段时间，或在诱因的作用下，过时而发病的是
   A. 感邪即发
   B. 徐发
   C. 继发
   D. 合病
   E. 伏而后发
4. 所谓“两感”是指
   A. 两个脏腑同时感受两种邪气而发病
   B. 两条经脉同时感受邪气而发病
   C. 两个脏腑同时受邪而发病
   D. 表里两个脏腑同时感受邪气而发病
   E. 两种邪气同时伤人而发病
5. 导致疾病发生的关键因素是
   A. 邪气偏盛
   B. 正气不足
   C. 邪胜正衰
   D. 正胜邪退
   E. 邪正相持
6. 发病的内在根据是
   A. 邪正相搏
   B. 邪气亢盛
   C. 正胜邪负
   D. 邪胜正负
   E. 正气不足
7. 发病的重要条件是
   A. 正气被伤
   B. 正气不足
   C. 邪气内生
   D. 邪气偏盛
   E. 邪气损正

答案与解析

【A_1 型题】

1.【答案】E

【解析】感邪即发指感邪后立即发病，发病迅速。徐发是指感邪后缓慢发病。继发是指在原发疾病的基础上，继而发生新的疾病。合病是指两经或两个部位以上同时受邪所出现的病证。并病是指感邪后某一部位的证候未了，又出现另一部位的病证。故本题选 E。

2.【答案】A

【解析】邪气侵入机体，正气必然会与之抗争。若正气强盛，抗邪有力，则病邪难以入侵，故不发病。或虽邪气已经进入，但正气盛，能及时抑制或消除邪气的致病力，亦不发病。故本题选 A。

3.【答案】E

【解析】伏而后发是指感受邪气后，并不立即发病，病邪在体内潜伏一段时间，或在诱因的作用下，过时而发病。故本题选 E。

4.【答案】B

5.【答案】B

【解析】一般情况下，若人体脏腑功能正常，气血充盈，常足以抗御邪气的侵袭，即使邪气侵入，亦能驱邪外出。人体正气的强弱，可以决定疾病的发生与否，并与发病部位、病变程度轻重有关。所以，正气不足是发病的主要因素。故本题选 B。

6.【答案】E

【解析】在邪气侵袭人体时，正气奋起抗邪。若正气强盛，抗邪有力，则病邪难于侵入，或侵入后即

被正气及时消除，不产生病理反应而不发病。若邪气偏盛，正气相对不足，邪胜正负，从而使脏腑阴阳、气血失调，气机逆乱，便可导致疾病的发生。故本题选 E。

7.【答案】C

【解析】正气不足是疾病发生的内在因素，邪气是发病的重要条件。故本题选 C。

第十二单元　病　　机

【A_1 型题】

1. 邪热内伏，反见四肢厥冷的病机特点是
　A. 阳盛则阴病
　B. 阴盛则寒
　C. 阳虚则寒
　D. 阴损及阳
　E. 阳盛格阴
2. 久病畏寒主要与下列哪种因素有关
　A. 风寒袭表
　B. 寒邪内侵
　C. 感受风邪
　D. 风湿外袭
　E. 阳气虚衰
3. 阳损及阴的病机是指
　A. 阳气虚损，气化不利，水湿阴寒，病邪积聚
　B. 阳气偏盛，消灼阴液，阴液亏损
　C. 阳热内盛，深伏于里，格阴于外
　D. 阳气虚损，阴气失制而偏盛
　E. 阳气虚损，累及阴液化生不足
4. 病势的表里出入，主要取决于
　A. 正气盛衰与否
　B. 邪气是否旺盛
　C. 脏腑功能是否旺盛
　D. 气血功能是否协调
　E. 邪正消长盛衰变化
5. 下列关于火热内生机理的叙述，错误的是
　A. 气有余便是火
　B. 邪郁化火
　C. 五志过极化火
　D. 精亏血少，阴虚阳亢
　E. 外感暑热阳邪
6. 以阴阳失调来阐释真寒假热或真热假寒，其病机是
　A. 阴阳偏盛
　B. 阴阳偏衰
　C. 阴阳格拒
　D. 阴阳互损
　E. 阴阳离决
7. 与内寒病机关系密切的脏腑是
　A. 心、脾、肾
　B. 脾、胃、肾
　C. 肺、胃、大肠
　D. 肝、心、脾
　E. 肝、脾、肾
8. 阳盛格阴引起的病理变化是
　A. 虚寒证
　B. 虚热证
　C. 真寒假热证
　D. 真热假寒证
　E. 阴阳两虚证

【B_1 型题】

（9~10 题共用备选答案）
　A. 正胜邪退
　B. 邪去正虚
　C. 邪盛正衰
　D. 邪正相持
　E. 正虚邪恋
9. 疾病治疗及时，趋于好转痊愈的病机是
10. 疾病后期遗留某些后遗症的主要病机是

（11~12 题共用备选答案）
　A. 气滞
　B. 气逆
　C. 气闭
　D. 气陷
　E. 气脱
11. 气的上升太过或下降不及，称为
12. 气的上升不及或下降太过，称为

（13~14 题共用备选答案）
　A. 气滞
　B. 气逆
　C. 气陷
　D. 气闭
　E. 气脱
13. 上述各项，以突然昏厥，不省人事为特点的病理

变化是

14. 上述各项，以全身机能突然衰竭为特点的病理变化是

（15~16 题共用备选答案）

A. 真寒假热

B. 上热下寒

C. 真实假虚

D. 因实致虚

E. 里虚寒证

15. 属于转化关系的是

16. 属于错杂关系的是

（17~18 题共用备选答案）

A. 实热

B. 实寒

C. 虚热

D. 虚寒

E. 真寒假热

17. 阴偏衰所形成的病理变化是

18. 阴偏盛所形成的病理变化是

（19~20 题共用备选答案）

A. 虚中夹实

B. 实中夹虚

C. 真实假虚

D. 邪正相持

E. 真虚假实

19. 外感病出现身热气粗，面红目赤，兼口渴，舌燥少津等，其病机是

20. 临床由于气血亏损，血海空虚而致的经闭，其病机是

答案与解析

【A_1 型题】

1.【答案】E

2.【答案】E

【解析】凡行于外表的、向上的、亢盛的、增强的、轻清的为阳气。阳气虚衰指机体阳气虚损，功能减退或衰弱，代谢缓慢，产热不足的病理状态，因此可见畏寒；同时患者久病，卫外之气不固，正邪斗争日久，亦会损伤阳气。故本题选 E。

3.【答案】E

【解析】阴损及阳，是指由于阴精或阴气亏损，累及阳气生化不足或无所依附而耗散，从而在阴虚的基础上又导致了阳虚，形成了以阴虚为主的阴阳两虚。所以，阳损及阴的病机是指阳气虚损，累及阴液化生不足。故本题选 E。

4.【答案】E

5.【答案】E

【解析】温为火之渐，火为热之极。感受风、寒、湿、燥、暑之外邪或情志刺激，或气机郁阻，在一定条件下均可形成火热证候，故有“五气化火”“五志化火”“气有余便是火”之说。体内阴精亏少，必然导致阳热相对偏盛，而使虚火内生。暑热之邪只有外感，没有内生；外感暑热之邪，除具有一般热邪的发病特点外，还有其炎热特性，比其他季节的火邪更盛。故本题选 E。

6.【答案】C

【解析】由于某些原因使阴和阳的一方偏盛至极，或阴阳中的一方极端虚弱，双方盛衰悬殊，胜者踞于内，将另一方格拒于外，迫使阴阳之间不相维系。若阴盛格阳则出现真寒假热证，若阳盛格阴则出现真热假寒证。故本题选 C。

7.【答案】A

【解析】寒从内生又称“内寒”，是指机体阳气虚衰，温煦作用减退，阳不制阴而虚寒内生的病理变化。多因先天禀赋不足，阳气素虚，或久病伤阳，或外感寒邪，过食生冷，损伤阳气，以致阳气虚衰所致。常见面色苍白，畏寒喜热，四肢不温，舌质淡胖，苔白滑润，脉沉迟弱或筋脉拘挛，肢节痹痛等。内寒病机多见于心脾肾。故本题选 A。

8.【答案】D

【解析】阳盛格阴，又称格阴，系指阳气偏盛至极，深伏于里，热盛于内，排斥阴气于外的一种病理状态，在热盛于内的基础上又表现为假寒之象，故称为真热假寒证。故本题选 D。

【B_1 型题】

9.【答案】A　10.【答案】E

【解析】正胜邪退：指在疾病过程中，正气渐趋衰减，疾病向好转和痊愈方向发展的一种病理变化。正虚邪恋：指在疾病过程中，正气大虚，余邪未尽，或邪气深伏伤正，正气无力祛除病邪，只是疾病处于缠绵难愈的病理变化。故 9 题选 A，故 10 题选 E。

11.【答案】B　12.【答案】D

【解析】气滞：指气的运行不畅，或郁滞不通的

病理变化。气逆：指气升之太过，或降之不及，以致气逆于上的一种病理变化。气闭：指气机闭阻，失于外达，甚至清窍闭塞，出现昏厥的一种病理变化。气陷：指气的上升不足或下降太过，以气虚升举无力而下陷为特征的一种病理变化。气脱：指气虚至极，不能内守而大量脱失，以致生命功能突然衰竭的一种病理变化。故 11 题选 B，12 题选 D。

13.【答案】D　14.【答案】E

15.【答案】D　16.【答案】B

【解析】真寒假热：阴证似阳的证候，阴偏盛至极，阳极端虚弱，偏盛之阴盘踞于内，逼迫衰微之阳浮越于外，是阴阳相互格拒的一种病理状态。上热下寒：指寒邪感于上而热邪发于下，是寒热错杂表现之一。真实假虚：虚为病机本质，实为表现假象。多由于正气虚弱，脏腑气血不足，功能减退，气化无力所致，是虚实真假的一种病理状态。因实致虚：由于邪气过于强盛，正不敌邪，正气很快被邪气耗损而衰败所致，是虚实转化的一种病理状态。里虚寒证：是正气虚兼内寒的证候，是阴阳偏衰的一种病理状态。故 15 题选 D，16 题选 B。

17.【答案】C　18.【答案】B

【解析】阴偏衰是指是指机体精、血、津液等物质亏耗，以及阴不制阳，导致阳相对亢盛，功能虚性亢奋的病理状态。其病机特点多表现为阴液不足，滋养、宁静功能减退，以及阳气相对偏盛的虚热证。阴偏盛是指机体在疾病过程中所出现的一种阴邪偏盛，功能障碍或减退。产热不足，以及病理性代谢产物积聚的病理状态。其病机特点多表现为阴盛而阳未虚的实寒证。故 17 题选 C，18 题选 B。

19.【答案】B　20.【答案】E

【解析】实中夹虚，即以邪实为主，又兼有正气虚损的病理变化。如外感热病发展过程中，由于热邪伤阴耗津，可形成邪热炽盛兼津液损伤之证。临床表现既有高热气粗，心烦不安，面红目赤，尿赤便秘，苔黄脉数等湿热证，又兼见口渴引饮，舌燥少津等津液不足之证。真虚假实是指病机的本质为“虚”，但表现出“实”的临床假象。大多是因正气虚弱，脏腑经络之气不足，推动无力所致，故又称为“至虚有盛候”。如脾气虚弱，运化无力之食少脘腹胀满；气血亏损，血海空虚之女子经闭等。故 19 题选 B，20 题选 E。

第十三单元　防治原则

【A_1 型题】

1. 治未病包括
   A. 未病先防与既病防变
   B. 顺应自然与养性调神
   C. 避其邪气与药物预防
   D. 早期诊治与防止传变
   E. 阻截病传途径与先安未受邪之地
2. 下列属于因地制宜的治则是
   A. 用温远温
   B. 用热远热
   C. 用凉远凉
   D. 用寒远寒
   E. 地势高而寒冷，其病多寒，治宜辛温
3. 素体阳虚感受寒邪用助阳解表法治疗是
   A. 标本兼治
   B. 因时制宜
   C. 因地制宜
   D. 急则治其标
   E. 缓则治其本
4. 属于防止病邪侵害的是
   A. 形与神俱，尽终天年
   B. 饮食有节，谨和五味
   C. 调摄精神，内养真气
   D. 避其邪气，药物预防
   E. 劳逸结合，不可过劳
5. 下列各项，属于未病先防的预防措施是
   A. 增强正气和慎避邪气
   B. 增强正气和控制病传
   C. 早期诊断与早期治疗
   D. 早期诊治和防止传变
   E. 先安未受邪之地
6. 中医学治疗疾病的指导思想是
   A. 治病求本
   B. 急则治标
   C. 未病先防
   D. 既病防变
   E. 因时制宜
7. 阴邪盛而导致的实寒证，其治疗方法是
   A. 虚者补之
   B. 寒者热之
   C. 热者寒之

D. 阴病治阳
E. 阳病治阴

8. 阳偏盛而导致的实热证，其治疗方法为
A. 阴病治阳
B. 热因热用
C. 热者寒之
D. 寒者热之
E. 阳中求阴

9. 用补益药物治疗具有闭塞不通症状的虚证，其治则是
A. 实者泻之
B. 虚者补之
C. 通因通用
D. 塞因塞用
E. 攻补兼施

10. 防治疾病的基本原则是
A. 补益正气
B. 驱除邪气
C. 补其不足
D. 调理阴阳
E. 补气养血

11. 热因热用适用于
A. 实热证
B. 虚热证
C. 真热假寒证
D. 真寒假热证
E. 寒热错杂证

12. 可用寒因寒用法治疗的证候是
A. 实寒证
B. 虚寒证
C. 真热假寒证
D. 真寒假热证
E. 寒热错杂证

13. 通因通用适用于治疗的病证是
A. 食积泄泻
B. 脾虚腹胀
C. 血虚经闭
D. 肾虚尿闭
E. 血虚便秘

14. 扶正祛邪同时并用的原则是
A. 先扶正后祛邪
B. 扶正祛邪并重
C. 以扶正为主，兼顾祛邪
D. 扶正不留邪，祛邪不伤正
E. 先祛邪后扶正

15. 阴病治阳的病理基础是
A. 阳偏衰
B. 阴偏衰
C. 阴阳两虚
D. 阳偏盛
E. 阴偏盛

16. 大出血证的治则是
A. 扶正兼祛邪
B. 祛邪兼扶正
C. 急则治标
D. 缓则治本
E. 标本同治

17. 补阳时适当配伍补阴药的方法是
A. 阴中求阳
B. 阳中求阴
C. 阴病治阳
D. 阳病治阴
E. 阴阳双补

18. 根据病人年龄、性别、体质、生活习惯等不同特点，来考虑治疗用药的原则。称为
A. 因人制宜
B. 因时制宜
C. 因地制宜
D. 辨证论治
E. 异病同治

【B_1 型题】

（19~20 题共用备选答案）
A. 热因热用
B. 寒因寒用
C. 通因通用
D. 塞因塞用
E. 寒者热之

19. 适用于热结旁流的治则是
20. 适用于真寒假热的治则是

（21~22 题共用备选答案）
A. 体质因素
B. 精神刺激
C. 工作环境
D. 气候因素
E. 精神状态

21. “恬淡虚无，真气从之，精神内守，病安从来。”指出与防病关系密切的因素是
22. “肉不坚，腠理疏，则善病风。”指出与发病关系密切的因素是

（23~24 题共用备选答案）
A. 先祛邪后扶正

B. 先扶正后祛邪
C. 扶正与祛邪同用
D. 单纯扶正
E. 单纯祛邪

23. 正虚而邪不盛，其治则是
24. 正虚邪实，其治则是

（25～26 题共用备选答案）

A. 寒者热之
B. 热者寒之
C. 寒因寒用
D. 阴病治阳
E. 阳病治阴

25. 阳虚证的治法是
26. 阴虚证的治法是

答案与解析

【A_1 型题】

1.【答案】A

【解析】预防的内容包括未病先防和既病防变2个方面。顺应自然与养性调神、避其邪气与药物预防均为未病先防的内容；早期诊治与防止传变为既病防变的内容。故本题选A。

2.【答案】E

【解析】因人制宜：根据病人的年龄、性别、体质等不同特点，考虑用药的治则。因时制宜：根据时令气候特点，考虑用药的治则。即“用寒远寒，用凉远凉，用温远温，用热远热，食宜同法。”因地制宜：根据不同地域环境特点，考虑用药的治则。因不同的地域，地势有高下，气候有寒热湿燥，水土性质各异，以及生活习惯与方式的不同，病理变化亦不尽相同。故本题选E。

3.【答案】A

4.【答案】D

【解析】未病先防，包括：①养生以增强正气。其措施主要有顺应自然，养性调神，护肾保精，形体锻炼，调理饮食，针灸、推拿、药物调养等。②防止病邪侵害。其措施有避其邪气，药物预防，以防止病邪伤害。故本题选D。

5.【答案】A

【解析】未病先防是指在人体未发生疾病之前，采取各种措施，做好预防工作，以防止疾病的发生。未病先防包括：①养生以增强正气。②防止病邪侵害。故本题选A。

6.【答案】A

【解析】治病求本，是指在治疗疾病时，通过辨析其病因病机，抓住疾病的本质，并针对疾病的本质进行治疗。因此，治病求本是中医学治疗疾病的主要指导思想，位于治则治法理论体系的最高层次。故本题选A。

7.【答案】B

【解析】正治，是指逆疾病的临床表现性质而治的一种最常用的治疗法则，即是采用与疾病证候性质相反的方药进行治疗。患者阴邪盛而导致的寒实证，当用寒者热之的方法治疗。虚证当用“虚者补之”；热证当用“热者寒之”。阴盛者，以扶阳的方法消退阴盛，称为“阴病治阳”；阳盛者，以滋阴的方法制约阳亢，称为“阳病治阴”。故本题选B。

8.【答案】C

【解析】“阳盛则热”的实热证，据阴阳对立制约原理，宜用寒凉药物以泻其偏盛之阳热，此即“热者寒之”之意。故本题选C。

9.【答案】D

【解析】塞因塞用即以补开塞，是指用补益药物来治疗具有闭塞不通症状的虚证。适用于因体质虚弱，脏腑精气功能减退而出现闭塞症状的真虚假实证。所以，用补益药物治疗具有闭塞不通症状的虚证，其治则应是塞因塞用。故本题选D。

10.【答案】D

【解析】疾病的过程是邪正相搏消长盛衰的动态过程，机体的阴阳失调是疾病发生发展的根本原因。在养生防病时要做到适应自然规律、重视精神调养、房事有节、注意形体锻炼、谨和五味、防止病邪侵害，以使机体阴阳平衡，达到防治疾病的目的。故本题选D。

11.【答案】D

【解析】热因热用，即以热治热，是指用热性药物来治疗具有假热征象的病证。它适用于阴盛格阳的真寒假热证。故本题选D。

12.【答案】C

【解析】寒因寒用是指用寒性药物治疗具有假寒症状的病证之法。适用于里热炽盛，阳盛格阴的真热假寒证。这种治法，对其假寒的症状来说，就是“以寒治寒”的反治法。故本题选C。

13.【答案】A

【解析】通因通用，即以通治通，是指用通利的药物来治疗具有通泻症状的实证。适用于因实邪内阻出现通泻症状的真实假虚证。一般情况下，对泄泻、崩漏、尿频等症，多用止泻、固冲、缩尿等法。但这些通泻症状出现在实性病证中，则当以通治通。如食积内停，阻滞胃肠，致腹痛泄泻，泻下物臭如败卵时，不仅不能止泻，相反当消食而导致攻下，推荡积滞，使食积去而泻自止。故本题选 A。

14.【答案】B

【解析】A 适用于正虚邪实的虚实错杂证而正气虚衰不耐攻的情况。扶正与祛邪并重适用于正虚邪实，但二者均不甚重的病证。C 的表达是以扶正为主，兼顾祛邪，一主一次，并未并用。D 说的是总的治疗原则。E 适用于邪盛为主，正气尚能耐受攻伐者。故本题选 B。

15.【答案】A

【解析】阴阳偏衰的治疗原则是“虚则补之”，即补其不足。阴偏衰产生的是“阴虚则热”的虚热证，治疗当滋阴制阳，用“壮水之主，以制阳光”的治法，《内经》称之为“阳病治阴”。阳偏衰产生的是“阳虚则寒”的虚寒证，治疗当扶阳抑阴，用“益火之源，以消阴翳”的治法，《内经》称之为“阴病治阳”。故本题选 A。

16.【答案】C

【解析】标病急重，甚则影响本病的治疗，则当先治，故急治其标病。如剧痛、大出血、二便不通等，均要首先治疗。故本题选 C。

17.【答案】A

【解析】《张介宾·景岳全书》说：“善补阳者，必于阴中求阳，则阳得阴助而生化无穷。”根据阴阳互补的原理，补阳时适当佐以补阴药谓之阴中求阳。故本题选 A。

18.【答案】A

【B_1 型题】

19.【答案】C 20.【答案】A

【解析】热因热用即以热药治疗真寒假热之法；寒因寒用指治疗内真热而外假寒的方法；通因通用是以通治通，即用通利药治疗具有实性通泄症状的病证；塞因塞用，前“塞”为塞法，指补养固涩；后“塞”为塞证，指本虚标实之满胀不通的病证；寒者热之指寒性的疾病，用温热的方药治疗。热结旁流乃燥屎坚结于里，胃肠欲排不能，逼迫津液从燥屎旁流下所致。故 19 题选 C，20 题选 A。

21.【答案】E 22.【答案】A

【解析】“恬淡虚无……病安从来”讲的是精神调节方面的要点。可理解为身心平静，不会得病。B 是干扰项，精神刺激是致病因素。此句话讲的是精神状态与发病的关系。“肉为墙”，意即肌肉起着屏障作用。肌肉既可保护内在脏器，缓冲外力的损伤，又可抗拒外邪的侵袭。“肉”为身体的组成部分。此句话讲的是体质与发病的关系。故 21 题选 E，22 题选 A。

23.【答案】D 24.【答案】C

【解析】扶正祛邪的临床运用原则：其一是虚证宜扶正，实证宜祛邪。补虚、泻实为其临床运用的特点。其二是应根据邪正盛衰及其在疾病过程中矛盾斗争的地位，决定其运用方式的先后与主次。其三是应注意扶正不留（助）邪，祛邪勿伤正。先祛邪后扶正适用于邪盛为主，正虚不甚；先扶正后祛邪适用于正虚为主，病邪胶痼；扶正与祛邪同用适用于虚实夹杂，正虚邪实；纯虚证用单纯扶正；纯实证用单纯祛邪。故 23 题选 D，24 题选 C。

25.【答案】D 26.【答案】E

【解析】阳病治阴适于阴虚之证，阴病治阳适用于阳虚之候。“阴虚则热”所出现的虚热证，采用“阳病治阴”的原则，滋阴以制阳亢。“阳虚则寒”所出现的虚寒证，采用“阴病治阳”的原则，阴虚者补阴，阳虚者补阳，以平为期。故 25 题选 D，26 题选 E。

第二章　中医诊断学

第一单元　绪　　论

【A_1 型题】

1. 中医诊断的基本原则是
   A. 整体审察，诊法合参，病证结合
   B. 辨证求因，审因论治，脉症合参
   C. 司外揣内，见微知著，以常衡变
   D. 证候转化，病证结合，辨证求因
   E. 证候真假，证候错杂，诊法合参
2. 下述各项，不属于中医诊断学研究的内容是
   A. 诊法
   B. 病案
   C. 辨证
   D. 治法
   E. 辨病

答案与解析

【A_1 型题】

1.【答案】A

【解析】中医诊断疾病的基本原则是整体审察，诊法合参，病证结合。故本题选 A。

2.【答案】D

第二单元　问　　诊

【A_1 型题】

1. 嗳气酸腐者，多属
   A. 肝胃不和
   B. 肝脾不调
   C. 脾胃虚弱
   D. 宿食停积
   E. 寒客于胃
2. 寒热往来见于下列哪种证候
   A. 表寒
   B. 里寒
   C. 表热
   D. 里热
   E. 半表半里
3. 妇女怀孕后厌食，呕恶，称为
   A. 恶食
   B. 厌食
   C. 纳减
   D. 纳呆
   E. 恶阻
4. 疾病初期恶寒与发热同时并见，应属
   A. 疾病病证
   B. 表热里寒证
   C. 外感表证
   D. 半表半里证
   E. 表寒里热证
5. 手足心汗出量多的临床意义是
   A. 阴经郁热
   B. 阳经郁热
   C. 阴虚
   D. 阳虚
   E. 气虚
6. 下列除哪项外均为阴虚潮热的表现
   A. 午后低热
   B. 午后热甚
   C. 夜间低热
   D. 五心烦热
   E. 骨蒸发热
7. 心肾不交证的失眠，多表现为
   A. 失眠多梦
   B. 心烦失眠
   C. 惊悸失眠

D. 睡眠不醒
E. 睡眠不实

8. 不属于但头汗出的临床意义是
A. 中焦湿热蕴结
B. 上焦热盛
C. 元气将脱，虚阳上越
D. 进食辛辣、热汤、饮酒
E. 里热蒸迫

9. 下列不会导致失眠的是
A. 痰湿内盛
B. 食积胃脘
C. 阴虚火旺
D. 痰火扰心
E. 心胆气虚

10. 面色苍白，四肢厥冷，呼吸微弱，额汗淋漓如油。此汗称为
A. 自汗
B. 盗汗
C. 战汗
D. 绝汗
E. 大汗

11. 下列哪项属于病理性汗出
A. 衣被过厚
B. 剧烈活动
C. 进食辛辣
D. 气候炎热
E. 睡眠之时

12. 自觉身冷，得衣近火则缓解的是
A. 恶寒
B. 寒厥
C. 畏寒
D. 寒栗
E. 寒战

13. 疼痛兼有空虚感的临床意义是
A. 湿邪困阻气机
B. 气机阻滞
C. 风邪偏盛
D. 气血阴精不足
E. 瘀血阻滞

14. 实热证的面色是
A. 满面通红
B. 两颧潮红
C. 面色青灰
D. 面红如妆
E. 面黄带晦

15. 头晕而重，如物缠裹的临床意义是
A. 肝阳上亢
B. 肝火上炎
C. 痰湿内阻
D. 肾精亏虚
E. 气血亏虚

16. 外感病汗出热退身凉者，表示
A. 表邪入里
B. 阳气衰少
C. 汗出亡阳
D. 真热假寒
E. 邪去正安

17. 善饥多食的病机是
A. 脾失健运
B. 胃强脾弱
C. 胃阴不足
D. 胃气将绝
E. 胃火炽盛

18. 下列哪项属于实证
A. 头形过大
B. 头形过小
C. 囟陷
D. 囟填
E. 解颅

19. 患者绕脐痛，有包块按之可移者，提示
A. 脾胃虚寒
B. 癃闭
C. 气滞血瘀
D. 虫积
E. 蓄血

20. 下列各项，可见口干但欲漱水不欲咽症状的是
A. 湿热
B. 阴虚
C. 痰饮
D. 瘀血
E. 温病营分证

21. 有形实邪闭阻气机所致疼痛的性质是
A. 胀痛
B. 灼痛
C. 冷痛
D. 绞痛
E. 隐痛

22. 外感热病中，正邪相争，提示病变发展转折点的是
A. 战汗
B. 自汗
C. 盗汗

D. 冷汗
E. 热汗
23. 下列证候，可见矢气酸臭的是
A. 肝胃不和
B. 肝脾不调
C. 脾胃虚弱
D. 宿食停滞
E. 寒客于胃
24. 下列哪项一般不属于实性病理反应
A. 壮热
B. 精神亢奋
C. 脉实有力
D. 五心烦热
E. 二便不通
25. 病人口淡乏味，常提示的是
A. 痰热内盛
B. 湿热蕴脾
C. 肝胃郁热
D. 脾胃虚弱
E. 食滞胃脘
26. 病势较缓，尚可忍耐，但绵绵不休的症状是
A. 空痛
B. 隐痛
C. 胀痛
D. 重痛
E. 隐痛
27. 下列各项，不属于排便感异常的是
A. 肛门灼热
B. 排便不爽
C. 里急后重
D. 肛门重坠
E. 完谷不化
28. 自汗、盗汗并见，其病机是
A. 精血亏虚
B. 气阴两虚
C. 阳气不足
D. 津液不足
E. 阴气不足
29. 表现为心胸憋闷刺痛，痛处不移的心脉痹阻证，其病因是
A. 寒凝
B. 瘀阻
C. 气滞
D. 痰阻
E. 气虚
30. 下列除哪项外，均可导致渴不多饮
A. 阴虚
B. 湿热
C. 寒湿
D. 痰饮
E. 瘀血
31. 情志郁结不舒所致胸痛的特点是
A. 胸背彻痛
B. 胸痛喘促
C. 胸痛咳血
D. 胸痛走窜
E. 胸部刺痛
32. 右少腹作痛拒按，或出现反跳痛的临床意义是
A. 水鼓
B. 气鼓
C. 癥积
D. 肠痈
E. 虫积
33. 少阴经头痛的特征是
A. 前额连眉棱骨痛
B. 两侧太阳穴处痛
C. 后头部连项痛
D. 头痛连齿
E. 头痛晕沉
34. 面色无华、心悸、失眠、多梦、腹胀、食少、体倦，多是哪两脏同病
A. 心、肺
B. 心、肝
C. 心、脾
D. 肺、脾
E. 肺、肾
35. 下列可导致嗜睡的是
A. 心脾两虚
B. 痰湿内盛
C. 营血亏虚
D. 心肾不交
E. 胆郁痰扰
36. 饭后困倦嗜睡，少气懒言，食量减少的临床意义是
A. 痰湿困脾
B. 脾气不足
C. 心肾阳虚
D. 邪闭心神
E. 热入营血
37. 视物旋转动荡，如在舟车之上，称为
A. 目昏
B. 目痒

C. 目眩
D. 雀目
E. 内障
38. 消谷善饥的临床意义是
A. 脾胃虚弱
B. 湿热蕴脾
C. 肝胆湿热
D. 胃阴不足
E. 胃强脾弱
39. 下列各项，不能导致妇女月经先期的是
A. 肾气不足
B. 阳盛血热
C. 营血亏损
D. 阴虚火旺
E. 脾气亏虚
40. 饥不欲食可见于
A. 胃火亢盛
B. 胃强脾弱
C. 脾胃湿热
D. 胃阴不足
E. 肝胃蕴热
41. 下列哪项不会出现口渴多饮
A. 热盛伤津
B. 汗出过多
C. 剧烈呕吐
D. 泻下过度
E. 湿热内阻
42. 口中黏腻不爽，其临床意义是
A. 胃火炽盛
B. 湿热蕴脾
C. 胆火上炎
D. 心火上炎
E. 脾胃气虚
43. 带下色白，如豆渣状，气味酸臭，多属于
A. 湿浊下注
B. 湿毒蕴结
C. 湿热下注
D. 寒湿下注
E. 气血两虚
44. 肝胃蕴热的口味是
A. 口中泛酸
B. 口中酸馊
C. 口甜黏腻
D. 口中味苦
E. 口中味咸
45. 患者先见全身战栗，继而汗出。其诊断是
A. 自汗
B. 盗汗
C. 战汗
D. 绝汗
E. 大汗
46. 大便溏结不调，其临床意义是
A. 胃肠积热
B. 湿热蕴脾
C. 气血瘀滞
D. 肝郁脾虚
E. 食滞胃肠
47. 身热不扬，午后热甚，头身困重，舌红苔黄腻，脉濡数。此证之发热属于
A. 阴虚潮热
B. 阳明潮热
C. 湿温潮热
D. 气虚发热
E. 阳明经热
48. 下列各项，口苦的临床意义是
A. 湿热蕴脾
B. 痰热内盛
C. 心血不足
D. 心火上炎
E. 胃火炽盛
49. 患者多眠，身体困重，脉缓。其病因是
A. 气虚
B. 阳虚
C. 湿盛
D. 瘀血
E. 热盛

【B_1 型题】

（50~51 题共用备选答案）
A. 恶寒重发热轻
B. 发热重恶寒轻
C. 发热轻而恶风
D. 但恶寒不发热
E. 但发热不恶寒
50. 风寒表证的寒热特点是
51. 风热表证的寒热特点是
（52~53 题共用备选答案）
A. 胀痛
B. 绞痛
C. 刺痛
D. 重痛
E. 隐痛

52. 湿邪侵袭
53. 寒邪侵袭

（54~55 题共用备选答案）

A. 痰热壅肺
B. 寒邪客肺
C. 肺气虚
D. 痰饮停肺
E. 心气不足

54. 胸闷，心悸气短的临床意义是
55. 胸闷，咳喘痰多的临床意义是

（56~57 题共用备选答案）

A. 但寒不热
B. 发热轻而恶风自汗
C. 发热重恶寒轻
D. 恶寒重发热轻
E. 寒热往来

56. 风寒表证的表现是
57. 伤风表证的表现是

答案与解析

【A_1 型题】

1.【答案】D

【解析】胃气以降为顺，食停胃脘，胃气郁滞，胃失和降而上逆，故见嗳气吞酸或呕吐酸腐食物。故本题选 D。

2.【答案】E

【解析】寒热往来是在由表入里的过程中，邪气停留于半表半里之间，既不能完全入里，正气又不能抗邪外出，正邪相争处于相持阶段，一胜一负，一进一退，故见寒热往来。故本题选 E。

3.【答案】E

【解析】妇女妊娠早期，恶心呕吐，伏身，或食入即吐，这是恶阻的症状表现，主要是由于胎气上逆，胃失和降所致。A、B 为厌恶食物；C、D 为食欲减退，不思进食。故本题选 E。

4.【答案】C

【解析】恶寒发热是外感表证初起，外邪与卫阳之气相争的反应；外邪束表，郁遏卫阳，肌表失煦故恶寒。卫阳失宣，郁而发热。A 过于笼统，与题意不符。B、E 均为表里寒热错杂证，寒热同时并见。D 主要表现为寒热往来。故本题选 C。

5.【答案】A

6.【答案】B

【解析】阴虚潮热多见于阴虚证候之中。其特点是午后或夜间发热加重，热势较低，往往仅能自我感觉，体温并不高，多见胸中烦热，手足心发热，故又称“五心烦热”。严重者有热自骨髓向外透发的感觉，则称为“骨蒸潮热”。午后热甚多见于阳明腑实证。故本题选 B。

7.【答案】A

【解析】心烦失眠多由心阴虚所致，惊悸失眠多由心胆两虚所致，睡眠不醒为多寐。故本题选 A。

8.【答案】E

9.【答案】A

【解析】失眠的病机是阳不入阴，神不守舍。气血不足，神失所养，阴虚阳亢，虚热内生，肾水不足，心火亢盛，心胆气虚等，可扰动心神，导致失眠。另痰火、食积、瘀血等邪火上扰，心神不宁，也可出现失眠。痰湿内盛与之关系不大。故本题选 A。

10.【答案】D

【解析】自汗：经常日间汗出过多，活动后尤甚。盗汗：入睡之后汗出. 醒后则汗止。大汗：指汗出甚多，津液大泄。战汗：先全身恶寒、战栗，接着大汗出者。绝汗：大汗淋漓，如珠如油。患者面色苍白，四肢厥冷，呼吸微弱，额汗淋漓如油。故本题选 D。

11.【答案】E

【解析】正常人在体力活动、进食辛辣、气候炎热、衣被过厚、情绪激动等情况下出汗，属生理现象。而睡眠中汗出，醒则汗止为阴虚的表现，属病理性汗出。故本题选 E。

12.【答案】C

13.【答案】D

14.【答案】A

15.【答案】C

16.【答案】E

【解析】询问病人汗出的异常情况，对判断病邪的性质及人体阴阳的盛衰有重要意义。在外感热病的病程中，战汗提示邪正斗争激烈，为病情变化的转折点。若汗出热退，脉静身凉，是邪去正安之佳兆，主疾病向愈；若汗出而身热不减，仍烦躁不安，脉来疾急，为邪盛正衰之危候，主病情恶化。故本题选 E。

17.【答案】E

18.【答案】D

【解析】囟门高突，称囟填，多为热邪亢盛引起，属于实证。A、B 多因先天不足，肾精亏虚引起；C

多为津液损伤；E 为肾气不足，发育不良的表现。故本题选 D。

19.【答案】D

【解析】绕脐痛，有包块按之可移，为虫积。脾胃虚寒可见大腹隐痛，喜温喜按。癃闭可见小腹胀满而痛，小便不利。蓄血可见小腹刺痛，小便自利。故本题选 D。

20.【答案】D

【解析】口干但欲漱水不欲咽提示内有瘀血。因瘀血内阻，气不化津，津不上承，故口干欲漱水；但水本不亏，乃气化不行，故又不欲咽。湿热、痰饮为患，都可见口渴喜饮但饮水不多。温病营分证多见渴喜冷饮。故本题选 D。

21.【答案】D

【解析】胀痛多因气机郁滞所致。绞痛多为有形实邪突然阻塞经络闭阻气机，或寒邪内侵，气机郁闭，导致血流不畅而成。灼痛多由火热之邪窜入经络，或阴虚阳亢，虚热灼于经络所致。冷痛多因寒凝筋脉或阳气不足而致。隐痛多因气血不足，或阳气虚弱，导致经脉气血运行滞涩所致。故本题选 D。

22.【答案】A

【解析】战汗指病人先恶寒战栗而后汗出的症状，为正邪相争所致，是病变发展的转折点。故本题选 A。

23.【答案】D

24.【答案】D

【解析】实证是对人体感受外邪，或体内病理产物堆积而产生的各种临床表现的病理概括。邪气过盛，正气与之抗争，阳热亢盛，故壮热；实邪内盛，故精神亢奋；实邪积于肠胃则腑气不通，大便秘结；湿热下攻，水湿内停，气化不行，故小便不利；湿热下注膀胱，致小便淋沥涩痛。邪正相争，搏击于血脉，故脉实有力。而五心烦热常见于阴虚的病证，病性属虚。故本题选 D。

25.【答案】D

【解析】脾胃阳气亏虚，运化腐熟功能不振，故口淡乏味。故本题选 D。

26.【答案】E

【解析】胀痛是痛且有胀感，在身体各部位都可以出现，但以胸胁、胃脘、腹部较为多见。重痛疼痛伴有沉重感。多见于头部、四肢及腰部。空痛为痛而有空虚之感。其特点是疼痛有空旷轻虚之感，喜温喜按。隐痛为痛而隐隐，绵绵不休，称隐痛。其特点是痛势较轻，可以耐受，隐隐而痛，持续时间较长。故本题选 E。

27.【答案】E

【解析】排便感异常有肛门灼热、排便不爽、里急后重、肛门重坠、滑泻失禁。完谷不化为便质异常。故本题选 E。

28.【答案】B

【解析】自汗多见于气虚证和阳虚证。因阳气亏虚，不能固护肌表，玄府不密，津液外泄，故见自汗。盗汗因阴虚阳亢而生内热，入睡则卫阳由表入里，肌表不固，内热加重，蒸津外泄而汗出；醒后卫阳由里出表，内热减轻而肌表得以固密，故汗止。若气阴两虚，常自汗、盗汗并见。故本题选 B。

29.【答案】B

【解析】心脉痹阻证是指心脏脉络在各种致病因素，如寒凝、瘀阻、气滞等作用下导致痹阻不通所出现的证候。心胸憋闷刺痛，痛处不移主要由瘀血阻滞所致。A 表现为冷痛；C 表现为胀痛；D 表现为闷痛；E 表现为隐痛。故本题选 B。

30.【答案】C

【解析】渴不多饮即病人虽有口干或口渴感觉，但饮水不多的症状。是津液损伤较轻，或津液输布障碍的表现。常见于阴虚证、湿热证、痰饮内停证、瘀血内停证及温病热入营分证。故本题选 C。

31.【答案】D

【解析】情志郁结不舒致胸中气机不利，气滞胸中走窜不定，故见胸痛走窜。胸背彻痛是因心脉急骤闭塞不通所致；胸痛喘促是因痰湿犯肺，或因脾虚聚湿生痰，痰浊上犯所致；胸痛咳血是因肺阴虚，虚火灼伤肺络所致。胸部刺痛是因瘀血所致。故本题选 D。

32.【答案】D

【解析】肠痈表现为转移性右下腹痛，多为突然急性腹痛，初起在脐周围或上腹部，为阵发性钝痛，逐渐加重。经数小时后转移到右下腹阑尾点附近，呈持续性痛。右下腹阑尾点有固定压痛，拒按，重者可有反跳痛，腹肌紧张。故本题选 D。

33.【答案】D

【解析】A 属阳明经。B 属少阳经。C 属太阳经。D 属少阴经。E 属湿邪困脾。故本题选 D。

34.【答案】C

【解析】面色无华为血虚，不能上荣于面；心悸、失眠为血虚，心神失养；食少为脾虚，运化失职；体倦脾虚无力运化水谷精微以充养全身；所以本病病位在心、脾。故本题选 C。

35.【答案】B

【解析】嗜睡常因痰湿内盛，或阳虚阴盛导致。故本题选 B。

36.【答案】B

【解析】若饭后嗜睡，兼神疲倦怠，食少纳呆者，多由脾失健运，清阳不升所致。故本题选B。

37.【答案】C

38.【答案】E

【解析】消谷善饥指患者食欲亢进，食量较多，食后不久即感饥饿的症状，可见于胃火亢盛、胃强脾弱等证。亦可见于消渴病。故本题选E。

39.【答案】C

【解析】妇女月经先期多因脾气亏虚、肾气不足、阴虚火旺、阳盛血热、冲任不固等。营血亏损多导致月经后期。故本题选C。

40.【答案】D

【解析】饥不欲食，是患者感觉饥饿而又不想进食，或进食很少，可见于胃阴不足证。A、B多见善饥；C、E多见饮食减少。故本题选D。

41.【答案】E

【解析】病人口渴明显，饮水量多，是津液大伤的表现，临床常见3种。实热证：大渴喜冷饮，兼见面赤壮热，烦躁多汗，脉洪大；消渴病：渴引饮，小便量多，兼见能食消瘦；吐、下、利后，耗伤津液：大汗后，或剧烈吐下后，或大量利尿后，出现口渴多饮。故本题选E。

42.【答案】B

【解析】口黏腻，是指病人自觉口中黏腻不爽的症状，多见于痰热内盛、湿热蕴脾及寒湿困脾之证。故本题选B。

43.【答案】A

【解析】带下色白，质稠，状如凝乳，或呈豆腐渣状，气味酸臭，多因湿浊下注所致。故本题选A。

44.【答案】A

【解析】口酸多因肝胃郁热或饮食停滞所致；B多见于伤食证；C多属湿困脾胃；D属热证的表现；E多属肾病及寒证。故本题选A。

45.【答案】C

46.【答案】D

【解析】大便溏结不调即是指大便时稀时干的症状。多因肝郁脾虚所致；若大便先干后溏，多属脾虚。故本题选D。

47.【答案】C

【解析】潮热，按时发热，或按时热甚，有一定规律性，如潮汐之有定时。午后潮热病人，午后发热明显，并有身热不扬，脘痞身重，舌红苔腻，属湿温潮热。因湿邪困阻，热难透达，湿遏热伏所致。故本题选C。

48.【答案】D

【解析】口苦，是指病人自觉口中有苦味的症状。多见于心火上炎或肝胆火热之证。故本题选D。

49.【答案】C

【解析】身体困重由湿邪引起，因湿性重着，黏滞；脉缓主湿，所以此由湿盛引起。A应出现倦怠乏力等；B应出现畏寒等；D舌上应有瘀点瘀斑；E应出现烦躁等。故本题选C。

【B_1型题】

50.【答案】A 51.【答案】B

【解析】恶寒重发热轻，是风寒表证的特征。发热重恶寒轻，是风热表证的特征。发热轻而恶风，是伤风表证的特征。但恶寒不发热，是里寒证的特征。但发热不恶寒，是里热证的特征。故50题选A，51题选B。

52.【答案】D 53.【答案】B

【解析】胀痛为气机郁滞，气滞不通所致，属气滞证。绞痛为有形实邪闭阻气机，或寒邪凝滞气机所致，属实证、虚证。刺痛为瘀血阻滞，血行不畅所致，属血瘀证。重痛因湿邪困阻气机或肝阳上亢，气血上壅所致。隐痛为精血亏损或阳气不足，脏腑经络失养所致，属虚证。故52题选D，53题选B。

54.【答案】E 55.【答案】D

【解析】胸闷，心悸气短者，多为心气不足，或心阳不足。胸闷，咳喘痰多者，多为痰饮停肺。胸闷，壮热，鼻翼煽动者，多为热邪或痰热壅肺。胸闷气喘，畏寒肢冷者，多为寒邪客肺。胸闷气喘，少气不足以息者，多为肺气虚或肺肾气虚。故54题选E，55题选D。

56.【答案】D 57.【答案】B

第三单元 望 诊

【A_1型题】

1. 咯痰白滑，量多易出者，属
   A. 燥痰
   B. 寒痰
   C. 热痰
   D. 湿痰
   E. 肺痈之痰

2. 病人表现为精神萎靡，反应迟钝，面色晦暗无华，目无光彩，属于
   A. 少神
   B. 得神
   C. 失神
   D. 神乱
   E. 假神
3. 望神的重点是
   A. 目光
   B. 面色
   C. 体态
   D. 意识
   E. 语言
4. 咳痰白而清稀者属
   A. 寒痰
   B. 燥痰
   C. 湿痰
   D. 热痰
   E. 肺痈之痰
5. 下列各项，属于邪盛神乱之失神表现的是
   A. 颧赤如妆
   B. 呼吸微弱
   C. 壮热面赤
   D. 目珠灵活
   E. 撮空理线
6. 小儿指纹透关射甲的临床意义是
   A. 邪气入经
   B. 邪气入络
   C. 邪入脏腑
   D. 邪深病重
   E. 病情凶险
7. 得神的面部特征是
   A. 面色荣润，含蓄不露
   B. 面色少华，暗淡不荣
   C. 面色无华，晦暗暴露
   D. 面似有华，泛红如妆
   E. 面色无华，青如草兹
8. 重病患者面色无华，突然两颧泛如妆的意义是
   A. 正气不足，精气轻度损伤，脏腑功能减退
   B. 人体精气大伤，脏腑功能严重受损，功能衰竭
   C. 邪陷心包，内扰神明
   D. 暴怒化火，炼津为痰，痰火扰神
   E. 脏腑精气极度衰竭，正气将脱，阴阳即将离决
9. 坐而喜俯，少气懒言的临床意义是
   A. 气血俱虚
   B. 精神衰败
   C. 体弱气虚
   D. 中焦有寒
   E. 水饮内停
10. 虚热证的面色是
   A. 满面通红
   B. 两颧潮红
   C. 面色青灰
   D. 面红如妆
   E. 面黄带晦
11. 胃阴枯竭的舌象是
   A. 淡白舌
   B. 青紫舌
   C. 绛舌
   D. 红舌
   E. 镜面舌
12. 睡眠露睛的表现是
   A. 两眼固定，不能转动
   B. 昏昏欲睡，睡后胞睑未闭，而睛珠外露
   C. 胞睑无力张开，而上睑下垂
   D. 睑缘肿起结节
   E. 目胞浮肿
13. 肾虚水饮的面色特征是
   A. 面黑暗淡
   B. 面黑干焦
   C. 眼眶周围色黑
   D. 面色黧黑
   E. 面色晦暗如烟熏
14. 湿邪阻遏，气血受困的面色是
   A. 黄而鲜明
   B. 黄如烟熏
   C. 面黄而垢
   D. 淡黄消瘦
   E. 淡黄浮肿
15. 面色黑而干焦，多见于
   A. 肾阳亏虚
   B. 肾阴亏虚
   C. 瘀血内阻
   D. 水饮内停
   E. 心阳虚衰
16. 头皮瘙痒，多脂多屑，头发脱落，其临床意义是
   A. 肾精亏损
   B. 血虚受风
   C. 肝经风热
   D. 血热化燥

E. 脾胃蕴热

17. 按《素问·刺热》面部分候法，候脾的部位是

A. 额部

B. 鼻部

C. 左颊

D. 右颊

E. 颏部

18. 主水饮，肾虚水泛，气血受困的面色特点是

A. 面色㿠白

B. 面色黧黑

C. 眼眶黑

D. 面色紫黑

E. 黄如烟熏

19. 目的脏腑分属中，白睛所属的是

A. 心

B. 肺

C. 肝

D. 肾

E. 脾

20. 假神的病机是

A. 气血不足，精神亏损

B. 机体阴阳严重失调

C. 脏腑虚衰，功能低下

D. 精气衰竭，虚阳外越

E. 阴盛于内，格阳于外

21. 疹的主要特点是

A. 色深红或青紫

B. 平铺于皮肤

C. 抚之碍手

D. 压之不褪色

E. 点大成片

22. 齿燥如枯骨者，属于

A. 热盛伤津

B. 阳明热盛

C. 肾阴枯涸

D. 胃阴不足

E. 肾气虚乏

23. 肝胆郁热的呕吐物为

A. 黄绿色

B. 暗红色

C. 紫暗

D. 白稠

E. 黄稠

24. 咽喉溃烂处上覆白腐，形如白膜者，称为

A. 乳蛾

B. 喉痈

C. 鹅口疮

D. 咽喉成脓

E. 假膜

25. 食滞胃脘呕吐的特点是

A. 喷射状呕吐

B. 饮后即吐出

C. 朝食而暮吐

D. 呕吐物酸腐

E. 吐黏稠之黄水

26. 胞睑漫肿，红肿较重，属于

A. 痰气壅结

B. 风热邪毒上攻于目

C. 肝郁化火

D. 脾热

E. 脾虚

27. 湿热熏蒸的面色是

A. 黄而鲜明

B. 黄如烟熏

C. 苍黄

D. 淡黄消瘦

E. 淡黄浮肿

28. 赤色主

A. 瘀血

B. 痛证

C. 寒证

D. 热证

E. 湿证

29. 膝部红肿热痛，屈伸不利的病机是

A. 瘀血或热壅血瘀

B. 寒湿久留、气血亏虚

C. 风湿热邪蕴结

D. 阴血亏虚，筋脉失养

E. 先天不足

30. 小腿部皮肤突然鲜红成片，色如涂丹，边缘清楚，灼热肿胀者，称为

A. 抱头火丹

B. 麻疹

C. 流火

D. 瘾疹

E. 赤游丹

31. 患部形小如粟，根深如钉，漫肿灼热，麻木痒痛者，称为

A. 痈

B. 疔

C. 疽

D. 疖

E. 癣

32. 温病发斑，应属
A. 气分热盛
B. 热入营血
C. 湿热蕴结
D. 阳明经热
E. 外感风热

33. 下列各项，属于瘀血内阻临床表现的是
A. 面色黧黑
B. 面黑干焦
C. 面黑浅淡
D. 眼周发黑
E. 耳轮焦黑

34. 患部形小而圆，红肿热痛不甚的疮疡病变是
A. 痈
B. 疔
C. 疖
D. 疮
E. 疽

35. 小儿指纹鲜红，其临床意义是
A. 外感表证、寒证
B. 里热证
C. 疼痛、惊风
D. 脾虚、疳积
E. 血络郁闭

36. 指纹浅淡而枯槁不泽，属于
A. 邪气亢盛
B. 正气虚衰
C. 气血不足
D. 外感表证
E. 疼痛、惊风

37. 白色主
A. 受惊
B. 湿证
C. 水饮
D. 痛证
E. 寒证

38. 风痰的特征是
A. 色黄黏稠
B. 白而清稀
C. 清稀多泡沫
D. 白滑而量多
E. 少而黏稠

39. 下列各项，不属于青色所主病证的是
A. 寒证
B. 惊风
C. 血瘀
D. 疼痛
E. 热证

【B_1 型题】

（40~41 题共用备选答案）
A. 瞳仁
B. 黑睛
C. 白睛
D. 两眦血络
E. 眼睑

40. 五轮学说中被称为风轮的是
41. 五轮学说中被称为气轮的是

（42~43 题共用备选答案）
A. 透关射甲
B. 达于命关
C. 达于气关
D. 显于风关
E. 未超风关

42. 邪入脏腑，病情严重者的指纹表现是
43. 病情凶险者的指纹表现是

（44~45 题共用备选答案）
A. 咽部溃烂，分散表浅
B. 咽部溃烂成片或凹陷
C. 咽部溃腐日久，周围苍白
D. 咽部溃烂，其上所覆白腐松厚
E. 咽部溃烂，其上所覆白腐坚韧

44. 上述各项，属虚证的是
45. 上述各项，属疫喉的是

（46~47 题共用备选答案）
A. 黄而黏稠，坚而成块
B. 白而清稀
C. 清稀而多泡沫
D. 白滑而量多，易咳
E. 少而黏，难咳

46. 寒痰的特征是
47. 湿痰的特征是

（48~49 题共用备选答案）
A. 指纹淡白
B. 指纹色青
C. 指纹鲜红
D. 指纹紫红
E. 指纹紫黑

48. 小儿外感风寒常见到的指纹是
49. 小儿疳积常见到的指纹是

（50~51 题共用备选答案）

A. 阳斑
B. 阴斑
C. 麻疹
D. 风疹
E. 瘾疹

50. 皮下斑点隐隐稀少，色淡青，压之不褪，伴诸虚症状。此为
51. 皮疹高出皮肤，时现时隐，搔之连片。此为

（52~53 题共用备选答案）
A. 戴眼反折
B. 目睛微定
C. 昏睡露睛
D. 双睑下垂
E. 横目斜视

52. 脾气虚弱的目态是
53. 脾肾两亏的目态是

（54~55 题共用备选答案）
A. 鼻孔咽喉干燥
B. 鼻塞流浊涕
C. 鼻流浊涕腥臭
D. 鼻血鲜红
E. 鼻塞流清涕

54. 外感风热病人，可见的症状是
55. 鼻渊病人，可见的症状是

（56~57 题共用备选答案）
A. 面色淡黄枯槁
B. 面色淡黄而虚浮
C. 面黑而干焦
D. 面黄而晦暗
E. 面色青灰，口唇青紫

56. 寒湿郁滞可见的面色是
57. 脾虚湿盛可见的面色是

答案与解析

【A_1 型题】

1. **【答案】** D

2. **【答案】** C

【解析】 正虚失神表现为精神萎靡，反应迟钝，面色晦暗无华，眼神呆滞，呼吸微弱，或喘促无力，肉削著骨，动作艰难，或郑声等。邪盛失神表现为神昏谵语，躁扰不宁，或壮热神昏，呼吸气粗，喉中痰鸣，或猝然昏倒，双手握固，牙关紧闭等。少神表现为精神不振，两目乏神，面色少华，肌肉松软，倦怠乏力，少气懒言，动作迟缓等。得神表现为精神良好，神志清楚，反应灵敏，两目精彩，面色红润，呼吸平稳，肌肉不削，动作自如等。神乱表现为焦虑恐惧、淡漠痴呆、狂躁不安、猝然昏仆等。假神是精气本已极度衰竭，突然出现神气暂时好转的假象。故本题选 C。

3. **【答案】** A

【解析】 神是以精气为物质基础的一种功能，是五脏所生之外荣；目系通于脑，目的活动直接受心神支配，眼睛是心神的外在反映，因此望神尤应重视眼神的变化。故本题选 A。

4. **【答案】** A

5. **【答案】** E

【解析】 精亏神衰之失神的表现：精神萎靡，意识模糊，反应迟钝，面色无华，晦暗暴露，目无光彩，眼球呆滞，呼吸微弱，或喘促无力，肉削著骨，动作艰难等。邪盛神乱之失神的表现：神昏谵语，躁扰不宁，循衣摸床，撮空理线；或猝然昏倒，双手握固，牙关紧闭等。故本题选 E。

6. **【答案】** E

7. **【答案】** A

【解析】 得神又称有神，是精充气足神旺的表现。具体表现为神志清楚，语言清晰，面色荣润，含蓄不露，表情丰富自然；目光明亮，精彩内含；反应灵敏，动作灵活，体态自如；呼吸平稳，肌肉不削。故本题选 A。

8. **【答案】** E

【解析】 重病患者面色无华，突然两颧泛红如妆为假神的表现。假神提示脏腑精气衰竭，正气将绝，阴不敛阳，虚阳外越，阴阳即将离决，多见于临终之前。故本题选 E。

9. **【答案】** C

10. **【答案】** B

【解析】 A 多为阳盛之外感发热；C 见于心阳不振导致的心胸刺痛；D 见于“戴阳证”，此属真寒假热之危重证候；E 为脾真脏色见。故本题选 B。

11. **【答案】** E

【解析】 淡白舌主气血两虚证、阳虚证。青紫舌主血气瘀滞。绛舌主里热亢盛、阴虚火旺证。红舌主热证。镜面舌，舌色红绛者，为胃阴枯竭，胃乏生气之兆，属阴虚重证。故本题选 E。

12. **【答案】** B

13.【答案】C

【解析】中医认为黑为阴寒水盛之色。由于肾阳虚衰，水饮不化，气化不行，阴寒内盛，血失温养，经脉拘急，气血不畅，面色黧黑。面黑而焦干，多为肾精久耗，虚火灼阴。目眶周围色黑，多见于肾虚水泛的水饮证；面色青黑，且剧痛者，多为寒凝瘀阻。故本题选C。

14.【答案】E

【解析】黄而鲜明见于湿热熏蒸，黄如烟熏为寒湿之患，淡黄消瘦见于脾肾两虚，淡黄浮肿见于脾虚湿蕴。故本题选E。

15.【答案】B

【解析】面黑淡暗，伴腰膝酸冷者，属肾阳虚。面黑干焦，伴头晕耳鸣者，属肾阴虚。眼眶周围色黑者，多属肾虚水饮或寒湿带下。面色黧黑伴肌肤甲错者，多为瘀血久停所致。故本题选B。

16.【答案】D

【解析】头发已脱，头皮瘙痒、多屑多脂者，多为血热化燥所致。故本题选D。

17.【答案】B

【解析】《素问·刺热》划分法：左颊候肝，右颊候肺，额候心，鼻候脾，颏候肾。故本题选B。

18.【答案】C

【解析】面色黧黑多为肾阳亏虚，水寒不化，浊阴上泛所致，面色晄白属阳虚水泛，眼眶黑属肾虚水饮，面色紫黑属有瘀血，黄如烟熏为寒湿郁滞所致。故本题选C。

19.【答案】B

【解析】《灵枢·大惑论》将目的不同部位分属于不同脏腑，后世医家据此发展为中医特有的“五轮学说”。即瞳仁属肾，称为水轮；黑睛属肝，称为风轮；两眦及血络属心，称为血轮；白睛属肺，称为气轮；眼睑属脾，称为肉轮。故本题选B。

20.【答案】D

【解析】假神是垂危患者出现的精神暂时好转的假象，假神之所以出现，是由于精气衰竭已极，阴不敛阳，阳虚无所依附而外越，以致显露出一时“好转”的假象。这是机体阴阳严重失调的表现。故本题选D。

21.【答案】C

【解析】凡色红、点小如粟或如花瓣，高出皮肤，抚之碍手，压之褪色者为疹。色深红或青紫，点大成片者为斑。故本题选C。

22.【答案】C

【解析】齿燥如枯骨为肾阴枯涸，不能上荣于齿的表现。A见齿燥如石。B见牙齿干燥。D有胃热或虫积时，牙齿有洞腐臭。E多见牙齿松动稀疏，齿根外露。故本题选C。

23.【答案】A

【解析】呕吐清水，多为寒呕，是因胃阳不足，腐熟无力，或寒邪犯胃，损伤胃阳，导致水饮内停，胃失和降。吐出物中夹有消化不全的食物残渣，多属伤食，因暴饮暴食，损伤脾胃，而致胃气上逆。呕吐黄绿色苦水，多属肝胆郁热，以致胃失和降。呕吐清水痰涎，胃脘有振水声者，为痰饮，因痰饮内停于胃腑，胃气不降所致。吐血鲜红或紫暗有块，夹有食物残渣者，属胃有积热，或肝火犯胃，或胃腑瘀血，因热伤胃络，络破血溢所致；出血量多，立即吐出，则血色鲜红；出血量少，蓄积后吐出则血色紫暗。故本题选A。

24.【答案】E

【解析】咽部两侧红肿突起如乳突，称乳蛾，是肺胃热盛，外感风邪凝结而成。喉痈指因内外热毒搏结于咽喉所致的咽喉及其邻近部位的痈肿。鹅口疮是以口腔、舌上满布白屑为主要特征的一种口腔疾病。因其状如鹅口，故称“鹅口疮”。咽喉溃烂处上覆白腐，形如白膜者则称为假膜。故本题选E。

25.【答案】D

【解析】厌食伴脘腹胀满、嗳气酸腐，甚或呕吐酸馊食物者，为食滞胃脘；喷射状呕吐为热扰神明；饮后即吐出为妊娠恶阻；朝食而暮吐为胃寒呕吐；吐黏稠之黄水多属实热证。故本题选D。

26.【答案】B

【解析】胞睑漫肿，红肿较重者，称为眼丹。皆因风热邪毒或脾胃蕴热上攻于目所致。痰气壅结、肝郁化火可见眼球突出，急躁易怒。脾热可见上下眼睑肿，肿势急而色红。脾虚可见上下眼睑肿，肿势缓而宽软无力。故本题选B。

27.【答案】A

【解析】面黄鲜明，属阳黄，是湿热为患的表现。故本题选A。

28.【答案】D

【解析】赤色主热证，亦可主戴阳证。实热见满脸通红、目赤；虚热见午后颧红；戴阳证见面红如妆。故本题选D。

29.【答案】C

【解析】膝部红肿热痛，屈伸不利，多为热痹，由风湿热邪蕴结所致。气血亏虚，寒湿久留可见膝部关节肿大疼痛，股胫肌肉消瘦，形如鹤膝，称为鹤膝风。先天不足可见O形腿、X形腿、足内翻、足外翻等畸形。瘀血或热壅血瘀可见四肢肿胀兼色红灼痛。阴血亏虚，筋脉失养可见手足蠕动。故本题选C。

30.【答案】C

【解析】皮肤发赤，皮肤忽然变红，如染脂涂丹，名曰“丹毒”。可发于全身任何部位，初起鲜红如云片，往往游走不定，甚者遍身。发于头面者称“抱头火丹”，发于躯干者称“丹毒”，发于胫踝者称“流火”。因部位、色泽、原因不同而有多种名称。故本题选C。

31.【答案】B

【解析】患部形小如粟，根深如钉，漫肿灼热，麻木痒痛者，称为疔。多因竹木刺伤，或外感风热火毒、疫毒等所致。故本题选B。

32.【答案】B

【解析】热入营血，热窜血络，迫血妄行，则可见斑疹隐隐，温病发斑是热入营血的特有表现。故本题选B。

33.【答案】A

34.【答案】C

【解析】痈、疽、疔、疖都为发于皮肤体表部位有形可诊的外科疮疡疾患。四者的区别：凡发病局部范围较大，红肿热痛，根盘紧束的为痈。若漫肿无头，根脚平塌，肤色不变，不热少痛者为疽。若范围较小，初起如粟，根脚坚硬较深，麻木或发痒，继则顶白而痛者为疔。起于浅表，形小而圆，红肿热痛不甚，容易化脓，脓溃即愈为疖。故本题选C。

35.【答案】A

【解析】小儿指纹的纹色变化，主要有红、紫、青、黑、白紫色的变化。纹色鲜红多属外感风寒。纹色紫红，多主热证。纹色青，主风证或痛证；纹色青紫或紫黑色，是血络闭郁；纹色淡白，多属脾虚、疳积。故本题选A。

36.【答案】B

【解析】指纹浅淡而枯槁不泽，多属虚证，是正气虚衰。邪气亢盛可见指纹深浓而晦滞，气血不足可见指纹色淡，外感表证可见指纹鲜红。故本题选B。

37.【答案】E

【解析】白色主虚证、寒证、脱血、夺气。淡白无华主气血不足；㿠白主阳虚水泛；苍白主阳气暴脱或阴寒凝滞、大失血证。故本题选E。

38.【答案】C

【解析】风痰的成因是水饮积聚不散而成，长时导致中风的病因。痰的性状是清稀而多泡沫。故本题选C。

39.【答案】E

【解析】青色主寒证、痛证、瘀血证、惊风证、肝病。赤色主热证。黄色主湿证、虚证。白色主虚寒证、血虚证。黑色主肾虚证、水饮证、寒证、痛证及瘀血证。故本题选E。

【B_1型题】

40.【答案】B　41.【答案】C

42.【答案】B　43.【答案】A

【解析】透关射甲提示病情凶险，预后不良。达于命关提示邪入脏腑，病情严重。达于气关提示邪气入经，邪深病重。显于风关提示邪气入络，邪轻病浅。故42题选B，43题选A。

44.【答案】C　45.【答案】E

【解析】咽喉溃腐日久，周围淡红或苍白者，多属虚证。假膜是咽部溃烂处上覆白腐，形如白膜者。如假膜松厚，容易拭去，去后不复生，此属肺胃热浊上壅于咽，证较轻；如假膜坚韧，不易剥离，重剥则出血，或剥去随即复生，此属重证，多是白喉，又称“疫喉”，因肺胃热毒伤阴而成，属于烈性传染病。故44题选C，45题选E。

46.【答案】B　47.【答案】D

【解析】寒痰多表现为痰白清稀而量多。湿痰多表现为痰白黏稠量多，滑而易咳出。黄而黏稠，坚而成块为热痰，清稀而多泡沫为风痰，少而黏，难咳为燥痰。故46题选B，47题选D。

48.【答案】C　49.【答案】A

50.【答案】B　51.【答案】E

【解析】斑指皮肤出现深红色或青紫色、片状斑块，平摊于皮肤，摸之不应手，压之不褪色者。阳斑：皮肤出现色深红或紫红片状斑块，兼身热、面赤、脉数等。阴斑：皮肤出现色淡青或淡紫片状斑块，隐隐稀少，兼面色淡白无华、肢凉脉虚等症者。麻疹：色如桃红，形似麻粒，先见于耳后发际，渐延及颜面、躯干和四肢，疹发透彻后按出疹顺序依次消退。风疹：疹色淡红，细小稀疏，瘙痒不已，时发时止。瘾疹皮肤上出现淡红色或淡白色丘疹，大小形态各异，瘙痒，搔之融合成片。故50题选B，51题选E。

52.【答案】C　53.【答案】D

【解析】小儿睡眠露睛，多属脾气虚弱，气血不足，胞睑失养所致。双睑下垂多为先天不足，脾肾亏虚。目睛凝视指病人两眼固定，不能转动。两眼固定前视者，称为瞪目直视。两眼固定上视者，称为戴眼反折。目睛偏向一侧为斜视，多因肝风内动或脏腑精气耗竭所致，属病重。故52题选C，53题选D。

54.【答案】B　55.【答案】C

【解析】鼻孔咽喉干燥见于阴虚、外感燥邪；鼻塞流浊涕见于外感风热或肺胃蕴热；鼻流腥臭脓涕，日久不愈者，见于鼻渊；鼻腔出血见于肺胃蕴热，或阴虚肺燥；鼻流清涕见于外感风寒或阳气虚弱。故54题选B，55题选C。

56.【答案】D　57.【答案】B

【解析】黄色主脾虚、湿证。面色淡黄枯槁常见于脾胃气虚，气血不足者。面色淡黄而虚浮，属脾气虚弱，湿邪内盛。面黑而干焦，属肾阴精亏虚。面黄而晦暗乃寒湿郁滞所致。面色青灰，口唇青紫，多属心阳虚衰，心血瘀阻，或肺气壅塞。故56题选D，57题选B。

第四单元　望　舌

【A_1型题】

1. 下列哪项最常见舌绛少苔
   A. 热盛
   B. 血瘀
   C. 气虚
   D. 阴虚
   E. 痰火
2. 长期抗生素后舌苔的变化是
   A. 灰黑苔
   B. 黑腻苔
   C. 燥腻苔
   D. 花剥苔
   E. 糙苔
3. 外感病如见舌色绛，多提示
   A. 气分大热
   B. 上焦湿热
   C. 阴虚火旺
   D. 胃肠热甚
   E. 热入营血
4. 舌的脏腑分部，舌尖属于
   A. 心、肺
   B. 肺、胃
   C. 肺、肾
   D. 脾、胃
   E. 肝、胆
5. 舌的脏腑分部，舌中属于
   A. 心、肺
   B. 肺、胃
   C. 肺、肾
   D. 脾、胃
   E. 肝、胆
6. 舌色干枯而晦暗无光，死板而毫无生气，运动失灵。属于
   A. 津液匮乏，气血大亏，精神衰败
   B. 阳气亏虚，无力运血
   C. 阴液亏虚，虚火上炎
   D. 热入营血，耗伤营阴
   E. 热盛伤津，气血瘀滞
7. 可能使舌苔染黄的食物是
   A. 牛乳
   B. 橘子
   C. 巧克力
   D. 稀饭
   E. 烧酒
8. 舌有点刺色绛紫的临床意义是
   A. 阴虚火旺
   B. 热入营血
   C. 气滞血瘀
   D. 痰浊凝滞
   E. 脾虚湿盛
9. 舌根所候的脏腑一般是
   A. 肝胆
   B. 肾
   C. 脾胃
   D. 三焦
   E. 心肺
10. 舌质胖嫩，淡白湿润并有齿痕的临床意义是
   A. 气虚
   B. 脾虚
   C. 湿热痰浊
   D. 阳虚水湿
   E. 血虚不润
11. 舌体小，有裂纹，舌鲜红少苔，其临床意义是
   A. 虚热证
   B. 湿热证
   C. 热极津伤
   D. 风热表证
   E. 寒邪入里化热
12. 舌体强硬，语言謇涩，伴肢体麻木的临床意义是
   A. 热入心包
   B. 热邪炽盛
   C. 心脾热盛
   D. 气血亏虚

E. 中风先兆

13. 舌红绛而光者，属
A. 阴虚
B. 气虚
C. 血虚
D. 气阴两虚
E. 阴虚火旺

14. 高热导致的舌象是
A. 淡嫩舌
B. 草莓舌
C. 齿痕舌
D. 胖大舌
E. 瘦薄舌

15. 病人舌苔厚腻如积粉的临床意义是
A. 食积内停
B. 湿邪夹热毒
C. 痰饮上泛
D. 湿浊内盛
E. 痰湿化热

16. 舌淡白胖嫩，苔白滑者，常提示
A. 阴虚夹湿
B. 脾胃湿热
C. 气分有湿
D. 阳虚水停
E. 瘀血内阻

17. 阴寒内盛，血行瘀滞的舌象表现是
A. 舌淡红润泽
B. 舌红绛少苔
C. 舌绛紫而干
D. 舌淡白光莹
E. 舌淡紫湿润

18. 邪热夹酒毒上壅的舌象是
A. 舌色青紫
B. 舌色晦暗
C. 舌红绛肿胀
D. 舌脉粗长
E. 舌多瘀斑

19. 伸舌偏左或偏右是
A. 强硬舌
B. 痿软舌
C. 颤动舌
D. 歪斜舌
E. 吐弄舌

20. 舌淡白有裂纹，提示
A. 寒湿壅盛
B. 阴虚火旺
C. 血虚不润
D. 阴液亏虚
E. 脾虚湿浸

21. 观察舌苔以辨别病邪浅深的主要依据是
A. 舌苔的有无
B. 苔质的厚薄
C. 苔色的黄白
D. 苔质的润燥
E. 舌苔的真假

22. 下列除哪项外，均是舌颤动的病因
A. 气血两虚
B. 亡阴伤津
C. 热极生风
D. 酒毒所伤
E. 心脾有热

23. 舌苔干燥，扪之无津，甚则干裂的舌象是
A. 滑苔
B. 燥苔
C. 糙苔
D. 润苔
E. 腻苔

24. 正常舌下脉络的颜色为
A. 紫黑色
B. 暗红色
C. 淡红色
D. 淡紫色
E. 青紫色

25. 舌苔黄腻，提示
A. 湿热内蕴
B. 外感风热表证
C. 邪热伤津，燥结腑实
D. 气血亏虚，复感湿热
E. 食积内停

26. 食积胃肠，或痰浊内蕴，其舌苔表现是
A. 燥苔
B. 滑苔
C. 腻苔
D. 腐苔
E. 无根苔

27. 苔质颗粒细腻致密，均匀成片，紧贴舌面，中厚边薄，揩之不去，刮之不易脱落，其舌象称为
A. 腻苔
B. 腐苔
C. 润苔
D. 厚苔
E. 有根苔

【B_1 型题】

（28~29 题共用备选答案）
A. 舌色淡红
B. 舌质淡白
C. 舌质绛红
D. 舌质紫暗
E. 舌起粗大红刺
28. 邪入营血证的舌象是
29. 气血瘀滞证的舌象是
（30~31 题共用备选答案）
A. 阴虚火旺，复感寒湿
B. 禀赋不足，复感风寒
C. 风寒之邪入里化热
D. 上热下寒
E. 本虚标实，寒热夹杂
30. 舌体淡白，苔黄腻，主
31. 舌体红绛，苔白滑腻，主
（32~33 题共用备选答案）
A. 舌苔的润燥
B. 舌苔的腐腻
C. 舌苔的颜色
D. 舌苔的偏全
E. 舌苔的薄厚
32. 判断邪气在表在里，主要观察的舌苔变化是
33. 判断津液盈亏，主要观察的舌苔变化是
（34~35 题共用备选答案）
A. 病邪入里
B. 寒邪化热
C. 邪退正复
D. 热退津复
E. 湿热留恋
34. 舌苔由黄燥转为白润，提示
35. 舌苔由薄白转为白厚，提示
（36~37 题共用备选答案）
A. 痿软舌
B. 强硬舌
C. 吐弄舌
D. 短缩舌
E. 胖嫩舌
36. 热盛伤津动风，多见
37. 心脾有热，多见
（38~39 题共用备选答案）
A. 虚寒证
B. 虚热证
C. 实寒证
D. 实热证
E. 食积证
38. 舌质红，舌苔黄而干燥，提示
39. 舌体淡嫩，舌苔白润，提示
（40~41 题共用备选答案）
A. 青紫舌
B. 淡紫舌
C. 绛紫舌
D. 点刺舌
E. 瘦薄舌
40. 热毒炽盛，气血两燔证所见的舌象是
41. 阳气虚弱，气血运行不畅所见的舌象是
（42~43 题共用备选答案）
A. 伸舌时舌体歪向一侧
B. 舌体紧缩，不能伸长
C. 舌体震颤抖动，不能自主
D. 舌伸出口外，不即回缩或立即收回
E. 舌体软弱，无力伸缩，痿废不用
42. 颤动舌的舌象特征是
43. 吐弄舌的舌象特征是
（44~45 题共用备选答案）
A. 厚苔化薄
B. 腻苔化松
C. 厚苔骤剥
D. 燥苔转润
E. 黄苔转白
44. 胃气衰败的舌象是
45. 热邪已退的舌象是
（46~47 题共用备选答案）
A. 舌红绛有裂纹
B. 舌瘦薄色淡
C. 舌红绛肿胀
D. 舌淡红有齿痕
E. 舌红绛而点刺色鲜红
46. 气血两虚的舌象是
47. 心脾热盛的舌象是

答案与解析

【A_1 型题】

1.【答案】D

【解析】绛舌在外感病为热入营血；在内伤杂病为阴虚火旺。少苔为胃阴不足的表现，阴虚最常见舌绛少苔；热盛常见舌红苔黄；血瘀常见舌色紫暗，有瘀斑、瘀点；气虚常见舌淡苔白；痰火常见舌红苔滑腻。故本题选D。

2.【答案】B

【解析】饮食和某些药物可以使舌象发生变化。如进食后，由于口腔咀嚼的摩擦、自洁作用使舌苔由厚变薄；多喝水可使舌苔由燥变润；过冷、过热或刺激性的食物可使舌色发生变化；刚进辛热食物，舌色偏红；多吃糖果、甜腻食品、服用大量镇静剂后，可使舌苔厚腻；长期服用某些抗生素，可产生黑腻苔或霉腐苔。故本题选B。

3.【答案】E

【解析】见舌色绛，多提示邪热亢盛、热入营血、阴虚火旺。而又为外感病，可以排除其余选项，而为热入营血。故本题选E。

4.【答案】A

【解析】舌尖属心、肺；舌中属脾、胃；舌边属肝、胆，舌根属肾。故本题选A。

5.【答案】D

6.【答案】A

【解析】舌色干枯而晦暗无光，死板而毫无生气，运动失灵为枯舌的临床表现。枯舌是无神，表明津液匮乏，气血大亏，精神衰败。属凶险恶候。主病凶。故本题选A。

7.【答案】B

8.【答案】B

9.【答案】B

【解析】以脏腑分属诊舌部位，心肺居上，故以舌尖主心肺；脾胃居中，故以舌中部主脾胃；肾位于下，故以舌根部主肾；肝胆居躯体之侧，故以舌边主肝胆，左边属肝，右边属胆。故本题选B。

10.【答案】D

11.【答案】A

【解析】裂纹舌多由舌体失养，舌面乳头萎缩或组织皲裂所致。舌色淡白而裂者，是血虚之候，多为血不上荣于舌所致。舌色红绛而裂，则由热盛伤津，或阴虚火旺，阴津耗损，舌失濡养所致。全舌绛色，或有横直裂纹而短小者，表明阴虚液涸。舌色淡白胖嫩，边有齿痕，又兼见裂纹多为脾虚湿浸，因脾失健运，湿邪内蕴，浸淫舌体，舌失气血濡养所致。舌体小，舌鲜红而少苔，或有裂纹，或光红无苔，属虚热证。故本题选A。

12.【答案】E

13.【答案】E

【解析】舌红绛而光者，多属久病阴虚火旺，或热病后期阴液耗损。阴虚可见舌红少苔，气虚可见舌质淡红，边有齿痕，血虚、气阴两虚可见淡白舌。故本题选E。

14.【答案】B

【解析】裂纹舌多为精血亏虚，热盛伤津、阴虚火旺，或脾虚湿浸；草莓舌，见于猩红热初期或长期发热的患者。齿痕舌主脾虚、水湿内盛；胖大舌多主水湿内停；瘦薄舌主气血不足、阴虚火旺。故本题选B。

15.【答案】B

16.【答案】D

【解析】脾肾阳虚，运化无力，水湿内停，则见舌体胖嫩、淡白湿润，苔白滑。故本题选D。

17.【答案】E

【解析】紫舌总由血液运行不畅，瘀滞所致。舌淡紫而湿润：阴寒内盛，或阳气虚衰所致寒凝血瘀。故本题选E。

18.【答案】C

【解析】舌红绛肿胀多属心脾热盛，或外感湿热，热毒上壅。舌色青紫、舌色晦暗、舌脉粗长、舌多瘀斑均属血行瘀滞。故本题选C。

19.【答案】D

【解析】舌体板硬强直，运动不灵活，为强硬舌。舌体软弱，无力屈伸，痿废不灵，为痿软舌。舌体震颤抖动，不能自主，为颤动舌。伸舌时舌体偏向一侧，或左或右，为歪斜舌。舌伸于口外，不即回缩，为吐舌；舌微露出口，立即收回，或舐口唇上下左右，摇动不停，为弄舌，合称吐弄舌。舌体卷短、紧缩，不能伸长，为短缩舌。故本题选D。

20.【答案】C

【解析】舌淡白而有裂纹，多为血虚不润。寒湿壅盛可见舌淡白胖大润而有齿痕。阴虚火旺可见舌红绛而点刺色鲜红。阴液亏虚可见舌红绛而有裂纹。脾虚湿浸可见舌淡白胖嫩，边有齿痕而又有裂纹。故本题选 C。

21.【答案】B

【解析】苔质厚薄以“见底”和“不见底”为标准。薄苔多为疾病初起或病邪在表，病情较轻；厚苔多为病邪入里，或胃肠积滞，病情较重；所以苔质的厚薄提示病情的深浅。舌苔的有无提示胃阴的变化；苔色的黄白提示病邪的性质；苔质的润燥提示津液的盈亏变化；舌苔的真假提示胃气的衰败与否。故本题选 B。

22.【答案】E

【解析】舌体颤动可因气血两虚、亡阴伤津、热极生风、酒毒所伤而致。心脾有热可致吐弄舌。故本题选 E。

23.【答案】B

【解析】滑苔：舌面水分过多，伸舌欲滴，扪之湿而滑。燥苔：舌苔干燥，扪之无津，甚则舌苔干裂。糙苔：苔质粗糙如砂石，扪之糙手，津液全无。润苔：舌苔干湿适中，不滑不燥。腻苔：苔质颗粒细腻致密，揩之不去，刮之不脱，如涂有滑腻之状，中间厚边周薄者。故本题选 B。

24.【答案】D

【解析】舌下络脉是指位于舌下舌系带两侧的大络脉，其管径小于 7mm，长度不超过舌下肉阜至舌尖的 3/5，络脉颜色为淡紫色，少有怒张、纡曲、增生的表现。故本题选 D。

25.【答案】A

【解析】苔黄而腻，主湿热蕴结、痰饮化热，或食积热腐。外感风热表证可见苔薄白而干。邪热伤津，燥结腑实可见苔黄而干燥，甚至干裂。气血亏虚，复感湿热可见苔淡黄而滑润多津。食积内停可见苔白厚腻。故本题选 A。

26.【答案】D

【解析】腐苔，主食积胃肠，或痰浊内蕴。腻苔，主湿浊、痰饮、食积等病证。燥苔，见于热盛津伤或阴液亏耗的病证。滑苔，主水湿内停。无根苔，主胃气匮乏，不能续生新苔。故本题选 D。

27.【答案】A

【解析】腻苔表现为苔质颗粒细小、质地致密、紧贴舌面，揩之不去，刮之不易脱落；腐苔表现为苔质颗粒疏松，粗大而厚，形如豆腐渣堆积舌面，揩之可去。故本题选 A。

【B_1 型题】

28.【答案】C　29.【答案】D

【解析】A 反映心气旺盛，胃气充足，气血运行正常，为气血调和的征象，多见于正常人，或者外感病初期，病情轻浅者。B 主阳虚证，气血两虚证。C 主热入营血，阴虚火旺及瘀血。D 多为瘀血内阻或肝失疏泄，或肺失宣肃，气滞而血瘀，或气虚而致血流缓慢，或外伤损伤络脉，血溢致瘀。E 提示脏腑阳热亢盛，或血分热盛。故 28 题选 C，29 题选 D。

30.【答案】E　31.【答案】A

【解析】舌体淡白，苔黄腻，其舌淡白多主虚寒，而苔黄腻又常为湿热之征，舌色和苔色虽有寒热之别，但是舌质主要反映正气，舌苔主要反映病邪，所以，脾胃虚寒而感受湿热之邪可见上述之舌象，表明本虚标实、寒热夹杂的病变特征。舌体红绛，苔白滑腻，其舌色红绛属内热盛，而白滑腻苔又常见于寒湿困阻，苔和舌色亦反映了寒热两种病证，分析其成因可能是由于外感热病，营分有热，故舌色红绛，但气分有湿则苔白滑而腻。又有素体阴虚火旺，复感寒湿之邪或饮食积滞，亦可见红绛舌，白滑腻苔。故 30 题选 E，31 题选 A。

32.【答案】E　33.【答案】A

【解析】舌苔的厚薄可知疾病的盛衰和邪气的深浅；舌苔的润燥，可知津液的盈亏；舌苔的腐腻，可知湿浊等情况；舌苔的剥落和有根、无根，可知气阴的盛衰及病情的发展趋势等。故 32 题选 E，33 题选 A。

34.【答案】D　35.【答案】A

【解析】舌苔黄燥主热盛伤津，舌苔白润为各种内伤杂病病情轻浅、体内无明显热象者，舌苔由黄燥转为白润即为病情转好，热退津复之象。舌苔薄白可见于正常人，亦主表证及病情轻浅的里证、体内无明显热证者。舌苔白厚主邪盛入里，或内有痰、饮、水、湿、食积等。病情相对较重。舌苔由薄白转为白厚提示邪气渐盛，或表邪入里，为病进。故 34 题选 D，35 题选 A。

36.【答案】D　37.【答案】C

【解析】痿软舌多见于伤阴或气血俱虚。强硬舌多见于热入心包或高热伤津或风痰阻络。吐弄舌属心脾有热。短缩舌为病情危重，可由寒凝筋脉气血俱虚或热盛伤津所致。胖嫩舌多属水湿内停痰湿上泛。故 36 题选 D，37 题选 C。

38.【答案】D　39.【答案】A

【解析】舌质红，舌苔黄而干燥，主实热证。舌体淡嫩，舌苔白润，主虚寒证。舌体红绛而有裂纹，舌苔焦黄干燥，主热极津伤。青紫舌，苔白腻，提示气血瘀阻，痰湿内阻。故 38 题选 D，39 题选 A。

40.【答案】C　41.【答案】A

【解析】全舌青紫，多是全身性血行瘀滞。舌淡紫而湿润，为阴寒内盛，或阳气虚衰所致寒凝血瘀。

舌红绛泛青紫色，苔少而干，为热毒炽盛，灼耗营血，气血壅滞。点刺舌提示脏腑热极，或血分热盛。瘦薄舌多主气血阴液不足。故40题选C，41题选A。

42.【答案】C　43.【答案】D

44.【答案】C　45.【答案】E

【解析】苔的厚薄可测邪气深浅，厚苔转薄，为邪气由深变浅，病情由重转轻；腻苔化松为湿邪渐退；厚苔骤剥为胃气衰败；燥苔转润为阴液渐复；黄苔转白为热邪已退。故44题选C，45题选E。

46.【答案】B　47.【答案】C

【解析】舌红绛有裂纹，多是热盛伤津，或阴液亏虚。舌体瘦薄而色淡，多是气血两虚。舌红绛肿胀者，多见于心脾热盛，或外感湿热，热毒上壅。舌淡红有齿痕，多是脾虚或气虚。舌红绛而点刺色鲜红，多为血热内盛，或阴虚火旺。故46题选B，47题选C。

第五单元　闻　　诊

【A_1型题】

1. 久病重病，突然语声嘶哑的临床意义是
   A. 脏气将绝
   B. 风热袭肺
   C. 阴虚火旺
   D. 肺气不足
   E. 咽喉失润
2. 胃气从咽喉部发出一种不自主的冲击声，声短而频，呃呃作响的症状，称为
   A. 呃逆
   B. 嗳气
   C. 太息
   D. 短气
   E. 呵欠
3. 呃逆多因
   A. 脾胃阳虚
   B. 食滞胃脘
   C. 热伤胃津
   D. 胃气上逆
   E. 胃气虚弱
4. 外感风寒或风热之邪，或痰湿壅肺，肺失宣肃，导致的音哑或失音，称为
   A. 子喑
   B. 金破不鸣
   C. 金实不鸣
   D. 少气
   E. 短气
5. 独语、错语的共同病因是
   A. 风痰阻络
   B. 热扰心神
   C. 心气大伤
   D. 心气不足
   E. 痰火扰心
6. 语言謇涩，病因多属
   A. 热扰心神
   B. 痰火扰心
   C. 风痰阻络
   D. 心气不足
   E. 心阴大伤
7. 嗳气频作而响亮，嗳气后脘腹胀减，且其发作常因情志变化而增减者，其病机为
   A. 食滞胃脘
   B. 脾胃虚弱
   C. 肝气犯胃
   D. 寒邪犯胃
   E. 胃阳虚衰
8. 咳声重浊者，多属
   A. 风寒
   B. 寒湿
   C. 痰饮
   D. 燥热
   E. 肺热
9. 大病、久病之人音哑或失音，称为
   A. 子喑
   B. 金破不鸣
   C. 金实不鸣
   D. 少气
   E. 短气
10. 久病体虚之人嗳气的特征为
    A. 嗳气酸腐，兼脘腹胀满
    B. 嗳气低沉断续，无酸腐气味，兼见纳呆食少
    C. 嗳气频作而响亮，嗳气后脘腹胀减
    D. 嗳气发作因情志变化而增减
    E. 嗳气频作，兼脘腹冷痛，得温症减
11. 声高有力，语无伦次，称为
    A. 郑声
    B. 谵语

C. 错语
D. 夺气
E. 独语

12. 言语轻迟低微，欲言不能复言者，称为
A. 郑声
B. 谵语
C. 错语
D. 夺气
E. 独语

13. 病室有尸臭味，提示
A. 疮疡溃烂
B. 瘟疫
C. 脏腑衰败
D. 有机磷中毒
E. 肠中郁热

14. 顿咳常见于
A. 青年
B. 老年
C. 小儿
D. 女性
E. 男性

15. 下列哪项不属于听诊内容
A. 错语
B. 呃逆
C. 嗳气
D. 咳嗽
E. 耳鸣

【B_1 型题】

（16~17 题共用备选答案）
A. 谵语
B. 独语
C. 郑声
D. 错语
E. 狂言

16. 以自言自语，喃喃不休，见人则止为特征的是
17. 以神识清楚，但语言有时错乱，语后自知言错为特征的是

（18~19 题共用备选答案）
A. 宿食停滞
B. 气血壅滞
C. 脾肾衰败
D. 湿热熏蒸
E. 心脾两虚

18. 口气酸臭，兼食欲不振，脘腹胀满者，可见于
19. 口气腐臭，兼咳吐脓血者，可见于

（20~21 题共用备选答案）
A. 燥邪犯肺
B. 痰湿阻肺
C. 热邪犯肺
D. 肺气虚损
E. 肺阴不足

20. 咳嗽，咳声不扬，痰稠色黄，不易咳出，其临床意义是
21. 咳嗽，咳有痰声，痰多色白易咳，其临床意义是

（22~23 题共用备选答案）
A. 呼吸困难、急迫
B. 喉间有哮鸣音
C. 咳声低微无力
D. 咳声终止时有鸡鸣样回声
E. 咳声如犬吠

22. 百日咳的特点是
23. 哮的特点是

答案与解析

【A_1 型题】

1.【答案】A

【解析】新病音哑或失音者，多因外感风寒或风热袭肺，或痰湿壅肺，以致肺气不宣，清肃失司，邪闭清窍。常伴发热、恶寒、咽喉肿痛等症，多属实证，古人喻为“金实不鸣”。久病、重病导致音哑或失音，多因肺肾精气虚衰，失于濡养所致，多属虚证，即所谓“金破不鸣”。暴怒叫喊或持续性高声宣讲，耗气伤阴，咽喉失润，亦可导致音哑或失音。声音嘶哑伴有低热、舌红少苔、咽干口燥者，多为阴虚火旺。妇女妊娠末期出现音哑或失音者，称为妊娠失音，古称“子喑”，系因胎儿渐长，压迫肾之络脉，使肾精不能上荣于咽喉所致，分娩后即愈，一般不必治疗。故本题选 A。

2.【答案】A

3.【答案】D

【解析】呃逆为胃气从咽喉部发出一种不由自主的冲击声，声短而频，呃呃作响的症状，是胃气上逆的表现。故本题选 D。

4.【答案】C

【解析】金实不鸣是指外感风寒或风热袭肺，或痰湿壅肺，肺失宣肃，邪闭清窍导致的音哑或失音。故本题选C。

5.【答案】D

【解析】独语指自言自语，喃喃不休，见人语止，首尾不续的症状。多因心气虚弱，神气不足，或气郁痰阻，蒙蔽心神所致，属阴证。错语是指病人意识清楚而语言错乱，语后自知言错的症状。证有虚实之分，虚证多因心气虚弱，神气不足所致；实证多因痰湿、瘀血、气滞阻碍心窍所致。故二者的共同病因是心气虚弱，神气不足。故本题选D。

6.【答案】C

【解析】语言謇涩指的是神志清楚，思维正常，但言语不流利，吐词不清晰者，多因风痰阻络所致。故本题选C。

7.【答案】C

【解析】嗳气频作而响亮，嗳气后脘腹胀减，且其发作常因情志变化而增减者，为肝气犯胃所致，属实证。故本题选C。

8.【答案】A

【解析】咳声重浊是风寒束肺，肺失肃降所致。寒湿多见咳声紧闷。痰饮多见咳有痰声，痰多易咳。燥热多见干咳无痰或少痰。肺热多见咳声不扬，痰稠色黄，不易咳出。故本题选A。

9.【答案】B

10.【答案】B

【解析】嗳气低沉断续，无酸腐气味，兼见纳呆食少者，属虚证，多为脾胃虚弱，胃失和降，气逆于上所致，多见于老年人或久病体弱之人。嗳气酸腐，兼脘腹胀满，多因宿食内停，属于实证。嗳气频作而响亮，嗳气后脘腹胀减，嗳气发作因情志变化而增减者，多为肝气犯胃，属于实证。嗳气频作，兼脘腹冷痛，得温症减者，属寒证，多为寒邪犯胃，或为胃阳亏虚。故本题选B。

11.【答案】B

【解析】神识不清，语言重复，时断时续，声音低弱者，称为郑声。神识不清，语无伦次，声高有力者，称为谵语。语言错乱，语后自知，称为错语。言语轻缓，声音低微，欲言而不能接续者，称为夺气。自言自语，喃喃不休，见人则止，首尾不续者，称为独语。故本题选B。

12.【答案】D

【解析】语言低微，气短不续，欲言不能复言者，称为夺气，是宗气大虚之象。故本题选D。

13.【答案】C

【解析】病室之气是由病体本身或排泄物、分泌物散发而形成。病室尸臭，多为脏腑衰败，病情重笃。病室臭气触人，多为瘟疫类疾病。病室有腐臭气，病者多患疮疡溃烂之疾。病室有蒜臭气味，多见于有机磷农药中毒。大便酸臭难闻者，多为肠中郁热。故本题选C。

14.【答案】C

【解析】咳声阵发，发则连声不绝，咳声终止时声如鸡啼，称为顿咳。因其病程较长，缠绵难愈，又称百日咳，多见于小儿，为风邪与痰热搏结，郁而化热，阻遏气道所致。故本题选C。

15.【答案】E

【解析】听声音是指听辨病人在疾病过程中的语声、语言、呼吸、咳嗽、呕吐、呃逆、嗳气、太息、喷嚏、呵欠、肠鸣等各种声响。耳鸣属于问诊内容，不属于听诊内容，故本题选E。

【B_1型题】

16.【答案】B　17.【答案】D

18.【答案】A　19.【答案】B

【解析】口气酸臭，兼食欲不振，脘腹胀满者，常因暴饮暴食，过食伤脾，宿食停滞所致，属实证。口气腐臭，兼咳吐脓血者，是外感邪热内伏于肺，或内伤诸火壅于肺而致气血壅滞，属实证、热证。故18题选A，19题选B。

20.【答案】C　21.【答案】B

【解析】咳嗽，咳声不扬，痰稠色黄，不易咯出，多属热证，多因热邪犯肺，肺津被灼所致。咳嗽，咳有痰声，痰多色白易咳，多属痰湿阻肺所致。故20题选C，21题选B。

22.【答案】D　23.【答案】B

【解析】咳呈阵发连续不断，发则连声不断，咳止时常有鸡鸣样回声，称为顿咳（百日咳）。哮呼吸急促似喘，声高断续，喉间有哮鸣音。呼气困难、急迫见于喘证。咳声轻清低微，多属虚证，多因久病耗伤肺气，失于宣降所致。咳声如犬吠，伴有声音嘶哑，吸气困难，多见于白喉。故22题选D，23题选B。

第六单元　脉　　诊

【A_1 型题】

1. 切脉时指力从轻到重，左右推寻的是
   A. 举法
   B. 按法
   C. 寻法
   D. 推法
   E. 循法
2. 按寸口脉分候脏腑，左关脉可候
   A. 心与膻中
   B. 肾与小腹
   C. 脾与胃
   D. 肝、胆与膈
   E. 肺与胸中
3. 绷急弹指，状态如牵绳转索的脉象是
   A. 散脉
   B. 涩脉
   C. 紧脉
   D. 弦脉
   E. 结脉
4. “有神”之脉象主要是指
   A. 从容和缓
   B. 不浮不沉
   C. 沉取有力
   D. 柔和有力
   E. 不大不小
5. 滑数脉的主病，常为
   A. 痰热痰火
   B. 肝火夹痰
   C. 气分热盛
   D. 肝郁化火
   E. 素体痰盛
6. 具有短、滑、数三种脉象的特点的是
   A. 涩脉
   B. 动脉
   C. 弦脉
   D. 滑脉
   E. 数脉
7. 切脉时三指沿寸口脉长轴循行，诊察脉之长短，比较寸关尺三部脉象特点的方法是
   A. 循法
   B. 寻法
   C. 总按
   D. 举法
   E. 按法
8. 阳极阴竭可见的脉象是
   A. 濡脉
   B. 弱脉
   C. 缓脉
   D. 数脉
   E. 疾脉
9. 濡脉的脉象特征是
   A. 举之有余，按之不足
   B. 浮大中空，如按葱管
   C. 浮细无力而软
   D. 沉细无力而软
   E. 浮散无根，至数不齐
10. 脉幅洪大，充实有力，来盛去衰的脉为
   A. 洪脉
   B. 滑脉
   C. 弦脉
   D. 大脉
   E. 数脉
11. 在脉象上濡脉与弱脉的主要区别是
   A. 节律
   B. 至数
   C. 脉力
   D. 脉位
   E. 流利度
12. 下列哪项是脉象有胃气的特点
   A. 不浮不沉
   B. 不快不慢
   C. 柔和有力
   D. 从容和缓
   E. 节律一致
13. 沉弦脉多见于
   A. 素体多痰湿而又感受外邪者
   B. 表热证
   C. 太阳中风证
   D. 肝郁气滞或水饮内停
   E. 肝胆湿热
14. 结脉、促脉、代脉的共同特点是
   A. 脉来较数
   B. 脉来时止

C. 止无定数
D. 脉来缓慢
E. 止有定数

15. 下列除哪项外，均有脉率快的特点
A. 数
B. 促
C. 滑
D. 疾
E. 动

16. 脉象特征形细而行迟，往来不畅，脉势不匀，如轻刀刮竹，其临床意义是
A. 气血两虚
B. 阳气虚衰
C. 气滞血瘀
D. 痰湿内停
E. 阴盛气结

17. 下列哪项不属于滑脉的主病
A. 痰饮
B. 食滞
C. 实热
D. 疟疾
E. 恶阻

18. 极细而软，按之欲绝，若有若无的脉为
A. 细脉
B. 微脉
C. 濡脉
D. 弱脉
E. 缓脉

19. 邪盛病进时，常见的脉象是
A. 实
B. 大
C. 紧
D. 滑
E. 长

20. 下列脉象，除哪项外，均主实证
A. 弦
B. 濡
C. 滑
D. 紧
E. 长

21. 长脉所主的病证是
A. 实证、热证
B. 湿病、脾胃虚弱
C. 疼痛、惊恐
D. 失血、伤阴
E. 邪闭、痛极

22. 结脉与促脉的主要不同点，在于
A. 脉位的浮沉
B. 脉力的大小
C. 脉形的长短
D. 脉率的快慢
E. 脉律的齐否

23. 结脉与代脉的主要区别在于
A. 节律不同
B. 至数不同
C. 脉力不同
D. 脉位不同
E. 流利度不同

24. 下列各项，不属于弦脉所主的病证是
A. 肝郁
B. 胃热
C. 诸痛
D. 痰饮
E. 疟疾

25. 既主气滞血瘀，又主精伤血少的脉象是
A. 细脉
B. 虚脉
C. 涩脉
D. 滑脉
E. 弦脉

26. 紧脉的主病为
A. 气血两虚
B. 食积
C. 阳气暴脱
D. 跌打损伤
E. 痰饮

27. 寒邪中阻，宿食不化，腹痛拒按，舌苔白厚，脉象可见
A. 滑数
B. 弦紧
C. 结代
D. 细涩
E. 迟缓

【B_1 型题】

（28~29 题共用备选答案）
A. 滑
B. 促
C. 弦
D. 涩
E. 数

28. 胸痹心痛患者，脉象多见

29. 心烦不寐患者，脉象多见

（30~31 题共用备选答案）

A. 结脉

B. 促脉

C. 代脉

D. 微脉

E. 弱脉

30. 脉来缓而时止，止无定数者，称为

31. 脉沉细而软者，称为

（32~33 题共用备选答案）

A. 滑脉

B. 促脉

C. 弦脉

D. 涩脉

E. 代脉

32. 形细而行迟，往来艰涩不畅，脉势不匀，称为

33. 脉来一止，止有定数，良久方还，称为

（34~35 题共用备选答案）

A. 弦细脉

B. 弦数脉

C. 沉弦脉

D. 细数脉

E. 沉涩脉

34. 寒滞肝脉可见

35. 肝郁脾虚可见

（36~37 题共用备选答案）

A. 涩脉

B. 弱脉

C. 细脉

D. 濡脉

E. 弦脉

36. 上述各项，痰饮或疼痛者多见的脉象是

37. 上述各项，精伤血少者多见的脉象是

（38~39 题共用备选答案）

A. 濡脉

B. 缓脉

C. 紧脉

D. 芤脉

E. 涩脉

38. 大失血，伤阴的脉象是

39. 可见于正常人的脉象是

（40~41 题共用备选答案）

A. 浮缓脉

B. 浮紧脉

C. 浮滑脉

D. 沉迟脉

E. 滑数脉

40. 风邪伤卫常见的脉象是

41. 表证夹痰常见的脉象是

（42~43 题共用备选答案）

A. 寒证或实热证

B. 邪闭

C. 阴寒内盛

D. 气虚

E. 虚热证

42. 迟脉见于

43. 数脉见于

答案与解析

【A_1 型题】

1.【答案】C

【解析】三指平布，同时用力按脉，称为总按，目的是总体体会三部九候脉象；分别用一指单按其中一部脉象，重点体会某一部脉象特征，称为单按；用指轻按在皮肤上称为举，又称为浮取或轻取；用指重按在筋骨间，称为按，又称为沉取或重取；指力从轻到重，从重到轻，左右前后推寻，以寻找脉动最明显的特征，称为寻。故本题选 C。

2.【答案】D

【解析】寸口分寸、关、尺三部，两手共六部脉，分候脏腑，一般左寸可候心与膻中，右寸可候肺与胸中；左关可候肝胆与膈，右关可候脾与胃；左尺和右尺均可候肾与小腹。故本题选 D。

3.【答案】C

【解析】紧脉脉来绷急弹指，状如牵绳转索。散脉浮取散漫而无根，中候似无，沉取不应，伴节律不齐或脉力不匀。涩脉形细而行迟，往来艰涩，迟滞不畅。弦脉端直以长，如按琴弦。结脉脉来缓慢，时有中止，止无定数。故本题选 C。

4.【答案】D

【解析】平脉有“胃”“神”“根”三个特点，其中 A、B、E 为有胃气；C 为有根。“有神”之象，即脉有神气，其特征为应指脉律整齐，柔和有力。故本题选 D。

5.【答案】A

【解析】数脉主热证；滑脉主痰饮、食积、实热，所以滑数脉的主病常为痰热痰火。肝火夹痰以弦滑脉为主；气分热盛以数脉、洪脉为主；肝郁化火以弦脉、实脉为主；素体痰盛以滑脉为主。故本题选 A。

6.【答案】B

【解析】动脉：脉形如豆，厥厥动摇，滑数有力；涩脉：脉细而缓，往来艰涩不畅，如轻刀刮竹；弦脉：端直以长、如按琴弦；滑脉：往来流利，如盘走珠，应指圆滑；数脉：脉来急促，一息五六至。故本题选 B。

7.【答案】A

【解析】切脉时三指沿寸口脉长轴循行，诊察脉之长短，比较寸关尺三部脉象特点为循法。故本题选 A。

8.【答案】E

【解析】濡脉主诸虚，又主湿；弱脉主气血俱虚，阳虚；缓脉主湿病，脾胃虚弱；数脉主热证。有力为实热，无力为虚热，亦可见于虚阳外浮之时；疾脉主阳极阴竭，元气将脱。故本题选 E。

9.【答案】C

【解析】濡脉浮细无力而软。浮脉举之有余，按之不足。芤脉浮大中空，如按葱管。弱脉沉细无力而软。散脉浮取散漫而无根，中候似无，沉取不应，伴节律不齐或脉力不匀。故本题选 C。

10.【答案】A

【解析】滑脉为往来流利，如盘走珠，应指圆滑。弦脉为端直而长，如按琴弦，脉势较强而硬。大脉为脉体宽大，但无脉来汹涌之势。数脉为脉率增快，一息五至以上。故本题选 A。

11.【答案】D

【解析】濡脉浮而细软，应指少力，如絮浮水，轻手相得，重按不显，又称软脉。弱脉极软而沉细，切脉时沉取方得，细而无力。两者均无力，而一浮一沉，可见主要区别在脉位。故本题选 D。

12.【答案】D

【解析】脉象从容和缓，流利是有胃气的基本特征。即使是病脉，无论浮沉迟数，但有徐和之象，便是有胃气。A、B、C、E 不浮不沉，不快不慢，柔和有力，节律一致是正常人的脉象特征。故本题选 D。

13.【答案】D

【解析】沉弦脉主肝郁气滞、寒滞肝脉或水饮内停；沉涩脉主血瘀，尤常见于阳虚而寒凝血瘀者；沉迟脉主里寒证，常见于脾肾阳虚、阴寒凝滞的病证；沉缓脉主脾虚而水湿停留。故本题选 D。

14.【答案】B

【解析】结脉、促脉、代脉的共同特点是脉来时止。结脉脉来缓慢，时有中止，止无定数。促脉脉来数而时有一止，止无定数。代脉脉来一止，止有定数，良久方还。故本题选 B。

15.【答案】C

【解析】数脉每一息脉来五至以上。促脉脉来数，时而一止，止无定数。疾脉，脉来急疾，一息七八至。动脉形如豆，厥厥动摇，滑数有力。均一息超过五至，故同归数脉类。滑脉往来流利，如珠走盘，应指圆滑，脉动应指有力，属于实脉类。故本题选 C。

16.【答案】C

【解析】涩脉脉象迟细而短，往来艰涩，极不流利，如轻刀刮竹。多见于气滞、血瘀和精伤、血少。故本题选 C。

17.【答案】D

【解析】滑脉主痰饮、食滞、实热、青壮年和孕妇。故本题选 D。

18.【答案】B

【解析】微脉为极细极软，按之欲绝，似有若无。细脉脉细如线，但应指明显；濡脉浮而细软，如帛在水中；弱脉极软而沉细；缓脉为一息四至，来去怠缓。故本题选 B。

19.【答案】B

【解析】大脉多见于健康人，或为病进。健康人见之，为体魄健壮的征象。疾病中若脉大，则提示病情加重。故本题选 B。

20.【答案】B

【解析】弦脉主肝胆病，诸痛，痰饮，疟疾。亦可见于虚劳、胃气衰败。濡脉主诸虚，又主湿。紧脉主寒、痛、宿食。滑脉主痰饮，食滞，实热。长脉主阳热内盛等有余之证。故本题选 B。

21.【答案】A

【解析】长脉首尾端直，超过本位。常见于阳证、热证、实证，亦可见于平人。缓脉多见于湿病、脾胃虚弱。代脉多见于疼痛、惊恐。芤脉多见于大量失血、伤阴之际。伏脉多见于邪闭、痛极。故本题选 A。

22.【答案】D

【解析】结脉，脉来缓，时而一止，止无定数，属于迟脉类。促脉，脉来数，时而一止，止无定数，属于数脉类。两者脉率的快慢有差别。故本题选 D。

23.【答案】A

【解析】脉来缓而时一止，止无定数为结脉，主阴盛气结，寒痰血瘀，亦主气血虚衰；脉来一止，止有定数，良久方来为代脉，主脏气衰微，亦主风证，痛证，七情惊恐，跌打损伤。故本题选 A。

24.【答案】B

【解析】弦脉主肝胆病、痛证、痰饮、疟疾等，亦见于老年健康者。弦为肝脉，寒热诸邪、痰饮内蓄、七情不遂、疼痛等原因，均可使肝失疏泄，气机失常，经脉拘急，血气敛束不伸，以致鼓搏壅迫，脉来劲急而弦。故本题选 B。

25.【答案】C

【解析】涩脉的主病是精血亏少，气滞血瘀，夹痰，夹食。而细脉的主病是气血两虚，诸虚劳损，湿证；虚脉主病是虚证；滑脉主病是痰饮、食积、实热；弦脉主肝胆病，痰饮，痛证，疟疾。故本题选 C。

26.【答案】B

【解析】紧脉为脉来绷急，左右弹指，状如牵绳转索。主寒证、痛证和食积证。故本题选 B。

27.【答案】B

【解析】A 项主痰热、痰火、湿热或食积化热。B 项中弦脉主肝胆病，痰饮，痛证，疟疾。寒邪侵袭人体，与正气相搏，以致脉道紧张而拘急，故见紧脉。C 项中结脉指主阴盛气结，寒痰血瘀，癥瘕积聚。代脉指脉来时见一止，止有定数，良久方来。主脏气衰微，风证，痛证。D 项中细脉主气血两虚，诸虚劳损，湿证。涩脉主精血亏少，气滞血瘀，夹痰，夹食。E 项中迟脉主寒证。缓脉主湿证，脾胃虚弱。故本题选 B。

【B_1 型题】

28.【答案】C　29.【答案】E

【解析】胸痹心痛属痛证，心烦不寐多属虚热内扰。A 主痰饮、食积、实热。B 主阳热亢盛，气血痰食郁滞。C 主肝胆病，痰饮，痛证，疟疾。D 主精血亏少，气滞血瘀，夹痰，夹食。E 主热证。有力为实热，无力为虚热。故 28 题选 C，29 题选 E。

30.【答案】A　31.【答案】E

【解析】结脉缓而时止，止无定数；促脉数而时止，止无定数；代脉缓而时止，止有定数；微脉极细极软，按之欲绝，若有若无；弱脉极软而沉细。切脉时沉取方得，细而无力。故 30 题选 A，31 题选 E。

32.【答案】D　33.【答案】E

34.【答案】C　35.【答案】A

【解析】沉弦脉多主肝郁气滞、寒滞肝脉或水饮内停。弦细脉主肝肾阴虚、血虚肝郁或肝郁脾虚。弦数脉主肝热证，常见于肝郁化火或肝胆湿热等病证。细数脉主阴虚火旺。沉涩脉主血瘀，尤常见于阳虚而寒凝血瘀者。故 34 题选 C，35 题选 A。

36.【答案】E　37.【答案】A

38.【答案】D　39.【答案】B

【解析】缓脉主湿病，脾胃虚弱，生理性缓脉见于正常人，表现为脉来从容不迫，应指均匀，和缓有力，是神气充沛的正常脉象；芤脉主失血，伤阴。故 38 题选 D，39 题选 B。

40.【答案】A　41.【答案】C

【解析】浮缓脉多见于风邪伤卫，营卫不和，太阳中风的表虚证。浮滑脉多见于表证夹痰或风痰，常见于素体痰盛而又感受外邪者。浮紧脉多见于外感风寒之表寒证，或风寒湿痹。沉迟脉多见于里寒证。滑数脉多见于痰热、痰火、湿热或食积化热。故 40 题选 A，41 题选 C。

42.【答案】A　43.【答案】E

【解析】迟脉多主寒证，也可见于邪热结聚的里实热证。数脉主热证，有力为实热，无力为虚热，亦可见于虚阳外浮之时。故 42 题选 A，43 题选 E。

第七单元　按　　诊

【A_1 型题】

1. 腹胀满，无压痛，叩之作空声，可见于
   A. 水鼓
   B. 气胀
   C. 痰饮
   D. 积聚
   E. 内痈

【B_1 型题】

（2~3 题共用备选答案）

A. 腹中结块，按之聚散不定，或形如筋状久按转移不定
B. 腹中肿块，推之不移，痛有定处
C. 左少腹痛而拒按，有包块应手
D. 腹中肿块，推之可移，痛无定处
E. 腹内肿块按之凹陷，举手即起

2. 瘕聚常见
3. 虫积常见

（4~5 题共用备选答案）

A. 尺肤粗糙，如枯鱼之鳞
B. 尺肤肿胀，按之凹陷不起

C. 尺肤热甚
D. 尺肤凉
E. 尺肤润泽
4. 精血不足者见
5. 津液充足者见
（6~7 题共用备选答案）
A. 血分
B. 痰饮
C. 水分
D. 寒凝
E. 气分
6. 腹部肿块推之不移，痛有定处的临床意义是
7. 腹部肿块推之可移，痛无定处的临床意义是
（8~9 题共用备选答案）
A. 瘀血
B. 痰饮
C. 癥积
D. 瘕聚
E. 痞满
8. 痛有定处，按之有形，推之不移的是
9. 痛无定处，按之无形，聚散不定的是

答案与解析

【A_1 型题】

1.【答案】B

【解析】A 为腹部高度胀大，如鼓之状者，以手分置腹之两侧，一手轻拍，另一手可触到波动感。同时，按之如囊裹水，且腹壁有凹痕者，为水鼓。B 为腹部胀满。按之有充实感觉，有压痛，叩之声音重浊的，为实满；腹部膨满。但按之不实，无压痛，叩之作空声的，为气胀，多属虚满。C 的形成痰饮多由外感六淫，或饮食所伤及七情内伤等，使肺、脾、肾及三焦等脏腑气化功能失常，津液代谢障碍，以致水液停滞而成。D 是指腹内的结块，或胀或痛的一种病证。E 为右小腹作痛，按之疼痛。故本题选 B。

【B_1 型题】

2.【答案】D　3.【答案】A
4.【答案】A　5.【答案】E

【解析】皮肤干燥者，表明尚未出汗。肌肤干瘪者，为津液不足。皮肤湿润者，提示身已出汗。肌肤滑润者，为气血充盛；肌肤枯涩者，为气血不足。新病皮肤多滑润而有光泽，为气血未伤之表现。久病肌肤枯涩者，为气血两伤。肌肤甲错者，多为血虚失荣或瘀血所致。故 4 题选 A，5 题选 E。

6.【答案】A　7.【答案】E
8.【答案】C　9.【答案】D

【解析】痛有定处，按之有形而不移者，为癥积，病属血分；痛无定处，按之无形，聚散不定者为瘕聚，病属气分。故 8 题选 C，9 题选 D。

第八单元　八　纲

【A_1 型题】

1. 疮疡按之肿硬而不热，根盘平塌漫肿，多属
A. 寒证
B. 实证
C. 虚证
D. 热证
E. 里证
2. 半表半里证的特有表现是
A. 腹痛吐泻
B. 口渴喜饮
C. 胸胁苦满
D. 鼻塞流涕
E. 小便清长
3. 下列各项，一般不属于寒证的症状是
A. 面色㿠白，大便稀溏
B. 口淡不渴，小便清长
C. 大便秘结，口臭咽干
D. 苔白而润，舌淡胖大
E. 脉象沉紧
4. 下列哪项不属于八纲辨证的内容
A. 病性寒热
B. 病变吉凶
C. 邪正盛衰
D. 病变类别
E. 病变部位

5. 初起热甚，久按热反轻，提示
   A. 实热证
   B. 湿热内蕴
   C. 热在里
   D. 热在表
   E. 真热假寒
6. 恶寒发热并见，常见的病证是
   A. 虚证
   B. 实证
   C. 表证
   D. 里证
   E. 寒证
7. 下列各项，关于实证、虚证的鉴别错误的是
   A. 实证舌质老、苔厚腻，虚证舌质嫩、苔少
   B. 实证声高气粗，虚证声低息微
   C. 实证脉有力，虚证脉无力
   D. 实证发热，虚证恶寒
   E. 实证喜按，虚证拒按
8. 下列除哪项外，均为里实热证的表现
   A. 身发高热
   B. 两颧娇红
   C. 口渴饮冷
   D. 热汗不止
   E. 脉象洪数
9. 患者面色苍白，时而泛红如妆，其证型是
   A. 实热内炽
   B. 阴虚火旺
   C. 肝胆湿热
   D. 真寒假热
   E. 真热假寒
10. 发热微恶寒，口苦，胁痛，尿短黄，大便黏臭，舌红苔薄白，脉数。其证候是
   A. 表里俱热
   B. 表寒里热
   C. 真寒假热
   D. 真热假寒
   E. 表热里寒
11. 身热不恶寒，反恶热，烦渴喜冷饮，神昏谵语，便秘溲赤，手足逆冷，舌红苔黄而干，脉沉数有力。其证候是
   A. 表寒里热
   B. 表热里寒
   C. 真热假寒
   D. 真寒假热
   E. 上热下寒
12. 风寒感冒，恶寒发热，伴有形寒肢冷，面白声微等阳虚之象。其病证属于
   A. 虚证
   B. 实证
   C. 虚实夹杂
   D. 虚实转化
   E. 虚实真假
13. 身患外感实热病证，兼见喘咳，气不能接续，甚则心悸气短。其病机是
   A. 实中夹虚
   B. 虚中夹实
   C. 真虚假实
   D. 真实假虚
   E. 因虚致实
14. 胃肠热盛，大便秘结。腹满硬痛而拒按，潮热，神昏谵语，但又兼见面色苍白，四肢厥冷，精神萎顿。其病机是
   A. 虚中夹实
   B. 真实假虚
   C. 由实转虚
   D. 真虚假实
   E. 实中夹虚

【B_1 型题】

（15～16 题共用备选答案）
   A. 疫毒痢初期，高热烦渴，舌红脉数，急骤出现四肢厥冷，面色苍白
   B. 咳嗽吐痰、息粗而喘、苔腻脉滑，久之气短而喘、声低懒言
   C. 初为关节冷痛、重着，病久见患处红肿灼痛
   D. 自觉发热、欲脱衣揭被，下肢厥冷，面色浮红如妆
   E. 神识昏沉，四肢厥冷、胸腹灼热，口鼻气灼，舌红苔黄
15. 热证转寒的临床表现是
16. 真寒假热的临床表现是

（17～18 题共用备选答案）
   A. 里证
   B. 半表半里证
   C. 表证
   D. 半表半里证或疟疾
   E. 疟疾
17. 肝胆湿热为
18. 寒热往来为

（19～20 题共用备选答案）
   A. 表寒证
   B. 真寒假热证

C. 虚寒证
D. 实寒证
E. 亡阳证

19. 脘腹冷痛拒按，大便秘结，多见于
20. 脘腹冷痛喜按，大便溏软，多见于

答案与解析

【A_1 型题】

1.【答案】C

【解析】疮疡按之肿硬而不热，根盘平塌漫肿者，多属虚证。疮疡肿硬不热者，属寒证。疮疡红肿灼手，根盘紧束者，多属实证。疮疡肿处灼手而压痛者，属热证。故本题选 C。

2.【答案】C

3.【答案】C

【解析】寒证的临床表现：恶寒，畏寒，肢凉，冷痛，喜暖，口淡不渴，肢冷蜷卧，痰、涎、涕清稀，小便清长，大便稀溏，面色㿠白，舌淡苔白而润，脉紧或迟等。故本题选 C。

4.【答案】B

【解析】八纲，指表、里、寒、热、虚、实、阴、阳八个纲领。八纲辨证，是根据病情资料，运用八纲进行分析综合，从而辨别疾病现阶段病变部位的浅深、病情性质的寒热、邪正斗争的盛衰和病证类别的阴阳，以作为辨证纲领的方法。故本题选 B。

5.【答案】D

【解析】身热初按热甚，久按不热者，是热在表。若久按热愈甚者，为热在里。若初扪之不觉很热，但扪之稍久即感灼手，称为身热不扬。肌肤灼热，为阳热炽盛。身灼热而手足厥冷者，为里热壅盛，阳气不得外达四末，属真热假寒证。故本题选 D。

6.【答案】C

【解析】表证以外邪袭表、卫阳被郁为主要病机；以恶寒发热、脉浮为主要表现；具有起病急、病程短、病位浅的特点，主见于外感病初期阶段。故本题选 C。

7.【答案】D

【解析】虚证和实证主要可从病程、体质及症状、舌脉等方面加以鉴别。实证病程较短，体质多壮实，精神多亢奋，声高气粗，疼痛拒按，胸腹胀满，按之疼痛，胀满不减，多为高热，可有恶寒，添衣近火得温不减，舌质老，苔厚腻，脉有力。虚证病程较长，多虚弱，精神多萎靡，声低息微，疼痛喜按，胸腹胀满，按之不痛，胀满时减，发热多为五心烦热，午后微热，可有畏寒，添衣近火得温则减，舌质嫩，苔少或无苔，脉无力。故本题选 D。

8.【答案】B

【解析】里实热证是阳热偏盛，津液被耗，故见高热，汗出，面赤，烦躁，口渴喜冷饮，脉数等一派热象证候；里虚热证是因阴液亏虚而阳气偏亢，故见两颧红，低热等阴虚发热的证候。故本题选 B。

9.【答案】D

【解析】面色苍白，时而泛红如妆是精气衰竭，阴不敛阳，虚阳上越所致，为真寒假热证。故本题选 D。

10.【答案】B

【解析】表寒未解而里热内生，或脏腑有热再感表寒，可见此证。主要表现为恶寒发热，头痛身痛，口渴引饮，心烦尿黄，咳喘痰黄，舌红苔薄等。故本题选 B。

11.【答案】C

【解析】患者手足逆冷，为寒证；身热不恶寒，反恶热，为热证。烦渴喜冷饮，舌红苔黄，为里热证，排除 B；便秘溲赤，为下焦热证，排除 E；表寒证可见恶寒发热等，排除 A。此患者汗出，欲脱，手足逆冷为脱证的表现，而其本质为大热之证，为真热假寒。故本题选 C。

12.【答案】C

【解析】虚实夹杂是指在疾病过程中，由于病邪与正气相互斗争，其邪盛和正衰同时并存的病理状态。患者外感风寒之邪，此为邪实，可表现为恶寒发热。同时，在病情发展过程中，由于寒邪盛，损伤阳气，患者可见形寒肢冷，面白声微等阳虚之象。故本题选 C。

13.【答案】A

【解析】患者外感，为实热证；喘咳，气不能接续，甚则心悸气短为肾气虚，肾不纳气所致；为本虚标实，实中夹虚证。故本题选 A。

14.【答案】B

【解析】真实假虚：虚为病机本质，实为表现假象。多由于正气虚弱，脏腑气血不足，功能减退，气化无力所致，是虚实真假的一种病理状态。热结肠胃之里热炽盛，可见大便秘结、腹满硬痛而拒按、潮热、神昏谵语等实热症状。同时，由于阳气被郁，不能四布，则可见面色苍白，四肢厥冷，精神萎顿等虚寒假象。故本题选 B。

【B_1 型题】

15.【答案】A 16.【答案】D

【解析】热证转寒是指原为热证，后出现寒证，而热证随之消失的病变。疫毒痢初期，高热烦渴，舌红脉数，急骤出现四肢厥冷，面色苍白，原为热证后出现寒证。真寒假热证其表现既有四肢厥冷、下利清谷、小便清长、舌淡苔白等一派真寒之象，又有面赤、身热、口渴、脉大的热象。但面虽赤，仅颧红如妆，时隐时现，与热证之满而通红不同；身虽热而反欲盖衣被，或自感烦热而胸腹必无灼热，下肢必厥冷；口虽渴但不欲饮或不多饮或喜热饮，与热证之渴喜冷饮不同；脉虽浮大但按之必无力，与热证之脉洪大有力不同。由此可以判定其面赤、身热、口渴、脉大均为假热。故 15 题选 A，16 题选 D。

17.【答案】A 18.【答案】D

【解析】表证以外邪袭表、卫阳被郁为主要病机；以恶寒发热、脉浮为主要表现；具有起病急、病程短、病位浅的特点，主见于外感病初期阶段。里证以脏腑、气血、阴阳失调为主要病机；一般无新起恶寒发热并见表现，脉象多不浮；具有起病可急可缓、病程长、病位深的特点。凡非表证（及半表半里证）的特定证候，一般都属里证的范畴，即所谓“非表即里”。其证候特征是无新起恶寒发热并见，以脏腑症状为主要表现。寒热往来指恶寒与发热交替发作，为半表半里证的特征之一。病机是正邪相争，互为进退。若发无定时，多见于少阳病；若发有定时。多见于疟疾。故 17 题选 A，18 题选 D。

19.【答案】D 20.【答案】C

【解析】脘腹冷痛为寒象，其中实证疼痛特点为拒按，虚证疼痛特点为喜按。故 19 题选 D，20 题选 C。

第九单元 病性辨证

【A_1 型题】

1. 阴虚证的临床表现是
   A. 五心烦热
   B. 身热不扬
   C. 日晡潮热
   D. 夜热早凉
   E. 易感冒
2. 阳虚证的舌象表现是
   A. 舌淡红苔薄白
   B. 舌红苔黄
   C. 舌红脉数
   D. 舌淡胖苔白滑
   E. 舌绛红无苔
3. 阳虚与气虚的症状主要区别是
   A. 有无少气懒言
   B. 小便是否清长
   C. 有无神疲乏力
   D. 寒象是否明显
   E. 舌质是否淡嫩
4. 亡阳汗出的临床表现是
   A. 冷汗淋漓
   B. 汗冷味咸
   C. 汗热而黏
   D. 汗出如油
   E. 汗出恶风
5. 下列哪一项不是表寒证的临床表现
   A. 恶寒发热
   B. 头身疼痛
   C. 鼻塞流清涕
   D. 无汗
   E. 舌苔薄黄
6. 下列各项，不属于“证候相兼”的是
   A. 表寒证
   B. 表实寒证
   C. 表实热证
   D. 里实寒证
   E. 里虚热证
7. 下列哪项不是阴水证的临床表现
   A. 水肿先从下肢肿起
   B. 下半身肿痛
   C. 腰酸肢冷
   D. 水肿皮薄光亮
   E. 起病缓，病程长
8. 证候真假常出现于疾病的
   A. 初期阶段
   B. 中期阶段
   C. 后期阶段
   D. 危重阶段
   E. 过渡阶段

9. 下列各项，不属于血瘀临床表现的是
A. 出血紫暗
B. 固定刺痛
C. 面色黧黑
D. 胸胁胀痛
E. 脉象细涩
10. 下列各项，不属于亡阳证表现的是
A. 脉微欲绝
B. 唇舌淡白
C. 气息微弱
D. 汗出稀冷
E. 四肢温和
11. 肌肤麻木，神疲乏力，面舌淡白者，多为
A. 肝风内动
B. 气血亏虚
C. 痰湿阻络
D. 瘀血阻络
E. 风湿侵袭
12. 下列各项，属亡阴证临床表现的是
A. 面色苍白
B. 热汗而黏
C. 呼吸微弱
D. 脉微欲绝
E. 四肢厥冷
13. 不属于气虚血瘀证临床表现的是
A. 面色淡白无华
B. 情志抑郁
C. 局部疼痛如刺
D. 舌淡紫
E. 脉涩
14. 下列症状不属戴阳证的是
A. 下利清谷
B. 手足厥冷
C. 里寒外热
D. 五心烦热
E. 脉微欲绝
15. 下列哪项不是阳水证的临床表现
A. 起病急，病程短
B. 水肿先从头面肿起
C. 上半身肿甚
D. 水肿皮薄光亮
E. 肢冷，腰疼痛
16. 下列各项，不属于气逆证表现的是
A. 头痛，头晕
B. 恶心，呕吐
C. 呃逆，嗳气
D. 神疲乏力，少气懒言
E. 咳嗽，喘促
17. 气闭证的突出表现是
A. 汗出不止
B. 脘腹窜痛
C. 胸胁胀痛
D. 突发晕厥
E. 呕吐、呃逆
18. 阳虚证最主要的表现是
A. 舌质淡白苔薄白
B. 口不渴或少饮
C. 面色白而无华
D. 脉沉细无力
E. 畏寒肢凉
19. 症见皮下瘀斑，神疲乏力，舌淡脉弱，属于
A. 气不摄血
B. 气虚血瘀
C. 气滞血瘀
D. 气血两虚
E. 气随血脱
20. 下列哪项不是血热证的临床表现
A. 身热夜甚，或潮热，口渴，面赤
B. 心烦，失眠，躁扰不宁，甚或狂乱、神昏谵语
C. 或见各种出血色深红，或斑疹显露，或为疮痈
D. 舌绛，脉数疾
E. 唇舌青紫，苔白滑，脉沉迟弦涩
21. 神疲乏力，少气懒言，常自汗出，头晕目眩，舌淡苔白，脉虚无力。其证候是
A. 气虚
B. 气陷
C. 气逆
D. 气微
E. 气滞

【B_1 型题】

（22~23 题共用备选答案）
A. 气滞血瘀
B. 气不摄血
C. 气随血脱
D. 气血两虚
E. 气血失和
22. 肝病日久，两胁胀满疼痛，并见舌质瘀斑、瘀点。其病机是
23. 产后大出血，继则冷汗淋漓，甚则晕厥。其病

机是

（24~25 题共用备选答案）

A. 气血两虚

B. 气血失和

C. 气滞血瘀

D. 气不摄血

E. 气随血脱

24. 两胁胀痛，舌紫暗及瘀斑，其病机是

25. 气短乏力，兼见月经量多，其病机是

（26~27 题共用备选答案）

A. 刺痛拒按，固定不移，舌暗，脉涩

B. 气短疲乏，脘腹坠胀，舌淡，脉弱

C. 胸胁胀闷窜痛，时轻时重，脉弦

D. 面色淡白，口唇爪甲色淡，舌淡，脉细

E. 少气懒言，疲乏无力，自汗，舌淡，脉虚

26. 血瘀证可见

27. 气陷证可见

（28~29 题共用备选答案）

A. 痰饮

B. 悬饮

C. 支饮

D. 溢饮

E. 水饮

28. 胸闷心悸，气短不能平卧。属于

29. 胃中振水声，肠间水声漉漉。属于

（30~31 题共用备选答案）

A. 唇甲淡紫，胁下痞块，拒按，舌暗，脉沉涩

B. 胸胁胀闷窜痛，时轻时重，脉弦

C. 两胁胀闷窜痛，胁下痞块，舌淡，脉涩

D. 面唇色淡白，疲乏无力，自汗，舌淡，脉弱

E. 少气懒言，疲乏无力，自汗，舌淡，脉弱

30. 属气滞血瘀证临床表现的是

31. 属气血两虚证的临床表现是

答案与解析

【A_1 型题】

1.【答案】A

【解析】阴虚证的临床表现：形体消瘦，口燥咽干，两颧潮红，五心烦热，潮热，盗汗，小便短黄，大便干结，舌红少津或少苔，脉细数。故本题选 A。

2.【答案】D

【解析】阳虚证的临床表现：畏寒，肢凉，口淡不渴，或喜热饮，或自汗，小便清长，或尿少不利，大便溏泄，面色皖白，舌淡胖，苔白滑，脉沉迟（或数）无力。故本题选 D。

3.【答案】D

【解析】气虚表现为神疲乏力，少气懒言，头昏，自汗，舌淡苔白，脉虚弱无力。阳虚表现为气虚加寒冷症状，所谓“阳虚则寒”。即神疲乏力，少气懒言，脉虚弱无力再加上形寒怕冷，小便清长，甚至大便稀溏。故本题选 D。

4.【答案】A

5.【答案】E

【解析】表寒证见恶寒重，发热轻，无汗，苔薄白润，脉浮紧，因外感寒邪卫阳受损所致。表热证见发热，微恶风寒或有汗，舌边尖红赤，脉数，因外感热邪卫气被郁所致。舌苔薄黄为表热证表现。故本题选 E。

6.【答案】A

7.【答案】D

【解析】阴水证的临床表现为身肿，腰以下为甚，按之凹陷不易恢复，脘闷腹胀，纳呆食少，大便溏稀，面色皖白，神疲肢倦，小便短少，舌淡，苔白滑，脉沉缓。或水肿日益加剧，小便不利，腰膝冷痛，四肢不温，畏寒神疲，面色白，舌淡胖，苔白滑，脉沉迟无力。D 为阳水证的临床表现。故本题选 D。

8.【答案】D

9.【答案】D

【解析】血瘀证的临床表现：刺痛，痛处拒按，固定不移，夜间尤甚；肿块，在体表者色青紫，在腹内者触之质地坚硬而推之不移；出血，反复不止，色紫暗，或夹血块；面色黧黑，或唇甲青紫，或皮肤有瘀点、瘀斑，斑色紫暗，或肌肤甲错，或腹露青筋，或皮肤出现丝状红缕；舌紫暗，或见瘀点、瘀斑，舌下络脉曲张，脉细涩或结代。胸胁胀痛为气滞证的表现。故本题选 D。

10.【答案】E

【解析】亡阳表现为大汗出，汗冷，味淡微黏，身凉恶寒，四肢厥冷，蜷卧神疲，口淡不渴，或喜热饮，舌淡白润，脉微欲绝。故本题选 E。

11.【答案】B

【解析】麻木是指患者皮肤发麻，或肌肤感觉减退，甚至消失的症状。肌肤麻木，神疲乏力，面舌淡

白者，多属气血两虚。肢体麻木，眩晕欲仆者属肝风内动。半身麻木，兼有口眼歪斜者，多属痰瘀阻络。故本题选 B。

12.【答案】B

【解析】亡阴证临床表现：汗热味咸而黏如油，身热肢温，虚烦躁扰，恶热，口渴饮冷，皮肤皱瘪，小便极少，面赤颧红，呼吸急促，唇舌干燥，脉细数疾无力。故本题选 B。

13.【答案】B

【解析】气虚血瘀证的临床表现为面色淡白无华或紫暗，倦怠乏力，少气懒言，局部疼痛如刺，痛处固定不移、拒按，舌淡紫，或有斑点，脉涩等。故本题选 B。

14.【答案】D

【解析】戴阳证的关键病机是虚阳浮越，属真寒假热证（内有真寒而外见某些假热的“寒极似热”证候）。其临床表现有自觉发热，欲脱衣揭被，触之胸腹无灼热，下肢厥冷；面色浮红如妆，非满面通红；神志躁扰不宁，疲乏无力；口渴但不欲饮；咽痛而不红肿；脉浮大或数，按之无力；便秘而便质不燥，或下利清谷；小便清长，或尿少浮肿；舌淡，苔白。五心烦热属阴虚证的表现。故本题选 D。

15.【答案】E

【解析】水肿可分为阳水与阴水。阳水发病较急，每成于数日之间，肿多由面目开始，自上而下，继及全身，肿处皮肤绷急光亮，按之凹陷即起，兼有寒热等表证，属表，属实，一般病程较短。阴水发病缓慢，肿多由足踝开始，自下而上，继及全身，肿处皮肤松弛，按之凹陷不易恢复，甚则按之如泥，属里，属虚或虚实夹杂，病程较长。肢冷，腰疼痛是肾阳虚的表现，属里虚证，为阴水的表现。故本题选 E。

16.【答案】D

【解析】气逆证指气机升降失常，逆而向上，以咳喘、呕恶、头痛眩晕等为主要表现的证。临床证候表现为咳嗽，喘促；或呃逆，嗳气，恶心，呕吐；或头痛，眩晕，甚至昏厥，呕血。神疲乏力，少气懒言是气虚证的临床表现。故本题选 D。

17.【答案】D

【解析】气闭证临床表现为突然发生势急、症重之晕厥，或内脏绞痛，或二便闭塞，呼吸气粗、声高，脉沉实有力等症。汗出不止为气脱证的临床表现。脘腹窜痛、胸胁胀痛为气滞证的临床表现。呕吐、呃逆为气逆证的临床表现。故本题选 D。

18.【答案】E

【解析】阳虚证临床表现为面色㿠白，精神萎靡、神疲乏力，心悸气短，畏寒肢凉，自汗，大便滑脱，小便失禁，舌淡胖嫩，脉虚沉迟。若伤阳者，以阳气虚的表现为主。故本题选 E。

19.【答案】A

【解析】气不摄血证的临床表现为吐血、便血、崩漏、皮下瘀斑、鼻衄，神疲乏力，气短懒言，面色淡白，舌淡，脉弱。气虚血瘀证的临床表现为面色淡白或面色暗滞，倦怠乏力，少气懒言，胸胁或其他部位疼痛如刺，痛处固定不移、拒按，舌暗淡或有紫斑、紫点，脉涩。气滞血瘀证的临床表现为胸胁胀满疼痛，乳房胀痛，情志抑郁或易怒，兼见痞块刺痛、拒按，妇女痛经，经血紫暗有块，或闭经，舌紫暗或有瘀点、瘀斑，脉弦涩。气血两虚证的临床表现为头晕目眩，少气懒言，神疲乏力，自汗，面色淡白或萎黄，唇甲淡白，心悸失眠，形体消瘦，舌淡而嫩，脉细弱。气随血脱证的临床表现为大出血时，突然面色苍白，大汗淋漓，四肢厥冷，呼吸微弱，甚至晕厥，舌淡，脉微欲绝或见芤脉。故本题选 A。

20.【答案】E

【解析】E 为血寒证的临床表现。血热证的临床表现：身热夜甚，或潮热，口渴面赤，心烦失眠，躁扰不宁，甚或狂乱、神昏谵语，或见各种出血，如咳血、吐血、衄血、尿血、月经量多、崩漏等，其色深红，或斑疹显露，或为疮痈，舌绛，脉数疾。故本题选 E。

21.【答案】A

【解析】气少懒言，神疲乏力由于元气亏虚，脏腑组织功能减退；头晕目眩为气虚清阳不升，不能温养头目；自汗为气虚毛窍疏松，卫外不固；舌淡苔白为气虚无力鼓动血脉，血不上营于舌；脉虚无力为运血无力。故本题选 A。

【B_1 型题】

22.【答案】A　23.【答案】C

【解析】肝主疏泄而藏血，具有条达气机，调节情志的功能。肝病日久，则肝气郁滞，疏泄失职，故见两胁胀满疼痛。气为血帅，气滞则血凝，故见舌质瘀点、瘀斑。产后大量出血时，血失气脱，正气大伤，随即出现气脱之症，气脱阳亡，不能温煦四肢，则手足厥冷；不能温固肌表，则大汗淋漓；神随气散，神无所主，则为晕厥。故 22 题选 A，23 题选 C。

24.【答案】C　25.【答案】D

【解析】肝主疏泄而藏血，具有条达气机，调节情志的功能。肝病日久，则肝气郁滞，疏泄失职，故见两胁胀满疼痛。气为血帅，气滞则血凝，故见舌质瘀点、瘀斑。气短乏力，兼见月经量，因气虚而不能统血，气虚与失血并见的证候。故 24 题选 C，25 题选 D。

26.【答案】A　27.【答案】B

【解析】血瘀在临床上表现为固定刺痛，痛处拒按，常在夜间痛甚，甚或有肿块，出血，舌暗或有紫色斑点，脉细涩或结代。气陷在临床上表现为头晕眼花，气短疲乏，脘腹坠胀感，大便稀溏，形体消瘦，或见内脏下垂，脱肛等。故 26 题选 A，27 题选 B。

28.【答案】C　29.【答案】A

【解析】饮停胃肠，症见脘腹痞胀，呕吐清涎，胃中振水音，肠间水声漉漉，是为“痰饮”。饮停胸胁，症见胸胁饱满，胀痛、咳嗽，转侧则痛增，脉弦，是为“悬饮”。饮停心肺，症见胸闷心悸，气短不能平卧，是为“支饮”。饮溢四肢，肢体沉重，酸痛，或浮肿，小便不利，是为“溢饮”。故 28 题选 C，29 题选 A。

30.【答案】C　31.【答案】D

第十单元　脏腑辨证

【A_1 型题】

1. 心阳虚的脉象表现是
   A. 脉细
   B. 沉迟无力或结代
   C. 脉微欲绝
   D. 散脉
   E. 濡脉
2. 寒湿困脾证又被称为
   A. 寒湿中阻证
   B. 太阴湿寒证
   C. 湿阻脾阳证
   D. 湿寒中阻证
   E. 寒阻脾阳证
3. 心气虚与心阳虚的共有症状是
   A. 心悸怔忡，胸闷气短
   B. 五心烦热，潮热盗汗
   C. 头晕目眩，面白无华
   D. 畏寒肢冷，面色㿠白
   E. 大汗淋漓，四肢厥冷
4. 下列各项，不属于阴虚动风证临床表现的是
   A. 手足震颤、蠕动
   B. 肢体抽搐，眩晕耳鸣
   C. 口燥咽干，形体消瘦
   D. 皮肤瘙痒，爪甲不荣
   E. 舌红少津，脉弦细数
5. 下列哪项不是肾阴虚证的表现
   A. 阳强易举
   B. 遗精
   C. 崩漏
   D. 经少、经闭
   E. 滑精早泄
6. 寒痰阻肺证一般不会出现
   A. 恶寒肢冷
   B. 咳嗽痰多
   C. 胸闷气喘
   D. 舌苔白滑
   E. 脉象弦数
7. 下列各项，不属于风水相搏证临床表现的是
   A. 恶寒发热
   B. 起病急骤
   C. 头面眼睑先肿
   D. 形寒肢冷
   E. 脉象浮数
8. 下列哪项不属于心肾不交证伴有的症状
   A. 心烦心悸
   B. 多梦健忘
   C. 腰膝酸软
   D. 惊悸不宁
   E. 五心烦热
9. 心血虚与心阴虚的共有症状是
   A. 头晕目眩，面白无华
   B. 五心烦热，潮热盗汗
   C. 心悸，失眠，多梦
   D. 唇舌淡白，脉细数
   E. 舌红少苔，脉细数
10. 女子带下清稀，胎动易滑，证属
   A. 气下中陷
   B. 肾阳虚损
   C. 肾气不固
   D. 肾精不足
   E. 肾不纳气
11. 下列各项，肺阴亏虚证的主要特征是
   A. 咳逆上气阵作
   B. 干咳声短，痰少而黏
   C. 咳痰白稀
   D. 反复咳嗽痰多
   E. 咳时胸闷呕恶

12. 咳嗽，痰少而黄，身热汗出，恶风，口渴，舌尖红，苔薄黄，脉浮数。其证型是
A. 燥热伤肺
B. 风热犯肺
C. 肝火犯肺
D. 痰热郁肺
E. 热邪壅肺
13. 心悸失眠，头晕眼花等可见于
A. 心气虚
B. 心血虚
C. 肝血虚
D. 脾气虚
E. 肺气虚
14. 大肠液亏证的主症是
A. 口干咽燥
B. 口臭头晕
C. 便干难以排出
D. 舌红苔白而干
E. 脉象细涩
15. 以胸胁灼痛、急躁易怒、咳嗽、痰黄或咳血等与实热证并见为主要表现的证型是
A. 肺气虚损
B. 肝火犯胃
C. 肝火犯肺
D. 肺肾气虚
E. 肝郁脾虚
16. 心烦失眠，面赤口渴，尿黄便结，或口舌生疮，赤烂疼痛，舌红苔黄，脉数的临床意义是
A. 心火亢盛证
B. 热闭心神证
C. 心火迫血妄行证
D. 心火下移证
E. 热扰心神证
17. 心火亢盛证临床表现的是
A. 腹泻
B. 高热
C. 痛
D. 狂躁
E. 郑声
18. 心气虚、心阳虚、心阳暴脱证的共同临床表现是
A. 冷汗肢厥
B. 自汗
C. 心悸
D. 畏寒肢冷
E. 面唇青紫
19. 不属于心火亢盛证临床表现的是
A. 牙龈肿痛
B. 大便干结
C. 口舌生疮
D. 小便黄赤
E. 衄血
20. 瘀阻心脉证胸痛的临床表现是
A. 胀痛
B. 刺痛
C. 闷痛
D. 隐痛
E. 剧痛
21. 腹痛窘迫，时时欲便，肛门重坠，便出不爽，提示
A. 脾肾阳虚，肛门失约
B. 湿热内阻，肠道气滞
C. 肝气犯脾，食滞肠道
D. 脾虚中气下陷
E. 大肠湿热下注
22. 心脉痹阻证胸痛发作时，可伴见的临床症状是
A. 痛引胸胁
B. 痛引脘腹
C. 痛引腰背
D. 痛引颈项
E. 痛引肩背
23. 老年人排尿后点滴不尽，多属
A. 脾肾阳虚
B. 肾阴亏虚
C. 湿热下注
D. 肾阳亏虚
E. 膀胱失约
24. 下列肝胆病中，哪项不见眩晕症
A. 肝血虚
B. 肝阴虚
C. 胆郁痰扰
D. 肝阳上亢
E. 肝气郁结
25. 以下症状由于肾气虚导致的是
A. 畏寒
B. 小便失禁
C. 呼多吸少
D. 男子精少不育
E. 腰膝酸软
26. 以心烦，口舌糜烂，小便灼热涩痛为临床表现的证候是
A. 心火亢盛证
B. 膀胱湿热证

C. 胃热炽盛证
D. 肝火上炎证
E. 肠道湿热证

27. 对诊断肾阳虚证最有意义的临床表现是
A. 小便频数，滑精早泄
B. 大便稀薄，完谷不化
C. 下肢水肿，凹陷不起
D. 畏寒肢冷，精神萎靡
E. 腰膝冷痛，精冷不育

28. 以胸胁胃脘胀痛，急躁易怒，嗳气吞酸，不思饮食，舌淡红，脉弦为特征的证候是
A. 肝胃不和证
B. 胃肠气滞证
C. 脾气虚证
D. 肝郁气滞证
E. 肝脾不调证

29. 下列除哪项外，均为阳明腑实证的临床表现
A. 脉沉迟而实
B. 日晡潮热
C. 身热不扬
D. 腹胀拒按
E. 大便秘结

30. 肠燥津亏证的主症是
A. 口干咽燥
B. 口臭头晕
C. 便干难以排出
D. 舌红苔白干
E. 脉象细涩

31. 寒湿困脾与湿热蕴脾的区别是
A. 有无肢体困重
B. 有无纳呆，便溏
C. 有无恶心呕吐
D. 有无舌红苔黄
E. 有无脘腹痞闷

32. 下列各项中，哪两脏可同有血虚的证候
A. 心、脾
B. 肝、脾
C. 心、肺
D. 心、肝
E. 肝、肾

33. 症见胃脘嘈杂，饥不欲食，隐隐灼痛，舌红少苔，脉细数，属于
A. 胃热炽盛证
B. 寒滞胃肠证
C. 胃阴虚证
D. 食滞胃肠证
E. 胃气虚证

34. 肝阳化风证的典型症状是
A. 头痛如劈
B. 肌肉瞤动
C. 眩晕欲仆
D. 失眠多梦
E. 皮肤瘙痒

35. 脏腑阴虚的共同症状是
A. 心悸失寐
B. 干咳痰少
C. 饥不欲食
D. 眩晕目涩
E. 舌红少津

36. 症见胆怯易惊，惊悸不宁，失眠多梦，眩晕耳鸣，脉弦数，属于
A. 肝血虚证
B. 胆郁痰扰证
C. 肝阴虚证
D. 肝阳上亢证
E. 肝郁气滞证

37. 肾阴虚与肾精不足证的相同症状是
A. 腰膝酸软
B. 成人精少，经闭
C. 动作迟缓，足痿无力
D. 精神呆钝失眠多梦
E. 潮热盗汗，咽干颧红

【B_1 型题】

（38~39 题共用备选答案）
A. 咳嗽，咳痰稀白
B. 咳嗽，痰多泡沫
C. 咳喘，咳痰黄稠
D. 咳嗽，痰少难咳
E. 咳喘，痰多易咳

38. 热邪壅肺证，可见
39. 燥邪犯肺证，可见

（40~41 题共用备选答案）
A. 食滞胃脘
B. 胃阴虚
C. 肝脾不调
D. 肝胃不和
E. 胃阳虚

40. 呕吐吞酸，胸胁胀满，嗳气频作，脘闷食少。其证候是
41. 干呕呃逆，胃脘嘈杂，口干咽燥，舌红少苔。其证候是

（42~43 题共用备选答案）
A. 肺肾气虚证
B. 心脾气血虚证
C. 心肾阳虚证
D. 心肺气虚证
E. 脾肺气虚证
42. 久病咳喘，呼多吸少，腰膝酸软，自汗耳鸣。属于
43. 久病咳喘，胸闷心悸，乏力少气，自汗声低。属于
（44~45 题共用备选答案）
A. 心肝血虚证
B. 心肾阴虚证
C. 脾肺气虚证
D. 心肾不交证
E. 心脾气血虚证
44. 心悸怔忡，纳呆腹胀，便溏乏力，舌淡嫩，脉弱。其证候是
45. 心烦失眠，腰膝酸软，遗精盗汗，舌红少苔，脉细数。其证候是
（46~47 题共用备选答案）
A. 尿频尿急，尿道灼痛，尿黄短少
B. 头痛目赤，急躁易怒，胁痛便秘
C. 腹部痞闷，纳呆便溏，面目发黄
D. 腹痛下痢，赤白黏冻，里急后重
E. 阴囊湿疹，瘙痒难忍，小便短赤
46. 肝胆湿热可见
47. 湿热蕴脾可见
（48~49 题共用备选答案）
A. 脾肾阳虚证
B. 肝肾阴虚证
C. 心肾不交证
D. 肺肾阴虚证
E. 心脾气血虚证
48. 以心烦失眠，遗精，耳鸣为主症的证候是
49. 以眩晕胁痛，遗精，耳鸣为主症的证候是
（50~51 题共用备选答案）
A. 脾气虚
B. 脾阳虚
C. 寒湿困脾
D. 食滞胃脘
E. 脾肾阳虚
50. 患者大便稀溏，纳差，腹胀，食后尤甚，舌淡白有齿痕。其证候是
51. 患者清晨腹痛，痛即作泻，形寒肢冷，完谷不化，面色㿠白，脉迟无力。其证候是
（52~53 题共用备选答案）
A. 肾气不固
B. 肾虚水泛
C. 肾精不足
D. 肾阳虚
E. 肾阴虚
52. 患者，女，31 岁。妊娠 3 个月，精神不振，突感腰痛难忍，小腹坠痛，舌质淡白，脉弱。其证候是
53. 患者，男，30 岁。结婚 3 年不育，脱发，腰软无力，舌质淡白，尺脉弱。其证候是
（54~55 题共用备选答案）
A. 寒湿困脾证
B. 脾气虚证
C. 脾不统血证
D. 脾虚气陷证
E. 脾阳虚证
54. 神疲乏力，纳少便溏，月经量多，崩漏。属于
55. 食少腹胀，食后胀感，肥胖少气。属于

答案与解析

【A_1 型题】

1.【答案】B

2.【答案】A

【解析】寒湿困脾证指寒湿内盛，困阻脾阳，脾失温运，以纳呆、腹胀、便溏、身重等为主要表现的寒湿证候。又名湿困脾阳证、寒湿中阻证、太阴寒湿证。故本题选 A。

3.【答案】A

【解析】心气虚证，是指心脏功能减退所表现的证候；心阳虚证，是指心脏阳气虚衰所表现的证候。心气虚衰，心中空虚，惕惕而动则心悸怔忡，心气不足，胸中宗气运转无力则胸闷气短。心阳虚证，在心气虚证的基础上出现虚寒症状，故心悸怔忡，胸闷气短为两者的共有症状。B 见于阴虚；C 见于血虚；D 见于阳虚；E 见于心阳虚脱。故本题选 A。

4.【答案】D

【解析】阴虚风动证的临床表现为手足震颤、蠕

动，或肢体抽搐，眩晕耳鸣，口燥咽干，形体消瘦，五心烦热，潮热颧红，舌红少津，脉弦细数。D属于血虚生风证的临床表现，故本题选D。

5.【答案】E

【解析】肾阴虚证临床表现：腰膝酸软而痛，头晕，耳鸣，齿松，发脱，男子阳强易举，遗精，早泄，女子经少或经闭，或崩漏，失眠，健忘，口燥咽干，形体消瘦，五心烦热，潮热盗汗，或骨蒸发热，午后颧红，小便短黄，舌红少津，少苔或无苔，脉细数。E主要见于肾气不足，精关不固。故本题选E。

6.【答案】E

【解析】脉象弦数是热的征象。寒痰阻肺，肺失宣降，肺气上逆，则咳嗽痰多；寒痰凝聚于肺，肺气不利，故胸闷气喘；寒性凝滞，阳气被郁而不能外达，故恶寒肢冷；舌苔白滑为寒饮痰浊内停之象。故本题选E。

7.【答案】D

【解析】风水相搏证的临床表现无形寒肢冷。风为阳邪，上先受之，肺居上焦，为水之上源，风邪犯肺，宣发肃降失职，不能通调水道，风水相搏，水气犯溢，故头面眼睑先肿，由于是外邪新感，所以恶寒发热，发病较快。脉象浮数为风水偏热。故本题选D。

8.【答案】D

9.【答案】C

【解析】心血虚证，是指心血不足，不能濡养心脏所表现的证候。心阴虚证，是指心阴不足，不能濡养心脏所表现的证候。二者常由久病耗损阴血，或失血过多，或阴血生成不足，或情志不遂，气火内郁，暗耗阴血等因素引起。心悸怔忡，失眠多梦，为心血虚与心阴虚的共有症状。若兼见眩晕，健忘，面色淡白无华，或萎黄，口唇色淡，舌色淡白，脉象细弱等症，为心血虚。若见五心烦热，潮热，盗汗，两颧发红，舌红少津，脉细数，为心阴虚。故本题选C。

10.【答案】C

【解析】肾气不固的临床表现：面色苍白、神疲倦怠、耳聋失聪、腰膝酸软，尿频而清长、或小便失禁，或遗溺、余沥不净，男子滑精、早泄，女子带下清稀、胎动易滑，舌淡苔白，脉沉细弱。故本题选C。

11.【答案】B

【解析】肺阴亏虚表现为干咳无痰，或痰少而黏、不易咳出，或痰中带血。故本题选B。

12.【答案】B

【解析】风热犯肺在临床上表现为咳嗽，痰少而黄，气喘，鼻塞，流浊涕，咽喉肿痛，发热，微恶风寒，口微渴，舌尖红，苔薄黄，脉浮数。故本题选B。

13.【答案】B

【解析】心血虚可见心悸怔忡，失眠多梦，健忘，眩晕，面色淡白或萎黄，唇舌色淡，脉细弱。故本题选B。

14.【答案】C

【解析】大肠液亏（肠燥津亏证）表现为大便干燥如羊屎，艰涩难下，数日一行，腹胀作痛，或可于左少腹触及包块，口干，或口臭，或头晕，舌红少津，苔黄燥，脉细涩，其中以便干难以排出为主症。故本题选C。

15.【答案】C

【解析】肝火犯肺证以肝火犯肺，肺失清肃为主要病机；以胸胁灼痛、急躁易怒、咳嗽、痰黄或咳血等与实热证并见为主要表现。故本题选C。

16.【答案】A

【解析】心主神明，火热内炽，扰乱心神，则心烦失眠，甚或狂躁，神昏谵语；火邪伤津，故口渴，尿黄，便结；心之华在面，开窍于舌，火热循经上炎，则面赤，口舌生疮，腐烂疼痛；热伤血络，迫血妄行，则见吐血、衄血；心热下移小肠，故小便赤、涩、灼、痛；舌尖红绛，脉数有力，为火热内盛之象。故本题选A。

17.【答案】D

18.【答案】C

【解析】心气虚证指心气不足，鼓动无力，以心悸怔忡及气虚症状为主要表现。心阳虚证指心阳虚衰，温运失司，虚寒内生，以心悸怔忡或心胸疼痛及阳虚症状为主要表现。心阳虚脱证指心阳衰极，阳气欲脱，以心悸胸痛、冷汗肢厥、脉微欲绝为主要表现。三者共同的症状为心悸、怔忡、胸闷、气短，活动后加重，自汗。故本题选C。

19.【答案】A

20.【答案】B

21.【答案】B

【解析】“腹痛窘迫，时时欲便，肛门重坠，便出不爽”的症状多因湿热内阻，肠道气滞所致，常见于痢疾。大便失禁多因脾肾阳虚，肛门失约所致。排便不爽多因大肠湿热、肝气犯脾，食滞肠道所致。肛门重坠多因脾虚中气下陷所致。肛门灼热多因大肠湿热下注，或大肠郁热下迫直肠所致。故本题选B。

22.【答案】E

23.【答案】D

【解析】余沥不尽是指排尿后仍有小便点滴不尽的症状，多属肾阳亏虚、肾气不固。常见于老年人或久病体虚者。故本题选D。

24.【答案】E

【解析】肝血虚，血不能上荣于头面，故出现眩晕；肝阴虚，不能上滋头目，也会出现眩晕；胆郁痰扰，痰湿上蒙头面，故出现眩晕；肝阳上亢，升发太过，血随气逆，亢扰于上，故见眩晕。肝气郁结不会出现眩晕。故本题选E。

25.【答案】B

【解析】畏寒是肾阳虚的表现；小便失禁是肾气虚而致肾气不固的表现；呼多吸少是肾不纳气；男子精少不育是肾精不足；腰膝酸软多是肾阴虚。故本题选B。

26.【答案】A

【解析】心火亢盛证表现为发热，口渴，心烦，失眠，便秘，尿黄，面红，舌尖红绛，苔黄，脉数有力；甚或口舌生疮、溃烂疼痛；或见小便短赤、灼热涩痛；或见吐血、衄血；或见狂躁谵语、神识不清。故本题选A。

27.【答案】E

【解析】肾阳虚证的临床表现：腰膝酸软冷痛，畏寒肢冷，下肢尤甚，面色㿠白或黧黑，神疲乏力；或见性欲冷淡，男子阳痿、滑精、早泄，女子宫寒不孕，白带清稀量多；或大便稀溏，或五更泄泻，尿频清长，夜尿多；舌淡苔白，脉沉细迟无力，尺部尤甚。故本题选E。

28.【答案】A

【解析】肝胃不和证临床表现为脘胁胀闷疼痛，嗳气呃逆，嘈杂吞酸，不思饮食，烦躁易怒，舌红苔薄黄，脉弦或带数象；或巅顶疼痛，遇寒则甚，得温痛减，呕吐涎沫，形寒肢冷，舌淡苔白滑，脉沉弦紧。故本题选A。

29.【答案】C

【解析】阳明腑实证是邪热内盛，与肠中糟粕相搏，燥屎内结，以潮热汗出，腹满痛，便秘，脉沉实等为主要表现的证候。证候分析：阳明经气旺于日晡，故日晡潮热；邪热与糟粕结于肠中，腑气不通，故腹胀满，拒按，大便秘结；邪热亢盛，有形之邪阻滞，脉道壅滞，故脉沉而有力。身热不扬是阴虚发热的表现。故本题选C。

30.【答案】C

31.【答案】D

【解析】寒湿困脾证表现为脘腹痞闷，腹痛便溏，口腻纳呆，泛恶欲呕，头身困重或身目发黄，黄色晦暗如烟熏，或妇女白带量多，舌淡胖苔白腻。湿热蕴脾证表现为脘腹胀闷，纳呆，恶心欲呕，便溏不爽，肢体困重，或面目黄色鲜明，皮肤瘙痒，舌质红苔黄腻，脉濡数。故本题选D。

32.【答案】D

【解析】心主血脉而藏神，肝藏血而主魂，血虚则心肝失养，神魂不宁，则见心、肝可同有血虚。故本题选D。

33.【答案】C

【解析】胃阴虚证表现为胃脘嘈杂，饥不欲食，或痞胀不舒，隐隐灼痛，干呕，呃逆，口燥咽干，大便干结，小便短少，舌红少苔乏津，脉细数。故本题选C。

34.【答案】C

【解析】肝阳化风证表现为眩晕欲仆，步履不稳，头胀头痛，急躁易怒，耳鸣，项强，头摇，肢体震颤，手足麻木，语言謇涩，面赤，舌红，或有苔腻，脉弦细有力。甚至突然昏仆，口眼歪斜，半身不遂，舌强语謇。故本题选C。

35.【答案】E

【解析】阴虚证：五心烦热，或骨蒸潮热，颧红盗汗，口燥咽干，心烦失眠，形体消瘦，或眩晕耳鸣，小便短黄，大便干结，舌红少苔少津，脉细数等。阴虚证亦具有病程长、病势缓等虚证特点。伤阴者，阴液亏虚而虚热内生。由于阴液不足，脏腑组织失去濡养，同时阴虚不能制阳，而致阳热相对偏亢，故见手足心热，或骨蒸潮热，颧红盗汗，咽干心烦，小便短黄，大便干结等症，而舌红少苔少津，脉细数为阴虚的典型体征。故本题选E。

36.【答案】B

【解析】胆郁痰扰证表现为胆怯易惊，惊悸不宁，失眠多梦，烦躁不安，胸胁胀闷，善太息，头晕目眩，口苦呕恶，吐痰涎，舌淡红或红，苔白腻或黄滑，脉弦缓或弦数。故本题选B。

37.【答案】A

【解析】肾阴虚证表现为腰膝酸软而痛，头晕，耳鸣，齿松，发脱，男子阳强易举、遗精、早泄，女子经少或经闭、崩漏，失眠，健忘，口咽干燥，形体消瘦，五心烦热，潮热盗汗，骨蒸发热，午后颧红，小便短黄，舌红少津、少苔或无苔，脉细数。肾精不足证表现为小儿发育迟缓，身材矮小，囟门迟闭。性欲减退，男子精少不育，女子经闭不孕。发脱齿摇，耳聋，腰膝酸软，神情呆钝，动作迟钝，舌淡苔白脉弱。故本题选A。

【B_1型题】

38.【答案】C　39.【答案】D

【解析】热邪壅肺证可见咳嗽、痰稠色黄、气喘息粗、壮热口渴甚则心烦、鼻翼煽动、或胸痛咳吐脓血腥臭痰。燥邪犯肺证可见干咳少痰，或痰少而黏，不易咳出，甚则胸痛，痰中带血。故 38 题选 C，39 题选 D。

40.【答案】D　41.【答案】B

【解析】肝胃不和表现为胃脘、胁肋胀满疼痛，走窜不定，嗳气，吞酸嘈杂，呃逆，不思饮食，情绪抑郁，善太息，或烦躁易怒，舌淡红，苔薄黄，脉弦。胃阴虚表现为胃脘嘈杂，饥不欲食，或痞胀不舒，隐隐灼痛，干呕，呃逆，口燥咽干，大便干结，小便短少，舌红少苔乏津，脉细数。故 40 题选 D，41 题选 B。

42.【答案】A　43.【答案】D

【解析】肺肾气虚证表现为咳嗽无力，呼多吸少，气短而喘，动则尤甚，吐痰清稀，声低，乏力，自汗，耳鸣，腰膝酸软，或尿随咳出，舌淡紫，脉弱。心肺气虚证表现为胸闷，咳嗽，气短而喘，心悸，动则尤甚，吐痰清稀，神疲乏力，声低懒言，自汗，面色淡白，舌淡苔白，或唇舌淡紫，脉弱或结或代。故 42 题选 A，43 题选 D。

44.【答案】E　45.【答案】D

【解析】心脾气血虚证临床表现为心悸怔忡，失眠多梦，眩晕健忘，面色萎黄，食欲不振，腹胀便溏，神倦乏力，或皮下出血，妇女月经量少色淡，淋沥不尽等，舌质淡嫩，脉弱。心肾不交证临床表现为心烦不寐，心悸健忘，头晕耳鸣，腰酸遗精，五心烦热，咽干口燥，舌红少苔或无苔，脉细数，或伴见腰部下肢酸困发冷。故 44 题选 E，45 题选 D。

46.【答案】E　47.【答案】C

【解析】肝胆湿热证是湿热蕴结肝胆，疏泄功能失职所表现的证候。临床表现为胁肋部胀痛灼热，厌食腹胀，口苦泛恶，大便不调，小便短赤；或寒热往来，身目黄如橘子色；或男子阴囊湿疹，睾丸肿胀热痛，女子带下黄臭，外阴瘙痒；舌红苔黄腻，脉弦数或滑数。湿热蕴脾证是湿热内蕴中焦，致脾胃运化功能障碍所表现的证候。临床表现为脘腹痞闷胀满，呕恶口苦，纳呆厌食，肢体困重，小便短黄，大便溏泄不爽；或身目发黄，色泽鲜明如橘皮，或皮肤瘙痒；或身热不扬或热势起伏，汗出热不解；舌红苔黄腻，脉濡数。故 46 题选 E，47 题选 C。

48.【答案】C　49.【答案】B

【解析】心肾不交证的临床表现：心烦不寐，惊悸多梦，头晕耳鸣，健忘，腰膝酸软，遗精、梦交，五心烦热，口干咽燥，潮热盗汗，舌红少苔或无苔，少津，脉细数；或伴见腰部下肢酸困发冷，脉细弱。肝肾阴虚的临床表现：头晕目眩，耳鸣健忘，失眠多梦，腰膝酸软，胁肋胀痛，口燥咽干，五心烦热，颧红盗汗，男子遗精，女子经少，舌红少苔，脉细数。故 48 题选 C，49 题选 B。

50.【答案】A　51.【答案】E

【解析】脾气虚表现为不欲食，纳少，脘腹胀满，食后胀甚，或饥时饱胀，大便稀溏，肢体倦怠，神疲乏力，少气懒言，舌淡苔白，脉缓或弱。脾肾阳虚证表现为腰膝、下腹冷痛，畏寒肢凉，久泄久痢，或五更泄泻，完谷不化，便质清冷，或全身水肿，小便不利，面色㿠白，舌淡胖，苔白滑，脉沉迟无力。故 50 题选 A，51 题选 E。

52.【答案】A　53.【答案】C

【解析】肾气不固证指肾气亏虚，失于封藏、固摄，以腰膝酸软，小便、精液、经气、胎气不固等为主要表现的虚弱证候。肾精不足指肾精亏损，脑与骨髓失充，以生长发育迟缓、早衰、生育功能低下为主要表现的证候。52 题患者由于肾气亏虚，失于封藏、固摄，而胎气不固，见腰痛难忍，小腹坠胀；舌淡，脉弱，为肾气亏虚，失于充养所致。53 题患者由于肾精亏损，无以充髓实脑，故脱发；肾精不足，生殖无源，故婚久不育；肾精不养腰府则腰软无力；舌质淡白，尺脉弱，为肾虚之象。故 52 题选 A，53 题选 C。

54.【答案】C　55.【答案】B

【解析】脾不统血证表现为各种出血，如呕血、便血、尿血、肌衄、鼻衄、齿衄，妇女月经过多、崩漏等，伴见食少，便溏，神疲乏力，气短懒言，面色萎黄，舌淡苔白，脉细弱。脾气虚证表现为不欲食或纳少，腹胀，食后胀甚，便溏，神疲乏力，少气懒言，肢体倦怠，或浮肿，或肥胖，面色萎黄，舌淡苔白脉弱。故 54 题选 C，55 题选 B。

第三章 中 药 学

第一单元 药性理论

【A_1 型题】

1. 归经的理论基础是
   A. 阴阳学说
   B. 五行学说
   C. 运气学说
   D. 整体观念
   E. 脏腑经络理论
2. 反映药物作用趋势的是
   A. 四气
   B. 五味
   C. 归经
   D. 毒性
   E. 升降浮沉
3. 下列各项，属于苦味药作用的是
   A. 燥湿坚阴
   B. 软坚散结
   C. 泻下通便
   D. 收敛固涩
   E. 缓急止痛
4. 确定四气的理论依据是
   A. 从人体的感觉总结出来的
   B. 从机体的反应总结出来的
   C. 从疾病的性质总结出来的
   D. 从药物作用于机体所发生的反应概括出来的
   E. 从药物药用部位、质地轻重等推导出来的
5. 下列各项，属淡味药作用的是
   A. 软坚散结
   B. 活血祛瘀
   C. 疏肝理气
   D. 利水渗湿
   E. 泻下通便
6. 下列各项，属温热药的作用是
   A. 引火归原
   B. 凉血解毒
   C. 滋阴除蒸
   D. 清热利尿
   E. 凉肝息风
7. 性味苦寒的药物大多具有的功效是
   A. 祛风除湿
   B. 芳香化湿
   C. 清热燥湿
   D. 利水渗湿
   E. 活血通络
8. 能缓和拘急疼痛的药物大多具有的药味是
   A. 苦味
   B. 咸味
   C. 辛味
   D. 甘味
   E. 酸味
9. 下列各项，不属于苦味药作用的是
   A. 清热泻火
   B. 泄降逆气
   C. 引药下行
   D. 通泻大便
   E. 燥湿坚阴

【B_1 型题】

（10~11 题共用备选答案）
A. 苦寒
B. 甘寒
C. 辛苦温
D. 甘苦温
E. 甘辛温

10. 清热燥湿药的性味多为
11. 理气药的性味多为

（12~13 题共用备选答案）
A. 肺、胃、肾经
B. 肺、脾、肾经
C. 心、脾、肾经
D. 心、肝、肾经
E. 心、肝、脾经

12. 知母的主要归经是
13. 龟甲的主要归经是

（14~15题共用备选答案）

A. 温药

B. 凉药

C. 血药

D. 气药

E. 寒药

14. 痢下赤多者，应重用

15. 痢下白多者，应重用

答案与解析

【A_1型题】

1.【答案】E

【解析】归经就是指药物对于机体某部分的选择性作用，主要对某经（脏腑及其经络）或某几经发生明显的作用，而对其他经则作用较小，或没有作用。归经理论的形成是以中医基本理论为指导，以脏腑、经络理论为基础，以所治具体病证为依据。故本题选E。

2.【答案】E

【解析】四气，就是寒、热、温、凉四种不同的药性，又称四性。五味，是指药物有酸、苦、甘、辛、咸五种不同的味道，因而具有不同的治疗作用。归经是指药物对于机体某部分的选择性作用，即某药对某些脏腑经络有特殊的亲和作用。毒性指药物对机体所产生的不良影响及损害性。升降浮沉反映药物作用趋势。故本题选E。

3.【答案】A

【解析】辛“能散能行”，即具有发散、行气、行血的作用。甘“能补能和能缓”，即具有补益、和中、调和药性和缓急止痛的作用。酸“能收能涩”，即具有收敛、固涩的作用。苦“能泄、能燥、能坚”，即具有清泄火热、泄降气逆、通泻大便、燥湿、坚阴（泻火存阴）等作用。咸“能下、能软”，即具有泻下通便、软坚散结的作用。故本题选A。

4.【答案】D

5.【答案】D

6.【答案】A

【解析】温热药分别具有温里散寒、暖肝散结、补火助阳、温阳利水、温经通络、引火归原、回阳救逆等作用，主要用于中寒腹痛、寒疝作痛、阳痿不举、宫冷不孕、阴寒水肿、风寒痹证、血寒经闭、虚阳上越、亡阳虚脱等一系列阴寒证。故本题选A。

7.【答案】C

8.【答案】D

9.【答案】C

【B_1型题】

10.【答案】A　11.【答案】C

12.【答案】A　13.【答案】D

【解析】知母性苦、甘、寒，归肺、胃、肾经。龟甲性苦、咸、寒，归肝、肾、心经。故12题选A，13题选D。

14.【答案】C　15.【答案】D

【解析】痢下白多赤少，湿邪伤及气分；赤多白少，或以血为主者，热邪伤及血分。赤多重用血药，白多重用气药。故14题选C，15题选D。

第二单元　中药的配伍

【A_1型题】

1. 甘草与芫花配伍，属于

A. 相须

B. 相使

C. 相畏

D. 相杀

E. 相反

2. 治疗痉挛抽搐，全蝎与蜈蚣同用，其配伍关系为

A. 相畏

B. 相杀

C. 相须

D. 相使

E. 相恶

3. 大黄与芒硝配伍，属于哪种配伍关系

A. 相使

B. 相须

C. 相畏

D. 相杀

E. 相恶

4. 人参配莱菔子在药物七情配伍关系中属

A. 相使

B. 相畏
C. 相杀
D. 相反
E. 相恶

5. 下列各组药物中，不属于配伍禁忌的是
A. 川贝母与川乌
B. 藜芦与赤芍
C. 肉桂与赤石脂
D. 水银与砒霜
E. 硫黄与厚朴

6. 下列药物中，不宜与藜芦配伍的是
A. 黄芩
B. 黄连
C. 黄柏
D. 龙胆草
E. 苦参

答案与解析

【A_1 型题】

1.【答案】E

【解析】相须指两种功效类似的药物配合应用，可以增强原有药物的功效。相使指以一种药物为主，另一种药物为辅，两药合用，辅药可以提高主药的功效。相畏指一种药物的毒副作用能被另一种药物所抑制。相杀指一种药物能够消除另一种药物的毒副作用。相反指两种药物同用能产生剧烈的毒副作用。如本题甘草反芫花，属于“十八反”中“藻戟遂芫俱战草”的内容。故本题选 E。

2.【答案】C

【解析】全蝎、蜈蚣同用，能明显增强止痉定搐的作用，属于相须关系。故本题选 C。

3.【答案】B

【解析】大黄与芒硝的功效相近，相须使用可增强清热泻火的功效。故本题选 B。

4.【答案】E

【解析】相恶，一种药物能破坏另一种药物的功效。人参配莱菔子，莱菔子能削弱人参的补气作用。故本题选 E。

5.【答案】E

【解析】所谓配伍禁忌，就是指某些药物合用会产生剧烈的毒副作用或降低和破坏药效，因而应该避免配合应用，也即《神农本草经》所谓：“勿用相恶、相反者。”而“十九畏”歌诀中记载“硫黄原是火中精，朴硝一见便相争。”故本题选 E。

6.【答案】E

第三单元　中药的用药禁忌

【A_1 型题】

1. 下列各项，与瓜蒌相反的药物是
A. 半夏
B. 乌头
C. 贝母
D. 白蔹
E. 白及

2. 下列各项，与乌头相反的药物是
A. 甘草
B. 海藻
C. 人参
D. 藜芦
E. 天花粉

3. 下列各组药物中，属于十九畏的是
A. 巴豆畏芒硝
B. 丁香畏三棱
C. 牙硝畏郁金
D. 官桂畏犀角
E. 人参畏五灵脂

4. 在“十八”反中，不属与甘草相反的药物是
A. 大戟
B. 海藻
C. 贝母
D. 芫花
E. 甘遂

5.“十九畏”中，人参“畏”的是
A. 三棱
B. 朴硝
C. 硫黄
D. 五灵脂
E. 密陀僧

6. 下列各组药物中，属于配伍禁忌的是
A. 巴豆与牵牛

B. 丁香与三棱
C. 牙硝与郁金
D. 官桂与五灵脂
E. 人参与赤石脂
7. 不是孕妇慎用的中药是
A. 桃仁
B. 红花
C. 乳香
D. 没药
E. 天仙藤

【B_1 型题】

(8~9 题共用备选答案)
A. 大戟
B. 瓜蒌
C. 细辛
D. 砒霜
E. 丁香
8. "十九畏"中，郁金畏的是
9. "十九畏"中，水银畏的是

答案与解析

【A_1 型题】

1.【答案】B
2.【答案】E

【解析】张子和在《儒门事亲》中记载了"十八反"歌："本草名言十八反，半蒌贝蔹及攻乌，藻戟遂芫俱战草，诸参辛芍叛藜芦。"里面提到与乌头相反的药物有贝母、瓜蒌、半夏、白及、白蔹。天花粉是葫芦科植物瓜蒌的干燥根，属于瓜蒌类。其余几味药不属于与乌头相反的药物类别。故本题选 E。

3.【答案】E

【解析】"十九畏"的内容：硫黄畏朴硝，水银畏砒霜，狼毒畏密陀僧，巴豆畏牵牛，丁香畏郁金，川乌、草乌畏犀角，牙硝畏三棱，官桂畏赤石脂，人参畏五灵脂。故本题选 E。

4.【答案】C
5.【答案】D

【解析】十九畏歌：硫黄原是火中精，朴硝一见便相争，水银莫与砒霜见，狼毒最怕密陀僧，巴豆性烈最为上，偏与牵牛不顺情，丁香莫与郁金见，牙硝难合京三棱，川乌草乌不顺犀，人参最怕五灵脂，官桂善能调冷气，若逢石脂便相欺。故本题选 D。

6.【答案】A
7.【答案】E

【解析】妊娠慎用的药物：包括通经去瘀、行气破滞及辛热滑利之品，如桃仁、红花、牛膝、大黄、枳实、附子、肉桂、干姜、木通、冬葵子、瞿麦等。桃仁、红花、乳香、没药活血化瘀之力强，易损伤胞胎引起滑胎。而天仙藤虽有行气活血之功，但功效缓和，可治疗妊娠水肿，产后血气腹痛等，为孕妇可用之药。故本题选 E。

【B_1 型题】

8.【答案】E　9.【答案】D

第四单元　中药的剂量与用法

【A_1 型题】

1. 一般幼儿的用药剂量是成人的
A. 1/6
B. 1/3
C. 1/2
D. 2/3
E. 1/4
2. 呕吐病人服药的方法应是
A. 饭前服
B. 饭后服
C. 小量频服
D. 睡前服
E. 清晨服
3. 龟甲入汤剂应当
A. 包煎
B. 先煎
C. 后下
D. 另煎
E. 烊化
4. 中药传统的给药途径是
A. 舌下给药
B. 直肠给药
C. 口服和皮肤给药

D. 黏膜表面给药
E. 吸入给药

5. 下列各药中，入汤剂宜包煎的药物是
A. 砂仁
B. 沉香
C. 磁石
D. 五灵脂
E. 天南星

6. 钩藤入汤剂宜
A. 先煎
B. 后下
C. 包煎
D. 另煎
E. 烊化

7. 羚羊角入汤剂宜
A. 先煎
B. 后下
C. 包煎
D. 另煎
E. 烊化

8. 下列药物入汤剂宜包煎的是
A. 茯苓
B. 滑石
C. 地肤子
D. 泽泻
E. 茵陈蒿

答案与解析

【A_1 型题】

1.【答案】C

【解析】中药的剂量与年龄等因素相关，一般老年人、小儿都要在成年人用药的基础上减量。新生儿用成人量的 1/6，乳婴儿用成人量的 1/3，幼儿用成人量的 1/2，学龄儿童用成人量的 2/3 或接近成人用量。故本题选 C。

2.【答案】C

3.【答案】B

【解析】煎煮方法需要特殊处理的有：①矿石类、贝壳类、动物甲壳类、某些有毒中药需先煎。②含挥发性成分、气芳香、久煎有效成分易破坏的应后下。③含黏液质、绒毛、花粉等饮片宜包煎。④某些贵重药材应另煎。⑤一些用量少的贵重药材研末冲服。⑥胶类、蜜膏类宜加热烊化服用。龟甲属于动物甲壳类，质地坚硬，有效成分不易煎出，入汤剂宜先煎。故本题选 B。

4.【答案】C

5.【答案】D

【解析】砂仁为干燥的成熟果实，宜后下。沉香为含有树脂的木材，性芳香辛散，入汤剂宜后下。磁石为矿石，宜打碎先煎。天南星为草本天南星的干燥块茎，无特殊煎法。五灵脂为复齿鼯鼠的干燥粪便，气味腥臭，服后易引起呕吐，故宜包煎。故本题选 D。

6.【答案】B

【解析】因钩藤久煎能破坏其有效成分，应后下，即在其他药物煮沸 5~10 分钟后放入。故本题选 B。

7.【答案】D

【解析】另煎又称另炖，主要是指某些贵重药材，为了更好地煎出有效成分，还应另煎，即另炖 2~3 小时。煎液可以另服，也可与其他煎液混合服用，如人参、西洋参、羚羊角等。故本题选 D。

8.【答案】B

【解析】茯苓为真菌茯苓的干燥菌核，常用煎法即可。地肤子为一年生草本地肤的干燥成熟果实，无特殊煎法。泽泻为草本泽泻的干燥块茎，普通煎法即可。茵陈蒿是多年生草本茵陈蒿的干燥地上部分，无需特殊煎煮法。滑石极易漂浮在水面，不利煎煮，且包煎法用于刺激性、易漂浮类药物。故本题选 B。

第五单元　解　表　药

【A_1 型题】

1. 鼻渊头痛，香臭不闻，浊涕常流。用药宜首选
A. 薄荷
B. 藿香
C. 辛夷
D. 紫苏
E. 荆芥

2. 既治风寒表实无汗，又治风寒表虚有汗的药物是
A. 麻黄

B. 紫苏
C. 桂枝
D. 香薷
E. 荆芥
3. 解表药的味多是
A. 辛味
B. 酸味
C. 甘味
D. 苦味
E. 咸味
4. 用治邪热壅肺之咳喘、气急，宜选用的药组是
A. 半夏、天南星
B. 陈皮、半夏
C. 麻黄、石膏
D. 白芥子、莱菔子
E. 杏仁、白果
5. 长于治疗腰以上风湿痹证的药物是
A. 独活
B. 羌活
C. 蔓荆子
D. 防风
E. 苍耳子
6. 止泻宜煨用的药物是
A. 葛根
B. 柴胡
C. 升麻
D. 桑叶
E. 薄荷
7. 阴虚阳亢头痛及肺燥伤阴咳嗽当忌用的药是
A. 麻黄
B. 桂枝
C. 生姜
D. 细辛
E. 白芷
8. 素体表虚，复因外感，恶风汗出，发热脉浮缓。应首选的药物是
A. 薄荷
B. 荆芥
C. 桂枝
D. 防风
E. 紫苏
9. 治疗胸阳不振，血脉受寒，胸痹胸痛者。应首选
A. 麻黄
B. 桂枝
C. 细辛
D. 生姜
E. 白芷
10. 不属于麻黄功效的是
A. 发汗解表
B. 养心安神
C. 宣发肺气
D. 止咳平喘
E. 利水消肿
11. 治疗肝气郁结，胸闷，胁肋胀痛，月经不调者。宜选用
A. 紫苏
B. 蔓荆子
C. 蝉蜕
D. 薄荷
E. 荆芥
12. 炒炭后可用于治疗便血的药物是
A. 防风
B. 香薷
C. 羌活
D. 黄连
E. 荆芥
13. 夏月感冒，发热恶寒，头痛无汗当选
A. 薄荷
B. 藿香
C. 佩兰
D. 香薷
E. 扁豆
14. 功能凉血，解毒，养阴的药物是
A. 生地黄
B. 玄参
C. 牡丹皮
D. 紫草
E. 大青叶
15. 细辛具有的功效是
A. 回阳救逆
B. 温肝暖肾
C. 温中降逆
D. 宣通鼻窍
E. 理气和胃
16. 既可用治外感风寒，又可用于外感风热的药物是
A. 麻黄
B. 防风
C. 桂枝
D. 紫苏
E. 羌活
17. 具有清热利湿，利胆退黄之效，治疗湿热黄疸的药组是

A. 黄芩、夏枯草
B. 栀子、大黄
C. 金银花、连翘
D. 紫草、水牛角
E. 黄连、苦参

18. 治疗外感风寒兼脾胃气滞胸脘满闷、恶心呕逆者，应首选的药物是
A. 防风
B. 香薷
C. 细辛
D. 紫苏
E. 白芷

19. 既能凉血散瘀，又善清泻肝火的药物是
A. 石膏
B. 赤芍
C. 牡丹皮
D. 黄连
E. 栀子

20. 既能发汗解表，又能温中止呕、温肺止咳的药物是
A. 麻黄
B. 桂枝
C. 紫苏
D. 生姜
E. 白芷

21. 治疗咽喉红肿疼痛，兼有肺热咳嗽痰多者。应首选的药物是
A. 射干
B. 鱼腥草
C. 金银花
D. 大青叶
E. 山豆根

22. 太阳经头痛可选用的引经药物是
A. 羌活、白芷
B. 细辛、葛根
C. 川芎、吴茱萸
D. 柴胡、黄芩
E. 羌活、川芎

23. 善于治疗夏季感寒饮冷，发热恶寒，头痛无汗的药物是
A. 麻黄
B. 桂枝
C. 紫苏
D. 生姜
E. 香薷

24. 下列药物中，能燥湿止带的是
A. 防风
B. 白芷
C. 羌活
D. 苍耳子
E. 藁本

25. 防风、羌活均可治疗
A. 破伤风证
B. 疮痈肿毒
C. 风湿痹痛
D. 带下证
E. 水肿脚气

26. 下列各项，不属于防风治疗的病证是
A. 外感风寒，头身疼痛
B. 风寒湿痹，肢体疼痛
C. 肝脾不和，腹痛泄泻
D. 湿热痹证，痉厥抽搐
E. 破伤风证，角弓反张

27. 功能祛风散寒止痛，善治巅顶头痛的药物是
A. 白芷
B. 藁本
C. 细辛
D. 吴茱萸
E. 苍耳子

28. 蝉蜕的主要归经是
A. 肺、脾
B. 肺、肾
C. 肺、心
D. 肺、肝
E. 肺、大肠

29. 具有散风寒，通鼻窍功效的药物是
A. 桂枝
B. 生姜
C. 防风
D. 辛夷
E. 紫苏

30. 治疗外感风热，发热，微恶寒，头痛，咽喉肿痛，兼胸闷胁肋胀痛。应首选
A. 升麻
B. 薄荷
C. 葛根
D. 蝉蜕
E. 牛蒡子

31. 治疗风热郁闭，咽喉肿痛，大便秘结者。应首选
A. 薄荷
B. 蝉蜕
C. 菊花

D. 蔓荆子
E. 牛蒡子

32. 下列药物中，长于清利头目的是
A. 葛根
B. 柴胡
C. 升麻
D. 蔓荆子
E. 淡豆豉

【B_1 型题】

（33~34 题共用备选答案）
A. 透疹，利咽消肿
B. 透疹，利咽，清利头目
C. 透疹，明目退翳
D. 透疹，解肌清热
E. 透疹，清热解毒

33. 蝉蜕具有的功效是
34. 薄荷具有的功效是

（35~36 题共用备选答案）
A. 清热止痛
B. 升阳透疹
C. 生津止渴
D. 开窍止痛
E. 解肌退热

35. 苏合香与冰片的共同功效是
36. 升麻与葛根的共同功效是

（37~38 题共用备选答案）
A. 柴胡
B. 薄荷
C. 葛根
D. 蔓荆子
E. 升麻

37. 可用于肝郁气滞，气虚下陷的是
38. 可用于热泻热痢，脾虚泄泻的是

（39~40 题共用备选答案）
A. 紫苏
B. 荆芥
C. 香薷
D. 麻黄
E. 生姜

39. 用于止血，宜炒炭用的药物是
40. 用于平喘，宜蜜炙用的药物是

（41~42 题共用备选答案）
A. 疏散风热，清利头目
B. 疏散风热，息风止痉
C. 疏散风热，解毒透疹
D. 疏散风热，平肝明目
E. 疏散风热，疏肝解郁

41. 柴胡具有的功效是
42. 桑叶具有的功效是

答案与解析

【A_1 型题】

1.【答案】C

【解析】辛夷善发散风寒，宣通鼻窍，为鼻渊头痛之要药。故本题选 C。

2.【答案】C

【解析】麻黄用于外感风寒，恶寒发热，头、身疼痛，鼻塞，无汗，脉浮紧等表实证。紫苏用于风寒感冒、恶寒发热、咳嗽、气喘、胸腹胀满。桂枝用于外感风寒表证，不论有汗、无汗均可应用，亦用于表虚有汗者。香薷发散风寒，有发汗解表作用，但多用于夏季贪凉，感冒风寒所引起的发热、恶寒、头痛、无汗。荆芥辛散气香，长于发表散风，且微温不烈，药性缓和。故本题选 C。

3.【答案】A

【解析】辛味能散、能行，有发散、行气、行血等作用，解表药功在发散表邪，解除表证，故多味辛。故本题选 A。

4.【答案】C

5.【答案】B

【解析】上述各药均能治疗风湿痹证，其中，羌活善入足太阳膀胱经，以除头项肩臂疼痛见长，故尤以上半身风寒湿痹疼痛更为适宜。故本题选 B。

6.【答案】A

【解析】葛根解肌退热、透疹、生津宜生用，升阳止泻宜煨用。柴胡可解表退热宜生用，疏肝解郁宜醋炙，升阳可生用或酒炙。升麻可解表透疹，清热解毒，升举阳气。桑叶可疏散风热，清肺润燥，平抑肝阳，清肝明目，肺燥咳嗽多用蜜制桑叶。薄荷可疏散风热，清利头目，利咽透疹，疏肝行气，宜生用。故本题选 A。

7.【答案】D

【解析】A 发散力强，凡表虚自汗、阴虚盗汗及虚喘均当慎用。B 辛温助热，易伤阴动血，凡外感热病，阴虚火旺，血热妄行等证，均忌用。C伤阴助火，故阴虚内热者忌服。D阴虚阳亢头痛及肺燥伤阴咳嗽当忌用。E阴虚血热者忌服。故本题选D。

8.【答案】C

9.【答案】B

【解析】桂枝能发汗解肌，温通经脉，助阳化气。用于风寒感冒；寒凝血滞诸痛证；痰饮、蓄水证；心悸。故本题选B。

10.【答案】B

【解析】麻黄性温，味辛、微苦，有发汗解表、宣肺平喘、利水消肿的功效。故本题选B。

11.【答案】D

【解析】薄荷的功效是疏散风热，清利头目，利咽，透疹，疏肝解郁。用于治疗风热感冒，温病初起；头痛目赤，咽喉肿痛；麻疹不透，风疹瘙痒；肝郁气滞，胸闷胁痛。故本题选D。

12.【答案】E

【解析】荆芥属于发散风寒药。功效是祛风解表，透疹消疮，止血。荆芥炒炭后其性味由辛温变为苦涩平和，长于理血止血，可用于吐血、衄血、便血、崩漏等多种出血证。其余几味药均无止血的功效。故本题选E。

13.【答案】D

【解析】香薷功效是发汗解表，化湿和中，利水消肿。用于暑湿感冒，恶寒发热，头痛无汗，腹痛吐泻，小便不利。故本题选D。

14.【答案】B

【解析】生地黄善凉血养阴，牡丹皮善凉血散瘀，紫草善凉血透疹，大青叶善清热解毒，玄参凉血解毒兼养阴之效。故本题选B。

15.【答案】D

【解析】细辛功效是祛风散寒，通窍，止痛，温肺化饮。主治风寒感冒，阳虚外感；头痛，鼻渊，牙痛，痹痛；寒痰停饮，气逆喘咳。故本题选D。

16.【答案】B

【解析】防风祛风解表，为治风之通用品，既可治疗外感风寒，亦可治疗外感风热。故本题选B。

17.【答案】B

【解析】栀子为清热泻火药，大黄为攻下药，但两者均能清热利湿，以治疗湿热黄疸。故本题选B。

18.【答案】D

19.【答案】B

20.【答案】D

21.【答案】A

【解析】射干的功效为清热解毒，消痰，利咽。主治咽喉肿痛，痰盛咳喘。鱼腥草的功效是清热解毒，消痈排脓，利尿通淋。金银花的功效是清热解毒，疏散风热。大青叶的功效为清热解毒，凉血消斑。山豆根的功效是清热解毒，利咽消肿。所以射干治疗咽喉红肿疼痛，兼有肺热咳嗽痰多者。故本题选A。

22.【答案】E

【解析】羌活善治太阳经之头痛，川芎为头痛之“要药”，二者常配伍使用，治疗太阳经头痛。葛根、白芷善治阳明经头痛，柴胡善治少阳经头痛，吴茱萸善治厥阴经头痛，细辛善治少阴经头痛。故本题选E。

23.【答案】E

24.【答案】B

【解析】白芷功效解表散寒，祛风止痛，通鼻窍，燥湿止带，消肿排脓。故本题选B。

25.【答案】C

【解析】防风有祛风解表，胜湿止痛，止痉的功效。用于外感表证，风疹瘙痒，风湿痹痛，破伤风证，脾虚湿盛所致的泄泻。羌活有解表散寒，祛风胜湿，止痛的功效。用于风寒感冒、风寒湿痹。故本题选C。

26.【答案】D

27.【答案】B

【解析】白芷用于阳明经头痛，藁本用于巅顶头痛，细辛用于阴虚阳亢头痛，吴茱萸用于肝气上逆的头痛，苍耳子用于风寒头痛及头风头痛。故本题选B。

28.【答案】D

【解析】蝉蜕药性甘、寒。归肺、肝经。故本题选D。

29.【答案】D

【解析】辛夷的功效是发散风寒，通鼻窍。故本题选D。

30.【答案】B

【解析】“外感风热，发热，微恶寒”治宜疏散风热，“头痛”治宜清利头目，“咽喉肿痛”治宜清热利咽，“胸闷胁肋胀痛”治宜疏肝行气，薄荷疏散风热，清利头目，利咽透疹，疏肝行气。故本题选B。

31.【答案】E

【解析】牛蒡子的应用：风热感冒，温病初起；麻疹不透，风疹瘙痒；痈肿疮毒，丹毒，痄腮，喉痹；且性偏寒，能滑肠通便。故本题选E。

32.【答案】D

【解析】葛根兼能透疹、升阳止泻；柴胡兼能升阳举陷、退热截疟；升麻长于发散风热；蔓荆子长于清利头目；淡豆豉利水渗湿。故本题选 D。

【B_1 型题】

33.【答案】C　34.【答案】B

【解析】蝉蜕具有疏散风热，利咽开音，透疹，明目退翳，息风止痉的功效。薄荷具有疏散风热，透疹利咽，清利头目，疏肝行气的功效。故 33 题选 C，34 题选 B。

35.【答案】D　36.【答案】B

【解析】苏合香有开窍醒神，辟秽，止痛的功效。冰片有开窍醒神，清热止痛的功效。升麻有解表透疹，清热解毒，升举阳气的功效。葛根有解肌退热，透疹，生津止渴，升阳止泻的功效。故 35 题选 D，36 题选 B。

37.【答案】A　38.【答案】C

【解析】柴胡用于治疗表证发热，少阳证；肝郁气滞证；气虚下陷证，脏器脱垂；退热截疟。葛根用于治疗表证发热，项背强痛；麻疹不透；热病口渴，阴虚消渴；热泻热痢，脾虚泄泻。故 37 题选 A，38 题选 C。

39.【答案】B　40.【答案】D

【解析】紫苏生用不宜久煎，久煎后无止血、平喘之功。荆芥生用可发表透疹，炒用可止血。香薷多生用解表。麻黄解表生用，止咳平喘炙用。生姜生用解表，温中，温肺。故 39 题选 B，40 题选 D。

41.【答案】E　42.【答案】D

【解析】柴胡具有的功效是解表退热，疏肝解郁，升举阳气。桑叶具有的功效是疏散风热，清肺润燥，平抑肝阳，平肝明目。故 41 题选 E，42 题选 D。

第六单元　清　热　药

【A_1 型题】

1. 内服能够清热泻火、除烦止渴，火煅外用能够敛疮生肌、收湿、止血的药物是
   A. 知母
   B. 栀子
   C. 石膏
   D. 芦根
   E. 竹叶
2. 功效清热解毒，消痈排脓，善于治疗肺痈、肺热咳嗽的药物是
   A. 桑叶
   B. 芦根
   C. 鱼腥草
   D. 蒲公英
   E. 菊花
3. 肺热壅盛，喘促气急，治疗宜与平喘药配伍的是
   A. 栀子
   B. 芦根
   C. 石膏
   D. 夏枯草
   E. 淡竹叶
4. 治疗阴虚肺燥，干咳无痰，口干舌燥者。应首选
   A. 石膏
   B. 芦根
   C. 天花粉
   D. 黄芩
   E. 知母
5. 既能退虚热，又能除疳热的药物是
   A. 柴胡、银柴胡
   B. 银柴胡、胡黄连
   C. 牡丹皮、赤芍
   D. 黄连、胡黄连
   E. 白薇、秦艽
6. 既能够治疗热病心烦、郁闷、躁扰不宁，又能够治疗血热妄行之吐衄、尿血的药物是
   A. 石膏
   B. 知母
   C. 苦参
   D. 栀子
   E. 黄芩
7. 治寒湿偏盛的疟疾当选用下列何药
   A. 常山
   B. 槟榔
   C. 草果
   D. 青蒿
   E. 柴胡
8. 具有消痈排脓，祛瘀止痛功效的药物是
   A. 金银花
   B. 败酱草
   C. 黄连
   D. 黄芩
   E. 栀子
9. 治疗温热病邪入血分，发斑，神昏，壮热者。宜

选用
A. 鱼腥草
B. 穿心莲
C. 大青叶
D. 山豆根
E. 白头翁
10. 胡黄连除能清湿热外，还具有的功用是
A. 清泄肺热
B. 清热凉血
C. 泻肝火
D. 除疳热
E. 清心热
11. 治疗肝经风热，目赤肿痛。应选用的药组是
A. 柴胡、桑叶
B. 牛蒡子、葛根
C. 蝉蜕、升麻
D. 桑叶、夏枯草
E. 菊花、白芷
12. 关于栀子的应用，下列不正确的是
A. 热病心烦
B. 目赤肿痛
C. 骨蒸潮热
D. 淋证涩痛
E. 血热吐衄
13. 治疗脾虚便溏尤应慎用的药物是
A. 石膏
B. 芦根
C. 知母
D. 天花粉
E. 淡竹叶
14. 下列除哪组外，均为治疗肝火目赤肿痛的药组
A. 夏枯草、密蒙花
B. 龙胆草、赤芍
C. 青葙子、决明子
D. 石决明、谷精草
E. 女贞子、枸杞子
15. 石膏的性味是
A. 辛苦大寒
B. 辛咸大寒
C. 辛酸大寒
D. 辛甘大寒
E. 甘淡大寒
16. 既能清热燥湿，又能泻火解毒，尤善治疗痈疽疔疮的药物是
A. 决明子
B. 生地黄
C. 大血藤
D. 黄连
E. 马勃
17. 肝肾不足所致之胎动不安。应首选
A. 紫苏
B. 狗脊
C. 黄芩
D. 桑寄生
E. 五加皮
18. 治疗湿热所致的腹泻、痢疾，胃热所致的呕吐，均可选用的药物是
A. 黄芩
B. 黄连
C. 黄柏
D. 大黄
E. 龙胆草
19. 治疗风湿痹证，腰膝酸痛，下肢痿软无力，遇劳甚者。应首选
A. 防己
B. 秦艽
C. 五加皮
D. 稀签草
E. 蕲蛇
20. 下列各项，不属玄参主治病证的是
A. 温毒发斑
B. 津伤便秘
C. 经闭痛经
D. 痈肿疮毒
E. 目赤咽痛
21. 善祛中焦湿热、泻心胃火毒的药物是
A. 黄连
B. 栀子
C. 黄芩
D. 龙胆草
E. 黄柏
22. 芦根、淡竹叶的共同功效，除清热除烦外，还有
A. 利尿
B. 止呕
C. 生津
D. 排脓
E. 凉血
23. 下列各项，不属于黄连主治病证的是
A. 肺热咳嗽
B. 血热吐血
C. 胃热呕吐
D. 湿热泻痢

E. 痈疽疮毒

24. 可用于治疗小便不利的药物是
A. 金银花
B. 大青叶
C. 苦参
D. 秦皮
E. 龙胆

25. 具有凉血功效的药物是
A. 石膏
B. 知母
C. 芦根
D. 天花粉
E. 栀子

26. 大青叶具有的功效是
A. 清热燥湿，泻火解毒
B. 清热解毒，凉血消斑，清肝泻火，定惊
C. 清热解毒，凉血消斑
D. 清热解毒，凉血，利咽
E. 清热解毒，利咽喉，散肿止痛

27. 可用于治疗血热吐衄，目赤肿痛的药物是
A. 马勃
B. 栀子
C. 石膏
D. 黄芩
E. 重楼

28. 贯众具有的功效是
A. 止血
B. 止泻
C. 止呕
D. 止咳
E. 止痒

29. 下列具有清热生津，止呕，除烦功效的药物是
A. 大青叶
B. 鱼腥草
C. 夏枯草
D. 蒲公英
E. 芦根

30. 治疗梅毒的要药是
A. 土茯苓
B. 漏芦
C. 鱼腥草
D. 败酱草
E. 野菊花

31. 胃火炽盛，消谷善饥，烦渴多饮者。治疗宜选用
A. 黄柏
B. 栀子
C. 黄连
D. 黄芩
E. 苦参

32. 药性苦寒，归肺经，能止血的药物是
A. 穿心莲
B. 金银花
C. 黄柏
D. 黄芩
E. 黄连

33. 青蒿的功效是
A. 退虚热，除疳热，清湿热
B. 清热凉血，活血解毒，透疹消斑
C. 清热凉血，解毒，定惊
D. 清虚热，除骨蒸，解暑热
E. 清热凉血，利尿通淋，解毒疗疮

34. 下列清热解毒药中，兼有止血功效的是
A. 穿心莲
B. 秦皮
C. 白鲜皮
D. 熊胆（代）
E. 马齿苋

35. 下列药物，不宜久煎的是
A. 青蒿
B. 白薇
C. 地骨皮
D. 银柴胡
E. 胡黄连

36. 具有解毒透疹功效的是
A. 紫草
B. 金钱草
C. 珍珠母
D. 水牛角
E. 牛蒡子

37. 治疗热毒蕴结，咽喉红肿疼痛，又兼肺热咳嗽，痰多者，应首选
A. 射干
B. 鱼腥草
C. 马勃
D. 板蓝根
E. 山豆根

38. 具有养阴生津功效的药物是
A. 生地黄
B. 牡丹皮
C. 赤芍
D. 紫草
E. 金银花

39. 具有清热解毒，凉血，消肿，燥湿功效的药物是
A. 穿心莲
B. 金银花
C. 连翘
D. 大青叶
E. 贯众

【B_1 型题】

（40~41 题共用备选答案）
A. 石膏
B. 知母
C. 栀子
D. 天花粉
E. 夏枯草

40. 治疗肝火上炎，目珠疼痛。应选用
41. 治疗寒痰郁结，瘰疬痰核。应选用

（42~43 题共用备选答案）
A. 青黛
B. 灶心土
C. 钩藤
D. 青蒿
E. 槟榔

42. 多入丸散剂的是
43. 不宜久煎的是

（44~45 题共用备选答案）
A. 清热泻火，除烦止渴
B. 清热泻火，清肺润燥
C. 清热生津，止呕除烦
D. 清热生津，消肿排脓
E. 泻火除烦，凉血利湿

44. 栀子的功效是
45. 天花粉的功效是

答案与解析

【A_1 型题】

1. **【答案】** C

【解析】 石膏的应用：①温热病气分实热证。为清泻肺、胃二经气分实热要药。②肺热喘咳证。③胃火牙痛、头痛，实热消渴。④溃疡不敛，湿疹瘙痒，水火烫伤，外伤出血等。煅石膏外用，可收湿敛疮。故本题选 C。

2. **【答案】** C

3. **【答案】** C

【解析】 栀子苦寒清降，主要用于清泻三焦火热，不选 A。芦根清胃热而止呕逆，主要用于清胃热，不选 B。夏枯草归肝、胆经，主要用于清肝胆经之火邪，不选 D。淡竹叶性寒，清泻心胃实火，用于治疗心、胃火盛，口舌生疮及移热小肠热淋涩痛，不选 E。石膏辛寒入肺经，善清肺经实热。故本题选 C。

4. **【答案】** E

【解析】 知母能清热泻火，滋阴润燥，用于热病烦渴；肺热咳嗽；骨蒸潮热；阴虚消渴，肠燥便秘。故本题选 E。

5. **【答案】** B

【解析】 银柴胡清虚热，除疳热。胡黄连退虚热，除疳热，清湿热。柴胡解表退热，疏肝解郁，升举阳气。牡丹皮清热凉血，活血祛瘀。赤芍清热凉血，散瘀止痛。黄连善清心火、泻胃火。白薇清热凉血，利尿通淋，解毒疗疮。秦艽祛风湿，通络止痛，退虚热，清湿热。故本题选 B。

6. **【答案】** D

7. **【答案】** C

【解析】 草果燥湿温中，除痰截疟。其余各药也均有治疟作用，结合题干，选择草果最为妥当。故本题选 C。

8. **【答案】** B

【解析】 败酱草的功效：清热解毒，消痈排脓，祛瘀止痛。金银花的功效：清热解毒，疏散风热。黄连的功效：清热燥湿，泻火解毒。黄芩的功效：清热燥湿，泻火解毒，止血，安胎。栀子的功效：泻火除烦，清热利湿，凉血解毒，外用消肿止痛。故本题选 B。

9. **【答案】** C

【解析】 大青叶性属咸寒，入血分，用于治疗热入营血、温毒发斑；其余药物均不能入血分。故本题选 C。

10. **【答案】** D

【解析】 胡黄连的功效为清热燥湿，退虚热，除疳热。故本题选 D。

11. **【答案】** D

12. **【答案】** C

【解析】 栀子属于清热泻火药，其功效是泻火除烦，清热利湿，凉血解毒。栀子的应用：热病心烦、湿热黄疸、血淋涩痛、血热吐衄、目赤肿痛、火毒疮疡。故本题选 C。

13.【答案】C

【解析】知母性寒质润，有滑肠作用，脾虚便溏者不宜使用。故本题选 C。

14.【答案】E

【解析】女贞子、枸杞子性偏寒凉，能补益肝肾之阴，适用于肝肾阴虚所致的目暗不明、视力减退、须发早白、眩晕耳鸣、失眠多梦、腰膝酸软、遗精、消渴及阴虚内热之潮热、心烦等证。而非肝火所致目赤肿痛。故本题选 E。

15.【答案】D

【解析】石膏性辛甘大寒，归肺胃经。故本题选 D。

16.【答案】D

【解析】选项均属于清热药，其中黄连既能清热燥湿，又能泻火解毒，可用于治疗痈肿疔毒。决明子清热明目，润肠通便；马勃清热解毒，利咽，止血；生地黄清热凉血，养阴生津，均不适合治疗痈疽疔疮。大血藤是治疗肠痈的要药，但不能治疗疔疮。故本题选 D。

17.【答案】D

【解析】治疗肝肾不足所致之胎动不安，应选取具有补肝肾、安胎功效的药物。紫苏为解表药，无此功效。狗脊祛风湿，补肝肾，强腰膝，无安胎作用。黄芩为清热燥湿药，故不符合。桑寄生能补肝肾，养血而固冲任，安胎，治肝肾亏虚，月经过多，崩漏，妊娠下血，胎动不安。五加皮可祛风湿，补肝肾，强筋骨，利水，无安胎作用。故本题选 D。

18.【答案】B

19.【答案】C

【解析】防己祛风湿、止痛、利水消肿；秦艽祛风湿、止痹痛、退虚热、清湿热；五加皮祛风湿、强筋骨、利尿；稀签草祛风湿、通经活络、清热解毒；蕲蛇是祛风通络、定惊止痉。故本题选 C。

20.【答案】C

【解析】玄参的功效：清热凉血，滋阴降火，解毒散结。主治热入营血，温毒发斑；热病伤阴，舌绛烦渴，津伤便秘，骨蒸劳嗽；目赤肿痛，咽喉肿痛，白喉，瘰疬，痈肿疮毒。药性：甘、苦、咸，微寒。归肺、胃、肾经。故本题选 C。

21.【答案】A

22.【答案】A

【解析】芦根的功效是清热泻火，生津止渴，除烦，止呕，利尿。淡竹叶的功效是清热泻火，除烦，利尿。故本题选 A。

23.【答案】A

24.【答案】C

【解析】选项都属于清热药，但苦参归心、肝、胃、大肠、膀胱经，具有清热燥湿，杀虫，利尿的功效，因此可治疗湿热小便不利。而金银花、大青叶属于清热解毒药，秦皮、龙胆虽属清热燥湿药，但不归膀胱经，也不用于治疗小便不利。故本题选 C。

25.【答案】E

【解析】栀子的功效是泻火除烦，清热利湿，凉血解毒。故本题选 E。

26.【答案】C

【解析】大青叶属于清热解毒药，其功效是清热解毒，凉血消斑。故本题选 C。

27.【答案】B

【解析】栀子有泻火除烦，清热利湿，凉血解毒的功效，常用于治疗热病心烦、湿热黄疸、血淋涩痛、血热吐衄、目赤肿痛、火毒疮疡。故本题选 B。

28.【答案】A

【解析】贯众清热解毒、凉血止血、杀虫。并无止泻、止呕、止咳、止痒之功。故本题选 A。

29.【答案】E

【解析】芦根具有清热泻火，生津止渴，除烦，止呕，利尿的功效。故本题选 E。

30.【答案】A

【解析】选项都属于清热解毒药，但土茯苓可应用于杨梅毒疮，肢体拘挛，对梅毒或因梅毒服汞剂中毒而致肢体拘挛、筋骨疼痛者疗效尤佳，是治梅毒的“要药”，而其余几味药均无此特殊功效。故本题选 A。

31.【答案】C

【解析】黄连功效清热燥湿，泻火解毒。用于湿热痞满，呕吐吞酸，胃火炽盛，泻痢，黄疸，高热神昏，心火亢盛，心烦不寐，血热吐衄，目赤，牙痛，消渴，痈肿疔疮。故本题选 C。

32.【答案】D

【解析】黄芩味苦、性寒，归肺、胆、脾、胃、大肠、小肠经，有清热燥湿，泻火解毒，止血，安胎的功效。故本题选 D。

33.【答案】D

【解析】青蒿属于清虚热药，故排除 B、C、E。青蒿的功效是清透虚热，凉血除蒸，解暑，截疟，无除疳热、清湿热的功效，排除 A。故本题选 D。

34.【答案】E

【解析】马齿苋适用于痢疾（大便半干半稀），具有清热解毒，凉血止血的功效。故本题选 E。

35.【答案】A

【解析】青蒿属于气味芳香的药物。久煎会使芳香类药物的有效成分易于挥发而降低药效，因此常后下。而白薇、地骨皮、银柴胡、胡黄连都不属于芳香类药物，宜久煎。故本题选A。

36.【答案】A

【解析】紫草有清热凉血，活血，解毒透疹的功效。金钱草有利湿退黄，利尿通淋、解毒消肿的功效。珍珠母有平肝潜阳，清肝明目，镇惊安神的功效。水牛角有清热凉血，解毒，定惊的功效。牛蒡子有疏散风热、宣肺祛痰，利咽透疹，解毒散肿的功效。故本题选A。

37.【答案】A

【解析】射干主治热毒蕴结，咽喉红肿疼痛，又兼肺热咳嗽，痰多者。鱼腥草主治肺痈吐脓，痰热喘咳，喉蛾，热痢，痈肿疮毒，热淋。马勃内服可用于风热郁肺咽痛，咳嗽，音哑，外治鼻衄、创伤出血。板蓝根主治温毒发斑，高热头痛，大头瘟疫，舌绛紫暗，烂喉丹痧，丹毒，痄腮，喉痹，疮肿痈肿，水痘，麻疹。山豆根治喉痈，喉风，喉痹，牙龈肿痛，喘满热咳，黄疸，下痢，痔疾，热肿，秃疮，疥癣，蛇、虫、犬咬伤。故本题选A。

38.【答案】A

【解析】生地黄的功效是清热凉血，养阴生津。故本题选A。

39.【答案】A

【解析】穿心莲的功效是清热解毒，凉血，消肿，燥湿。故本题选A。

【B$_1$型题】

40.【答案】E　41.【答案】E

【解析】A为清泄肺胃二经气分实热的要药，用于治疗壮热烦渴，肺热喘咳，胃火牙痛等。B泻火滋阴，用于热病烦渴，骨蒸潮热，阴虚消渴等。C清泄三焦火邪，还可清心除烦。D清热生津，清肺润燥；用于治疗热病口渴，消渴多饮。肺热燥咳等。E清肝火，散郁结，用于治疗目赤肿痛，头晕，瘰疬瘿瘤等。故40、41题均选E。

42.【答案】A　43.【答案】D

【解析】青黛用量1.5~3g，难溶于水，一般作散剂冲服，或入丸剂服用。灶心土用量15~30g，布包先煎；或60~120g，煎汤代水。钩藤用量3~12g，煎服，入煎剂宜后下。青蒿用量6~12g，煎服，不宜久煎，或鲜用绞汁服。槟榔煎服，3~10g，驱虫30~60g。故42题选A，43题选D。

44.【答案】E　45.【答案】B

【解析】栀子的功效是泻火除烦，清热利湿，凉血解毒。天花粉的功效是清热泻火，生津止渴，消肿排脓。故44题选E，45题选B。

第七单元　泻　下　药

【A$_1$型题】

1. 治疗水肿胀满，大便秘结，小便不利。应选用的药物是
   A. 大黄
   B. 牵牛子
   C. 番泻叶
   D. 巴豆
   E. 芒硝
2. 具有泻水逐饮，消肿散结功效的药物是
   A. 大黄
   B. 芒硝
   C. 巴豆
   D. 牵牛子
   E. 甘遂
3. 郁李仁具有的功效是
   A. 活血祛瘀
   B. 清肝泻火
   C. 利水消肿
   D. 软坚散结
   E. 凉血解毒
4. 既能泻下冷积，逐水退肿，又能祛痰利咽，治疗喉痹的药物是
   A. 大黄
   B. 芒硝
   C. 牛蒡子
   D. 巴豆
   E. 车前子
5. 治疗火热上炎，口舌生疮，咽喉肿痛，大便秘结者。宜选用
   A. 牛黄
   B. 黄连
   C. 大黄
   D. 射干
   E. 芦荟
6. 甘遂入丸散的用量是
   A. 0.5~1g
   B. 1.5~3g

C. 0.6~0.9g
D. 3~9g
E. 0.1~0.3g

7. 大黄炭多用于治疗
A. 湿热泻痢
B. 水火烫伤
C. 出血证
D. 湿热黄疸
E. 瘀血经闭

8. 大黄的功效不包括
A. 泻下攻积
B. 逐瘀通经
C. 清热泻火
D. 软坚散结
E. 凉血解毒

9. 具有解毒散结功效的药物是
A. 番泻叶
B. 牵牛子
C. 甘遂
D. 郁李仁
E. 芦荟

10. 芒硝的用法是
A. 煎服
B. 包煎
C. 烊化
D. 冲服
E. 后下

11. 既能泻火凉血，活血祛瘀，又能清泻湿热的药物是
A. 栀子
B. 牡丹皮
C. 紫草
D. 蒲黄
E. 大黄

12. 牵牛子入丸散剂每次的剂量是
A. 0.3~0.6g
B. 0.7~0.9g
C. 0.5~1g
D. 1.5~3.0g
E. 5~10g

【B_1 型题】

（13~14 题共用备选答案）
A. 巴豆
B. 大黄
C. 火麻仁
D. 郁李仁
E. 松子仁

13. 具有峻下冷积功效的药物是
14. 具有逐水退肿功效的药物是

（15~16 题共用备选答案）
A. 大黄
B. 芦荟
C. 番泻叶
D. 甘遂
E. 大戟

15. 治疗烧烫伤，应选用
16. 治疗湿热淋证，应选用

（17~18 题共用备选答案）
A. 芦荟
B. 番泻叶
C. 大黄
D. 芒硝
E. 甘遂

17. 具有清热消肿功效的是
18. 具有泻下逐水功效的是

（19~20 题共用备选答案）
A. 巴豆
B. 芫花
C. 大黄
D. 甘遂
E. 芒硝

19. 治疗湿热黄疸，应选用的药物是
20. 治疗瘀血经闭，应选用的药物是

答案与解析

【A_1 型题】

1.【答案】B
2.【答案】E
【解析】大黄的功效是泻下攻积，清热泻火，凉血解毒，逐瘀通经，利湿退黄。芒硝的功效是泻下，软坚，清热。巴豆的功效是峻下冷积，逐水退肿，祛痰利咽，蚀疮。牵牛子的功效是泻下，逐水，去积，杀虫。甘遂的功效是泻水逐饮，消肿散结。故本题选 E。

3.【答案】C

【解析】郁李仁润肠通便，利水消肿。故本题选C。

4.【答案】D

5.【答案】C

【解析】大黄的应用：①积滞便秘。为治疗积滞便秘要药，尤宜实热便秘。②血热吐衄，目赤咽肿。③热毒疮疡，烧烫伤。④瘀血诸证。⑤湿热痢疾、黄疸、淋证。故本题选C。

6.【答案】A

【解析】甘遂属于泻下药，药性苦，寒；有毒，故用法用量有要求。一般甘遂入丸、散剂，每次0.5~1g，内服醋制可以减轻毒性。故本题选A。

7.【答案】C

【解析】大黄炭色黑，入血分，有止血的作用，用于出血病证。故本题选C。

8.【答案】D

【解析】大黄泻下攻积，清热泻火，凉血解毒，逐瘀通经。芒硝亦可泻下攻积，清热消肿，又善软坚散结。故本题选D。

9.【答案】C

10.【答案】D

【解析】芒硝为硫酸钠的天然矿物经精制而成的结晶体，易溶于水，故内服时冲入药汁内或开水溶化后服，用法属于冲服。故本题选D。

11.【答案】E

12.【答案】D

【解析】牵牛子煎服，3~9g，入丸散服，每次1.5~3g。故本题选D。

【B_1型题】

13.【答案】A　14.【答案】A

【解析】巴豆的功效：峻下冷积，逐水退肿，豁痰利咽；外用蚀疮。大黄的功效：泻下攻积，清热泻火，凉血解毒，逐瘀通经，利湿退黄。火麻仁的功效：润肠通便。郁李仁的功效：润肠通便，下气利水。松子仁的功效：润肠通便，润肺止咳。故13、14题均选A。

15.【答案】A　16.【答案】A

【解析】大黄可用于：①积滞便秘。为治疗积滞便秘要药，尤宜实热便秘。②血热吐衄，目赤咽肿。③热毒疮疡，烧烫伤。④瘀血诸证。⑤湿热痢疾、黄疸、淋证。故15、16题均选A。

17.【答案】D　18.【答案】E

【解析】芒硝有泻下攻积、润燥软坚、清热消肿的功效。甘遂有泻水逐饮、消肿散结的功效。故17题选D，18题选E。

19.【答案】C　20.【答案】C

【解析】大黄主治实热便秘，血热吐衄，目赤咽肿，热毒疮疡，烧烫伤，瘀血诸证，湿热痢疾、黄疸、淋证。巴豆主治寒积便秘，小儿乳食停积，腹水鼓胀、二便不通，喉风、喉痹，痈肿脓成未溃、疥癣恶疮、疣痣。芫花主治水肿胀满、胸腹积水、痰饮积聚、气逆咳喘、二便不利，疥癣秃疮、痈肿、冻疮。甘遂主治水肿胀满、胸腹积水、痰饮积聚、气逆咳喘、二便不利，风痰癫痫，痈肿疮毒。芒硝主治实热积滞、腹满胀痛、大便燥结，肠痈腹痛，乳痈、痔疮肿痛、咽痛口疮、目赤肿痛。故19、20题均选C。

第八单元　祛风湿药

【A_1型题】

1. 独活可用治
   A. 阳明头痛
   B. 厥阴头痛
   C. 太阳头痛
   D. 少阳头痛
   E. 少阴头痛
2. 祛风湿药的主要功效是
   A. 祛除风湿，舒筋活络
   B. 祛除风湿，活血止痛
   C. 祛除风湿，强壮筋骨
   D. 祛除风湿，活血消肿
   E. 祛除风湿，解除痹痛
3. 具有祛风，通络，止痉功效的药物是
   A. 附子
   B. 木瓜
   C. 蕲蛇
   D. 秦艽
   E. 独活
4. 川乌的用法是
   A. 后下
   B. 包煎
   C. 先煎
   D. 另煎
   E. 煎汤代水

5. 既舒筋活络，又化湿和胃的祛风湿药物是
A. 独活
B. 秦艽
C. 木瓜
D. 威灵仙
E. 五加皮
6. 下列能祛风，通络，用治小儿惊风的是
A. 络石藤
B. 威灵仙
C. 青风藤
D. 蕲蛇
E. 秦艽
7. 秦艽的归经是
A. 脾经
B. 肝、胆经
C. 胃、肝、胆经
D. 肾经
E. 三焦经
8. 善于治疗下部痹证之腰腿疼痛，属于寒湿所致者。应选用的药物是
A. 秦艽
B. 络石藤
C. 豨莶草
D. 独活
E. 防己
9. 下半身关节痛的首选药物是
A. 延胡索
B. 独活
C. 羌活
D. 秦艽
E. 蕲蛇
10. 独活具有的功效是
A. 活血
B. 行气
C. 化痰
D. 泻下
E. 解表
11. 治疗风湿痹痛，四肢拘挛，腰膝酸软，小儿行迟。应选用的药物是
A. 羌活
B. 牛膝
C. 五加皮
D. 威灵仙
E. 络石藤
12. 秦艽的功效是
A. 祛风湿，利关节，解毒
B. 祛风除湿，通痹止痛，解表
C. 祛风湿，清湿热，止痹痛，退虚热
D. 祛风止痛，利水消肿
E. 祛风湿，补肝肾，强腰膝
13. 治疗肝肾不足，腰膝酸痛。应选用的药物是
A. 桂枝
B. 桑寄生
C. 蕲蛇
D. 独活
E. 防己
14. 五加皮具有的功效是
A. 通便
B. 利尿
C. 凉血
D. 安胎
E. 和胃
15. 桑寄生、五加皮除可祛风湿外，还具有的功效是
A. 清热安胎
B. 利尿消肿
C. 定惊止痉
D. 温通经络
E. 补肝肾，强筋骨

【B_1 型题】

（16~17 题共用备选答案）
A. 狗脊
B. 独活
C. 防己
D. 五加皮
E. 乌梢蛇
16. 具有通络功效的药物是
17. 具有止痉功效的药物是
（18~19 题共用备选答案）
A. 五加皮
B. 桑寄生
C. 狗脊
D. 木瓜
E. 川乌
18. 具有舒筋活络功效的药物是
19. 具有温经止痛功效的药物是

答案与解析

【A_1 型题】

1. 【答案】E

【解析】独活属于祛风湿药，功效是祛风除湿，通痹止痛，解表。善入肾经而搜伏风，常与细辛、川芎相配，可治疗风扰肾经，伏而不出之少阴头痛，如独活寄生汤。故本题选 E。

2. 【答案】E

3. 【答案】C

4. 【答案】C

【解析】川乌属于祛风湿药，药性辛、苦，热，有大毒。由于川乌的毒副作用较强，在内服时宜先煎 45~60 分钟后再下他药，久煎可以降低毒性，安全用药。故本题选 C。

5. 【答案】C

6. 【答案】D

【解析】蕲蛇祛风，通络，止痉。主治风湿顽痹，中风半身不遂；小儿惊风，破伤风；麻风、疥癣。其余四药皆能祛风通络，但无止痉之功。注意：与蕲蛇功效主治相同的是乌梢蛇。故本题选 D。

7. 【答案】C

【解析】秦艽性味辛、苦、平，归胃、肝、胆经。故本题选 C。

8. 【答案】D

【解析】独活的应用：①风寒湿痹。无论新久皆可应用，尤以腰以下寒湿痹痛为宜。②风寒夹湿表证。③少阴头痛。善治风扰肾经，伏而不出之少阴头痛。故本题选 D。

9. 【答案】B

【解析】延胡索常用于治疗气血瘀滞诸痛证。独活常用于治疗风寒湿痹，风寒夹湿表证，少阴头痛。主入肾经，性善下行，尤以下半身风寒湿痹为宜。羌活常用于治疗风寒感冒，风寒湿痹。秦艽常用于治疗风湿痹证，中风不遂，骨蒸潮热，疳积发热，湿热黄疸。蕲蛇常用于治疗风湿顽痹，中风半身不遂，小儿惊风，破伤风，麻风、疥癣。故本题选 B。

10. 【答案】E

11. 【答案】C

12. 【答案】C

【解析】秦艽有祛风湿，通经止痛，退虚热，清湿热的功效。祛风湿，利关节，解毒为豨莶草的功效。祛风除湿，通痹止痛，解表为独活的功效。祛风止痛，利水消肿为防己的功效。祛风湿，补肝肾，强腰膝为狗脊的功效。故本题选 C。

13. 【答案】B

14. 【答案】B

【解析】五加皮祛风湿、补肝肾、强筋骨、利水。故本题选 B。

15. 【答案】E

【解析】桑寄生的功效为祛风湿，补肝肾，强筋骨，安胎。五加皮的功效为祛风湿，补肝肾，强筋骨，利水。故本题选 E。

【B_1 型题】

16. 【答案】E　17. 【答案】E

【解析】乌梢蛇的功效：祛风，通络，止痉。故 16、17 题均选 E。

18. 【答案】D　19. 【答案】E

【解析】木瓜的功效：舒筋活络，和胃化湿。川乌的功效：祛风除湿，温经止痛。故 18 题选 D，19 题选 E。

第九单元　化　湿　药

【A_1 型题】

1. 具有燥湿健脾，祛风湿，发汗，明目功效的药物是
   A. 苍术
   B. 厚朴
   C. 藿香
   D. 佩兰
   E. 砂仁
2. 最宜治湿浊中阻之呕吐的药物是
   A. 紫苏叶
   B. 香薷
   C. 生姜
   D. 藿香
   E. 黄连
3. 治疗妊娠呕恶、不思饮食、脘腹胀闷、胎动不安

者，应选用的药物是
A. 生姜
B. 厚朴
C. 竹茹
D. 砂仁
E. 黄芩
4. 藿香具有的功效是
A. 止呕
B. 止咳
C. 止血
D. 止痛
E. 止泻
5. 苍术具有的功效是
A. 消积平喘
B. 利水消肿
C. 行气止呕
D. 燥湿健脾
E. 温中截疟
6. 砂仁的功效是
A. 燥湿，平喘
B. 燥湿，发汗
C. 化湿行气，温中止泻，安胎
D. 化湿，解暑
E. 化湿，止呕
7. 治疗食积气滞，梅核气，应选用的药物是
A. 藿香
B. 佩兰
C. 厚朴
D. 苍术
E. 砂仁
8. 治疗痰饮喘咳，应选用的药物是
A. 佩兰
B. 苍术
C. 藿香
D. 砂仁
E. 厚朴
9. 既能化湿行气，又能理气安胎的药物是
A. 藿香
B. 佩兰
C. 砂仁
D. 豆蔻
E. 草豆蔻
10. 砂仁具有的功效是
A. 温肝
B. 暖肾
C. 温肺
D. 温中
E. 回阳
11. 草果的功效是
A. 化湿行气
B. 温中止泻
C. 截疟除痰
D. 利水渗湿
E. 利尿通淋
12. 藿香与白豆蔻均具有的功效是
A. 化湿，止呕
B. 化湿，健脾
C. 化湿，解表
D. 化湿，止泻
E. 化湿，截疟

答案与解析

【A_1 型题】

1.【答案】A

【解析】厚朴的功效是燥湿消痰，下气除满。藿香的功效是化湿，止呕，解暑。佩兰的功效是化湿，解暑。砂仁的功效是化湿行气，温中止泻，安胎。苍术的功效是燥湿健脾，祛风散寒，明目。故本题选 A。

2.【答案】D

【解析】选项中所列药物均能治疗呕吐，但紫苏叶能理气宽中，以治脾胃气滞所致的呕吐为主；香薷重在发汗解表，兼能化湿和中；生姜主治胃寒呕吐；黄连能清胃热而止呕吐，用于胃热呕吐；藿香主在化湿止呕，故于湿浊中阻之呕吐最为适宜。故本题选 D。

3.【答案】D

4.【答案】A

【解析】藿香的功效为化湿，解暑，止呕。故本题选 A。

5.【答案】D

6.【答案】C

7.【答案】C

【解析】厚朴有行气化湿、温中止痛、降逆平喘的功效，常用于治疗湿阻中焦，脘腹胀满，食积气

滞，腹胀便秘，痰饮喘咳，梅核气。故本题选 C。

8.【答案】E

9.【答案】C

【解析】砂仁的功效是化湿行气，温中止泻，安胎。用于湿阻中焦及脾胃气滞证；脾胃虚寒吐泻；气滞妊娠恶阻及胎动不安。故本题选 C。

10.【答案】D

11.【答案】C

【解析】草果有燥湿温中，截疟除痰的功效。故本题选 C。

12.【答案】A

第十单元　利水渗湿药

【A_1 型题】

1. 功效利水渗湿，兼能泄热的药物是
   A. 茯苓
   B. 车前子
   C. 木通
   D. 泽泻
   E. 冬瓜皮
2. 治疗脾虚泄泻，应选用的药物是
   A. 泽泻
   B. 猪苓
   C. 滑石
   D. 海金沙
   E. 薏苡仁
3. 泽泻具有的功效是
   A. 泄热
   B. 清肝
   C. 健脾
   D. 清肺
   E. 解暑
4. 既利水消肿，渗湿健脾，又用于阑尾炎的药物是
   A. 薏苡仁
   B. 车前子
   C. 五加皮
   D. 茯苓
   E. 滑石
5. 具有清肺止咳功效的药物是
   A. 海金沙
   B. 石韦
   C. 冬葵子
   D. 灯心草
   E. 赤小豆
6. 能利尿通林，清热解暑，收湿敛疮的药是
   A. 滑石
   B. 车前子
   C. 地肤子
   D. 木通
   E. 石韦
7. 金钱草具有的功效是
   A. 清肺润燥
   B. 清肺化痰
   C. 泄热通便
   D. 解毒消肿
   E. 清热解暑
8. 不具有润肠通便作用的药组是
   A. 杏仁、当归
   B. 葶苈子、车前子
   C. 杏仁、决明子
   D. 郁李仁、火麻仁
   E. 松子仁、桃仁
9. 具有清热利湿功效的药物是
   A. 丹参
   B. 牛膝
   C. 苏木
   D. 姜黄
   E. 虎杖
10. 既能利尿通淋，又治湿热痹痛的药物是
   A. 滑石
   B. 通草
   C. 木通
   D. 地肤子
   E. 薏苡仁
11. 滑石具有的功效是
   A. 清热除痹
   B. 清肝明目
   C. 清肺化痰
   D. 清热凉血
   E. 清解暑热
12. 治疗湿热淋证，宜选用
   A. 石韦
   B. 大青叶

C. 板蓝根
D. 青黛
E. 山豆根

13. 用量不宜过大，常用量为3~6g的药物是
A. 茯苓
B. 滑石
C. 地肤子
D. 关木通
E. 茵陈蒿

14. 治疗石淋，应选用的药物是
A. 泽泻
B. 茯苓
C. 车前子
D. 金钱草
E. 猪苓

【B_1 型题】

（15~16题共用备选答案）
A. 茵陈
B. 萆薢
C. 虎杖
D. 地肤子
E. 金钱草

15. 具有利湿退黄，解毒消肿功效的药物是
16. 具有利湿退黄，散瘀止痛功效的药物是

答案与解析

【A_1 型题】

1.【答案】D

【解析】茯苓利水消肿，渗湿，健脾，宁心。车前子利尿通淋，渗湿止泻，明目，祛痰。木通利尿通淋，清心除烦，通经下乳。泽泻利水渗湿，泄热。冬瓜皮利水消肿，清热解暑。故本题选D。

2.【答案】E

【解析】薏苡仁的功效：利水渗湿，健脾止泻，除痹，排脓，解毒散结。药性甘、淡，凉。归脾、胃、肺经。主治水肿，脚气浮肿，小便不利；脾虚泄泻；湿痹拘挛；肺痈，肠痈；赘疣，癌肿。故本题选E。

3.【答案】A

4.【答案】A

【解析】阑尾炎属中医肠痈范畴。薏苡仁能清肺肠之热，排脓消痈，以治肺痈，肠痈。故本题选A。

5.【答案】B

【解析】海金沙利尿通淋，止痛。石韦利尿通淋，清肺止咳，凉血止血。冬葵子行水利尿通淋，下乳，润肠。灯心草清心降火，利尿通淋。赤小豆利水除湿，活血排脓，消肿解毒。故本题选B。

6.【答案】A

【解析】滑石的功效是利水通淋、清解暑热、收湿敛疮；车前子的功效是利尿通淋、渗湿止泻、清肝明目、清肺化痰；木通是利尿通淋、通经下乳；地肤子是清热利湿、止痒；石韦是利尿通淋、清肺止咳。故本题选A。

7.【答案】D

【解析】金钱草利湿退黄，利尿通淋，解毒消肿。用于热淋、石淋、尿涩作痛，黄疸尿赤，痈肿疔疮，毒蛇咬伤，肝胆结石，尿路结石。故本题选D。

8.【答案】B

【解析】杏仁有止咳平喘，润肠通便的功效。当归有补气调经，活血止痛，润肠通便的功效。葶苈子有泻肺平喘，行水消肿的功效。车前子有利尿通淋，渗湿止泻，明目，祛痰的功效。决明子有清热明目，润肠通便的功效。郁李仁有润肠通便，利水消肿的功效。火麻仁有润肠通便的功效。松子仁有润肠通便，润肺止咳的功效。桃仁有活血祛瘀，润肠通便，止咳平喘的功效。故本题选B。

9.【答案】E

【解析】虎杖具有利湿退黄，清热解毒，散瘀止痛，化痰止咳，泻热通便的功效。故本题选E。

10.【答案】C

【解析】滑石利尿通淋，清热解暑，祛湿敛疮。通草利尿通淋，通气下乳。木通利尿通淋，清心火，通经下乳，还能利血脉，通关节，治疗湿热痹痛。地肤子利尿通淋，清热利湿，止痒。薏苡仁利水渗湿，健脾，除痹，清热排脓。故本题选C。

11.【答案】E

12.【答案】A

【解析】石韦用于热淋、石淋、血淋及水肿等。大青叶具有凉血之功，可用于血热妄行之出血证。清泻肺、胃、肝热，又可用于肺热咳嗽、肝热黄疸及热泻、痢疾等。板蓝根用于温热病及外感风热，咽喉肿痛。青黛用于温毒发斑，热毒所致的咽喉肿痛、痄腮、痈肿疮疡，血热妄行，肝火犯肺或肺热咳嗽，小

儿肝热惊风。山豆根用于热毒咽喉肿痛等证。故本题选 A。

13.【答案】D

【解析】茯苓的常用量为 9～15g，排除 A；滑石的常用量为 10～20g，排除 B；地肤子的常用量为 9～15g，排除 C；茵陈蒿的常用量为 6～15g，排除 E；关木通的常用量为 3～6g。故本题选 D。

14.【答案】D

【B_1 型题】

15.【答案】E　16.【答案】C

【解析】A 清利湿热，利胆退黄。B 利湿去浊，祛风除痹。C 利湿退黄，清热解毒，散瘀止痛，化痰止咳。D 清热利湿止痒。E 除湿退黄，利尿通淋，解毒消肿。故 15 题选 E，16 题选 C。

第十一单元　温　里　药

【A_1 型题】

1. 具有补火助阳功效的药物是
   A. 附子
   B. 干姜
   C. 细辛
   D. 花椒
   E. 高良姜
2. 能上助心阳、中温脾阳、下补肾阳的药物是
   A. 附子
   B. 干姜
   C. 丁香
   D. 吴茱萸
   E. 小茴香
3. 治疗元气大亏，阳气暴脱，亡阳与气脱并见，应选用的药组是
   A. 附子、黄芪
   B. 附子、人参
   C. 白术、附子
   D. 附子、干姜
   E. 附子、肉桂
4. 辛甘温热，可温补命门，引火归原的药物是
   A. 高良姜
   B. 附子
   C. 干姜
   D. 吴茱萸
   E. 肉桂
5. 吴茱萸善于治疗的头痛是
   A. 少阴头痛
   B. 厥阴头痛
   C. 痰湿头痛
   D. 血瘀头痛
   E. 风寒头痛
6. 治疗命门火衰的要药是
   A. 附子
   B. 肉桂
   C. 干姜
   D. 吴茱萸
   E. 高良姜
7. 可应用治疗肾虚作喘，虚阳上浮的药物是
   A. 吴茱萸
   B. 小茴香
   C. 肉桂
   D. 干姜
   E. 花椒
8. 寒湿痹证，骨节疼痛，宜选用的药物是
   A. 干姜
   B. 附子
   C. 高良姜
   D. 细辛
   E. 吴茱萸
9. 善治脾肾阳虚，五更泄泻的药物是
   A. 干姜
   B. 吴茱萸
   C. 砂仁
   D. 小茴香
   E. 花椒
10. 肉桂具有的功效是
    A. 温通经脉
    B. 回阳救逆
    C. 温肺化饮
    D. 疏肝下气
    E. 温中降逆
11. 既善疏肝又能暖肝的药物是
    A. 肉桂
    B. 花椒
    C. 吴茱萸
    D. 山茱萸

E. 桂枝

12. 治疗亡阳证，寒饮喘咳，应选用的药物是
A. 附子
B. 肉桂
C. 干姜
D. 吴茱萸
E. 小茴香

13. 治疗寒疝疼痛，睾丸偏坠疼痛，宜选用的药物是
A. 肉桂
B. 小茴香
C. 干姜
D. 生姜
E. 木香

14. 治疗气血虚寒，痈肿脓成不溃，或溃后久不收口，肾阳不足，畏寒肢冷，阳痿、尿频。应首选
A. 吴茱萸
B. 小茴香
C. 干姜
D. 肉桂
E. 丁香

15. 具有散寒止痛，疏肝下气，燥湿，助阳止泻功效的药物是
A. 附子
B. 肉桂
C. 干姜
D. 吴茱萸
E. 高良姜

16. 附子入汤剂先煎的目的是
A. 充分煎出有效成分
B. 减轻毒性
C. 增强功效
D. 产生新作用
E. 减轻刺激性

17. 丁香主治的病证是
A. 蛔虫腹痛
B. 脚气肿痛
C. 阳虚外感
D. 胃寒呃逆
E. 寒湿痹痛

【B_1 型题】

（18~19 题共用备选答案）
A. 丁香
B. 肉桂
C. 吴茱萸
D. 干姜
E. 花椒

18. 治疗中焦虚寒，肝气上逆之巅顶头痛。宜选用
19. 治疗蛔虫引起的腹痛，呕吐。宜选用

答案与解析

【A_1 型题】

1.【答案】A

【解析】附子的功效是回阳救逆，补火助阳，散寒止痛。干姜的功效是温中散寒，回阳通脉，温肺化饮。细辛的功效是解表散寒，祛风止痛，通窍，温肺化饮。花椒的功效是温中止痛，杀虫止痒；外用杀虫止痒。高良姜的功效是温中止痛，温中止呕。故本题选 A。

2.【答案】A

【解析】附子具有回阳救逆、补火助阳、散寒止痛的功效，用于亡阳证，能上助心阳、中温脾阳、下补肾阳，为“回阳救逆第一品药”。故本题选 A。

3.【答案】B

4.【答案】E

【解析】选项中几味药都属于温里药。肉桂的功效是补火助阳，散寒止痛，温经通脉，引火归原。肉桂大热入肝肾，是治疗命门火衰之要药，能使因下元虚衰所致上浮之虚阳回归故里，名曰引火归原。高良姜、干姜善治中焦之寒，附子是“回阳救逆第一品药”，吴茱萸为治肝寒气滞诸痛之主药，均与题意不符。故本题选 E。

5.【答案】B

6.【答案】A

【解析】附子药性辛、甘，大热；有毒。归心、肾、脾经。功效：回阳救逆，补火助阳，散寒止痛。主治亡阳虚脱，肢冷脉微；肾阳虚衰、阳痿宫冷，虚寒吐泻、脘腹冷痛，阴寒水肿，心阳不足、胸痹冷痛，阳虚外感；寒湿痹痛。《本草汇言》称其“乃命门主药”。故本题选 A。

7.【答案】C

【解析】肉桂辛、甘，大热，入肝肾，具有引火归原的功效，可用于治疗元阳亏虚，虚阳上浮之虚喘、面赤、汗出、心悸、失眠、脉微弱者。其余几味

药都不具有引火归原的功效，故本题选C。

8.【答案】B

9.【答案】B

【解析】吴茱萸有散寒止痛，降逆止呕，助阳止泻的功效，常用于治疗寒凝疼痛，畏寒呕吐，虚寒泄泻。故本题选B。

10.【答案】A

【解析】肉桂的功效是补火助阳、散寒止痛、温通经脉、引火归原。B、C、D、E均不是肉桂的功效，故本题选A。

11.【答案】C

12.【答案】C

【解析】干姜药性辛，热。归脾、胃、肾、心、肺经。功效温中散寒，回阳通脉，温肺化饮。主治脘腹冷痛，呕吐泄泻；亡阳证，肢冷脉微；寒饮喘咳。本品辛热燥烈，阴虚内热、血热妄行者忌用。故本题选C。

13.【答案】B

14.【答案】D

【解析】肉桂为治命门火衰之要药，主治肾阳虚之畏寒肢冷、腰膝酸软、阳痿、尿频；寒凝血滞之脘腹冷痛、寒湿痹痛等证。故本题选D。

15.【答案】D

【解析】附子回阳救逆、补火助阳、散寒止痛；肉桂补火助阳、散寒止痛、温通经脉、引火归原；干姜温中散寒、回阳通脉、温肺化饮；吴茱萸散寒止痛，疏肝下气，燥湿，助阳止泻；高良姜散寒止痛、温中止呕。故本题选D。

16.【答案】B

17.【答案】D

【解析】丁香主治胃寒呕吐、呃逆，脘腹冷痛，肾虚阳痿，为治虚寒呕逆之要药。故本题选D。

【B_1型题】

18.【答案】C　19.【答案】E

第十二单元　理　气　药

【A_1型题】

1. 陈皮的功效是
   A. 疏肝解郁，化湿止呕
   B. 理气健脾，燥湿化痰
   C. 温肺化痰，行气止痛
   D. 温经散寒，行气活血
   E. 理气调中，温肾纳气
2. 治疗肝郁气滞证，久疟痞块，应选用的药物是
   A. 陈皮
   B. 木香
   C. 枳实
   D. 青皮
   E. 乌药
3. 肝气郁滞或肝胃不和所致的胁肋作痛兼见热象者，最宜选用
   A. 香附
   B. 延胡索
   C. 陈皮
   D. 川楝子
   E. 木香
4. 既能理气健脾，又能燥湿化痰的药物是
   A. 枳实
   B. 佛手
   C. 陈皮
   D. 薤白
   E. 川楝子
5. 可用于治疗肝郁气滞，食积腹痛的药物是
   A. 青皮
   B. 陈皮
   C. 木香
   D. 川楝子
   E. 乌药
6. 下列各项，专理脾肺气滞的药物是
   A. 香附
   B. 木香
   C. 陈皮
   D. 乌药
   E. 青皮
7. 性微寒的行气药是
   A. 木香
   B. 香附
   C. 沉香
   D. 薤白
   E. 枳实
8. 薤白的主治病证是
   A. 肝郁气滞
   B. 肺热咳嗽

C. 虫积腹痛
D. 胸痹心痛
E. 胃寒呕吐

9. 功用与枳实同，但作用较缓和，以行气宽中除胀为主的药物是
A. 佛手
B. 枳壳
C. 木香
D. 陈皮
E. 青皮

10. 具有行气调中止痛功效的药物是
A. 柿蒂
B. 木香
C. 香附
D. 乌药
E. 薤白

11. 用治食积气滞，湿热互阻下痢里急后重者，应选用的药物是
A. 黄连、黄柏
B. 柴胡、枳壳
C. 木香、槟榔
D. 香附、薤白
E. 苦参、青皮

12. 既能疏肝破气，又能散结消滞的药物是
A. 陈皮
B. 青皮
C. 枳实
D. 木香
E. 香附

13. 具有行气止痛、散寒调中功效的药物是
A. 陈皮
B. 檀香
C. 乌药
D. 川楝子
E. 青皮

【B_1 型题】

（14~15 题共用备选答案）
A. 木香
B. 香附
C. 沉香
D. 薤白
E. 枳实

14. 具有疏肝解郁，调经止痛功效的药物是
15. 具有破气除痞，化痰消积功效的药物是

答案与解析

【A_1 型题】

1.【答案】B

2.【答案】D

【解析】陈皮主治脘腹胀满，食少吐泻；呕吐，呃逆；湿痰寒痰，咳嗽痰多；胸痹。木香主治脾胃气滞，脘腹胀痛，食积不消，不思饮食；泻痢后重；胸胁胀痛，黄疸，疝气疼痛。枳实主治积滞内停，痞满胀痛，泻痢后重，大便不通；痰阻气滞，胸痹，结胸；脏器下垂。青皮主治肝郁气滞，胸胁胀痛，疝气疼痛，乳癖乳痈；食积气滞，脘腹胀痛；久疟痞块。乌药主治寒凝气滞，胸腹胀痛，气逆喘急，疝气疼痛，经寒腹痛；膀胱虚冷，遗尿尿频。故本题选 D。

3.【答案】D

【解析】川楝子归肝经，有良好的行气止痛功效，尤为治疗肝郁化火诸痛证的常用药。故本题选 D。

4.【答案】C

5.【答案】A

【解析】青皮有疏肝破气，消积化滞的功效，常用于治疗肝郁气滞证，气滞脘腹疼痛，食积气滞腹痛，癥瘕积聚，久疟痞块。故本题选 A。

6.【答案】C

【解析】陈皮有理气健脾，燥湿化痰的功效，常用于治疗脾胃气滞证，呕吐，呃逆，湿痰、寒痰咳嗽，胸痹。故本题选 C。

7.【答案】E

【解析】行气药性多温，木香、沉香、薤白性温，香附甘平，枳实性微寒。故本题选 E。

8.【答案】D

【解析】薤白药性辛、苦，温。归心、肺、胃、大肠经。功效：通阳散结，行气导滞。主治胸痹心痛；脘腹痞满胀痛，泻痢后重。故本题选 D。

9.【答案】B

10.【答案】B

【解析】柿蒂降气止呃。木香行气止痛，健脾消食。香附疏肝解郁，调经止痛，理气调中。乌药行气止痛，温肾散寒。薤白通阳散结，行气导滞。故本题选 B。

11.【答案】C

12.【答案】B

【解析】陈皮的功效为理气健脾，燥湿化痰；枳实的功效为破气除痞，化痰消积；木香的功效为行气止痛，健脾消食；香附的功效为疏肝解郁，调经止痛，理气调中；青皮的功效为疏肝破气，消积化滞。故本题选 B。

13.【答案】B

【B1 型题】

14.【答案】B 15.【答案】E

第十三单元 消 食 药

【A1 型题】

1. 既能消食化积，又能降气化痰的药物是
   A. 山楂
   B. 神曲
   C. 莱菔子
   D. 麦芽
   E. 谷芽
2. 治疗食积气滞，喘咳痰多，应选用的药物是
   A. 山楂
   B. 神曲
   C. 麦芽
   D. 莱菔子
   E. 鸡内金
3. 既治食积腹痛，又治疝气痛的药物是
   A. 麦芽
   B. 香附
   C. 神曲
   D. 山楂
   E. 鸡内金
4. 能消食化积，活血散瘀的药物是
   A. 山楂
   B. 莱菔子
   C. 鸡内金
   D. 麦芽
   E. 稻芽
5. 可与金石、贝壳等同用，以助其消化的药物是
   A. 香附
   B. 麦芽
   C. 神曲
   D. 鸡内金
   E. 山楂
6. 炒用多用于回乳消胀的药物是
   A. 山楂
   B. 神曲
   C. 麦芽
   D. 莱菔子
   E. 鸡内金
7. 既能消食健胃，又能涩精止遗，治疗小儿脾虚疳积的药物是
   A. 银柴胡
   B. 麦芽
   C. 乌梅
   D. 莱菔子
   E. 鸡内金

答案与解析

【A1 型题】

1.【答案】C

【解析】选项中的药物均具有消食化积之功效，山楂兼能行气散瘀，神曲可和胃，莱菔子降气化痰，麦芽回乳消胀，谷芽健脾开胃。故本题选 C。

2.【答案】D

【解析】山楂用于肉食积滞，胃脘胀痛；泻痢腹痛，疝气疼痛；血瘀经闭，产后瘀阻，心腹刺痛，胸痹心痛；高脂血症。神曲用于饮食积滞。麦芽用于食积不化，脘腹胀满，脾虚食少；乳汁郁积，乳房胀痛，妇女断乳；肝郁胁痛，肝胃气痛。莱菔子用于饮食积滞，脘腹胀痛，大便秘结，积滞泻痢；痰壅喘咳。鸡内金用于食积不消，呕吐泻痢，小儿疳积；遗精，遗尿；石淋涩痛，胆胀胁痛。故本题选 D。

3.【答案】D

4.【答案】A

【解析】山楂的功效是消食化积，行气散瘀。莱菔子的功效是消食除胀，降气化痰。鸡内金的功效是消食健胃，涩精止遗。麦芽的功效是消食健胃，回乳

消胀，疏肝解郁。稻芽的功效是消食和中，健脾开胃。故本题选 A。

5.【答案】C

6.【答案】C

【解析】生麦芽健脾和胃，疏肝行气，用于脾虚食少，乳汁郁积；炒麦芽行气消食回乳，用于食积不消，妇女断乳；焦麦芽消食化滞，用于食积不消，脘腹胀痛。故本题选 C。

7.【答案】E

第十四单元　驱　虫　药

【A_1 型题】

1. 具有行气消积功效的药物是
   A. 使君子
   B. 苦楝皮
   C. 槟榔
   D. 贯众
   E. 雷丸
2. 均能治疗蛔虫、蛲虫证，小儿疳积的药物是
   A. 使君子
   B. 苦楝皮
   C. 麦芽
   D. 稻芽
   E. 槟榔
3. 既能杀虫，又能润肺止咳的药物是
   A. 贯众
   B. 槟榔
   C. 花椒
   D. 雷丸
   E. 榧子
4. 川楝子、槟榔皆具有的功效是
   A. 杀虫行气
   B. 杀虫利水
   C. 行气利水
   D. 行气疏肝
   E. 行气健脾
5. 下列各项，不属于槟榔功效的是
   A. 消积
   B. 行气
   C. 利水
   D. 截疟
   E. 止血
6. 患者食积气滞，脘腹胀满，大便秘结。治疗宜选用
   A. 使君子
   B. 苦楝皮
   C. 雷丸
   D. 槟榔
   E. 贯众
7. 大量服用可导致呃逆、眩晕的药物是
   A. 山豆根
   B. 山楂
   C. 使君子
   D. 儿茶
   E. 苦楝皮

答案与解析

【A_1 型题】

1.【答案】C

【解析】使君子杀虫消积。苦楝皮杀虫，疗癣。槟榔杀虫消积，行气，利水，截疟。贯众功专清热解毒，凉血止血，杀虫。雷丸杀虫消积。故本题选 C。

2.【答案】A

【解析】使君子功效是杀虫消积，可应用于蛔虫病、蛲虫病和小儿疳积。而麦芽、稻芽属于消食类药物，不具有驱虫的功效，苦楝皮和槟榔虽有驱虫的功效，却无治疗小儿疳积的功效，与题意不符。故本题选 A。

3.【答案】E

【解析】A 清热解毒、凉血止血、杀虫。B 驱虫消积兼能行气利水。C 温中止痛，杀虫止痒之功效。D 专效杀虫。E 功用为杀虫消积、通便、润肺，主治虫积腹痛、肠燥便秘等证。故本题选 E。

4.【答案】A

【解析】川楝子行气止痛，杀虫；槟榔杀虫消积，行气，利水，截疟。二者均可杀虫行气。故本题选 A。

5.【答案】E

【解析】槟榔药性苦、辛，温。归胃、大肠经。功效：杀虫，消积，行气，利水，截疟。故本题选E。

6.【答案】D

【解析】槟榔功效驱虫消积、行气利水，用于食积气滞，泻痢后重，腹胀便秘。故本题选D。

7.【答案】C

【解析】山豆根有毒，过量服用易引起呕吐、腹泻、胸闷、心悸等，故用量不宜过大。脾胃虚寒者慎用。山楂脾胃虚弱而无积滞者或胃酸分泌过多者均慎用。使君子大量服用可致呃逆、眩晕、呕吐、腹泻等反应。若与热茶同服，亦能引起呃逆、腹泻，故服用时忌饮浓茶。儿茶煎服，1~3g，包煎。多入丸散服，外用适量。苦楝皮有毒，不宜过量或持续久服。有效成分难溶于水，需文火久煎。故本题选C。

第十五单元 止 血 药

【A_1 型题】

1. 小蓟具有的功效是
   A. 解毒消痈
   B. 收湿敛疮
   C. 消肿排脓
   D. 化腐生肌
   E. 燥湿止痒
2. 具有凉血止血，清肝泻火功效的药物是
   A. 金银花
   B. 槐花
   C. 款冬花
   D. 菊花
   E. 旋覆花
3. 痔疮肿痛出血，首选的药物是
   A. 白茅根
   B. 侧柏叶
   C. 白及
   D. 地榆
   E. 小蓟
4. 下列为伤科要药的是
   A. 地榆
   B. 三七
   C. 艾叶
   D. 炮姜
   E. 延胡索
5. 下焦虚寒，腹中冷痛，月经下血不止者。治宜选用的药物是
   A. 地榆
   B. 艾叶
   C. 茜草
   D. 干姜
   E. 侧柏叶
6. 三七具有的功效是
   A. 凉血消痈
   B. 活血定痛
   C. 养血安神
   D. 温经通脉
   E. 解毒敛疮
7. 治疗出血兼有瘀滞者，应首选的药物是
   A. 三七
   B. 白及
   C. 槐花
   D. 地榆
   E. 仙鹤草
8. 下列各项，可用于治疗须发早白的药物是
   A. 大蓟
   B. 白茅根
   C. 侧柏叶
   D. 地榆
   E. 三七
9. 既能凉血止血，又能活血祛瘀的药物是
   A. 茜草
   B. 地榆
   C. 槐花
   D. 三七
   E. 侧柏叶
10. 善肺胃出血的药物是
    A. 白茅根
    B. 生地黄
    C. 仙鹤草
    D. 白及
    E. 血余炭
11. 治疗血热所致的各种出血证兼有瘀滞者，应选用的药物是
    A. 三七、白及
    B. 蒲黄、茜草
    C. 大蓟、小蓟

D. 血余炭、槐花
E. 地榆、槐花

12. 白茅根具有的功效是
A. 解毒敛疮
B. 消肿生肌
C. 清热利尿
D. 祛痰止咳
E. 活血祛瘀

13. 既能够治疗肺胃出血，又能收敛止血、消肿生肌的药物是
A. 白茅根
B. 生地黄
C. 仙鹤草
D. 白及
E. 血余炭

14. 具有散瘀消痈功效的药物是
A. 大蓟
B. 地榆
C. 槐花
D. 白茅根
E. 侧柏叶

15. 治疗虚寒崩漏下血，应选用的药物是
A. 白茅根
B. 大蓟
C. 白及
D. 茜草
E. 艾叶炭

16. 下列为治妇科经寒腹痛要药的是
A. 茜草
B. 艾叶
C. 三七
D. 川芎
E. 乳香

【B_1 型题】

（17~18 题共用备选答案）
A. 侧柏叶
B. 仙鹤草
C. 白及
D. 三七
E. 艾叶

17. 具有温经止血功效的药物是
18. 具有凉血止血功效的药物是

（19~20 题共用备选答案）
A. 肺热咳嗽
B. 肠燥便秘
C. 肺虚久咳
D. 瘀血痛证
E. 胃寒呕吐

19. 白茅根的主治病证是
20. 蒲黄的主治病证是

（21~22 题共用备选答案）
A. 白及
B. 艾叶
C. 小蓟
D. 白茅根
E. 侧柏叶

21. 治疗痈肿疮疡，手足皲裂。应选用的药物是
22. 治疗肺热咳嗽，须发早白。应选用的药物是

答案与解析

【A_1 型题】

1.【答案】A
【解析】小蓟的功效：凉血止血、散瘀解毒消痈。故本题选 A。

2.【答案】B

3.【答案】D
【解析】地榆性凉，有凉血止血之功，因其味苦主降，尤宜于下焦血热的便血、痔血、血痢、崩漏，故本题选 D。

4.【答案】B
【解析】三七祛瘀止血，活血定痛。主治出血证，跌打损伤，瘀滞肿痛，为伤科要药。故本题选 B。

5.【答案】B
【解析】艾叶为温经止血药，功善温经止血暖宫，适用于虚寒性出血，尤宜于崩漏。故本题选 B。

6.【答案】B

7.【答案】A

8.【答案】C
【解析】选项中几味药都属于止血药，但除止血外，侧柏叶还具有生发乌发的功效，可用于治疗血热脱发、须发早白，而其余几味止血药均无此特殊功效。故本题选 C。

9.【答案】A

10.【答案】D

【解析】白茅根有凉血止血，清热利尿，清肺胃热的功效，常用于治疗血热出血证，水肿，热淋，黄疸，胃热呕吐，肺热咳嗽。生地黄有清热凉血，养阴生津的功效，常用于治疗热入营血，舌绛烦渴，斑疹吐衄，阴虚内热，骨蒸劳热，津伤口渴，内热消渴，肠燥便秘。仙鹤草有收敛止血，截疟，止痢，补虚的功效，常用于治疗出血证，腹泻，痢疾，疟疾寒热，脱力劳伤，疮疖痈肿，阴痒带下。白及有收敛止血，消肿生肌的功效，常用于治疗出血证，痈肿疮疡，手足皲裂，水火烫伤。白及为收敛止血之要药，可治疗体内外诸出血证，尤多用于肺、胃出血证。血余炭有收敛止血，化瘀利尿的功效，常用于治疗吐血，衄血，咯血，血淋，尿血，便血，崩漏，外伤出血，小便不利。故本题选D。

11.【答案】B

12.【答案】C

【解析】白茅根的功效是凉血止血，清热利尿，清肺胃热。故本题选C。

13.【答案】D

14.【答案】A

【解析】选项中的药物均为凉血止血药，各药除具有凉血止血的功能外，其中大蓟还能散瘀解毒消痈。地榆解毒敛疮，为治烫伤之要药。槐花清肝泻火。白茅根功专清热利尿，清肺胃热。侧柏叶可化痰止咳，生发乌发。故本题选A。

15.【答案】E

16.【答案】B

【解析】艾叶性味辛、苦，温；有小毒。归肝、脾、肾经。散寒止痛，温经止血。用于少腹冷痛，经寒不调，宫冷不孕，吐血，衄血，崩漏经多，妊娠下血；外治皮肤瘙痒，脱皮。为治疗妇科经寒腹痛的要药。故本题选B。

【B_1型题】

17.【答案】E　18.【答案】A

【解析】侧柏叶功效是凉血止血，化痰止咳，生发乌发。仙鹤草功效是收敛止血，止痢，截疟，补虚。白及功效是收敛止血，消肿生肌。三七功效是化瘀止血，活血定痛。艾叶功效是温经止血，散寒调经，安胎。故17题选E，18题选A。

19.【答案】A　20.【答案】D

【解析】白茅根药性甘，寒。归肺、胃、膀胱经。功效凉血止血，清热利尿。主治血热吐血，衄血，尿血；热病烦渴，肺热咳嗽，胃热呕吐；湿热黄疸，水肿尿少，热淋涩痛。蒲黄药性甘，平。归肝、心包经。功效止血，化瘀，通淋。主治出血证；瘀血痛证；血淋尿血。故19题选A，20题选D。

21.【答案】A　22.【答案】E

【解析】白及主治咯血，吐血，外伤出血；疮疡肿毒，皮肤皲裂，烧烫伤。侧柏叶主治吐血，衄血，咯血，便血，崩漏下血；肺热咳嗽；血热脱发，须发早白。故21题选A，22题选E。

第十六单元　活血化瘀药

【A_1型题】

1. 为增强活血祛瘀药的功效常配伍的药物是
   A. 解表药
   B. 理气药
   C. 温里药
   D. 泻下药
   E. 补虚药
2. 为“血中气药”，治疗血瘀气滞要药的药物是
   A. 川芎
   B. 延胡索
   C. 姜黄
   D. 莪术
   E. 郁金
3. 治疗血瘀气滞，经行腹痛，兼风湿肩臂疼痛者。应选用
   A. 桃仁
   B. 丹参
   C. 红花
   D. 姜黄
   E. 益母草
4. 活血祛瘀药的共同功效是
   A. 活血行气
   B. 活血消痈
   C. 活血疗伤
   D. 活血祛瘀
   E. 活血通经
5. 下列活血药中，哪一味不兼有行气作用
   A. 川芎
   B. 郁金

C. 玄胡
D. 三棱
E. 五灵脂

6. 乳香具有的功效是
A. 消肿生肌
B. 祛风止痛
C. 化瘀止血
D. 凉血消痈
E. 清利湿热

7. 具有活血凉血功效的药组是
A. 郁金、姜黄
B. 川芎、赤芍
C. 郁金、丹参
D. 益母草、泽兰
E. 生地黄、玄参

8. 下列不属于牛膝功效的是
A. 活血祛瘀
B. 强健筋骨
C. 引火归原
D. 利尿通淋
E. 补益肝肾

9. 治疗头痛，无论风寒、风热、风湿、血虚、血瘀皆可选用的药物是
A. 羌活
B. 延胡索
C. 白芷
D. 郁金
E. 川芎

10. 五灵脂的功效是
A. 散瘀定痛，消肿生肌
B. 活血止痛，化瘀止血
C. 化瘀止血，理气止痛
D. 活血通经，散瘀定痛
E. 活血定痛，消肿生肌

11. 既可用于热病神昏、癫痫痰闭证，又可用治肝胆湿热黄疸证的药物是
A. 姜黄
B. 茵陈
C. 郁金
D. 丹参
E. 金钱草

12. 下列药物中，不具有行气，止痛功效的药物是
A. 川芎
B. 郁金
C. 丹参
D. 三棱
E. 姜黄

13. 既能活血调经、祛瘀止痛，又能凉血消痈、除烦安神的药物是
A. 丹参
B. 郁金
C. 五灵脂
D. 红花
E. 桃仁

14. 破血行气首选
A. 黄连
B. 莪术
C. 益母草
D. 红花
E. 柴胡

15. 被称为妇科经产之要药的是
A. 香附
B. 阿胶
C. 红花
D. 益母草
E. 丹参

16. 治疗瘀血证，肠痈，咳嗽气喘，应选用的药物是
A. 丹参
B. 桃仁
C. 红花
D. 益母草
E. 延胡索

17. 下列有消癥功效的中药是
A. 水蛭
B. 莪术
C. 丹参
D. 红花
E. 白花蛇舌草

18. 具有利尿通淋功效的药物是
A. 川芎
B. 丹参
C. 郁金
D. 桃仁
E. 牛膝

19. 牛膝的归经是
A. 肝、脾、肾经
B. 脾、肾经
C. 肝、肾经
D. 肝、胃、肾经
E. 肾、三焦经

20. 治疗血瘀经闭，癥瘕，应选用的药物是
A. 酸枣仁

B. 石菖蒲
C. 僵蚕
D. 穿山甲
E. 姜黄

【B_1 型题】

（21~22 题共用备选答案）

A. 白芍
B. 当归
C. 鸡血藤
D. 蒲黄
E. 阿胶

21. 具有补血，舒筋活络功效的药物是
22. 具有补血，润肠，止痛功效的药物是

答案与解析

【A_1 型题】

1.【答案】B

2.【答案】A

【解析】川芎功效为活血行气，祛风止痛，主治血瘀气滞痛证，为“血中气药”，是治疗血瘀气滞要药。故本题选 A。

3.【答案】D

【解析】桃仁味辛、苦，性平，入心、肝，血分，善散血滞，具有良好的活血通滞作用，用于瘀血所致的经闭、痛经、产后瘀滞腹痛、癥积、跌打损伤及肺痈、肠痈等证。丹参长于活血祛瘀，作用平和，可祛瘀生新，活血而不伤正，用于瘀血所致的多种病证。红花用于血滞经闭、痛经、产后瘀滞腹痛以及癥瘕积聚，心腹瘀痛，跌打损伤，痈肿疮疡等证。姜黄用于血瘀气滞的心、腹、胸、胁痛，经闭，产后腹痛及跌打损伤以及风湿肩臂疼痛。益母草用于血滞经闭、痛经、经行不畅、产后瘀滞腹痛、恶露不尽等。故本题选 D。

4.【答案】D

5.【答案】E

【解析】川芎、郁金、玄胡、三棱既可活血，又可行气。五灵脂活血止痛，化瘀止血，无行气之功。故本题选 E。

6.【答案】A

【解析】乳香药性辛、苦，温。归心、肝、脾经。功效活血行气止痛，消肿生肌。主治跌打损伤，痈肿疮疡；气滞血瘀，胸痹心痛，胃脘疼痛，痛经经闭，产后瘀阻，风湿痹痛；筋脉拘挛。故本题选 A。

7.【答案】C

8.【答案】C

【解析】牛膝活血通经，补肝肾，强筋骨，利水通淋，引火下行。故本题选 C。

9.【答案】E

10.【答案】B

【解析】五灵脂有活血止痛，化瘀止血的功效。散瘀定痛，消肿生肌为没药的功效。化瘀止血，理气止痛为降香的功效。活血通经，散瘀定痛为红花的功效。活血定痛，消肿生肌为乳香的功效。故本题选 B。

11.【答案】C

12.【答案】C

【解析】丹参功在活血调经，祛瘀止痛，凉血消痈，除烦安神。故本题选 C。

13.【答案】A

14.【答案】B

【解析】莪术力专破血行气，消积止痛。同类破血消癥药常用之品为三棱、水蛭、穿山甲。其余选项或清热，或活血，或解表，皆非破血药。故本题选 B。

15.【答案】D

【解析】香附辛香行散，味苦疏泄，主入肝经，善理肝气之郁结并止痛，肝气郁滞诸症均宜，故为疏肝解郁之要药。阿胶为血肉有情之品，甘温质润，为补血要药。多用治血虚萎黄，眩晕心悸，肌痿无力等症，尤善治出血而致血虚者。红花入心、肝血分，秉辛散温通之性，活血祛瘀、通经止痛之力强，是妇产科血瘀病证的常用药。益母草辛散苦泄，主入血分，功善活血调经，祛瘀通经，为妇科经产病的要药。丹参归心肝经，主入血分，功善活血化瘀，调经止痛，祛瘀生新，为治血行不畅、瘀血阻滞之经产病的要药。故本题选 D。

16.【答案】B

【解析】桃仁药性苦、甘，平。归心、肝、大肠经。功效活血祛瘀，润肠通便，止咳平喘。主治瘀血阻滞之经闭痛经，产后腹痛，癥瘕痞块，跌仆损伤；肺痈，肠痈；肠燥便秘；咳嗽气喘。故本题选 B。

17.【答案】A

【解析】水蛭破血通经，逐瘀消癥。莪术破血行气，消积止痛。丹参活血调经，祛瘀止痛，凉血消

痈，除烦安神。红花活血通经，祛瘀止痛。白花蛇舌草清热解毒，利湿通淋。故本题选 A。

18.【答案】E

【解析】除了活血之外，川芎兼能祛风止痛；丹参兼能凉血消痈、除烦安神；郁金兼能行气解郁、清心凉血、利胆退黄；桃仁兼能润肠通便、止咳平喘；牛膝兼能补肝肾、强筋骨、利水通淋、引火下行。故本题选 E。

19.【答案】C

【解析】牛膝味苦、甘、酸，性平。归肝、肾经。功效活血通经，补肝肾，强筋骨，利水通淋，引火（血）下行。故本题选 C。

20.【答案】D

【解析】穿山甲药性咸，微寒。归肝、胃经。功效活血消癥，通经下乳，消肿排脓，搜风通络。主治血瘀经闭，癥瘕；乳汁不通；痈肿疮毒，瘰疬；风湿痹痛，中风瘫痪，麻木拘挛。故本题选 D。

【B_1 型题】

21.【答案】C 22.【答案】B

【解析】白芍有养血敛阴，柔肝止痛，平抑肝阳的功效。当归有补血调经，活血止痛，润肠通便的功效。鸡血藤有行血补血，调经，舒筋活络的功效。蒲黄有止血，化瘀，利尿的功效。阿胶有补血，滋阴，润肺，止血的功效。故 21 题选 C，22 题选 B。

第十七单元 化痰止咳平喘药

【A_1 型题】

1. 半夏的归经是
   A. 心、脾、肾经
   B. 肝、脾、肾经
   C. 肺、胃、肾经
   D. 心、肝、胃经
   E. 肺、脾、胃经
2. 天南星祛风止痉，善于治疗的病证是
   A. 肝阳上亢，肝风内动证
   B. 热极动风证
   C. 虚风内动证
   D. 风痰眩晕证
   E. 小儿急、慢惊风
3. 患者肺痈胸痛，咳吐脓血，痰黄腥臭，咽痛音哑。应首选的药物是
   A. 桔梗
   B. 半夏
   C. 竹茹
   D. 天南星
   E. 旋覆花
4. 具有利气散结，通络止痛功效的药物是
   A. 川贝母
   B. 天南星
   C. 白芥子
   D. 天竺黄
   E. 桑白皮
5. 紫菀与款冬花都具有的功效是
   A. 润肺化痰止咳
   B. 清肺化痰止咳
   C. 泻肺止咳平喘
   D. 化痰止咳软坚
   E. 止咳平喘利水
6. 治疗痰壅气逆，咳喘痰多，胸闷食少，甚则不能平卧。宜选用的药物是
   A. 紫苏子、白芥子、莱菔子
   B. 紫菀、款冬花、川贝母
   C. 桑叶、贝母、北沙参
   D. 杏仁、麻黄、甘草
   E. 麻黄、石膏、杏仁
7. 治疗痰涎壅盛、喘咳不得平卧之证的首选药物为
   A. 苏子
   B. 葶苈子
   C. 白芥子
   D. 桑白皮
   E. 白果
8. 治疗胃热呕吐，应选用的药物是
   A. 天南星
   B. 白芥子
   C. 半夏
   D. 贝母
   E. 竹茹
9. 半夏、天南星均具有的功效是
   A. 祛风止痉
   B. 消痞散结
   C. 降逆止呕
   D. 燥湿化痰
   E. 利气通络

10. 具有降逆止呕功效的药物是
A. 白前
B. 旋覆花
C. 桔梗
D. 前胡
E. 白芥子
11. 白芥子具有的功效是
A. 清热化痰
B. 润肺化痰
C. 降气祛痰
D. 温肺化痰
E. 燥湿化痰
12. 使用化痰药治疗癫痫惊厥者，最常配伍的是
A. 清热、消食药
B. 平肝息风、安神药
C. 安神、理气药
D. 安神、泻下药
E. 补虚、消食药
13. 治疗痰伏胁下及皮里膜外者，应选用的药物是
A. 白芥子
B. 竹茹
C. 天南星
D. 半夏
E. 细辛
14. 具有利咽，排脓功效的药物是
A. 半夏
B. 白附子
C. 白前
D. 桔梗
E. 竹沥
15. 桔梗的功效是
A. 润肺，止咳，下气，化痰
B. 宣肺，利咽，清肺，化痰
C. 宣肺，利咽，祛痰，排脓
D. 降气，止咳，祛痰，排脓
E. 降气，止呕，祛痰，排脓
16. 苦杏仁的归经是
A. 肺、心、大肠经
B. 肺、大肠经
C. 胃、肺经
D. 脾、大肠、心经
E. 肺、脾经
17. 长于治疗寒痰咳喘，胸满胁痛的药物是
A. 白芥子
B. 紫苏子
C. 杏仁
D. 葶苈子
E. 桔梗
18. 葶苈子的性能是
A. 甘，寒
B. 辛、苦，大寒
C. 辛、微苦，平
D. 甘、苦、涩，平
E. 辛，温
19. 既能化痰，又能降肺胃气逆的药物是
A. 前胡
B. 苏子
C. 白芥子
D. 白前
E. 旋覆花
20. 苦杏仁和苏子均能
A. 止咳平喘，润肠通便
B. 降气化痰，止咳平喘
C. 润肺化痰，止咳平喘
D. 利水消肿，止咳平喘
E. 清肺止咳，降逆平喘
21. 旋覆花入煎剂的用法是
A. 先煎
B. 后下
C. 冲服
D. 包煎
E. 另煎
22. 百部的主要功效是
A. 化痰
B. 止咳
C. 平喘
D. 清肺
E. 泻肺
23. 治疗肺虚久咳、痰少咽燥之证，应选用的药物是
A. 浙贝母
B. 川贝母
C. 陈皮
D. 黄芩
E. 半夏
24. 可用于治疗新久咳嗽、百日咳、肺痨咳嗽的药物是
A. 苦杏仁
B. 半夏
C. 百部
D. 桑白皮
E. 葶苈子
25. 既能清热化痰，又能除烦止呕的药物是

A. 生姜
B. 陈皮
C. 竹茹
D. 贝母
E. 旋覆花

26. 既能泻肺平喘，又能利水消肿的是
A. 桑白皮、枇杷叶
B. 紫菀、款冬花
C. 海藻、昆布
D. 川贝母、浙贝母
E. 桑白皮、葶苈子

27. 被誉为“诸药之舟楫”，能载药上行的药物是
A. 桔梗
B. 柴胡
C. 升麻
D. 白前
E. 葛根

28. 治疗咳嗽，头虱，应选用的药物是
A. 百部
B. 紫菀
C. 苦杏仁
D. 桑白皮
E. 葶苈子

29. 治疗咳喘，水肿，应选用的药物是
A. 百部
B. 紫菀
C. 五加皮
D. 桑白皮
E. 紫苏子

【B_1 型题】

（30~31 题共用备选答案）
A. 川贝母
B. 胖大海
C. 半夏
D. 浙贝母
E. 前胡

30. 具有燥湿化痰，消痞散结功效的是
31. 具有清热化痰，润肺止咳功效的是

（32~33 题共用备选答案）
A. 温肺
B. 降气
C. 利尿
D. 除湿
E. 渗湿

32. 白芥子具有的功效是
33. 旋覆花具有的功效是

（34~35 题共用备选答案）
A. 旋覆花
B. 款冬花
C. 紫菀
D. 白芥子
E. 苦杏仁

34. 有小毒，婴幼儿应慎用的药物是
35. 性温燥，阴虚燥咳者不宜的药物是

（36~37 题共用备选答案）
A. 白芥子
B. 杏仁
C. 半夏
D. 桔梗
E. 竹茹

36. 治疗寒饮呕吐，宜选用
37. 治疗湿阻胸脘痞闷，宜选用

（38~39 题共用备选答案）
A. 紫菀
B. 川贝母
C. 紫苏子
D. 苦杏仁
E. 瓜蒌

38. 不具有化痰作用的是
39. 不具有止咳作用的是

答案与解析

【A_1 型题】

1.【答案】E

【解析】半夏味辛、温，有毒，归脾、胃、肺经。故本题选 E。

2.【答案】D

3.【答案】A

【解析】桔梗的功效为宣肺，祛痰，利咽，排脓。可用于肺气不宣的咳嗽痰多、胸闷不畅、咽喉肿痛、失音、肺痈吐脓等症。故本题选 A。

4.【答案】C

【解析】白芥子药性辛，温。归肺经。功效温肺

豁痰利气，散结通络止痛。主治寒痰咳嗽，悬饮胸胁胀痛；痰滞经络，关节麻木疼痛，痰湿流注，阴疽肿毒。故本题选C。

5.【答案】A

【解析】紫菀的功效是润肺化痰止咳，款冬花的功效为润肺下气，止咳化痰。故本题选A。

6.【答案】A

【解析】紫苏子、白芥子、莱菔子用于痰壅气逆，咳喘痰多，胸闷食少，甚则不能平卧。紫菀、款冬花、川贝母用于肺热咳喘。桑叶、贝母、北沙参，用于肺热或燥热伤肺，咳嗽痰少，色黄而黏稠，或干咳少痰，咽痒等。杏仁、麻黄、甘草，用于治疗风寒外束，肺气壅遏的喘咳实证。杏仁、麻黄、石膏，用于肺热壅盛，高热喘急。故本题选A。

7.【答案】B

【解析】苏子能降气化痰，止咳平喘，润肠通便，适应于痰壅气逆，咳嗽气喘及肠燥便秘者。葶苈子能泻肺平喘，利水消肿，其苦降辛散，性寒清热，专泻肺中水饮及痰火而平喘咳。白芥子温肺化痰，理气散结，其辛温走散，利气机，通经络，化寒痰，逐饮邪，善治"皮里膜外之痰"。桑白皮能泻肺平喘，利水消肿，性寒入肺经，能泻肺火兼泻肺中水气而平喘。白果能敛肺定喘，止带，缩尿，其性涩而收，能敛肺定喘，兼化痰之功，为治咳喘常用药。故本题选B。

8.【答案】E

9.【答案】D

【解析】半夏的功效是燥湿化痰，降逆止呕，消痞散结，外用消肿止痛。天南星的功效是燥湿化痰，祛风解痉，外用消肿散结。故本题选D。

10.【答案】B

【解析】白前有降气化痰之功效。旋覆花降气化痰，降逆止呕。桔梗宣肺，祛痰，利咽，排脓。前胡降气化痰，疏散风热。白芥子温肺化痰，利气散结，通络止痛。故本题选B。

11.【答案】D

12.【答案】B

【解析】A常为外感里热者配用。C痰饮形成的病机为气化失司水液停滞，故治痰之要在于调气，所以应配伍行气、降气药。D神昏燥热者配以泻下药。E肺肾虚劳者配以补肺肾之品。B兼见眩晕、癫痫、惊厥、中风痰迷者当配。故本题选B。

13.【答案】A

14.【答案】D

15.【答案】C

【解析】桔梗属于化痰止咳平喘药，药性苦、辛，平。归肺经。其功效是宣肺，祛痰，利咽，排脓。故本题选C。

16.【答案】B

【解析】苦杏仁苦，微温。有小毒。归肺、大肠经。功效止咳平喘，润肠通便。故本题选B。

17.【答案】A

【解析】白芥子的应用是寒痰喘咳，悬饮，阴疽流注，肢体麻木，关节肿痛。故本题选A。

18.【答案】B

【解析】葶苈子属于止咳平喘药，药性是苦、辛，大寒，归肺、膀胱经，其功效是泻肺平喘，利水消肿。故本题选B。

19.【答案】E

20.【答案】A

【解析】苦杏仁与紫苏子均有止咳平喘、润肠通便的作用，可用于治疗咳嗽气喘，肠燥便秘。苦杏仁降肺又能宣肺；紫苏子降气兼能化痰。故本题选A。

21.【答案】D

22.【答案】B

【解析】百部的功效为润肺止咳，杀虫灭虱，主治新久咳嗽、百日咳、肺痨咳嗽，蛲虫、阴道滴虫、头虱及疥癣。故本题选B。

23.【答案】B

24.【答案】C

25.【答案】C

26.【答案】E

【解析】桑白皮、葶苈子二药均有泻肺平喘和利水消肿的作用。紫菀、款冬润肺化痰止咳。海藻、昆布消痰软坚，利水消肿。川贝母、浙贝母清热化痰散结。故本题选E。

27.【答案】A

28.【答案】A

29.【答案】D

【解析】桑白皮药性甘，寒，归肺经。功效泻肺平喘，利水消肿。主治肺热喘咳；水肿胀满尿少，面目肌肤浮肿。故本题选D。

【B_1型题】

30.【答案】C　31.【答案】A

【解析】川贝母有清热化痰，润肺止咳，散结消肿的功效。胖大海有清热润肺，利咽开音，润肠通便的功效。半夏有燥湿化痰，降逆止呕，消痞散结，外用消肿止痛的功效。浙贝母有清热化痰，散结消痈的功效。前胡有降气化痰，疏散风热的功效。故30题选C，31题选A。

32.【答案】A　33.【答案】B

【解析】白芥子的功效为温肺化痰，利气散结，通络止痛。旋覆花的功效为降气化痰，降逆止呕。故32题选A，33题选B。

34.【答案】E 35.【答案】D

【解析】旋覆花，阴虚劳嗽，津伤燥咳者慎用；款冬花，外感暴咳生用，肺虚久咳炙用；紫菀，外感暴咳生用，肺虚久咳炙用；白芥子，久咳肺虚及阴虚火旺者忌用；苦杏仁，有小毒，阴虚咳嗽及大便溏者忌用。故34题选E，35题选D。

36.【答案】C 37.【答案】C

【解析】白芥子主治寒痰喘咳，悬饮。杏仁主治咳嗽气喘，肠燥便秘。半夏主治湿痰、寒痰证；心下痞，结胸，梅核气；呕吐。尤对痰饮或胃寒呕吐为宜。桔梗主治咳嗽痰多，胸闷不畅；肺痈吐脓。竹茹主治痰热咳嗽或胃热呕吐。故36、37题均选C。

38.【答案】D 39.【答案】E

【解析】苦杏仁功效止咳平喘，润肠通便。瓜蒌功效清热化痰，宽胸散结，润肠通便。故38题选D，39题选E。

第十八单元 安 神 药

【A_1型题】

1. 具有安神，解毒功效的药物是
   A. 磁石
   B. 龙骨
   C. 乳香
   D. 朱砂
   E. 琥珀
2. 具有潜阳安神，纳气平喘功效的药物是
   A. 磁石
   B. 龙骨
   C. 牡蛎
   D. 远志
   E. 朱砂
3. 既能镇惊安神，平肝潜阳，又能聪耳明目，纳气平喘的药物是
   A. 磁石
   B. 龙骨
   C. 牡蛎
   D. 朱砂
   E. 琥珀
4. 下列能收敛固涩，治疗滑脱诸证的是
   A. 磁石
   B. 珍珠母
   C. 代赭石
   D. 龙骨
   E. 海蛤壳
5. 具有镇静安神、平肝潜阳、收敛固涩功效的药物是
   A. 菊花
   B. 夏枯草
   C. 龙骨
   D. 朱砂
   E. 石决明
6. 患者失眠，健忘，心悸，自汗出。治疗应选用
   A. 朱砂
   B. 酸枣仁
   C. 合欢皮
   D. 远志
   E. 磁石
7. 具有定惊安神，活血散瘀，利尿通淋作用的药物是
   A. 朱砂
   B. 磁石
   C. 龙骨
   D. 牡蛎
   E. 琥珀
8. 具有养心益肝、安神、敛汗功效的药物是
   A. 酸枣仁
   B. 莲子
   C. 远志
   D. 合欢皮
   E. 丹参
9. 具有解郁安神，活血消肿功效的药物是
   A. 朱砂
   B. 磁石
   C. 远志
   D. 合欢皮
   E. 酸枣仁
10. 具有安神、祛痰功效的药物是
   A. 柏子仁
   B. 酸枣仁
   C. 远志
   D. 连翘

E. 琥珀

11. 可消散痈肿的安神药是
A. 合欢皮
B. 远志
C. 大蓟
D. 夏枯草
E. 牛蒡子

12. 下列不具有润肠通便作用的药物是
A. 桃仁
B. 柏子仁
C. 苦杏仁
D. 酸枣仁
E. 火麻仁

答案与解析

【A_1 型题】

1.【答案】D

【解析】磁石有镇惊安神，平肝潜阳，聪耳明目，纳气平喘的功效。龙骨有镇惊安神，平肝潜阳，收敛固涩的功效。乳香有活血行气止痛，消肿生肌的功效。朱砂有清心镇惊，安神解毒的功效。琥珀有镇惊安神，活血散瘀，利尿通淋的功效。故本题选 D。

2.【答案】A

3.【答案】A

4.【答案】D

【解析】龙骨镇惊安神，平肝潜阳，收敛固涩。用治心悸失眠，惊痫癫狂；肝阳眩晕；滑脱诸证；湿疮痒疹，疮疡久溃不敛。注意本品的收敛固涩作用与煅牡蛎相似，同可用于治疗遗精、滑精、遗尿、尿频、崩漏、带下、自汗、盗汗等多种正虚不固、滑脱之证。故本题选 D。

5.【答案】C

6.【答案】B

【解析】朱砂既能宁心安神，又可清心热，尤适用火热内扰之心神不宁，及惊风、癫狂等证。酸枣仁性味甘平，既可宁心安神，又有滋养心肝阴血之功，为治疗阴血不足之心神不宁的要药，亦可用于体虚多汗。合欢皮用于心神不宁、跌打损伤及痈疽疖肿等。远志用于心神不宁、癫狂、痫证及咳嗽痰多等。磁石用于耳聋、目暗不明。故本题选 B。

7.【答案】E

8.【答案】A

【解析】酸枣仁药性甘、酸，平。归肝、胆、心经。功效养心补肝，宁心安神，敛汗，生津。主治虚烦不眠，惊悸多梦；体虚多汗；津伤口渴。故本题选 A。

9.【答案】D

10.【答案】C

11.【答案】B

【解析】合欢皮有解郁安神，活血消肿的功效。远志有宁心安神，祛痰开窍，消散痈肿的功效。大蓟有凉血止血，散瘀解毒消痈的功效。夏枯草有清热泻火，明目，散结消肿的功效。牛蒡子有疏散风热，宣肺祛痰，利咽透疹，解毒散肿的功效。故本题选 B。

12.【答案】D

第十九单元　平肝息风药

【A_1 型题】

1. 具有制酸止痛功效的是
A. 龙骨
B. 磁石
C. 石决明
D. 琥珀
E. 羚羊角

2. 具有平肝潜阳，降逆，止血功效的药物是
A. 石决明
B. 珍珠母
C. 刺蒺藜
D. 代赭石
E. 牡蛎

3. 具有平肝疏肝，祛风明目功效的药物是
A. 珍珠母
B. 代赭石
C. 刺蒺藜
D. 钩藤
E. 牡蛎

4. 代赭石具有的功效是
A. 收敛固涩

B. 镇惊安神
C. 清肝明目
D. 降逆止呕
E. 坠痰平喘
5. 治疗中风后气虚血滞，经络不利之半身不遂，口眼歪斜者宜选用
A. 天麻
B. 全蝎
C. 蜈蚣
D. 地龙
E. 僵蚕
6. 既能平肝息风，清肝明目，又能散血解毒的药物是
A. 牛黄
B. 决明子
C. 羚羊角
D. 龙胆草
E. 石决明
7. 治疗阴虚阳亢所致的烦躁不安，心悸失眠，头晕目眩，耳鸣者。应首选
A. 决明子
B. 地龙
C. 钩藤
D. 牡蛎
E. 酸枣仁
8. 具有化瘀开窍，清热解毒功效的药物是
A. 钩藤
B. 金银花
C. 牛黄
D. 菊花
E. 大青叶
9. 均具有清热解毒，息风止痉功效的药物是
A. 桑叶、薄荷
B. 柴胡、葛根
C. 牛黄、熊胆
D. 荆芥、防风
E. 紫花地丁、菊花
10. 羚羊角具有的功效是
A. 平肝潜阳，软坚散结
B. 息风止痉，降逆止血
C. 平肝潜阳，清热解毒
D. 平肝潜阳，祛风止痛
E. 息风止痉，通络散结
11. 下列各项，不属天麻和全蝎的主治病证的是
A. 小儿急惊
B. 脾虚慢惊
C. 肝阳眩晕
D. 风湿痹证
E. 破伤风证
12. 僵蚕具有的功效是
A. 收敛生肌
B. 明目祛翳
C. 化痰散结
D. 燥湿化痰
E. 消痰行水
13. 治疗心神不安，惊悸失眠。应选用的药物是
A. 刺蒺藜
B. 石决明
C. 羚羊角
D. 钩藤
E. 牡蛎
14. 既能平肝潜阳，又能重镇降逆，凉血止血的药物是
A. 磁石
B. 龙骨
C. 赭石
D. 牡蛎
E. 珍珠母
15. 下列除哪项外，均是治疗慢惊风的药物
A. 羚羊角
B. 白僵蚕
C. 全蝎
D. 蜈蚣
E. 天麻
16. 具有平肝潜阳，软坚散结功效的药物是
A. 珍珠母
B. 石决明
C. 天麻
D. 牡蛎
E. 珍珠

【B_1 型题】

（17~18 题共用备选答案）
A. 天麻
B. 羚羊角
C. 代赭石
D. 决明子
E. 牡蛎
17. 善于治疗肠燥便秘兼目赤肿痛的药物是
18. 善于治疗肝阳上亢兼胃痛吐酸的药物是

答案与解析

【A₁型题】

1.【答案】C

2.【答案】D

【解析】石决明能平肝潜阳，清肝明目。珍珠母能平肝潜阳，清肝明目，镇心安神。刺蒺藜能平肝疏肝，祛风明目。代赭石能平肝潜阳，重镇降逆，凉血止血。牡蛎能平肝潜阳，软坚散结，收敛固涩。故本题选D。

3.【答案】A

【解析】珍珠母药性咸，寒，归肝、心经。功效平肝潜阳，安神定惊，明目退翳。主治肝阳上亢，头痛眩晕；惊悸失眠；目赤翳障，视物昏花。故本题选A。

4.【答案】D

5.【答案】D

【解析】天麻能息风止痉、平抑肝阳、祛风通络，用于治疗肝风内动，惊痫抽搐；眩晕、头痛；肢麻痉挛抽搐，风湿痹痛。全蝎能息风止痉、攻毒散结、通络止痛，用于痉挛抽搐；疮疡肿毒，瘰疬结核；风湿顽痹；顽固性偏正头痛。蜈蚣能息风止痉，攻毒散结，通络止痛，用于治疗痉挛抽搐；疮疡肿毒、瘰疬痰核；风湿顽痹；顽固性头痛。地龙能清热息风、通络、平喘、利尿，用于治疗高热惊痫、癫狂；气虚血滞，半身不遂；痹证；肺热哮喘；热结膀胱，小便不利或尿闭不通。僵蚕能息风止痉、祛风止痛、化痰散结，用于惊痫抽搐；风中经络；风热头痛，目赤，咽肿或风疹瘙痒；瘰疬痰核。故本题选D。

6.【答案】C

【解析】羚羊角的功效为平肝息风，清肝明目，散血解毒。故本题选C。

7.【答案】D

【解析】牡蛎用于心神不安，惊悸失眠；肝阳上亢，头晕目眩；痰核，瘰疬，瘿瘤，癥瘕积聚；滑脱诸证。故本题选D。

8.【答案】C

9.【答案】C

10.【答案】C

11.【答案】C

12.【答案】C

【解析】僵蚕具有化痰散结，息风止痉，祛风止痛的功效。故本题选C。

13.【答案】E

【解析】牡蛎药性咸，微寒。归肝、胆、肾经。功效潜阳补阴，重镇安神，软坚散结，收敛固涩，制酸止痛。主治肝阳上亢，眩晕耳鸣；惊悸失眠；瘰疬痰核，癥瘕痞块；自汗盗汗，遗精滑精，崩漏带下；胃痛吞酸。故本题选E。

14.【答案】C

15.【答案】A

【解析】白僵蚕用于惊痫抽搐，可治疗小儿脾虚久泻，慢惊抽搐。蜈蚣性辛温善走窜，用于痉挛抽搐，急慢惊风均可用。天麻用于肝风内动，惊厥抽搐如脾虚慢惊。羚羊角有良好的清肝热、息肝风的作用，最宜治疗热极生风之高热神昏惊厥抽搐。故本题选A。

16.【答案】D

【B₁型题】

17.【答案】D　18.【答案】E

第二十单元　开　窍　药

【A₁型题】

1. 治疗闭证神昏，湿阻中焦。应选用的药物是
   A. 石菖蒲
   B. 羚羊角
   C. 牛黄
   D. 远志
   E. 麝香

2. 具有开窍醒神、活血通经、消肿止痛功效的药物是
   A. 苏合香
   B. 麝香
   C. 牛黄
   D. 远志
   E. 丹参

3. 热闭、寒闭神昏，均常选用的药物是

A. 石菖蒲
B. 麝香
C. 牛黄
D. 羚羊角
E. 苏合香

4. 患者突然昏倒，口噤不开，面青身凉，苔白，脉迟有力。当首选的药物是
A. 冰片
B. 牛黄
C. 苏合香
D. 石菖蒲
E. 郁金

5. 石菖蒲具有的功效是
A. 解郁行气
B. 清热止痛
C. 活血散瘀
D. 化湿和胃
E. 止痛，催产

6. 既能开窍醒神，又能治疗各种疮疡、咽喉肿痛、目疾、口疮等的药物是
A. 芒硝
B. 冰片
C. 朱砂
D. 石膏
E. 石菖蒲

7. 治疗湿浊蒙蔽清窍所致的神志昏乱，健忘，耳鸣者。应首选
A. 磁石
B. 竹茹
C. 冰片
D. 牛黄
E. 石菖蒲

8. 麝香与牛黄的相同功效是
A. 活血通经
B. 凉肝息风
C. 开窍醒神
D. 清热解毒
E. 催生下胎

9. 具有开窍宁神，化湿和胃功效的药物是
A. 石菖蒲
B. 苏合香
C. 麝香
D. 冰片
E. 牛黄

答案与解析

【A_1 型题】

1.【答案】A

【解析】石菖蒲药性辛、苦，温。归心、胃经。功效开窍豁痰，醒神益智，化湿开胃。主治痰蒙清窍，神昏癫痫；健忘失眠，耳鸣耳聋；声音嘶哑、痈疽疮疡、风湿痹痛、跌打伤痛。故本题选 A。

2.【答案】B

3.【答案】B

【解析】石菖蒲、牛黄、苏合香皆有开窍醒神之功，但是各有寒热偏性，不可同用于寒闭、热闭。羚羊角平肝息风，清肝明目，清热解毒，无开窍之功。麝香走窜之性甚烈，有极强的开窍通闭醒神作用，为醒神回苏之要药，无论寒闭、热闭，用之皆效。故本题选 B。

4.【答案】C

5.【答案】D

6.【答案】B

7.【答案】E

8.【答案】C

9.【答案】A

【解析】苏合香功效为开窍醒神，辟秽止痛。麝香可开窍醒神、活血通经、止痛、催产。冰片功效为开窍醒神、清热止痛。牛黄可息风止痉、化痰开窍、清热解毒。石菖蒲功效为开窍宁神、化湿和胃，主治痰湿蒙蔽清窍之神昏谵语、头晕嗜睡及湿阻中焦之脘腹胀满、痞塞疼痛等证。故本题选 A。

第二十一单元 补 虚 药

【A_1 型题】

1. 具有补气养阴，清火生津功效的药物是
A. 玄参
B. 苦参
C. 丹参

D. 太子参
E. 西洋参
2. 既治肝肾不足，目暗不明，又治胎动不安的药物是
A. 杜仲
B. 巴戟天
C. 狗脊
D. 桑寄生
E. 菟丝子
3. 治疗大失血、大吐泻所致体虚欲脱，脉微欲绝之证。宜首选
A. 西洋参
B. 太子参
C. 人参
D. 党参
E. 黄芪
4. 人参的功效是
A. 大补元气，补脾益肺，生津止渴，养血益阴
B. 大补元气，补脾益肺，生津止渴，安神益智
C. 大补元气，补脾益肺，生津止渴，润肺止咳
D. 大补元气，补脾益肺，生津止渴，止汗安胎
E. 大补元气，补脾益肺，生津止渴，托毒生肌
5. 治疗中气下陷，食少便溏，短气乏力，面目浮肿，小便不利者。应选用的药物是
A. 白术
B. 黄芪
C. 升麻
D. 党参
E. 山药
6. 太子参具有的功效是
A. 补气健脾，生津润肺
B. 补脾益气，益卫固表
C. 滋阴润肺，生津养胃
D. 补脾益气，养血安神
E. 补脾益气，止汗安胎
7. 治疗气血不足，疮疡脓成不溃或溃久不敛。应选用的药物是
A. 山药
B. 西洋参
C. 白术
D. 黄芪
E. 太子参
8. 白扁豆的功效是
A. 补脾益气
B. 益气养阴
C. 补脾和中，化湿
D. 健脾利水
E. 补气升阳
9. 具有缓急止痛，清热解毒功效的药物是
A. 山药
B. 白术
C. 黄芪
D. 甘草
E. 党参
10. 具有健脾利水，止汗安胎功效的药物是
A. 茯苓
B. 泽泻
C. 薏苡仁
D. 白术
E. 猪苓
11. 甘草具有的功效是
A. 补气燥湿
B. 益气养阴
C. 生津养血
D. 托毒生肌
E. 润肺止咳
12. 治疗热毒疮疡，咽喉肿痛。宜首选
A. 甘草
B. 黄芪
C. 猪苓
D. 苦参
E. 桂枝
13. 功可补脾养胃，生津益肺，补肾固涩的药物是
A. 太子参
B. 西洋参
C. 黄精
D. 山药
E. 五味子
14. 白术、苍术共同具有的功效是
A. 固表止汗
B. 益气安胎
C. 健脾燥湿
D. 发汗解表
E. 祛风除湿
15. 具有补肾阳，益精血，强筋骨调冲任，托疮毒功效的药物是
A. 狗脊
B. 鹿茸
C. 补骨脂
D. 巴戟天
E. 人参
16. 甘草的功效是

A. 补气健脾
B. 补脾养心
C. 补脾养肾
D. 养心补肝
E. 解毒缓急

17. 善治气血亏虚，疮疡久溃难敛的药物是
A. 人参
B. 西洋参
C. 党参
D. 太子参
E. 黄芪

18. 久服较大剂量，每易引起浮肿的药物是
A. 山药
B. 甘草
C. 大枣
D. 黄精
E. 玉竹

19. 当归的归经是
A. 肝、心、脾经
B. 脾、胃、大肠经
C. 肝、心、肾经
D. 大肠、胃、肾经
E. 心、小肠、肺经

20. 功可养血安神，治疗妇女脏躁的补气药是
A. 甘草
B. 大枣
C. 白术
D. 山药
E. 蜂蜜

21. 功可补肾阳，益精血，强筋骨，调冲任，托疮毒的药物是
A. 狗脊
B. 补骨脂
C. 鹿茸
D. 蛤蚧
E. 人参

22. 石斛的功效是
A. 养阴润肺，清心安神
B. 养阴清肺，益胃生津
C. 滋补肝肾，益精明目
D. 养阴润燥，生津止渴
E. 益胃生津，滋阴清热

23. 既能补肾助阳，又能祛风除湿的药物是
A. 巴戟天
B. 肉苁蓉
C. 郁李仁
D. 桑寄生
E. 当归

24. 具有补肾壮阳，祛风除湿功效的药物是
A. 肉苁蓉
B. 淫羊藿
C. 续断
D. 鹿茸
E. 杜仲

25. 具有补肾助阳，润肠通便功效的药物是
A. 杜仲
B. 续断
C. 当归
D. 肉苁蓉
E. 火麻仁

26. 既能补益肝肾，强筋健骨，又能止血安胎，疗伤续折的药物是
A. 杜仲
B. 续断
C. 牛膝
D. 土鳖虫
E. 马钱子

27. 山药具有的功效是
A. 补肾固精
B. 养血安神
C. 补气升阳
D. 益卫固表
E. 补脾祛湿

28. 性味甘温，能够补肝肾、强筋骨、安胎的药物是
A. 五加皮
B. 续断
C. 杜仲
D. 狗脊
E. 菟丝子

29. 女贞子的功效是
A. 补益肝肾，益精明目
B. 补益肝肾，乌须明目
C. 补益肝肾，润肠通便
D. 补益肝肾，养血补心
E. 补益肝肾，清心安神

30. 治疗四肢挛急疼痛，应选用的药物是
A. 人参
B. 当归
C. 白芍
D. 阿胶
E. 黄芪

31. 能敛汗安神，用于心悸、失眠、多梦的药物是

A. 朱砂
B. 人参
C. 远志
D. 麦冬
E. 五味子

32. 龟甲、鳖甲共同具有的功效是
A. 养血补心
B. 软坚散结
C. 益肾健骨
D. 滋阴潜阳
E. 清肺化痰

33. 巴戟天的主治病证是
A. 妊娠漏血
B. 胎动不安
C. 肠燥便秘
D. 阳虚冷泻
E. 风湿痹痛

34. 五味子的主治病证是
A. 肺燥咳嗽
B. 肺热咳嗽
C. 外感咳嗽
D. 肺虚久咳
E. 肺寒咳嗽

35. 杜仲具有的功效是
A. 补肝肾，强筋骨，安胎
B. 补阳益阴，固精安胎
C. 补肾壮阳，温脾止泻
D. 补肝肾，行血脉，强筋骨
E. 祛风湿，强筋骨，明目

36. 桑螵蛸与海螵蛸的共同功效是
A. 固表止汗
B. 固精缩尿
C. 益脾止泻
D. 敛肺止咳
E. 止血止带

37. 杜仲与续断均具有的功效是
A. 行血脉
B. 止呕吐
C. 逐寒湿
D. 补肝肾
E. 定喘咳

38. 具有涩肠止泻，收敛止带，止血，清热燥湿功效的药物是
A. 肉豆蔻
B. 莲子
C. 赤石脂
D. 椿皮
E. 黄连

39. 可用于治疗肾虚骨痿，失眠健忘的药物是
A. 龟甲
B. 鳖甲
C. 磁石
D. 龙骨
E. 女贞子

40. 治疗血虚肝郁，胁肋疼痛，宜与柴胡相配伍的药物是
A. 阿胶
B. 白芍
C. 当归
D. 熟地黄
E. 黄精

41. 具有固精缩尿，温脾摄唾功效的药物是
A. 肉苁蓉
B. 沙苑子
C. 补骨脂
D. 山茱萸
E. 益智仁

42. 具有健脾止泻，除湿止带，益肾固精功效的药物是
A. 白术
B. 五倍子
C. 秦皮
D. 莲子
E. 乌梅

43. 补骨脂具有的功效是
A. 补气健脾
B. 温脾止泻
C. 祛风除湿
D. 固表止汗
E. 益气生津

44. 治疗阳痿，滑精，腰膝冷痛，尿频。宜选用
A. 西洋参
B. 枸杞子
C. 熟地黄
D. 补骨脂
E. 山药

45. 用于吐血、衄血、便血、崩漏，为补血止血要药的药物是
A. 当归
B. 白及
C. 三七
D. 茜草

E. 阿胶

46. 麻黄根与浮小麦共同的功效是
A. 止泻
B. 止咳
C. 止遗
D. 止汗
E. 止血

47. 主要用于肺胃阴虚证的药物是
A. 北沙参
B. 百合
C. 石斛
D. 墨旱莲
E. 女贞子

48. 白芍具有的功效是
A. 补益精血，润肠通便
B. 补血养阴，润肺止咳
C. 平抑肝阳，柔肝止痛
D. 养阴润肺，益胃生津
E. 滋阴潜阳，清心除烦

49. 既滋补肝肾，又能益精明目的药物是
A. 山药
B. 五味子
C. 山茱萸
D. 枸杞子
E. 补骨脂

50. 不属于南沙参功效的是
A. 益气
B. 化痰
C. 清心安神
D. 养阴清肺
E. 益胃生津

51. 具有清心安神功效的药物是
A. 玉竹
B. 龙眼肉
C. 人参
D. 柏子仁
E. 百合

52. 治疗肾阳虚衰，阳痿尿频，腰膝无力，风寒湿痹，肢体麻木。应选用
A. 鹿茸
B. 淫羊藿
C. 补骨脂
D. 巴戟天
E. 杜仲

53. 何首乌具有的功效是
A. 补血，润肺止咳
B. 滋阴，补益心脾
C. 解毒，润肠通便
D. 养血，益胃生津
E. 敛阴，补血益精

【B_1 型题】

（54~55 题共用备选答案）
A. 阿胶
B. 白芍
C. 当归
D. 熟地黄
E. 何首乌

54. 治疗血瘀证，应选用的药物是
55. 治疗出血证，应选用的药物是

（56~57 题共用备选答案）
A. 肝、脾经
B. 肝、肾经
C. 肺、肝、肾经
D. 心、脾经
E. 肝、心、肾经

56. 熟地黄的归经是
57. 白芍的归经是

（58~59 题共用备选答案）
A. 西洋参
B. 大枣
C. 麦冬
D. 山药
E. 女贞子

58. 具有滋补肝肾功效的药物是
59. 具有养血安神功效的药物是

（60~61 题共用备选答案）
A. 黄芩
B. 甘草
C. 白术
D. 大枣
E. 党参

60. 具有利尿，止汗，安胎功效的药物是
61. 具有祛痰，止痛，解毒功效的药物是

答案与解析

【A_1 型题】

1.【答案】E

2.【答案】E

【解析】菟丝子补肾益精，养肝明目，止泻安胎；用于治疗肝肾不足，目暗不明，和肝肾不足引起的胎元不固、胎动不安。杜仲用于肝肾不足，腰膝酸痛，及用于孕妇体虚，胎元不固，胎动。巴戟天用于肾虚阳痿，遗精早泄，及用于下肢寒湿痹痛等症。狗脊用于肝肾不足、腰膝酸痛、足软无力及风湿痹痛等症。桑寄生用于风湿腰痛，关节不利及妇人怀孕胎漏、胎动不安等症。故本题选E。

3.【答案】C

【解析】西洋参可治疗阴虚火旺的喘咳痰血证及热病气阴两伤之烦渴。太子参为清补之品，适用于脾肺亏虚及热病后期气阴不足者。人参功擅大补元气，故用于挽救元气虚衰、脉微欲绝之脱证，无论因大失血、大吐泻或久病、大病所致者。党参既善补中气又善益肺气，为治肺脾气虚证最常用。黄芪既善补益脾肺之气，又善升举阳气，托毒生肌，有“补气之长”“疮家圣药”之称。故本题选C。

4.【答案】B

5.【答案】B

6.【答案】A

【解析】太子参有补气健脾，生津润肺的功效。补脾益气，益卫固表为黄芪的功效。滋阴润肺，生津养胃为玉竹的功效。补脾益气，养血安神为大枣的功效。补脾益气，止汗安胎为白术的功效。故本题选A。

7.【答案】D

8.【答案】C

9.【答案】D

【解析】这几味药都属于补气药，但是功效需要鉴别。山药的功效是益气养阴，补脾肺肾，固精止带；白术的功效是益气健脾，燥湿利水，止汗，安胎；黄芪的功效是补气健脾，升阳举陷，益卫固表，利尿消肿，托毒生肌；甘草的功效是补脾益气，祛痰止咳，缓急止痛，清热解毒，调和诸药；党参的功效是补脾肺气，补血，生津。故本题选D。

10.【答案】D

11.【答案】E

12.【答案】A

【解析】甘草性味甘、平，具有补脾益气，祛痰止咳，缓急止痛，清热解毒，调和诸药等作用。主要用于：①心气不足，脉结代，心动悸。②脾气虚证。③咳喘。④脘腹、四肢挛急疼痛。⑤热毒疮疡，咽喉肿痛，药食中毒。⑥调和药性。黄芪补气健脾，升阳举陷，益卫固表，利尿消肿，托毒生肌。主要用于：①脾气虚。②肺气虚。③气虚自汗。④气血亏虚，疮疡难溃难腐，或溃久难敛。黄芪为主要干扰项，其所治疮疡为气血亏虚，难溃难敛型；又无解咽喉肿痛之效。而甘草所治疮疡为热毒型。猪苓利水渗湿；苦参清热燥湿，杀虫，利尿；桂枝发汗解肌，温经通脉，助阳化气。均无治疗热毒疮疡，咽喉肿痛之功。故本题选A。

13.【答案】D

14.【答案】C

【解析】白术与苍术二药均能健脾燥湿，可治脾失健运，湿浊中阻证。但白术善补气，并能固表止汗、益气安胎，用治气虚自汗、气虚胎动不安等。苍术燥湿力强，尤宜于湿盛不虚者，还能祛风湿、发汗解表、明目，用治风湿痹痛、外感风寒湿表证，以及夜盲症等。故本题选C。

15.【答案】B

16.【答案】E

17.【答案】E

【解析】黄芪有补气健脾，升阳举陷，益胃固表，利尿消肿，托毒生肌的功效，常用于治疗脾气虚证，肺气虚证，气虚自汗，气血亏虚，疮疡难溃难腐，或溃久难敛。故本题选E。

18.【答案】B

19.【答案】A

【解析】当归性温，味甘、辛，归肝、心、脾经。故本题选A。

20.【答案】B

21.【答案】C

22.【答案】E

【解析】石斛属于补阴药，药性甘，微寒，归胃、肾经。其功效是益胃生津，滋阴清热。故本题选E。

23.【答案】A

24.【答案】B

【解析】肉苁蓉补肾助阳，润肠通便。淫羊藿补肾壮阳，祛风除湿。续断补益肝肾，强筋健骨，止血安胎，疗伤续折。鹿茸补肾阳，益精血，强筋骨，调冲任，托疮毒。杜仲补肝肾，强筋骨，安胎。故本题选 B。

25.【答案】D

26.【答案】B

27.【答案】A

【解析】山药的功效为益气养阴，补脾肺肾，固精止带。故本题选 A。

28.【答案】C

29.【答案】B

【解析】女贞子属于补阴药，药性为甘、苦，凉，归肝、肾经，其功效是滋补肝肾，乌须明目。《本草备药》："女贞子，益肝肾，安五脏，强腰膝，明耳目，乌须发，补风虚，除百病。"故本题选 B。

30.【答案】C

【解析】白芍药性苦、酸，微寒。归肝、脾经。功效养血调经，敛阴止汗，柔肝止痛，平抑肝阳。主治血虚萎黄，月经不调；自汗，盗汗；胁痛，腹痛，四肢挛急疼痛；肝阳上亢，头痛眩晕。故本题选 C。

31.【答案】E

32.【答案】D

【解析】龟甲滋阴潜阳，益肾健骨，养血补心；鳖甲滋阴潜阳，退热除蒸，软坚散结；故龟甲、鳖甲共同功效为滋阴潜阳。故本题选 D。

33.【答案】E

【解析】巴戟天有补肾助阳，祛风除湿的功效。主治阳痿不举，宫冷不孕，小便频数，风湿腰膝疼痛，肾虚腰膝酸软。故本题选 E。

34.【答案】D

35.【答案】A

36.【答案】B

37.【答案】D

【解析】杜仲的功效为补肝肾、强筋骨，安胎产，降压。续断的功效为补肝肾、强筋骨，续断接骨，止血安胎。故本题选 D。

38.【答案】D

39.【答案】A

【解析】龟甲有滋阴潜阳，益肾强骨，养血补心的功效，常用于治疗阴虚阳亢，阴虚内热，虚风内动，肾虚骨痿，囟门不合，阴虚血亏，惊悸，失眠，健忘。鳖甲有滋阴潜阳，退热除蒸，软坚散结的功效，常用于治疗肝肾阴虚证，癥瘕积聚。磁石有镇惊安神，平肝潜阳，聪耳明目，纳气平喘的功效，常用于治疗心神不宁，惊悸，失眠，癫痫，耳鸣耳聋，视物昏花，肾虚气喘。龙骨有镇惊安神，平肝潜阳，收敛固涩的功效。常用于治疗心神不宁，心悸失眠，惊痫癫狂，肝阳眩晕，滑脱诸证。女贞子有滋补肝肾，乌须明目的功效，常用于治疗肝肾阴虚证。故本题选 A。

40.【答案】B

【解析】本证病因病机为血虚肝郁。白芍养血敛阴，柔肝缓急止痛，常用治血虚肝郁胁肋疼痛、肝脾失和的脘腹挛急疼痛、血虚四肢拘挛作痛。故本题选 B。

41.【答案】E

【解析】益智仁具有暖肾固精缩尿，温脾开胃摄唾的功效。故本题选 E。

42.【答案】D

43.【答案】B

【解析】补骨脂苦、辛，温，归肾、脾经。其功效为补肾壮阳，固精缩尿，温脾止泻，纳气平喘。故本题选 B。

44.【答案】D

【解析】西洋参的功效为润肺止咳，养胃生津。枸杞子的功效为补肾益精，养肝明目，用于肝肾不足，遗精，腰膝酸痛，以及头晕、目眩等症。熟地黄的功效为补血，滋阴。补骨脂的功效为补肾助阳，用于下元虚冷，阳痿，遗精，早泄，腰部酸痛，及小便频数，遗尿等症。山药的功效为补脾胃，益肺肾。故本题选 D。

45.【答案】E

46.【答案】D

47.【答案】A

【解析】北沙参应用于肺阴虚证，胃阴虚证。故本题选 A。

48.【答案】C

49.【答案】D

50.【答案】C

【解析】南沙参味甘、微寒，归肺、胃经，有养阴清肺，益胃生津，补气，化痰的功效。故本题选 C。

51.【答案】E

【解析】玉竹养阴润燥、生津止渴；龙眼肉补益心脾、养血安神；人参大补元气、补脾益肺、生津、安神益志、扶正祛邪；柏子仁养心安神、润肠通便、补阴；百合养阴润肺、清心安神、养胃阴、清胃热。故本题选 E。

52.【答案】B

53.【答案】C

【解析】何首乌制用补益精血，固肾乌须。生用截疟，解毒，润肠通便。故本题选 C。

【B_1 型题】

54.【答案】C 55.【答案】A

【解析】阿胶主治血虚诸证；出血证；肺阴虚燥咳；热病伤阴，心烦失眠，阴虚风动，手足瘛疭。白芍主治肝血亏虚，月经不调；肝脾不和，胸胁脘腹胀痛，四肢挛急疼痛。当归主治血虚诸证；血虚血瘀，月经不调，经闭，痛经；虚寒性腹痛，跌打损伤，痈疽疮疡，风寒痹痛；血虚肠燥便秘。熟地黄主治血虚诸证；肝肾阴虚诸证。何首乌主治经血亏虚，头晕眼花，须发早白，腰膝酸软；久疟，痈疽，瘰疬，肠燥便秘。故 54 题选 C，55 题选 A。

56.【答案】B 57.【答案】A

【解析】熟地黄和白芍都属于补血药，但是归经不同，功效也不同。熟地黄归肝、肾经，功效是补血养阴，填精益髓；白芍归肝、脾经，功效是养血敛阴，柔肝定痛，平肝抑阳。故 56 题选 B，57 题选 A。

58.【答案】E 59.【答案】B

【解析】女贞子功效：滋补肝肾，明目乌发。大枣功效：补中益气，养血安神。故 58 题选 E，59 题选 B。

60.【答案】C 61.【答案】B

【解析】甘草功效：补脾益气，清热解毒，祛痰止咳，缓急止痛，调和诸药。白术功效：健脾益气，燥湿利水，止汗，安胎。故 60 题选 C，61 题选 B。

第二十二单元 收 涩 药

【A_1 型题】

1. 具有固表止汗，益气除热功效的药物是
   A. 麻黄根
   B. 浮小麦
   C. 麻黄
   D. 五味子
   E. 山茱萸
2. 下列都具有涩肠止泻作用的药物是
   A. 五味子、桑螵蛸
   B. 肉豆蔻、麻黄根
   C. 莲子、枸杞子
   D. 乌梅、肉豆蔻
   E. 浮小麦、海螵蛸
3. 患者久咳，近期又患蛔虫腹痛。治疗宜选用
   A. 诃子
   B. 芡实
   C. 乌梅
   D. 肉豆蔻
   E. 桑螵蛸
4. 下列五味子的主治疾病中正确的是
   A. 月经不调，闭经
   B. 腰酸腿软，畏寒
   C. 咳嗽痰黄，口渴
   D. 黄疸，遗精早泄
   E. 遗精滑精，心悸失眠
5. 治疗久泻不止并见脘腹胀痛、恶心呕吐者。应选用
   A. 藿香
   B. 乌梅
   C. 白豆蔻
   D. 白术
   E. 肉豆蔻
6. 能够补益肝肾，收敛固涩的药物是
   A. 赤石脂
   B. 五味子
   C. 枸杞子
   D. 山茱萸
   E. 桑螵蛸
7. 肉豆蔻具有的功效是
   A. 敛肺止咳
   B. 补益肝肾
   C. 生肌敛疮
   D. 收敛止血
   E. 温中行气
8. 具有涩肠，止血，杀虫功效的药物是
   A. 椿皮
   B. 苦楝皮
   C. 贯众
   D. 榧子
   E. 肉豆蔻
9. 白豆蔻、肉豆蔻的共同功效是
   A. 温中行气
   B. 涩肠止泻
   C. 化湿行气
   D. 温中止呕
   E. 温肾助阳
10. 既能健脾止泻，除湿止带，又能益肾固精的药物是
   A. 五味子
   B. 白术
   C. 莲子

D. 芡实
E. 乌梅

11. 能涩肠止泻，温中行气，用治虚泻、冷痢的是
A. 乌梅
B. 五倍子
C. 白豆蔻
D. 肉豆蔻
E. 诃子

12. 涩肠止泻宜煨用，敛肺清热、利咽开音宜生用的药物是
A. 五味子
B. 诃子
C. 赤石脂
D. 椿皮
E. 莲子

13. 治疗脾虚泄泻，带下，心悸失眠的药物是
A. 肉豆蔻
B. 山茱萸
C. 乌梅
D. 莲子
E. 五味子

14. 山茱萸具有的功效是
A. 补益肝肾，敛疮
B. 收敛固涩，止咳
C. 收敛固涩，止血
D. 补益肝肾，润肺
E. 补肾涩精，止泻

15. 桑螵蛸的主治病证是
A. 自汗盗汗
B. 遗精滑精
C. 中气下陷
D. 久咳虚喘
E. 久泻久痢

16. 具有敛肺止咳功效的药物是
A. 肉豆蔻
B. 赤石脂
C. 乌梅
D. 莲子
E. 芡实

【B_1 型题】

（17~18 题共用备选答案）
A. 山茱萸
B. 五倍子
C. 莲子
D. 诃子
E. 金樱子

17. 具有补脾止泻，养心安神功效的药物是
18. 具有益肾固精，养心安神功效的药物是

答案与解析

【A_1 型题】

1.【答案】B

【解析】麻黄根固表止汗，不选 A。麻黄发汗散寒，宣肺平喘，利水消肿，不选 C。五味子收敛固涩，益气生津，补肾宁心，不选 D。山茱萸补益肝肾，收敛固涩，不选 E。浮小麦固表止汗，益气，除热。故本题选 B。

2.【答案】D

3.【答案】C

【解析】患者咳嗽与蛔虫腹痛并见，提示所选中药除止咳外，尚需有安蛔之效。诃子敛肺止咳、涩肠止泻、利咽开音。芡实健脾止泻、除湿止带。乌梅敛肺止咳、安蛔止痛。肉豆蔻涩肠止泻、温中行气。桑螵蛸固精缩尿、补肾助阳。故本题选 C。

4.【答案】E

【解析】五味子收敛固涩，益气生津，补肾宁心。用于久咳虚喘，梦遗滑精，遗尿尿频，久泻不止，自汗，盗汗，津伤口渴，短气脉虚，内热消渴，心悸失眠。故本题选 E。

5.【答案】E

【解析】藿香能化湿，解暑，止呕，用于湿滞中焦证；暑湿证及湿温证初起；呕吐。乌梅能敛肺止咳，涩肠止泻，安蛔止痛，生津止渴，用于肺虚久咳，久泄，久痢；蛔厥腹痛，呕吐；虚热消渴。白豆蔻能化湿行气，温中止呕，用于湿滞中焦及脾胃气滞的脘腹疼痛，不思饮食；呕吐。白术能补气健脾，燥湿利水，止汗，安胎，用于脾胃气虚，运化无力，食少便溏，脘腹胀满，肢软神疲等；脾虚水停，而为痰饮，水肿，小便不利；脾虚气弱，肌表不固而汗多；脾虚气弱，胎动不安。肉豆蔻能涩肠止泻，温中行气，用于脾肾虚寒久泻；胃寒胀痛，食少呕吐等证。故本题选 E。

6.【答案】D

7.【答案】E

8.【答案】A

【解析】苦楝皮杀虫，疗癣。贯众清热解毒，凉血止血，杀虫。榧子杀虫消积，润肠通便，润肺止咳。肉豆蔻涩肠止泻，温中行气。椿皮清热燥湿，收敛止带，止泻，止血。故本题选A。

9.【答案】A

【解析】两药均能温中行气，可用治虚寒气滞，脘腹胀痛、食少呕吐。但肉豆蔻长于涩肠止泻，又能温中暖脾，适用于脾肾虚寒或脾胃虚寒久泻不止之证。白豆蔻主治湿滞中焦，胃寒气滞之呕吐，长于芳香化湿。故本题选A。

10.【答案】D

11.【答案】D

【解析】肉豆蔻与白豆蔻均能温中散寒、行气消胀、开胃，可治寒湿中阻及脾胃气滞的脘腹胀满，不思饮食以及呕吐等。但肉豆蔻长于涩肠止泻，多用于脾胃虚寒的久泻；白豆蔻长于芳香化湿，多用于湿浊中阻的脘腹胀满，有呕吐者更宜。其余三药都有涩肠止泻之功，但无温中之效。故本题选D。

12.【答案】B

13.【答案】D

【解析】莲子有益肾固精，补脾止泻，止带，养心安神的功效，常用于治疗脾虚泄泻，带下，遗精滑精，心悸、失眠。故本题选D。

14.【答案】E

【解析】山茱萸具有补肾涩精，止泻的功效。故本题选E。

15.【答案】B

【解析】桑螵蛸药性甘、咸，平，归肝、肾经。功效固精缩尿，补肾助阳。主治遗精滑精，遗尿尿频，小便白浊；肾虚阳痿。故本题选B。

16.【答案】C

【B_1 型题】

17.【答案】C　18.【答案】C

【解析】莲子具有益肾固精，补脾止泻，止带，养心安神的功效。故17、18题均选C。

第二十三单元　攻毒杀虫止痒药

【A_1 型题】

1. 硫黄的功效是
   A. 收湿止痒
   B. 祛风止痒
   C. 杀虫止痒
   D. 凉血止痒
   E. 燥湿止痒
2. 具有攻毒杀虫，蚀疮去腐功效的药物是
   A. 砒石
   B. 炉甘石
   C. 硫黄
   D. 硼砂
   E. 莲子
3. 可解毒杀虫，补火助阳，通便的药物是
   A. 砒石
   B. 轻粉
   C. 雄黄
   D. 硫黄
   E. 升药

答案与解析

【A_1 型题】

1.【答案】C

2.【答案】A

【解析】炉甘石的功效是解毒明目退翳，收湿止痒敛疮；硼砂的功效是外用清热解毒，内服清肺化痰；硫黄的功效是外用解毒杀虫止痒，内服补火助阳通便；莲子的功效是补脾止泻，止带，益肾涩精，养心安神。砒石药性辛，大热，有大毒，归肺、肝经。功效：外用攻毒杀虫，蚀疮祛腐；内服祛痰平喘，截疟。故本题选A。

3.【答案】D

【解析】砒石内服可祛痰平喘，截疟；外用攻毒杀虫，蚀疮去腐。轻粉外用杀虫，攻毒敛疮；内服祛痰消积，逐水通便。雄黄的功效为解毒，杀虫，祛痰截疟。硫黄外用解毒杀虫止痒，内服补火助阳通便。升药的功效为拔毒，去腐。故本题选D。

第四章　方　剂　学

第一单元　总　　论

【A_1 型题】

1. 小承气汤与厚朴三物汤之间的变化属于
   A. 药味加减的变化
   B. 药量增减的变化
   C. 剂型更换的变化
   D. 药味加减与药量增减变化联合运用
   E. 药味加减与剂型更换变化联合运用
2. 下列各项中不属于和法范畴的是
   A. 透达膜原
   B. 舒肝和胃
   C. 分消上下
   D. 调和营卫
   E. 消食和胃
3. 散剂的特点中不包括的是
   A. 节省药材
   B. 吸收缓慢
   C. 不易变质
   D. 制作简便
   E. 便于携带
4. 决定方剂功用、主治的主要因素是
   A. 药物
   B. 配伍
   C. 剂量
   D. 剂型
   E. 用法
5. 下列各项中，不属于消法的是
   A. 活血化瘀
   B. 消疳杀虫
   C. 行气散滞
   D. 通导大便
   E. 化痰祛水
6. 由逍遥散变化为黑逍遥散，属于
   A. 药味加减的变化
   B. 药量增减的变化
   C. 剂型更换的变化
   D. 药味加减和药量增减变化的联合运用
   E. 药量增减和剂型更换变化的联合运用
7. 下列各项中，不属于汗法治疗范畴的是
   A. 风湿在表
   B. 水肿
   C. 疮疡
   D. 疟疾初起
   E. 麻疹已透
8. 下列剂型中没有固定剂型的是
   A. 酒剂
   B. 锭剂
   C. 茶剂
   D. 丹剂
   E. 散剂

【B_1 型题】

（9～10 题共用备选答案）
A. 针对主病或主证起主要治疗作用
B. 针对重要的兼病或兼证起主要治疗作用
C. 针对次要兼证起直接治疗作用
D. 消减或制约君、臣药的毒性和峻烈之性
E. 防止病重邪甚时药病格拒

9. 上述佐助药含义的表述，正确的是
10. 上述反佐药含义的表述，正确的是

（11～12 题共用备选答案）
A. 具有调和方中诸药作用的药物
B. 引方中诸药至特定病所的药物
C. 针对主病或主证起主要治疗作用的药物
D. 针对兼病或兼证起主要治疗作用的药物
E. 直接治疗次要兼证的药物

11. 上述各项，君药指的是
12. 上述各项，臣药指的是

答案与解析

【A_1 型题】

1.【答案】B

【解析】小承气汤以大黄 4 两（12g）为君，枳实 3 枚（9g）为臣，厚朴 2 两（6g）为佐；而厚朴三物汤厚朴 8 两（24g），枳实 5 枚（15g），大黄 4 两（12g）。故本题选 B。

2.【答案】E

3.【答案】B

【解析】散剂制作简便，便于携带，吸收较快，节省药材，不易变质。故本题选 B。

4.【答案】A

5.【答案】D

6.【答案】A

【解析】黑逍遥散为逍遥散加地黄，属药味加减的变化。故本题选 A。

7.【答案】E

8.【答案】D

【解析】酒剂又称药酒，古称酒醴。是将药物用白酒或黄酒浸泡，或加温隔水炖煮，去渣取液，供内服或外用。锭剂是将药物研成细粉，或加适当的黏合剂制成规定形状的固体剂型，有纺锤形、圆柱形、条形等，可供外用与内服。茶剂是将药物经粉碎加工而制成的粗末状制品，或加入适宜黏合剂制成的方块状制剂。用时以沸水泡汁或煎汁，不定时饮用。丹剂有内服和外用两种。内服丹剂没有固定剂型，有丸剂，也有散剂。散剂是将药物粉碎，混合均匀，制成粉末状制剂，分为内服和外用两类。故本题选 D。

【B_1 型题】

9.【答案】C　10.【答案】E

【解析】佐助药，即配合君臣药以加强治疗作用，或直接治疗次要兼证的药物。反佐药，即病重邪甚，可能拒药时，配用与君药性味相反而又能在治疗中起相成作用的药物，以防止药病格拒。故 9 题选 C，10 题选 E。

11.【答案】C　12.【答案】D

【解析】君药是针对主病或主证起主要治疗作用的药物，是方中不可或缺，且药力居首的药物。臣药一是辅助君药加强治疗主病或主证的药物；二是针对兼病或兼证起治疗作用的药物，其在方中之药力小于君药。佐药一是佐助药，二是佐治药。使药一是引经药，即能引方中诸药以达病所的药物；二是调和药，即具有调和诸药作用的药物。故 11 题选 C，12 题选 D。

第二单元　解　表　剂

【A_1 型题】

1. 具有“发中有补，散中有收，邪正兼顾，阴阳并调”配伍特点的方剂是
   A. 桂枝汤
   B. 麻黄汤
   C. 止嗽散
   D. 小青龙汤
   E. 九味羌活汤
2. 败毒散与九味羌活汤两方组成中均含有的药物是
   A. 柴胡、防风、桂枝
   B. 羌活、川芎、甘草
   C. 黄芪、茯苓、人参
   D. 附子、细辛、煨姜
   E. 枳壳、桔梗、前胡
3. 九味羌活汤的功用是
   A. 散风除湿，宣痹止痛
   B. 疏风通络，散寒除湿
   C. 发汗祛湿，兼清里热
   D. 疏风清热，宣痹止痛
   E. 发汗解表，祛风胜湿
4. 下列各项中，麻黄用量最大的方剂是
   A. 麻黄汤
   B. 大青龙汤
   C. 小青龙汤
   D. 麻杏石甘汤
   E. 麻黄细辛附子汤
5. 以“疏风清热，宣肺止咳”为功用的方剂是
   A. 银翘散
   B. 桑菊饮
   C. 麻黄汤
   D. 小青龙汤

E. 麻杏石甘汤

6. 下列各项，不属于麻黄汤功用的是
A. 解表
B. 发汗
C. 解肌
D. 平喘
E. 宣肺

7. 以辛凉透表、清热解毒为功用的方剂是
A. 桑菊饮
B. 银翘散
C. 小青龙汤
D. 麻杏甘石汤
E. 九味羌活汤

8. 主治外感风寒湿邪，内有蕴热证的方剂是
A. 败毒散
B. 九味羌活汤
C. 羌活胜湿汤
D. 柴葛解肌汤
E. 麻黄杏仁甘草石膏汤

9. 主治外寒里饮证的方剂是
A. 小柴胡汤
B. 小青龙汤
C. 麻杏甘石汤
D. 大青龙汤
E. 九味羌活汤

10. 败毒散中配伍少量人参的主要用意是
A. 益气生津，以资汗源
B. 补脾益肺，培土生金
C. 大补肺脾，以复正气
D. 扶助正气，鼓邪外出
E. 补益中气，以扶正气

11. 下列方剂具有宣肺疏风，止咳化痰功效的是
A. 银翘散
B. 杏苏散
C. 桑杏汤
D. 桑菊饮
E. 止嗽散

12. 止嗽散的功用是
A. 宣肺解表，止咳平喘
B. 宣肺利气，疏风止咳
C. 宣肺化痰，止嗽定喘
D. 疏风清热，止咳化痰
E. 宣降肺气，化痰止嗽

13. 桂枝汤中具有调和营卫作用的配伍是
A. 桂枝与生姜
B. 桂枝与芍药
C. 大枣与甘草
D. 生姜与甘草
E. 芍药与大枣

14. 九味羌活汤的组成药物中含有
A. 白芍药
B. 山茱萸
C. 生地黄
D. 麦门冬
E. 枸杞子

15. 银翘散证的主要临床表现是
A. 头痛身热，微恶风寒，有汗不多，口渴咽干，舌尖红，脉浮数
B. 咳嗽，身热不甚，口微渴，脉浮微数
C. 头痛，发热，汗出恶风，苔薄白，脉浮缓
D. 身热，咳逆，气急鼻塞，苔薄黄，脉滑数
E. 咳嗽咽痒，微有恶寒发热，苔薄白，脉浮缓

16. 被称为“辛凉平剂”的方剂是
A. 桂枝汤
B. 麻杏石甘汤
C. 白虎汤
D. 桑菊饮
E. 银翘散

17. 止嗽散的组成药物中含有
A. 青皮
B. 木香
C. 香附
D. 厚朴
E. 陈皮

18. 下列各项，可增强银翘散辛散透表之功的是
A. 薄荷
B. 牛蒡子
C. 连翘
D. 荆芥
E. 竹叶

19. 桑菊饮与桑杏汤中均含有的药物是
A. 杏仁
B. 桔梗
C. 象贝
D. 连翘
E. 芦根

20. 症见身热，鼻塞恶风，汗出，脉浮缓，宜选用的方剂是
A. 桂枝汤
B. 麻黄汤
C. 桑菊饮
D. 小青龙汤

E. 九味羌活汤

21. 桂枝汤中桂枝与芍药的比例是

A. 1∶1

B. 1∶2

C. 1∶3

D. 1∶4

E. 1∶5

22. 功用为解表散寒，温肺化饮的方剂是

A. 麻黄汤

B. 桂枝汤

C. 败毒散

D. 麻黄杏仁甘草石膏汤

E. 小青龙汤

23. 败毒散的组成药物中不包括

A. 柴胡、前胡

B. 羌活、独活

C. 桔梗、枳壳

D. 人参、甘草

E. 当归、芍药

【B_1 型题】

（24~25 题共用备选答案）

A. 黄连

B. 杏仁

C. 细辛

D. 熟地黄

E. 石膏

24. 小青龙汤的组成药物中含有

25. 九味羌活汤的组成药物中含有

答案与解析

【A_1 型题】

1. 【答案】A

【解析】桂枝汤的功用是解肌发表，调和营卫，主治外感风寒表虚证。本方发散与酸收相配，使散中有收，汗不伤正；且助阳药与益阴药同用，以阴阳兼顾，营卫并调。故本题选 A。

2. 【答案】B

3. 【答案】C

【解析】九味羌活汤的功用是发汗祛湿，兼清里热，适用于治疗外感风寒湿邪，兼有里热证。故本题选 C。

4. 【答案】B

【解析】麻黄附子细辛汤麻黄二两，麻黄汤、小青龙汤中麻黄三两，麻杏石甘汤中麻黄四两，唯大青龙汤麻黄六两，因其治风寒表实重证兼里有郁热者，需倍用麻黄，增强发汗之功。故本题选 B。

5. 【答案】B

【解析】银翘散的功用是辛凉透表，清热解毒。桑菊饮的功用是疏风清热，宣肺止咳。麻黄汤的功用是发汗解表，宣肺平喘。小青龙汤的功用是解表散寒，温肺化饮。麻杏甘石汤的功用是辛凉宣肺，清热平喘。故本题选 B。

6. 【答案】C

【解析】麻黄汤由麻黄、桂枝、杏仁、炙甘草组成，具有发汗解表，宣肺平喘的功效。解肌是桂枝汤的功效。故本题选 C。

7. 【答案】B

8. 【答案】B

【解析】九味羌活汤以羌活为君，散表寒，祛风湿，利关节，止痹痛，为治太阳风寒湿邪在表之要药。以苍术、防风解表除湿为臣。细辛、白芷、川芎“分经论治”头痛，生地黄、黄芩清泄里热，以上五味俱为佐药。甘草调和为使。诸药配伍，既兼治内外，又属六经，协调表里而成发汗祛湿，兼清里热之剂。故本题选 B。

9. 【答案】B

【解析】小柴胡汤主治伤寒少阳证。热入血室证。黄疸、疟疾以及内伤杂病而见少阳证者。小青龙汤主治外寒里饮证。麻杏甘石汤主治外感风邪，邪热壅肺证。大青龙汤主治外感风寒，兼有郁热证。九味羌活汤主治外感风寒湿邪，内有蕴热证。故本题选 B。

10. 【答案】D

11. 【答案】E

【解析】银翘散辛凉透表，清热解毒；桑菊饮疏风清热，宣肺止咳。此两方重在辛凉透表。杏苏散清肺润燥，益气养阴；桑杏汤清宣温燥，润肺止咳。此两方重在清肺润燥。止嗽散宣肺利气，疏风止咳，重在降气化痰。故本题选 E。

12. 【答案】B

【解析】止嗽散主治风邪犯肺之咳嗽证。方用紫菀、百部为君，止咳化痰，桔梗开宣肺气，白前降气化痰，二者一宣一降，恢复肺气之宣降，为臣药。陈皮燥湿化痰，仅用一味荆芥，辛而微温，疏风解表，

后用甘草调和诸药，又有利咽之功。诸药配伍，宣肺利气，疏风止咳，则咳痰咽痒得瘥。故本题选 B。

13.【答案】B

14.【答案】C

【解析】九味羌活汤的组成药物有羌活、防风、黄芩、甘草、白芷、川芎、苍术、生地黄、细辛。故本题选 C。

15.【答案】A

16.【答案】E

【解析】《温病条辨》称银翘散为“辛凉平剂”，是治疗风温初起之常用方。“辛凉轻剂”为桑菊饮，“辛凉重剂”为白虎汤。故本题选 E。

17.【答案】E

【解析】止嗽散的组成为桔梗、荆芥、紫菀、百部、白前、甘草、陈皮。故本题选 E。

18.【答案】C

【解析】银翘散的组成为金银花、连翘、桔梗、薄荷、竹叶、生甘草、荆芥穗、淡豆豉、牛蒡子。方中重用银花、连翘为君，二药气味芳香，既能疏散风热、清热解毒，又可辟秽化浊，在透散卫分表邪的同时，兼顾温热病邪易蕴而成毒及多夹秽浊之气的特点。故本题选 C。

19.【答案】A

【解析】桑菊饮的组成药物有桑叶、菊花、杏仁、连翘、薄荷、桔梗、甘草、芦根。桑杏汤的组成药物有桑叶、杏仁、沙参、贝母、栀子皮、淡豆豉、梨皮。故本题选 A。

20.【答案】A

【解析】桂枝汤主治外感风寒表虚证，症见恶风发热，汗出头痛，鼻鸣干呕，苔白不渴，脉浮缓或浮弱。麻黄汤主治外感风寒表实证，症见恶寒发热，头身疼痛，无汗而喘，舌苔薄白，脉浮紧。桑菊饮主治风温初起，邪客肺络证，症见但咳，身热不甚，口微渴，脉浮数。小青龙汤主治外寒内饮证，症见恶寒发热，头身疼痛，恶寒，喘咳，痰涎清稀量多，胸痞，或干呕，或痰饮喘咳不得平卧，或身体疼痛，或头面四肢浮肿，舌苔白滑，脉浮。九味羌活汤主治外感风寒湿邪，内有蕴热证，症见恶寒发热，无汗，头痛项强，肢体酸楚疼痛，口苦口渴，舌苔白或微黄，脉浮。故本题选 A。

21.【答案】A

【解析】桂枝汤的组成为桂枝三两，芍药三两，炙甘草二两，生姜三两，大枣十二枚。故本题选 A。

22.【答案】E

23.【答案】E

【解析】败毒散的组成药物有柴胡、前胡、川芎、枳壳、羌活、独活、茯苓、桔梗、人参、甘草。故本题选 E。

【B_1 型题】

24.【答案】C　25.【答案】C

【解析】小青龙汤组成：麻黄、芍药、细辛、干姜、炙甘草、桂枝、五味子、半夏。九味羌活汤组成：羌活、防风、苍术、细辛、川芎、白芷、生地黄、黄芩、甘草。故 24、25 题均选 C。

第三单元　泻　下　剂

【A_1 型题】

1. 大黄牡丹汤的主治病证是
   A. 阳明腑实证
   B. 肾虚便秘
   C. 肠痈初起
   D. 阳虚寒积证
   E. 脾约证
2. 温脾汤的组成药物是
   A. 大黄、附子、细辛
   B. 大黄、干姜、细辛
   C. 大黄、芒硝、附子干姜
   D. 附子、干姜、人参、白术、炙甘草
   E. 附子、干姜、大黄、芒硝、人参、当归、甘草
3. 以下哪味药物为麻子仁丸的组成药物
   A. 蔓荆子
   B. 赤芍
   C. 知母
   D. 麻黄
   E. 杏仁
4. 功用为润肠泄热、行气通便的方剂是
   A. 温脾汤
   B. 调胃承气汤
   C. 济川煎
   D. 十枣汤
   E. 麻子仁丸
5. 大黄在大黄牡丹汤中的配伍意义是

A. 清热泻火，导热下行
B. 清泻瘀热，分利二便
C. 荡涤肠胃，泄热泻结
D. 泻热逐瘀，涤肠除湿
E. 通肠泄热，以下代清

6. 不属于麻子仁丸组成药物的是
A. 芍药
B. 杏仁
C. 大黄
D. 厚朴
E. 甘草

7. 麻子仁丸主治脾约证的临床表现是
A. 大便稀溏，小便短少
B. 大便干结，小便频数
C. 大便黏滞，小便短少
D. 大便泄泻，小便频数
E. 大便不通，小便清长

8. 不属于济川煎组成药物的是
A. 芍药
B. 牛膝
C. 泽泻
D. 升麻
E. 枳壳

9. 温脾汤中的君药是
A. 附子与大黄
B. 干姜与大黄
C. 附子与干姜
D. 干姜与人参
E. 附子与生姜

10. 大黄牡丹汤的功用是
A. 攻下冷积，温补脾阳
B. 润肠泄热，行气通便
C. 温里散寒，通便止痛
D. 泻热破瘀，散结消肿
E. 泄热通便，补益气血

【B_1 型题】

（11～12 题共用备选答案）
A. 食积便秘
B. 血虚便秘
C. 气虚便秘
D. 脾约便秘
E. 冷积便秘

11. 麻子仁丸主治的是
12. 温脾汤主治的是

答案与解析

【A_1 型题】

1.【答案】C

【解析】大黄牡丹汤的功用为泻热破瘀，散结消肿。治疗肠痈初起，湿热瘀滞证。阳明腑实证为大承气汤的主治证候，肾虚便秘为济川煎的主治证候，阳虚寒积证为温脾汤的主治证候，脾约证为麻子仁丸的主治证候。故本题选 C。

2.【答案】E

3.【答案】E

【解析】麻子仁丸的组成药物：麻子仁、白芍、枳实、大黄、厚朴、杏仁。故本题选 E。

4.【答案】E

5.【答案】D

6.【答案】E

7.【答案】B

【解析】麻子仁丸主治脾约证，症见大便干结，小便频数，脘腹胀痛，舌红苔黄，脉数。故本题选 B。

8.【答案】A

【解析】济川煎的药物组成：当归、牛膝、肉苁蓉、枳壳、泽泻、升麻。芍药不属于济川煎的组成药物。故本题选 A。

9.【答案】A

10.【答案】D

【解析】本方治疗肠痈初起，湿热瘀滞证。正如方名，大黄、牡丹皮共为本方君药，大黄苦寒攻下，泄热逐瘀，荡涤肠中湿热瘀结之毒；丹皮苦辛微寒，能清热凉血，活血化瘀，两药合用，泻热破瘀。故本题选 D。

【B_1 型题】

11.【答案】D　12.【答案】E

【解析】麻子仁丸主治肠胃燥热，脾约便秘证。温脾汤主治阳虚寒积证。故 11 题选 D，12 题选 E。

第四单元　和　解　剂

【A_1 型题】

1. 半夏泻心汤适用于
   A. 脾胃虚弱，寒热错杂，症见脘腹痞胀，恶食懒倦，大便不畅者
   B. 脾胃虚弱，寒热错杂，症见心下痞满，但满而不痛，呕吐下利者
   C. 脾胃虚弱，水热互结，症见心下硬满，干噫食臭，肠鸣下利者
   D. 脾胃虚弱，痰浊内阻，症见心下痞硬，噫气不除，苔腻脉滑者
   E. 胃虚有热，和降失常，症见心胸烦闷，气逆欲呕，口干喜饮者
2. 小柴胡汤的功用是
   A. 清胆利湿
   B. 清胃凉血
   C. 和解少阳
   D. 疏肝解郁
   E. 补脾柔肝
3. 痛泻要方中配伍防风的主要用意是
   A. 祛风止痉
   B. 散寒除湿
   C. 散肝舒脾
   D. 疏风宽肠
   E. 疏风止痛
4. 小柴胡汤的组成药物中不含有的是
   A. 柴胡
   B. 黄芩
   C. 干姜
   D. 人参
   E. 大枣
5. 逍遥散与柴胡疏肝散中均含有
   A. 柴胡、白芍
   B. 柴胡、当归
   C. 当归、甘草
   D. 白芍、甘草
   E. 柴胡、薄荷
6. 往来寒热，胸胁苦满，默默不欲饮食，心烦喜呕，口苦，咽干，目眩，舌苔薄白，脉弦者。治疗宜用
   A. 逍遥散
   B. 四逆散
   C. 大柴胡汤
   D. 小柴胡汤
   E. 半夏泻心汤
7. 蒿芩清胆汤中配伍半夏的主要用意是
   A. 散结除痞，降逆止呕
   B. 下气宽中，除痰消痞
   C. 温中散寒，散结除痞
   D. 燥湿化痰，和胃降逆
   E. 燥湿化痰，消痞散结
8. 药物组成中含有柴胡、人参的方剂是
   A. 小柴胡汤
   B. 半夏泻心汤
   C. 大柴胡汤
   D. 四逆散
   E. 蒿芩清胆汤
9. 小柴胡汤主治证候中，兼见心下悸，小便不利，治宜
   A. 去半夏、人参，加瓜蒌
   B. 去半夏加天花粉
   C. 去黄芩，加芍药
   D. 去黄芩，加茯苓
   E. 去人参，加桂枝
10. 下列方剂中不含滑石、甘草的是
    A. 六一散
    B. 碧玉散
    C. 逍遥散
    D. 蒿芩清胆汤
    E. 小蓟饮子
11. 逍遥散的主治病症不包括
    A. 月经不调
    B. 神疲食少
    C. 手足不温
    D. 两胁作痛
    E. 口燥咽干
12. 下列方剂中含有干姜、半夏的是
    A. 八珍汤
    B. 枳术丸
    C. 半夏泻心汤
    D. 桂枝汤
    E. 橘皮竹茹汤
13. 半夏泻心汤与小柴胡汤两方组成中均含有的药物是

A. 人参、黄芩、半夏、干姜、甘草
B. 人参、生姜、半夏、甘草、大枣
C. 柴胡、黄芩、人参、甘草、生姜
D. 半夏、黄芩、人参、甘草、大枣
E. 半夏、黄连、黄芩、甘草、大枣

【B_1 型题】

（14~15 题共用备选答案）
A. 疏利肝胆
B. 升清阳
C. 疏肝解郁
D. 和解少阳
E. 透邪疏郁

14. 逍遥散中柴胡的配伍意义是
15. 小柴胡汤中柴胡的配伍意义是

（16~17 题共用备选答案）
A. 内泻热结
B. 活血祛瘀
C. 和解清热
D. 泻火除湿
E. 缓急止痛

16. 大柴胡汤中配伍大黄的主要意义是
17. 大柴胡汤中配伍芍药的主要意义是

（18~19 题共用备选答案）
A. 健脾丸
B. 保和丸
C. 四逆散
D. 痛泻要方
E. 葛根黄芩黄连汤

18. 脘腹胀痛，恶食呕逆，大便泄泻，舌苔厚腻，脉滑者。选用
19. 手足不温，腹痛，泻痢下重，脉弦者。选用

答案与解析

【A_1 型题】

1.【答案】B

2.【答案】C

【解析】小柴胡汤和解少阳，主治伤寒少阳证、热入血室证、黄疸、疟疾以及内伤杂病而见少阳证者。故本题选 C。

3.【答案】C

【解析】痛泻要方补脾泻肝，配伍防风散肝舒脾，故本题选 C。

4.【答案】C

【解析】小柴胡汤的组成药物有柴胡、黄芩、人参、炙甘草、半夏、生姜、大枣。故本题选 C。

5.【答案】A

6.【答案】D

【解析】小柴胡汤主治：①伤寒少阳证。往来寒热，胸胁苦满，默默不欲饮食，心烦喜呕，口苦，咽干，目眩，舌苔薄白，脉弦。②妇人中风，热入血室。经水适断，寒热发作有时。③疟疾、黄疸及内伤杂病而见少阳证者。故本题选 D。

7.【答案】D

【解析】蒿芩清胆汤中青蒿苦寒芳香，清透少阳邪热；黄芩苦寒，善清胆热，并能燥湿，合青蒿既可内清少阳湿热，又能透邪外出，共为君药。竹茹善清胆胃之热，化痰止呕；枳壳下气宽中，除痰消痞；半夏燥湿化痰，和胃降逆；陈皮理气化痰，宽胸畅膈，共为臣药。碧玉散、赤茯苓清热利湿，导邪从小便而去，为佐使药。故本题选 D。

8.【答案】A

【解析】小柴胡汤的组成为柴胡、半夏、人参、炙甘草、黄芩、生姜、大枣。半夏泻心汤的组成为半夏、黄芩、干姜、人参、黄连、大枣、炙甘草。大柴胡汤的组成为柴胡、黄芩、芍药、半夏、生姜、枳实、大枣、大黄。四逆散的组成为炙甘草、柴胡、芍药。蒿芩清胆汤的组成为青蒿、竹茹、黄芩、半夏、茯苓、枳壳、陈皮、碧玉散。故本题选 A。

9.【答案】D

【解析】若胸中烦而不呕者，去半夏、人参，加瓜蒌实一枚；若渴，去半夏，加人参合前成四两半，瓜蒌根四两；若腹中痛者，去黄芩，加芍药三两；若胁下痞硬，去大枣，加牡蛎四两；若不渴，外有微热者，去人参，加桂枝三两，温覆微汗愈；若咳者，去人参、大枣，加五味子半升，去生姜，加干姜二两。心下悸，小便不利，是水气凌心，宜去黄芩，加茯苓利水宁心。故本题选 D。

10.【答案】C

【解析】六一散是滑石和甘草以 6：1 的比例组方的。碧玉散为六一散加青黛。蒿芩清胆汤由碧玉散加青蒿脑、淡竹茹、半夏、茯苓、黄芩、枳壳、陈皮组成。小蓟饮子由生地黄、小蓟、滑石、木通、蒲黄、藕节、淡竹叶、当归、栀子、甘草组成。这四个方子中均含有滑石、甘草。逍遥散的组成为柴胡、当归、

白芍、白术、茯苓、炙甘草，方中没有滑石。故本题选 C。

11.【答案】C

【解析】逍遥散疏肝解郁，养血健脾。主治肝郁血虚脾弱证。两胁作痛，头痛目眩，口燥咽干，神疲食少，或月经不调，乳房胀痛，脉弦而虚。故本题选 C。

12.【答案】C

【解析】八珍汤主治气血两虚，由当归、川芎、白芍药、熟地黄、人参、白术、茯苓、炙甘草组成。枳术丸由枳实、白术组成，功为健脾消食，行气化湿。半夏泻心汤寒热平调，消痞散结，由半夏、黄芩、干姜、人参、炙甘草、黄连、大枣组成。桂枝汤为调和营卫，散寒解表之要剂，组成为桂枝、芍药、生姜、大枣、甘草。橘皮竹茹汤理气降逆，益胃清热，组成为橘皮、竹茹、大枣、生姜、甘草、人参。以上含有干姜、半夏的为半夏泻心汤。故本题选 C。

13.【答案】D

【B_1 型题】

14.【答案】C 15.【答案】D

【解析】逍遥散中以柴胡为君，疏肝解郁，条达肝气。小柴胡汤中以苦平之柴胡为君，入肝胆经，透泄少阳半表之邪，疏泄气机之郁滞，使少阳半表之邪得以疏解，气机得以条畅。故 14 题选 C，15 题选 D。

16.【答案】A 17.【答案】E

【解析】大柴胡汤中轻用大黄配枳实以内泻阳明热结，行气消痞，亦为臣药。芍药柔肝缓急止痛，与大黄相配可治腹中实痛，与枳实相伍可以理气和血，以除心下满痛。故 16 题选 A，17 题选 E。

18.【答案】B 19.【答案】C

【解析】健脾丸主治脾虚食积证。食少难消，脘腹痞闷，大便溏薄，倦怠乏力，苔腻微黄，脉虚弱。保和丸主治食滞胃脘证。脘腹痞满胀痛，嗳腐吞酸，恶食呕逆，或大便泄泻，舌苔厚腻，脉滑。痛泻要方主治脾虚肝旺之痛泻。肠鸣腹痛，大便泄泻，泻必腹痛，泻后痛缓，舌苔薄白，脉两关不调，左弦而右缓者。四逆散主治：①阳郁厥逆证。手足不温，或腹痛，或泄利下重，脉弦。②肝脾气郁证。胁肋胀闷，脘腹疼痛，脉弦。葛根黄芩黄连汤主治协热下利。身热下利，胸脘烦热，口干作渴，喘而汗出，舌红苔黄，脉数或促。故 18 题选 B，19 题选 C。

第五单元 清 热 剂

【A_1 型题】

1. 具有“透热转气”之功的方剂是
   A. 白头翁汤
   B. 黄连解毒汤
   C. 清瘟败毒饮
   D. 清营汤
   E. 犀角地黄汤
2. 由元参、麦冬、犀角、银花、黄连、生地黄、连翘、竹叶心、丹参组成的方剂是
   A. 犀角地黄汤
   B. 清胃散
   C. 普济消毒饮
   D. 清营汤
   E. 仙方活命饮
3. 体现叶天士“入血就恐耗血动血，直须凉血散血”的方剂是
   A. 清营汤
   B. 芍药汤
   C. 白虎汤
   D. 黄连解毒汤
   E. 犀角地黄汤
4. 下列各项中，不属于普济消毒饮组成药物的是
   A. 黄芩、黄连、连翘
   B. 玄参、柴胡、牛蒡子
   C. 甘草、桔梗、马勃
   D. 防风、赤芍、当归
   E. 升麻、陈皮、板蓝根
5. 黄连解毒汤中，既入上焦以清心火，又入中焦，泻中焦之火的药物是
   A. 黄柏
   B. 栀子
   C. 石膏
   D. 黄芩
   E. 黄连
6. 具有清热生津功用的方剂是
   A. 普济消毒饮
   B. 犀角地黄丸
   C. 黄连解毒汤
   D. 白虎汤
   E. 清营汤
7. 症见头痛目赤，胁痛，口苦，耳聋，耳肿，舌红

苔黄，脉弦数有力。治宜选用

A. 左金丸
B. 大柴胡汤
C. 蒿芩清胆汤
D. 龙胆泻肝汤
E. 四逆散

8. 主治温病余热未清，气津两伤证的是

A. 白虎汤
B. 竹叶石膏汤
C. 清营汤
D. 黄连解毒汤
E. 仙方活命饮

9. 青蒿鳖甲汤主治

A. 壮热
B. 淤血潮热
C. 日晡潮热
D. 骨蒸潮热
E. 湿温潮热

10. 白头翁汤的主治病证是

A. 脾虚泄泻
B. 湿热血痢
C. 协热下利
D. 热毒血痢
E. 暑湿吐泻

11. 治疗肝火犯胃宜选用

A. 左金丸
B. 泻白散
C. 清胃散
D. 玉女煎
E. 芍药汤

12. 清营汤和青蒿鳖甲汤的组成中均含有的药物是

A. 金银花
B. 连翘
C. 生地黄
D. 玄参
E. 牡丹皮

13. 组成药物中含有官桂的方剂是

A. 乌梅丸
B. 桂枝汤
C. 猪苓汤
D. 麻黄汤
E. 芍药汤

14. 症见身热夜甚，心烦躁扰，斑疹隐隐，舌绛而干，脉细数。治疗应选的方剂是

A. 清胃散
B. 犀角地黄汤
C. 竹叶石膏汤
D. 青蒿鳖甲汤
E. 清营汤

15. 竹叶石膏汤组成中不含有的药物是

A. 半夏
B. 麦门冬
C. 人参
D. 甘草
E. 知母

16. 下列哪项不是清经散的组成药物

A. 生地黄、玄参
B. 丹皮、茯苓
C. 黄柏、地骨皮
D. 熟地黄、白芍
E. 青蒿

17. 清营汤的功用是

A. 泻火养阴，凉血散瘀
B. 益气养阴，宁心安神
C. 清热凉血，养阴生津
D. 清营透热，养阴活血
E. 泻火解毒，凉血止血

18. 配伍主以甘寒，清中有润，泻中寓补，清泻肺中伏火以适稚阴娇脏之性的是

A. 左金丸
B. 蒿芩清胆汤
C. 清骨散
D. 清胃散
E. 泻白散

19. 阳明气分热盛，壮热面赤，汗出恶热，烦渴引饮，脉洪数有力者，治疗应选用

A. 黄连解毒汤
B. 白虎汤
C. 竹叶石膏汤
D. 葛根黄芩黄连汤
E. 麻杏甘石汤

20. 被称为“疡门开手攻毒之第一方”的是

A. 青蒿鳖甲汤
B. 黄连解毒汤
C. 普济消毒饮
D. 仙方活命饮
E. 竹叶石膏汤

21. 由泽泻、木通、当归、黄芩、龙胆、柴胡、生地黄、甘草、栀子组成的方剂是

A. 普济消毒饮
B. 清胃散
C. 导赤散

D. 龙胆泻肝汤
E. 仙方活命饮

22. 泻白散的治法体现的五行相互关系是
A. 培土生金
B. 培土制水
C. 滋水涵木
D. 金水相生
E. 益火补土

23. 功用为清热生津，益气和胃的是
A. 竹叶石膏汤
B. 白虎汤
C. 清营汤
D. 黄连解毒汤
E. 清瘟败毒饮

24. 仙方活命饮中的君药是
A. 赤芍
B. 当归
C. 陈皮
D. 天花粉
E. 金银花

25. 下列为当归六黄汤主治的病症是
A. 阴虚火旺盗汗
B. 肾虚腰酸膝软
C. 小便不利
D. 阴虚口干
E. 气虚乏力

26. 治疗紫癜血热伤络证，应首选
A. 茜根散
B. 归脾汤
C. 泻心汤
D. 龙胆泻肝汤
E. 犀角地黄汤

27. 犀角地黄汤的主治证候是
A. 热入血分证
B. 热入营分证
C. 喑痱
D. 温病气血两燔证
E. 三焦火毒热盛证

28. 清热解毒与疏散风热并用，寓“火郁发之”之意的方剂是
A. 黄连解毒汤
B. 普济消毒饮
C. 清瘟败毒饮
D. 青蒿鳖甲汤
E. 龙胆泻肝汤

29. 下列具有疏风散邪，清热解毒功用的方剂是
A. 黄连解毒汤
B. 普济消毒饮
C. 清瘟败毒饮
D. 青蒿鳖甲汤
E. 龙胆泻肝汤

30. 具有清胃凉血功用的方剂是
A. 玉女煎
B. 清气化痰丸
C. 蒿芩清胆汤
D. 温胆汤
E. 清胃散

31. 下列方剂，组成药物中不含有栀子的是
A. 茵陈蒿汤
B. 八正散
C. 凉膈散
D. 龙胆泻肝汤
E. 仙方活命饮

32. 组成药物中含有连翘的方剂是
A. 温胆汤
B. 凉膈散
C. 清骨散
D. 温脾汤
E. 清胃散

33. 芍药汤与白头翁汤的组成中，均含有的药物是
A. 大黄
B. 秦皮
C. 黄连
D. 黄芩
E. 黄柏

34. 凉膈散的君药是
A. 黄芩
B. 芒硝
C. 连翘
D. 大黄
E. 薄荷

35. 泻白散与清骨散的组成中，均含有的药物是
A. 地骨皮
B. 桑白皮
C. 牡丹皮
D. 五加皮
E. 茯苓皮

【B_1 型题】

（36~37 题共用备选答案）
A. 湿热下注证
B. 湿热壅盛证

C. 湿热中阻证
D. 湿热黄疸证
E. 湿热痢疾证
36. 龙胆泻肝汤治疗的病证是
37. 茵陈蒿汤治疗的病证是
（38~39 题共用备选答案）
A. 玉女煎
B. 导赤散
C. 六一散
D. 黄连解毒汤
E. 竹叶石膏汤
38. 心胸烦热，口渴面赤，口舌生疮者。治疗应选用
39. 小便短赤，溲时热涩刺痛者。治疗应选用
（40~41 题共用备选答案）
A. 夜热早凉
B. 高热不退
C. 身热夜甚
D. 长期低热
E. 日间高热
40. 清营汤证发热的特点是
41. 羚角钩藤汤证发热的特点是
（42~43 题共用备选答案）
A. 肝火犯胃
B. 胃热阴虚
C. 湿热痢疾
D. 肺热喘咳
E. 胃火牙痛
42. 清胃散主治
43. 玉女煎主治
（44~45 题共用备选答案）
A. 玉女煎
B. 泻白散
C. 白虎汤
D. 大承气汤
E. 麦门冬汤
44. 治疗身大热，汗大出，大渴引饮，脉洪大的代表方是
45. 治疗日晡潮热，手足汗出，脐腹胀满疼痛，大便秘结，舌苔黄燥起刺，脉沉实的代表方是
（46~47 题共用备选答案）
A. 清骨散
B. 知柏地黄丸
C. 清营汤
D. 黄连解毒汤
E. 五味消毒饮
46. 有清血分之热作用的方剂是
47. 有清骨蒸潮热作用的方剂是
（48~49 题共用备选答案）
A. 枳实导滞丸
B. 普济消毒饮
C. 龙胆泻肝汤
D. 芍药汤
E. 清营汤
48. 组成药物中不含黄连的方剂是
49. 组成药物中不含黄芩的方剂是

答案与解析

【A_1 型题】

1.【答案】D

【解析】清营汤主治热入营分证。本方以清营解毒为主，配以养阴生津和“透热转气”，使入营之邪透出气分而解。具体用银花、连翘、竹叶清热解毒，轻清透泄，使营分热有外达之机，促其透出气分而解。故本题选 D。

2.【答案】D

3.【答案】E

【解析】犀角地黄汤治热入血分证。热入血分，一则热扰心神；二则热邪迫血妄行，血不循经，溢于脉外则出血，离经之血则为瘀血；三则血分热毒耗伤血中津液，而成瘀。此时不清其热则血不宁，不散其血则瘀不去，不滋其阴则火不熄，故叶天士所谓“入血就恐耗血动血，直须凉血散血”，故组方配伍当以清热解毒，凉血散瘀为法。故本题选 E。

4.【答案】D

5.【答案】E

【解析】方中以黄连为君，既入上焦以清泻心火，盖因心为君火之脏，泻火必先清心，心火宁，则诸经之火自降；又入中焦，泻中焦之火。故本题选 E。

6.【答案】D

【解析】普济消毒饮的功用为清热解毒，疏散风邪。犀角地黄丸功用为清热解毒，凉血散瘀。黄连解毒汤功用为泻火解毒。白虎汤功用为清热生津。清营汤功用为清营解毒，透热养阴。故本题选 D。

7.【答案】D

8.【答案】B

【解析】竹叶石膏汤主治伤寒、温病、暑病，余热未清，气津两伤证。身热多汗，心胸烦闷，气逆欲呕，口干喜饮，或虚烦不寐，舌红苔少，脉虚数。故本题选B。

9.【答案】D

【解析】青蒿鳖甲汤主治温病后期，邪伏阴分证。症见夜热早凉，热退无汗，舌红苔少，脉细数。故本题选D。

10.【答案】D

11.【答案】A

【解析】左金丸主治肝火犯胃证。泻白散主治肺热咳喘证。清胃散主治胃火牙痛。玉女煎主治胃热阴虚证。芍药汤主治湿热痢疾。故本题选A。

12.【答案】C

13.【答案】E

14.【答案】E

【解析】清营汤主治热入营分证。症见身热夜甚，神烦少寐，时有谵语，目常喜开或喜闭，口渴或不渴，斑疹隐隐，脉细数，舌绛而干。故本题选E。

15.【答案】E

【解析】竹叶石膏汤的组成：竹叶、石膏、半夏、麦门冬、人参、粳米、甘草。故本题选E。

16.【答案】A

【解析】清经散的药物组成有丹皮、地骨皮、白芍、熟地黄、青蒿、黄柏、茯苓。方中丹皮和青蒿，黄柏清热泻火凉血；地骨皮，熟地黄清虚热而滋肾水，白芍养血敛阴，茯苓行水泻热。全方清热泻火，凉血养阴，使热去则阴不伤，血安而经自调。治则是清热凉血调经。故本题选A。

17.【答案】D

【解析】清营汤清营透热，养阴活血，主治邪热传营。故本题选D。

18.【答案】E

【解析】泻白散中桑白皮甘寒性降，清泻肺热，止咳平喘，为君。地骨皮甘寒入肺，清降肺中伏火，为臣。炙甘草、粳米养胃和中，为佐使。本方配伍主以甘寒，清中有润，泻中寓补，培土生金，祛邪不伤正，清泻肺中伏火以适稚阴娇脏之性。故本题选E。

19.【答案】B

20.【答案】D

【解析】仙方活命饮主治阳证痈疡肿毒初起，红肿焮痛，或身热凛寒，苔薄白或黄，脉数有力。方中诸药合用，共奏清热解毒、消肿溃坚、活血止痛之功，较全面地体现了外科阳证疮疡内治消法之基本配伍法则，故前人称“此疡门开手攻毒之第一方也”。故本题选D。

21.【答案】D

22.【答案】A

23.【答案】A

【解析】竹叶石膏汤的功用为清热生津，益气和胃，主治伤寒、温病、暑病，余热未清，气津两伤证。故本题选A。

24.【答案】E

【解析】仙方活命饮的药物组成为白芷、贝母、防风、赤芍、当归、甘草、皂角刺、穿山甲、天花粉、乳香、没药、金银花、陈皮。主治阳证痈疡肿毒初起。方中金银花善清热解毒疗疮，乃“疮疡圣药”，重用为君。故本题选E。

25.【答案】A

【解析】当归六黄汤主治阴虚火旺盗汗证。发热盗汗，面赤心烦，口干唇燥，大便干结，小便黄赤，舌红苔黄，脉数。故本题选A。

26.【答案】E

【解析】犀角地黄汤主治热入血分证。症见：①热扰心神，身热谵语，舌绛起刺，脉细数。②热伤血络，斑色紫黑、吐血、衄血、便血、尿血等，舌红绛，脉数。③蓄血瘀热，喜忘如狂，漱水不欲咽，大便色黑易解等。茜根散主治热病，下痢脓血不止。归脾汤主治心脾气血两虚证，脾不统血证。泻心汤主治邪火内炽，迫血妄行，或湿热内蕴。龙胆泻肝主治肝胆实火上炎证，肝经湿热下注证。故本题选E。

27.【答案】A

【解析】热入营分证为清营汤的主治证候，喑痱为地黄饮子的主治证候，温病气血两燔证为清瘟败毒饮的主治证候，三焦火毒热盛证为黄连温胆汤的主治证候。故本题选A。

28.【答案】B

【解析】火郁，是指热邪伏于体内。发，是因势利导、发泄之意。普济消毒饮中升麻、柴胡疏散风热，并引诸药上达头面，且寓“火郁发之”之意，功兼佐使之用。故本题选B。

29.【答案】B

【解析】普济消毒饮功用为疏风散邪，清热解毒。故本题选B。

30.【答案】E

【解析】玉女煎清胃热，滋肾阴，适用于胃热阴虚证。清气化痰丸清热化痰，理气止咳，适用于痰热咳嗽。蒿芩清胆汤清胆利湿，和胃化痰，适用于治疗少阳湿热证。温胆汤理气化痰，清胆和胃，适用于治疗胆胃不和，痰热内扰证。清胃散清胃凉血，适用于治疗胃火牙痛。故本题选E。

31.【答案】E

【解析】仙方活命饮的组成有白芷、贝母、防风、赤芍药、当归尾、甘草节、皂角刺、穿山甲、天花粉、乳香、没药、金银花、陈皮。故本题选E。

32.【答案】B

【解析】凉膈散的组成药物为川大黄、朴硝、甘草、山栀子仁、薄荷叶、黄芩、连翘。温胆汤的组成药物为半夏、麦门冬、茯苓、酸枣仁、炙甘草、桂心、远志、黄芩、萆薢、人参。清骨散的组成药物为银柴胡、胡黄连、秦艽、鳖甲、地骨皮、青蒿、知母、甘草。温脾汤的组成药物为大黄、当归、干姜、附子、人参、芒硝、甘草。清胃散的组成药物为升麻、生地黄、当归、川黄连、牡丹皮、石膏。故本题选B。

33.【答案】C

【解析】芍药汤的药物组成：芍药、当归、黄连、槟榔、木香、甘草、大黄、黄芩、官桂。白头翁汤的药物组成：白头翁、黄柏、黄连、秦皮。二者共同的药物是黄连。故本题选C。

34.【答案】C

【解析】凉膈散的功用为泻火通便，清上泄下。主治上中二焦邪郁生热证。方中以连翘轻清透散，长于清热解毒，透散上焦无形之热，重用为君。故本题选C。

35.【答案】A

【解析】泻白散组成：地骨皮、桑白皮、甘草。清骨散组成：银柴、胡黄连、秦艽、鳖甲、地骨皮、青蒿、知母、甘草。故本题选A。

【B_1 型题】

36.【答案】A 37.【答案】D

【解析】龙胆泻肝汤的功用为清泻肝胆实火，清利肝经湿热，主治肝胆实火上炎证和肝经湿热下注证。茵陈蒿汤功用为清热利湿退黄，主治黄疸阳黄证。故36题选A，37题选D。

38.【答案】B 39.【答案】B

【解析】导赤散主治心经火热证。心胸烦热，口渴面赤，意欲饮冷，以及口舌生疮；或心热移于小肠，小便赤涩刺痛，舌红，脉数。故38、39题均选B。

40.【答案】C 41.【答案】B

【解析】清营汤为清热凉血剂，主治热入营分证，其发热特点为身热夜甚。羚角钩藤汤为平息内风剂，主治肝热生风证，其发热特点为高热不退。故40题选C，41题选B。

42.【答案】E 43.【答案】B

【解析】左金丸主治肝火犯胃证。玉女煎主治胃热阴虚证。芍药汤主治湿热痢疾。泻白散主治肺热喘咳证。清胃散主治胃火牙痛。故42题选E，43题选B。

44.【答案】C 45.【答案】D

【解析】白虎汤主治气分热盛证。症见壮热面赤，烦渴引饮，汗出恶热，脉洪大有力。大承气汤主治：①阳明腑实证。症见大便不通，频转矢气，脘腹痞满，腹痛拒按，按之则硬，甚或潮热谵语，手足濈然汗出，舌苔黄燥起刺，或焦黑燥裂，脉沉实。②热结旁流证。症见下利清水，色纯青，其气臭秽，脐腹疼痛，按之坚硬有块，口舌干燥，脉滑实。③里热实证之热厥、痉病或发狂等。故44题选C，45题选D。

46.【答案】C 47.【答案】A

【解析】清骨散的功用为清虚热，退骨蒸。知柏地黄丸的功用为滋阴清热。清营汤的功用为清营解毒，透热养阴。黄连解毒汤的功用为泻火解毒。五味消毒饮的功用为清热解毒，消散疔疮。故46题选C，47题选A。

48.【答案】C 49.【答案】E

【解析】枳实导滞丸的药物组成：大黄、枳实、神曲、茯苓、黄芩、黄连、白术、泽泻。普济消毒饮的药物组成：黄芩、黄连、陈皮、甘草、玄参、柴胡、桔梗、连翘、板蓝根、马勃、牛蒡子、薄荷、僵蚕、升麻。龙胆泻肝汤的药物组成：龙胆草、黄芩、栀子、泽泻、木通、车前子、当归、生地黄、柴胡、甘草。芍药汤的药物组成：芍药、当归、黄连、槟榔、木香、甘草、大黄、黄芩、官桂。清营汤的药物组成：犀角、生地黄、玄参、竹叶、麦冬、丹参、黄连、银花、连翘。故48题选C，49题选E。

第六单元　祛　暑　剂

【A_1 型题】

1. 患者身热汗多，口渴心烦，小便短赤，体倦少气，精神不振，脉虚数。宜用
   A. 清暑益气汤
   B. 补中益气汤
   C. 青蒿鳖甲汤
   D. 炙甘草汤

E. 生脉散

2. 清暑益气汤的君药是

A. 粳米、竹叶

B. 石斛、麦冬

C. 西洋参、石斛

D. 荷梗、知母

E. 西瓜翠衣、西洋参

3. 下列选项中，不属于清暑益气汤组成药物的是

A. 西瓜翠衣、荷梗、西洋参

B. 西洋参、麦冬、石斛

C. 知母、黄连、竹叶

D. 甘草、粳米、荷梗

E. 香薷、白扁豆、厚朴

【B_1 型题】

（4~5 题共用备选答案）

A. 香薷散

B. 加味香薷饮

C. 香苏散

D. 加味香苏散

E. 藿香正气散

4. 暑令感寒夹湿。症见发热头痛，恶寒无汗，胸闷泛恶，舌苔白腻，脉浮者。治疗应选用的方剂是

5. 患者霍乱吐泻，发热恶寒，头痛，胸膈满闷，脘腹疼痛，舌苔白腻。治疗应首选的方剂是

答案与解析

【A_1 型题】

1.【答案】A

2.【答案】E

【解析】本方主治暑热气津两伤证。方中西瓜翠衣清热解暑，西洋参益气生津，养阴清热，共为君药。荷梗助西瓜翠衣清热解暑；石斛、麦冬助西洋参养阴生津，共为臣药。黄连苦寒泻火，以助清热祛暑之功；知母苦寒质润，泻火滋阴；竹叶甘淡，清热除烦，共为佐药。甘草、粳米益胃和中，为使药。故本题选 E。

3.【答案】E

【B_1 型题】

4.【答案】A 5.【答案】E

【解析】香薷散与藿香正气散均可以用于暑天感受寒湿。香薷散祛暑解表，化湿和中，主治恶寒发热，无汗头痛，身重困倦，胸闷泛恶，或腹痛吐泻，舌苔白腻，脉浮。藿香正气散散寒解表，化湿和中，主治霍乱吐泄，发热恶寒，头痛，胸膈满闷，脘腹疼痛，舌苔白腻。故 4 题选 A，5 题选 E。

第七单元 温 里 剂

【A_1 型题】

1. 温脾汤和理中汤均含有的药物是

A. 干姜、附子、白术

B. 干姜、人参、甘草

C. 干姜、人参、白术

D. 干姜、附子、甘草

E. 干姜、附子、人参

2. 小建中汤中含有的药物是

A. 人参、桂枝

B. 甘草、干姜

C. 生姜、桂枝

D. 白术、芍药

E. 大枣、人参

3. 阳和汤的功效是

A. 温经散寒，益气活血

B. 温经止痛，养血益气

C. 散结止痛，补气升阳

D. 散寒通滞，温阳补血

E. 通络止痛，益气健脾

4. 下列各项中，属于四逆汤主治病证临床表现的是

A. 神衰欲寐

B. 脐腹疼痛

C. 心下满痛

D. 泻痢下重

E. 烦躁欲死

5. 下列方剂组成药物中，不含有附子的是

A. 实脾散

B. 真武汤

C. 乌梅丸

D. 温脾汤
E. 阳和汤

6. 具有温阳补血，散寒通滞功用的方剂是
A. 四逆汤
B. 阳和汤
C. 温脾汤
D. 大建中汤
E. 小建中汤

7. 以下哪味是吴茱萸汤的组成药物
A. 干姜
B. 人参
C. 甘草
D. 党参
E. 肉桂

8. 小建中汤中配伍芍药的意义是
A. 益阴养血，柔肝缓急
B. 养阴复脉，柔肝缓急
C. 益气养阴，缓急止痛
D. 益气养血，复脉定悸
E. 养阴补血，活血通脉

9. 主治阴疽的方剂是
A. 大黄牡丹汤
B. 苇茎汤
C. 阳和汤
D. 半夏厚朴汤
E. 仙方活命饮

10. 大建中汤的组成药物是
A. 生附子、干姜、肉桂、炙甘草
B. 蜀椒、人参、干姜、胶饴
C. 蜀椒、人参、干姜、炙甘草
D. 蜀椒、生附子、肉桂、胶饴
E. 干姜、人参、桂枝、胶饴

11. 吴茱萸汤除温中补虚外，还具有的功用是
A. 缓急止痛
B. 散寒止痛
C. 降逆止呕
D. 降逆止痛
E. 降逆止呃

12. 下列各项，不属于理中丸主治范围的是
A. 阳虚失血
B. 脾胃虚寒之腹痛
C. 中焦虚寒之小儿慢惊风
D. 肝胃虚寒之胃脘痛
E. 脾胃虚寒之胸痹

【B_1 型题】

（13~14 题共用备选答案）
A. 胸痹
B. 心悸
C. 胁痛
D. 眩晕
E. 头痛

13. 理中丸可用以治疗的病证是
14. 瓜蒌薤白白酒汤可用以治疗的病证是

（15~16 题共用备选答案）
A. 四逆汤
B. 当归四逆汤
C. 回阳救急汤
D. 右归丸
E. 大建中汤

15. 四肢厥逆，恶寒蜷卧，呕吐不渴，腹痛下利，神衰欲寐，舌苔白滑，脉微细者。治疗应选用
16. 手足厥寒，舌淡苔白，脉沉细者。治疗应选用

（17~18 题共用备选答案）
A. 温中补虚，理气健脾
B. 温中补虚，和里缓急
C. 温中补虚，降逆止痛
D. 温中补虚，降逆止呕
E. 温中补虚，散寒止痛

17. 大建中汤的功用是
18. 吴茱萸汤的功用是

答案与解析

【A_1 型题】

1. **【答案】**B
2. **【答案】**C

【解析】小建中汤的方歌“小建中汤芍药多，桂枝甘草姜枣和，更加饴糖补中脏，虚劳腹痛服之瘥”。其组成为芍药、桂枝、炙甘草、大枣、生姜、饴糖。故本题选 C。

3. **【答案】**D
4. **【答案】**A

【解析】四逆汤的功用为回阳救逆；主治心肾阳衰寒厥证。症见四肢厥逆，恶寒蜷卧，呕吐不渴，腹

痛下利，神衰欲寐，舌苔白滑，脉微欲绝等。故本题选 A。

5.【答案】E

【解析】实脾散的药物组成：厚朴、白术、木瓜、木香、草果、大腹子、附子、茯苓、干姜、甘草。真武汤的药物组成：茯苓、芍药、白术、生姜、附子。乌梅丸的药物组成：乌梅、细辛、干姜、黄连、当归、附子、蜀椒、桂枝、人参、黄柏。温脾汤的药物组成：大黄、附子、干姜、人参、当归、芒硝、甘草。阳和汤的药物组成：熟地黄、肉桂、麻黄、鹿角胶、白芥子、姜炭、生甘草。阳和汤中不含附子。故本题选 E。

6.【答案】B

【解析】四逆汤的功用为回阳救逆；主治心肾阳衰寒厥证。阳和汤的功用为温阳补血，散寒通滞；主治阴疽。温脾汤的功用为攻下冷积，温补脾阳；主治阳虚寒积证。大建中汤的功用为温中补虚，降逆止痛；主治中阳衰弱，阴寒内盛之脘腹剧痛证。小建中汤的功用为温中补虚，和里缓急；主治中焦虚寒，肝脾不和证。故本题选 B。

7.【答案】B

【解析】吴茱萸汤的组成药物为吴茱萸、人参、生姜、大枣。故本题选 B。

8.【答案】C

【解析】本方重用饴糖为君，温补中焦，缓急止痛。臣以桂枝温阳气，祛寒邪；白芍养营阴，缓肝急，止腹痛。佐以生姜温胃散寒，大枣补脾益气。炙甘草益气和中，调和诸药，是为佐使之用。故本题选 C。

9.【答案】C

10.【答案】B

【解析】大建中汤组成：蜀椒、人参、干姜、胶饴。故本题选 B。

11.【答案】C

【解析】吴茱萸汤的功用是温中补虚、降逆止呕。故本题选 C。

12.【答案】D

【解析】理中丸主治：①脾胃虚寒证。脘腹绵绵作痛，喜温喜按，呕吐，大便稀溏，脘痞食少，畏寒肢冷，口不渴，舌淡苔白润，脉沉细或沉迟无力。②阳虚失血证。便血、吐血、衄血或崩漏等，血色暗淡，质清稀。③脾胃虚寒所致的胸痹，或病后多涎唾，或小儿慢惊等。故本题选 D。

【B_1 型题】

13.【答案】A　14.【答案】A

【解析】理中丸为温中祛寒剂，主治脾胃虚寒证、阳虚失血证，以及中阳不足，阴寒上乘之胸痹；脾气虚寒，不能摄津之病后多涎唾；中阳虚损，土不荣木之小儿慢惊等。瓜蒌薤白白酒汤为行气剂，主治胸痹，胸阳不振，痰气互结证。故 13、14 题均选 A。

15.【答案】A　16.【答案】B

【解析】四逆汤主治少阳病之阳气衰微，阴寒内盛证，症见四肢厥逆，恶寒蜷卧，呕吐不渴，腹痛下利，神衰欲寐，舌苔白滑，脉微细等。当归四逆汤主治血虚而寒凝经脉证，症见手足厥寒，舌淡苔白，脉沉细等。回阳救急汤主治寒邪直中三阴，真阳衰微证。右归丸主治肾阳不足，命门火衰证。大建中汤主治中阳虚衰，阴寒内盛证。故 15 题选 A，16 题选 B。

17.【答案】C　18.【答案】D

第八单元　补　益　剂

【A_1 型题】

1. 炙甘草汤的功用是
   A. 益气滋阴，通阳复脉
   B. 益气健脾，养阴润肺
   C. 益气健脾，养血柔肝
   D. 补脾益肺，宁嗽止血
   E. 健脾益气，补肺宁嗽
2. 下列方剂既能治疗自汗又能治疗盗汗的是
   A. 四物汤
   B. 归脾汤
   C. 六味地黄丸
   D. 肾气丸
   E. 镇肝熄风汤
3. 肾气丸所治消渴的病机是
   A. 肾阴不足
   B. 肾阳不足
   C. 阴阳两虚
   D. 虚火上炎
   E. 肾精虚衰
4. 参苓白术散主治的病证是
   A. 脾虚湿盛证
   B. 脾胃气虚证
   C. 脾虚气陷证

D. 心脾两虚证
E. 脾肾两虚证
5. 治疗阴虚火旺证的方剂是
A. 六味地黄丸
B. 大补阴丸
C. 地黄饮子
D. 百合固金汤
E. 生脉散
6. 下列不属于肾气丸主治证的是
A. 便秘
B. 痰饮
C. 消渴
D. 脚气
E. 转胞
7. 归脾汤中配伍茯苓的用意是
A. 健脾渗湿
B. 渗湿止泻
C. 利水消肿
D. 宁心安神
E. 涤痰除饮
8. 下列除哪项外，均是补中益气汤主治病证的临床表现
A. 胸脘闷胀
B. 发热汗出
C. 渴喜热饮
D. 体倦肢软
E. 脉洪而虚
9. 左归丸在补阴之品中配伍补阳药的意义是
A. 培本清源
B. 温补元阳
C. 阴中求阳
D. 阳中求阴
E. 壮水济火
10. 参苓白术散中具有芳香醒脾之功的药物是
A. 桔梗
B. 砂仁
C. 藿香
D. 佩兰
E. 厚朴
11. 脾虚夹湿便溏泄泻者可以选用的方剂是
A. 参苓白术散
B. 归脾汤
C. 生脉散
D. 炙甘草汤
E. 玉屏风散
12. 配伍中体现“阳中求阴”之法的方剂是
A. 百合固金汤
B. 八珍汤
C. 左归丸
D. 清瘟败毒饮
E. 右归丸
13. 下列除哪项外，均是地黄饮子所治喑痱证的临床表现
A. 舌强不能言
B. 足废不能用
C. 高热不能退
D. 口干不欲饮
E. 脉沉细而弱
14. 下列各项，不属于补中益气汤组成的药物是
A. 黄芪
B. 当归
C. 柴胡
D. 白术
E. 茯苓
15. 生地黄、熟地黄同用的方剂是
A. 地黄饮子
B. 一贯煎
C. 百合固金汤
D. 炙甘草汤
E. 独活寄生汤
16. 下列选项中，不同时含有麦冬、生地黄、玄参的方剂是
A. 百合固金汤
B. 增液汤
C. 天王补心丹
D. 一贯煎
E. 养阴清肺汤
17. 玉屏风散的功用有
A. 固表
B. 涩肠
C. 止遗
D. 固冲
E. 补肾
18. 具有益气生津，敛阴止汗功用的方剂是
A. 生脉散
B. 清暑益气汤
C. 六一散
D. 竹叶石膏汤
E. 白虎汤
19. 玉屏风散与牡蛎散相同的功用是
A. 固表
B. 涩肠

C. 止遗
D. 固冲
E. 补肾
20. 下列各项，不属于六味地黄丸主治病证临床表现的是
A. 腰膝酸软，盗汗遗精
B. 耳鸣耳聋，头晕目眩
C. 骨蒸潮热，手足心热
D. 小便不利或反多
E. 舌红少苔，脉沉细数
21. 炙甘草汤中具有补血作用的药物是
A. 熟地黄
B. 白芍
C. 龙眼肉
D. 当归
E. 阿胶
22. 大补阴丸的组成药物中含有
A. 黄精
B. 黄芩
C. 黄连
D. 黄柏
E. 黄芪
23. 下列哪项是六味地黄丸的组成药物
A. 熟地黄、山萸肉、山药、泽泻、牡丹皮、茯苓
B. 熟地黄、山萸肉、山药、人参、牡丹皮、茯苓
C. 生地黄、山萸肉、山药、泽泻、牡丹皮、茯苓
D. 熟地黄、山萸肉、山药、党参、牡丹皮、茯苓
E. 熟地黄、山萸肉、山药、甘草、牡丹皮、茯苓
24. 四物汤主治证候的病因病机是
A. 气衰血少
B. 劳倦内伤
C. 冲任虚损
D. 郁怒伤肝
E. 阴精亏虚
25. 下列方剂组成药物中含有地黄的是
A. 一贯煎
B. 芍药汤
C. 归脾汤
D. 当归补血汤
E. 当归四逆汤
26. 当归补血汤主治证候中可见
A. 寒热往来
B. 夜热早凉
C. 身热不扬
D. 憎寒壮热
E. 肌热面赤
27. 理中丸与四君子汤中相同的药物是
A. 人参、白术、茯苓
B. 人参、白术、甘草
C. 人参、茯苓、干姜
D. 人参、干姜、甘草
E. 人参、茯苓、甘草
28. 组成药物中含有熟地黄、肉桂的方剂是
A. 一贯煎
B. 暖肝煎
C. 肾气丸
D. 炙甘草汤
E. 地黄饮子
29. 方药配伍寓有“培土生金”之义的是
A. 健脾丸
B. 二陈汤
C. 补阳还五汤
D. 参苓白术散
E. 补中益气汤
30. 当归补血汤重用黄芪为君，意在
A. 补气固表
B. 补气行血
C. 补气生血
D. 补气行水
E. 补气托毒
31. 甘温除热的代表方剂是
A. 小建中汤
B. 补中益气汤
C. 四君子汤
D. 黄芪桂枝五物汤
E. 升阳益胃汤
32. 炙甘草汤中配伍桂枝、生姜的主要用意是
A. 温阳化气
B. 温经散寒
C. 温经通脉
D. 通阳复脉
E. 通阳化气
33. 具有补肾健脾，益气摄血功用的方剂是
A. 固冲汤
B. 归脾汤
C. 四物汤
D. 黄土汤

E. 固经丸

34. 地黄饮子中温养下元，摄纳浮阳，引火归原的药物是

A. 熟地黄、山茱萸

B. 肉苁蓉、巴戟天

C. 附子、肉桂

D. 麦冬、五味子

E. 远志、茯苓

35. 左归丸与一贯煎相同的功用是

A. 滋阴

B. 疏肝

C. 补脾

D. 降火

E. 益气

36. 肾气丸中配伍少量桂枝、附子的主要用意是

A. 温肾暖脾，以助阳气

B. 温肾助阳，散寒通脉

C. 温补肾阳，少火生气

D. 温补脾阳，化气行水

E. 补阳益精，温肾纳气

37. 右归丸除温补肾阳外，还具有的功用是

A. 填精补血

B. 补益脾胃

C. 理气健脾

D. 散寒止痛

E. 纳气平喘

【B_1 型题】

（38~39 题共用备选答案）

A. 渗湿

B. 通便

C. 升阳

D. 补血

E. 疏肝

38. 参苓白术散的功用是

39. 炙甘草汤的功用是

（40~41 题共用备选答案）

A. 泻下焦相火

B. 除退骨蒸

C. 清热燥湿

D. 泻火坚阴

E. 泻火解毒

40. 固经丸中配伍黄柏的主要用意是

41. 易黄汤中配伍黄柏的主要用意是

（42~43 题共用备选答案）

A. 茯苓

B. 附子

C. 白术

D. 甘草

E. 人参

42. 生脉散与四君子汤的组成中均含有的药物是

43. 四逆散与四逆汤的组成中均含有的药物是

（44~45 题共用备选答案）

A. 炙甘草汤

B. 右归丸

C. 地黄饮子

D. 左归丸

E. 大补阴丸

44. 具有温补肾阳功用的方剂是

45. 具有滋阴补肾功用的方剂是

（46~47 题共用备选答案）

A. 牡蛎散

B. 归脾汤

C. 补中益气汤

D. 四物汤

E. 黄土汤

46. 身常汗出，夜卧尤甚，久而不止，心悸惊惕，短气烦倦者。治疗应选用

47. 月经提前，心悸怔忡，健忘不眠，食少体倦，面色萎黄，舌淡苔薄白，脉细弱者。治疗应选用

答案与解析

【A_1 型题】

1. 【答案】A

2. 【答案】B

【解析】归脾汤主治心脾气血两虚证之心悸怔忡，健忘失眠，盗汗食少；脾不统血证之便血，紫癜，崩漏，月经提前，或淋沥不止。其出处《正体类要》所写主治尚有跌仆损伤，自汗，大便不调。故本题选 B。

3. 【答案】B

【解析】肾气丸病机是肾阳虚，命门之火不足。《医方考》：“渴而未消者，此方主之。”此为心肾不交，水不足以济火，故令亡液口干，乃是阴无阳而不升，阳无阴而不降，水下火上，不相既济耳！故用肉

桂、附子之辛热壮其少火，用六味地黄丸益其真阴。真阴益，则阳可降；少火壮，则阴自生。故本题选B。

4.【答案】A

【解析】参苓白术散主治脾虚夹湿证，症见气短乏力，形体消瘦，胸脘痞闷，饮食不化，肠鸣泄泻，面色萎黄，舌质淡苔白腻，脉虚缓。故本题选A。

5.【答案】A

6.【答案】A

【解析】肾气丸主治肾阳不足，腰膝酸软，肢体畏寒，少腹拘急，小便不利或频数，舌质淡胖，尺脉沉细；及痰饮喘咳，水肿脚气，消渴，久泄。不包括便秘。转胞指妊娠压迫膀胱出现的小便不通，多因肾虚或气虚，胎气下坠，压迫膀胱，水道不利所致，辨证属肾阳虚者当用肾气丸主治。故本题选A。

7.【答案】D

8.【答案】A

【解析】补中益气汤主治：①烦劳内伤，身热心烦，头痛恶寒，懒言恶食，脉洪大而虚。②或喘或渴，或阳虚自汗，或气虚不能摄血。③或疟痢脾虚，久不能愈。④一切清阳下陷，中气不足之证。故本题选A。

9.【答案】D

【解析】左归丸是张介宾由六味地黄丸化裁而成，去“三泻”，加入枸杞、龟板胶、牛膝加强滋补肾阴之力，又加入鹿角胶、菟丝子温润之品。以补阳益阴，阳中求阴，即所谓“善补阴者，必阳中求阴，则阳得阴生而泉源不竭”之义。配伍特点为纯补无泻，阳中求阴。故本题选D。

10.【答案】B

【解析】方中人参、白术、茯苓益气健脾渗湿为君。配伍山药、莲子肉助君药以健脾益气，兼能止泻。并用白扁豆、薏苡仁助白术、茯苓健脾渗湿，均为臣药。更用砂仁醒脾和胃，行气化湿，是为佐药。桔梗宣肺利气，通调水道，又能载药上行，培土生金。炙甘草健脾和中，调和诸药，共为佐使。故本题选B。

11.【答案】A

12.【答案】C

13.【答案】C

14.【答案】E

【解析】补中益气汤的方歌“补中益气芪术陈，升柴参草当归身，虚劳内伤功独擅，亦治阳虚外感因”。其药物组成为黄芪、炙甘草、人参、当归、橘皮、升麻、柴胡、白术。故本题选E。

15.【答案】C

【解析】百合固金汤主治肺肾阴亏，虚火上炎证。症见咳嗽气喘，痰中带血，咽喉燥痛，头晕目眩，午后潮热，舌红少苔，脉细数。方中生地黄、熟地黄并用，滋肾壮水，其中生地黄兼能凉血止血。故本题选C。

16.【答案】D

17.【答案】A

【解析】玉屏风散益气固表止汗。故本题选A。

18.【答案】A

【解析】清暑益气汤清暑益气，养阴生津。六一散清暑利湿。竹叶石膏汤清热生津，益气和胃。白虎汤清热生津。生脉散益气生津，敛阴止汗。故本题选A。

19.【答案】A

【解析】玉屏风散益气固表止汗。牡蛎散益气固表，敛阴止汗。故本题选A。

20.【答案】D

【解析】六味地黄丸主治肝肾阴虚证。症见头晕耳鸣，腰膝酸软，遗精盗汗，骨蒸潮热，盗汗遗精，消渴，舌红少苔，脉沉细数。故本题选D。

21.【答案】E

【解析】炙甘草汤的组成：炙甘草、生姜、桂枝、人参、生地黄、阿胶、麦门冬、麻仁、大枣。其中大枣、阿胶、生地黄皆具有补血的作用，选项中只有阿胶属于炙甘草汤组成。故本题选E。

22.【答案】D

【解析】大补阴丸的组成药物有熟地黄、知母、黄柏、龟甲、猪脊髓。故本题选D。

23.【答案】A

【解析】六味地黄丸的药物为熟地黄、山萸肉、干山药、泽泻、牡丹皮、白茯苓。故本题选A。

24.【答案】C

【解析】四物汤补血调血，主治冲任虚损。故本题选C。

25.【答案】A

【解析】一贯煎：北沙参、麦冬、当归身、生地黄、枸杞子、川楝子。芍药汤：芍药、当归、黄连、槟榔、木香、甘草、大黄、黄芩、官桂。归脾汤：白术、当归、白茯苓、炒黄芪、远志、龙眼肉、酸枣仁、人参、木香、甘草。当归补血汤：黄芪、当归。当归四逆汤：当归、桂枝、芍药、细辛、甘草、通草、大枣。故本题选A。

26.【答案】E

27.【答案】B

【解析】理中丸的组成为人参、干姜、甘草、炙白术，四君子汤的组成为人参、白术、茯苓、甘草。

二者共同的药物为人参、白术、甘草。故本题选B。

28.【答案】E

【解析】地黄饮子的组成药物有熟地黄、巴戟天、山茱萸、石斛、肉苁蓉、附子、五味子、官桂、白茯苓、麦门冬、石菖蒲、远志、生姜、大枣、薄荷。故本题选E。

29.【答案】D

【解析】"培土生金"即补脾益肺，借五行相生的理论，用补脾益气的方药补益肺气。临床多用于咳嗽日久，痰多清稀，兼见食欲减退、大便溏、四肢无力，舌淡脉弱等肺虚脾弱的证候。常用参苓白术散。故本题选D。

30.【答案】C

【解析】方中重用黄芪，其用量五倍于当归，其义有二：本方证为阴血亏虚，以致阳气欲浮越散亡，此时，恐一时滋阴补血固里不及，阳气外亡，故重用黄芪补气而专固肌表，此其一；有形之血生于无形之气，故用黄芪大补脾肺之气，以资化源，使气旺血生，此其二。故本题选C。

31.【答案】B

【解析】甘温除热法为金元时期李杲所创，旨在应用性味甘温的药物治疗虚损劳倦引起的发热，其代表方剂为补中益气汤。故本题选B。

32.【答案】D

【解析】炙甘草汤中重用生地黄滋阴养血为君，配伍炙甘草、人参、大枣益心气，补脾气，以资气血生化之源；阿胶、麦冬、麻仁滋心阴，养心血，充血脉，共为臣药。佐以桂枝、生姜辛行温通，温心阳，通血脉，诸厚味滋腻之品得姜、桂则滋而不腻。用法中加清酒煎服，以清酒辛热，可温通血脉，以行药力，是为使药。诸药合用，滋而不腻，温而不燥，使气血充足，阴阳调和，则心动悸、脉结代，皆得其平。故本题选D。

33.【答案】A

【解析】固冲汤的功用为益气健脾，固冲摄血；归脾汤的功用为益气补血，健脾养心；四物汤的功用为补血和血；黄土汤的功用为温阳健脾，养血止血；固经的功用为滋阴清热，固经止带。故本题选A。

34.【答案】C

【解析】地黄饮子中熟地黄、山茱萸滋补肾阴，肉苁蓉、巴戟天温壮肾阳，共为君药。臣以附子、肉桂，以助温养下元，摄纳浮阳，引火归原；石斛、麦冬、五味子滋养肺肾，金水相生，壮水以济火。佐以石菖蒲、远志、茯苓，开窍化痰，交通心肾。姜、枣和中调药，功兼佐使。故本题选C。

35.【答案】A

【解析】左归丸滋阴补肾，一贯煎滋阴疏肝。二者相同的功用是滋阴。故本题选A。

36.【答案】C

【解析】肾气丸的配伍意义，如柯琴所云："此肾气丸纳桂、附于滋阴剂中十倍之一，意不在补火，而在微微生火，即生肾气也。"故本题选C。

37.【答案】A

【解析】右归丸温补肾阳，填精补血。右归丸中鹿角胶有填精补髓之功，当归补血养肝。故本题选A。

【B_1型题】

38.【答案】A 39.【答案】D

【解析】参苓白术散的功用益气健脾，渗湿止泻。炙甘草汤的功用益气滋阴，通阳复脉。故38题选A，39题选D。

40.【答案】D 41.【答案】C

【解析】固经丸中以黄柏苦寒泻火坚阴，既助黄芩以清热，又助龟板以降火。易黄汤中用少量黄柏苦寒入肾，清热燥湿。故40题选D，41题选C。

42.【答案】E 43.【答案】D

【解析】生脉散的组成为人参、麦门冬、五味子，四君子汤的组成为人参、白术、茯苓、甘草。生脉散与四君子汤的组成中均含有的药物是人参。四逆散的组成为甘草、枳实、柴胡、芍药，四逆汤的组成为甘草、干姜、附子。四逆散与四逆汤的组成中均含有的药物是甘草。故42题选E，43题选D。

44.【答案】B 45.【答案】D

【解析】右归丸温补肾阳，填精益髓。左归丸滋阴补肾，填精益髓。故44题选B，45题选D。

46.【答案】A 47.【答案】B

【解析】牡蛎散主治体虚自汗、盗汗证。症见常自汗出，夜卧更甚，心悸惊惕，短气烦倦，舌淡红，脉细弱。归脾汤主治：①心脾气血两虚。症见心悸怔忡，健忘失眠，盗汗，体倦食少，面色萎黄，舌淡，苔薄白，脉细弱。②脾不统血证。症见便血，皮下紫癜，妇女崩漏，月经提前，量多色淡，或淋沥不止，舌淡，脉细弱。故46题选A，47题选B。

第九单元　固　涩　剂

【A_1 型题】

1. 属于固涩剂适应范围的病证是
   A. 血热崩漏
   B. 肺虚久咳
   C. 失动遗精
   D. 伤食泄泻
   E. 热病多汗
2. 治疗五更泄泻的首选方剂是
   A. 吴茱萸汤
   B. 理中丸
   C. 真人养脏汤
   D. 四神丸
   E. 金匮肾气丸
3. 牡蛎散的配伍中君药是
   A. 牡蛎
   B. 黄芪、牡蛎
   C. 小麦
   D. 麻黄根
   E. 黄芪
4. 症见常自汗出，夜卧更甚，心悸惊惕，短气烦倦，舌淡红，脉细弱者。治用
   A. 桂枝汤
   B. 牡蛎散
   C. 归脾汤
   D. 小建中汤
   E. 当归六黄汤
5. 下列方剂具有益气固表，敛阴止汗功效的是
   A. 生脉散
   B. 玉屏风散
   C. 参苓白术散
   D. 桑螵蛸散
   E. 牡蛎散
6. 治疗久泻久痢的首选方剂是
   A. 吴茱萸汤
   B. 理中丸
   C. 真人养脏汤
   D. 参苓白术散
   E. 金匮肾气丸
7. 固冲汤证的病机要点是
   A. 心肾两虚
   B. 心脾两虚
   C. 脾肾两虚
   D. 下元虚冷
   E. 肾虚精亏
8. 四神丸的组成药物中含有
   A. 草豆蔻
   B. 白豆蔻
   C. 肉豆蔻
   D. 砂仁
   E. 厚朴
9. 下列各项，属四神丸功用的是
   A. 固表止汗
   B. 固经止血
   C. 健脾止带
   D. 涩肠止泻
   E. 涩精止遗
10. 固冲汤的组成药物中不含有
    A. 白术
    B. 生黄芪
    C. 五味子
    D. 海螵蛸
    E. 山萸肉
11. 具有温肾暖脾，固肠止泻功用的方剂是
    A. 吴茱萸汤
    B. 理中丸
    C. 真人养脏汤
    D. 四神丸
    E. 金匮肾气丸
12. 真人养脏汤主治之久泻久痢的主要病机是
    A. 肾阳衰微
    B. 脾胃虚寒
    C. 肠胃寒积
    D. 脾肾虚寒
    E. 肝肾虚寒
13. 真人养脏汤的组成药物中不含有
    A. 人参、白术
    B. 肉豆蔻、肉桂
    C. 白芍、当归
    D. 木香、诃子
    E. 五倍子、乌梅
14. 四神丸与真人养脏汤的组成药物中均含有
    A. 肉豆蔻
    B. 肉桂

C. 补骨脂
D. 人参
E. 诃子

15. 固冲汤除固冲摄血外，还具有的功用是
A. 补肾涩精
B. 补气健脾
C. 补气生血
D. 温补脾肾
E. 温经止痛

答案与解析

【A_1 型题】

1. 【答案】B
2. 【答案】D

【解析】五更泻，多由命门火衰，火不暖土，脾失健运所致。吴茱萸汤主治胃寒呕吐证；肝寒上逆证；肾寒上逆证。理中丸主治脾胃虚寒证；阳虚失血证；胸痹等。真人养脏汤主治久泻久痢，脾肾阳虚证。四神丸主治脾肾阳虚之五更泻。金匮肾气丸主治肾阳不足证。故本题选 D。

3. 【答案】A

【解析】牡蛎散敛阴止汗，益气固表。主治体虚自汗、盗汗证。方中牡蛎益阴潜阳，兼以除烦敛汗，为君药；黄芪益气实卫，固表止汗，为臣药；麻黄根专于止汗，小麦益心气，养心阴，清心除烦，止汗泄，共为佐使。故本题选 A。

4. 【答案】B
5. 【答案】E

【解析】生脉散益气生津，敛阴止汗；玉屏风散益气固表止汗。此二方止汗之功重在益气。牡蛎散敛阴止汗，益气固表，止汗之功重在敛阴。A、B 是混淆选项。参苓白术散益气健脾，渗湿止泻。桑螵蛸散调补心肾，涩精止遗。故本题选 E。

6. 【答案】C
7. 【答案】C
8. 【答案】C

【解析】四神丸的组成药物有补骨脂、肉豆蔻、五味子、吴茱萸。故本题选 C。

9. 【答案】D

【解析】四神丸温肾暖脾，固肠止泻。故本题选 D。

10. 【答案】C
11. 【答案】D
12. 【答案】D

【解析】真人养脏汤涩肠固脱，温补脾肾。主治久泻久痢，脾肾虚寒。故本题选 D。

13. 【答案】E
14. 【答案】A

【解析】四神丸组成为肉豆蔻、补骨脂、五味子、吴茱萸。真人养脏汤组成为人参、当归、白术、肉豆蔻、肉桂、炙甘草、白芍药、木香、诃子、罂粟壳。两方均含的药物是肉豆蔻。故本题选 A。

15. 【答案】B

【解析】固冲汤的功用为固冲摄血、补气健脾。故本题选 B。

第十单元 安 神 剂

【A_1 型题】

1. 酸枣仁汤的组成药物中含有
A. 知母
B. 茯神
C. 远志
D. 柏子仁
E. 龙眼肉

2. 天王补心丹中配伍茯苓意义
A. 健脾
B. 宁心
C. 渗湿
D. 利水
E. 消痰

3. 朱砂安神丸组成中含有的药物是
A. 栀子
B. 黄连
C. 石膏
D. 竹叶
E. 知母

4. 心肝血虚，虚热内扰而虚烦失眠、眩晕心悸者。治宜选用

A. 天王补心丹
B. 酸枣仁汤
C. 磁朱丸
D. 甘麦大枣汤
E. 朱砂安神丸

5. 酸枣仁汤中配伍川芎的意义是
A. 祛瘀血，止疼痛
B. 调肝血，疏肝气
C. 祛风邪，止头痛
D. 行气滞，化瘀血
E. 化瘀血，疏肝气

6. 朱砂安神丸中，配伍生地黄、当归的意义是
A. 凉血活血
B. 滋阴活血
C. 凉血补血
D. 补血活血
E. 滋阴补血

7. 酸枣仁汤中配伍酸枣仁意在
A. 养血安神
B. 敛汗生津
C. 润肠通便
D. 补气安神
E. 清心安神

8. 酸枣仁汤中含有的药物是
A. 知母、远志
B. 川芎、柏子仁
C. 茯苓、朱砂
D. 知母、川芎
E. 甘草、石菖蒲

9. 天王补心丹中敛心气而安神的药物是
A. 丹参、五味子
B. 茯苓、五味子
C. 远志、五味子
D. 人参、五味子
E. 酸枣仁、五味子

10. 酸枣仁汤中配伍川芎意在
A. 调养肝血
B. 活血行气
C. 祛风止痛
D. 活血止痛
E. 宁心安神

11. 朱砂安神丸中泻火除烦的药物是
A. 栀子
B. 黄连
C. 石膏
D. 竹叶
E. 知母

12. 具有养血安神，清热除烦功用的方剂是
A. 天王补心丹
B. 酸枣仁汤
C. 磁朱丸
D. 甘麦大枣汤
E. 朱砂安神丸

13. 酸枣仁汤治疗失眠的病因病机是
A. 肝血不足，虚热内扰
B. 心肾两亏，阴虚血少
C. 心阳偏亢，心肾不交
D. 心火偏亢，阴血不足
E. 阴血不足，肝阳偏亢

14. 酸枣仁汤中配伍甘草意在
A. 调和诸药
B. 补脾益气
C. 缓急止痛
D. 清热解毒
E. 清热和药

15. 天王补心丹与朱砂安神丸组成中均含有的药物有
A. 酸枣仁
B. 炙甘草
C. 玄参
D. 黄柏
E. 生地黄

16. 酸枣仁汤中养肝血、安心神的药物是
A. 知母
B. 川芎
C. 茯苓
D. 甘草
E. 酸枣仁

17. 酸枣仁汤中用于宁心安神的药物是
A. 远志
B. 茯苓
C. 琥珀
D. 石菖蒲
E. 茯神木

答案与解析

【A_1 型题】

1.【答案】A

2.【答案】B

【解析】天王补心丹重用生地黄为君，滋阴养血，壮水以制虚火。天冬、麦冬滋阴清热，当归补血润燥，共助生地滋阴补血；酸枣仁、柏子仁养心安神，五味合而为臣。佐以玄参滋阴降火；茯苓、远志养心安神；人参补气以生血，并能安神益智；五味子敛心气，安心神；丹参清心活血，合补血药使补而不滞，则心血易生；朱砂镇心安神，以治其标。桔梗载药上行，以使药力缓留于上部心经，为使药。故本题选B。

3.【答案】B

【解析】朱砂安神丸药物组成：朱砂、黄连、当归、生地黄、炙甘草。故本题选B。

4.【答案】B

【解析】酸枣仁汤主治肝血不足之虚烦失眠伴头目眩晕，脉弦细等。天王补心丹主治心肾阴虚血少，虚火内扰之虚烦失眠伴手足心热，舌红少苔，脉细数者。磁朱丸主治肾阴不足，心阳偏亢，心肾不交之失眠心悸、耳鸣耳聋、视物昏花等。甘麦大枣汤主治心阴不足，肝气失和之脏躁，精神恍惚、喜悲伤欲哭等。朱砂安神丸主治心火亢盛，阴血不足之失眠、惊悸、舌红，脉细数等。故本题选B。

5.【答案】B

6.【答案】E

7.【答案】A

8.【答案】D

【解析】酸枣仁汤的方歌为"酸枣仁汤治失眠，川芎知草茯苓煎，养血除烦清虚热，安然入睡梦乡甜"。其药物组成为酸枣仁、甘草、知母、茯苓、川芎。故本题选D。

9.【答案】E

【解析】方中生地黄滋阴补肾，养血润燥。玄参、天门冬、麦门冬清热养阴。丹参、当归调养心血。人参、茯苓益气宁心。酸枣仁、五味子敛心气，安心神。柏子仁、远志养心安神。桔梗载药上行。故本题选E。

10.【答案】A

11.【答案】B

【解析】方中黄连苦寒，入心经，清心泻火，以除烦热为臣。故本题选B。

12.【答案】B

【解析】天王补心丹的功用为滋阴清热，养血安神，主治阴虚血少，神志不安证。酸枣仁汤的功用为养血安神，清热除烦，主治肝血不足，虚热内扰证。磁朱丸的功用为重镇安神，交通心肾，主治心肾不交证。甘麦大枣汤的功用为养心安神，和中缓急，主治脏躁。朱砂安神丸的功用为镇心安神，清热养血，主治心火偏亢，阴血不足证。故本题选B。

13.【答案】A

【解析】肝血不足，虚热内扰——酸枣仁汤；心肾两亏，阴虚血少——天王补心丹；心阳偏亢，心肾不交——交泰丸；心火偏亢证，阴血不足——朱砂安神丸；阴血不足，肝阳偏亢——珍珠母丸。故本题选A。

14.【答案】E

15.【答案】E

【解析】天王补心丹的组成为人参、茯苓、玄参、丹参、桔梗、远志、当归、五味、麦门冬、天门冬、柏子仁、酸枣仁、生地黄，朱砂安神丸的组成为朱砂、黄连、炙甘草、生地黄、当归。两方组成中均含有的药物为生地黄。故本题选E。

16.【答案】E

【解析】方中酸枣仁养血补肝，宁心安神。茯神宁心安神。知母滋阴清热。川芎调气疏肝。生甘草清热和中。故本题选E。

17.【答案】B

第十一单元　开　窍　剂

【A_1 型题】

1. 在开窍剂中，功善清热解毒的是
   A. 苏合香丸
   B. 安宫牛黄丸
   C. 紫雪
   D. 清营汤
   E. 至宝丹

2. 紫雪的功用是
   A. 辟秽解毒，清热开窍
   B. 辟秽解毒，化痰开窍
   C. 清热开窍，息风止痉
   D. 清热开窍，化浊解毒
   E. 芳香开窍，行气止痛
3. 安宫牛黄丸的功用是
   A. 清热解毒，开窍醒神
   B. 清热解毒，开窍安神
   C. 安神定惊，化痰开窍
   D. 清热解毒，化浊开窍
   E. 辟秽解毒，化痰开窍
4. 苏合香丸的功用是
   A. 清热化痰，开窍定惊
   B. 清热开窍，镇惊安神
   C. 清热开窍，化浊解毒
   D. 芳香开窍，行气止痛
   E. 化痰开窍，辟秽解毒
5. 至宝丹的功用是
   A. 开窍定惊，清热化痰
   B. 清热解毒，开窍醒神
   C. 清热解毒，开窍安神
   D. 化浊开窍，清热解毒
   E. 清热开窍，息风止痉
6. 下列方剂中，既长于辟秽化浊开窍，又善行气温中止痛的是
   A. 苏合香丸
   B. 至宝丹
   C. 安宫牛黄丸
   D. 普济消毒饮
   E. 新加香薷饮
7. 下列除哪项外，均是至宝丹的功用
   A. 清热
   B. 开窍
   C. 通便
   D. 化浊
   E. 解毒
8. 苏合香丸的主治病证不包括
   A. 猝然昏仆
   B. 高热神昏
   C. 心腹猝痛
   D. 苔白脉迟
   E. 中寒昏厥

答案与解析

【A_1 型题】

1. **【答案】** B

2. **【答案】** C

【解析】 紫雪属凉开剂，具有清热开窍，息风止痉的功效。主治热闭心包，热盛动风证。故本题选 C。

3. **【答案】** A

【解析】 安宫牛黄丸的功用为清热解毒，开窍醒神。主治邪热内陷心包证。故本题选 A。

4. **【答案】** D

5. **【答案】** D

【解析】 至宝丹清热开窍，化浊解毒。故本题选 D。

6. **【答案】** A

7. **【答案】** C

8. **【答案】** B

【解析】 苏合香丸是温开剂的代表，用治寒闭。功效为芳香开窍，行气止痛。主治突然昏倒，牙关紧闭，不省人事，苔白，脉迟。亦治心腹猝痛，甚则昏厥属寒凝气滞者。故本题选 B。

第十二单元 理 气 剂

【A_1 型题】

1. 以降气平喘，祛痰止咳为主要功用的方剂是
   A. 旋覆代赭汤
   B. 苏子降气汤
   C. 半夏厚朴汤
   D. 小青龙汤
   E. 枳实薤白桂枝汤
2. 越鞠丸中以行气为主的药物是
   A. 木香
   B. 沉香
   C. 香附

D. 枳壳
E. 厚朴
3. 柴胡疏肝散的组成药物中不含有
A. 枳实
B. 陈皮
C. 川芎
D. 香附
E. 枳壳
4. 组成中含有前胡、生姜、半夏的方剂是
A. 止嗽散
B. 定喘汤
C. 麻杏甘石汤
D. 小青龙汤
E. 苏子降气汤
5. 以通阳散结，祛痰下气为主要功用的是
A. 枳实薤白桂枝汤
B. 吴茱萸汤
C. 半夏厚朴汤
D. 苏子降气汤
E. 越鞠丸
6. 以下哪味不是越鞠丸的组成药物
A. 香附
B. 白术
C. 川芎
D. 栀子
E. 神曲
7. 苏子降气汤所治的“下虚”是指
A. 肾精亏虚
B. 阴阳两虚
C. 肝肾不足
D. 肾阴不足
E. 肾阳不足
8. 苏子降气汤中配伍当归和肉桂的意义是
A. 温肾纳气
B. 养血补肝
C. 温补下虚
D. 祛痰止咳
E. 温肾祛寒
9. 定喘汤的组成药物中不含有
A. 麻黄、白果
B. 款冬花、半夏
C. 桑白皮、杏仁
D. 黄芩、甘草
E. 紫菀、苏叶
10. 具有行气散结，降逆化痰功用的方剂是
A. 定喘汤
B. 枳实薤白桂枝汤
C. 半夏厚朴汤
D. 苏子降气汤
E. 柴胡疏肝散
11. 苏子降气汤组成中不包含的药物是
A. 当归
B. 肉桂
C. 前胡
D. 厚朴
E. 葶苈子
12. 以下哪味是半夏泻心汤和苏子降气汤都含有的药物
A. 厚朴
B. 生甘草
C. 半夏
D. 干姜
E. 生姜
13. 苏子降气汤用于
A. 虚寒呃逆。呃逆不已，胸脘痞闷，舌淡苔白，脉沉迟
B. 上实下虚之咳喘证。痰涎壅盛，咳喘短气，胸膈满闷，或腰疼脚软，或肢体浮肿，舌苔白滑或白腻，脉弦滑
C. 胃虚有热之呃逆。呃逆或干呕，舌红嫩，脉虚数
D. 胃气虚弱，痰浊内阻证。心下痞硬，噫气不除，或反胃呕逆，吐涎沫，舌淡，苔白滑，脉弦而虚
E. 哮喘。咳嗽痰多气急，痰稠色黄，微恶风寒，舌苔黄腻，脉滑数
14. 旋覆花、代赭石在旋覆代赭汤中的配伍意义是
A. 温胃化痰止呕
B. 平冲降逆止呕
C. 祛痰降逆和胃
D. 镇冲逆，除噫气
E. 化痰消食和胃
15. 苏子降气汤中配伍肉桂的主要用意是
A. 温阳散寒
B. 温通经脉
C. 温肾纳气
D. 鼓舞气血
E. 散寒止痛
16. 半夏厚朴汤中体现湿去则痰无生，“治痰不理脾胃非其治”的药物是
A. 茯苓
B. 半夏

C. 厚朴
D. 生姜
E. 苏叶
17. 旋覆代赭汤的功用不包括
A. 益气
B. 降逆
C. 和胃
D. 止咳
E. 化痰

答案与解析

【A_1 型题】

1.【答案】B

【解析】旋覆代赭汤的功用是降逆化痰，益气和胃。苏子降气汤的功用是降气平喘，祛痰止咳。半夏厚朴汤的功用是行气散结，降逆化痰。小青龙汤的功用是解表散寒，温肺化饮。枳实薤白桂枝汤的功用是通阳散结，祛痰下气。故本题选 B。

2.【答案】C

【解析】越鞠丸的药物组成：香附、川芎、山栀子、苍术、神曲。其中香附行气解郁以治气郁；川芎活血祛瘀以治血郁；栀子清热泻火以治火郁；苍术燥湿运脾以治湿郁；神曲消食导滞以治食郁。从越鞠丸的药物组成可排除 A、B、D、E，而方中香附功效以行气为主。故本题选 C。

3.【答案】A

4.【答案】E

【解析】止嗽散的组成药物有桔梗、荆芥、紫菀、百部、白前、甘草、陈皮。定喘汤的组成药物有白果、麻黄、苏子、甘草、款冬花、杏仁、桑白皮、炒黄芩、半夏。麻杏甘石汤的组成药物有麻黄、杏仁、炙甘草、石膏。小青龙汤的组成药物有麻黄、芍药、细辛、干姜、炙甘草、桂枝、五味子、半夏。苏子降气汤的组成药物有紫苏子、半夏、川当归、炙甘草、前胡、厚朴、肉桂、生姜、枣子、苏叶。故本题选 E。

5.【答案】A

6.【答案】B

7.【答案】E

8.【答案】C

【解析】苏子降气汤中肉桂温肾纳气治疗下虚，当归养血润燥，制约大量燥药伤阴的副作用。故本题选 C。

9.【答案】E

10.【答案】C

【解析】半夏厚朴汤的功用为行气散结，降逆化痰；定喘汤的功用为宣降肺气，清热化痰；瓜蒌薤白白酒汤的功用为通阳散结，行气祛痰；苏子降气汤的功用为降气平喘，祛痰止咳；柴胡疏肝散的功用为疏肝解郁，行气止痛。故本题选 C。

11.【答案】E

【解析】苏子降气汤的组成：紫苏子、半夏、川当归、甘草、前胡、厚朴、姜汁、肉桂。故本题选 E。

12.【答案】C

【解析】半夏泻心汤：半夏、黄芩、干姜、人参、黄连、大枣、炙甘草。苏子降气汤：紫苏子、半夏、当归、炙甘草、前胡、厚朴、肉桂、苏叶、生姜、大枣。两方共有的药物是半夏、炙甘草、大枣。故本题选 C。

13.【答案】B

【解析】苏子降气汤的配伍特点：一是上下并治，标本兼顾，但以治上治标为主；二是宣降结合，大队降逆之品中配伍少量宣肺散邪之品，但以降肺为主。主治上实下虚之咳喘证。故本题选 B。

14.【答案】D

【解析】方中旋覆花性温而能下气消痰，降逆止噫，为君药。代赭石质重而沉降，善镇冲逆，但味苦气寒，故用量稍小，为臣药。故本题选 D。

15.【答案】C

【解析】苏子降气汤主治上盛下虚之喘咳证。方中配伍肉桂温肾祛寒，纳气平喘；当归养血补肝，并“主咳逆上气”，与肉桂配伍，共治肾阳不足，下元虚寒之本。临床应用以喘咳痰涎壅盛稀白、胸膈满闷，或肢体浮肿为使用依据。故本题选 C。

16.【答案】A

【解析】半夏厚朴汤方中半夏辛温入肺胃，化痰散结，降逆和胃，为君药。厚朴苦辛性温，下气除满，助半夏散结降逆，为臣药。二者配伍，半夏散痰结，厚朴行气结，主治痰气互结之证。茯苓渗湿健脾，以助半夏化痰，符合“治痰不理脾胃非其治也”之说。故本题选 A。

17.【答案】D

【解析】旋覆代赭汤的功用为降逆化痰，益气和胃。故本题选 D。

第十三单元　理　血　剂

【A_1 型题】

1. 下列各项，不属于血府逐瘀汤组成的药物是
   A. 牛膝
   B. 柴胡
   C. 地黄
   D. 白芍
   E. 枳壳
2. 温经汤的组成药物中不含
   A. 半夏、甘草
   B. 干姜、肉桂
   C. 人参、阿胶
   D. 丹皮、麦冬
   E. 当归、芍药
3. 症见胸痛，日久不愈，痛如针刺而有定处，或心悸怔忡、失眠多梦、急躁易怒，舌质暗红，脉涩。治疗应选
   A. 补阳还五汤
   B. 血府逐瘀汤
   C. 复元活血汤
   D. 小蓟饮子
   E. 桃核承气汤
4. 症见胸痛、头痛、痛有定处，舌暗红或有瘀斑，脉涩或弦紧者。宜用
   A. 补阳还五汤
   B. 血府逐瘀汤
   C. 龙胆泻肝汤
   D. 桃核承气汤
   E. 柴胡疏肝汤
5. 血府逐瘀汤中有
   A. 白芍
   B. 熟地黄
   C. 牛膝
   D. 三棱
   E. 水蛭
6. 温经汤的功用是
   A. 温经散寒，活血祛瘀
   B. 活血化瘀，温经止痛
   C. 活血祛瘀，散结止痛
   D. 温经散寒，养血祛瘀
   E. 温经散寒，养血通脉
7. 血府逐瘀汤的臣药为
   A. 桃仁、生地黄
   B. 桔梗、枳壳
   C. 桃仁、红花
   D. 生地黄、当归
   E. 赤芍、川芎
8. 血府逐瘀汤除活血化瘀外，还具有的功用是
   A. 散结止痛
   B. 温经止痛
   C. 补气通络
   D. 行气止痛
   E. 疏肝通络
9. 温经汤主治证候的病因病机是
   A. 五劳虚极
   B. 产后血虚受寒
   C. 冲任虚损
   D. 下焦蓄血
   E. 冲任虚寒，瘀血阻滞
10. 黄土汤中配伍黄芩的主要用意是
   A. 制约温燥
   B. 清热燥湿
   C. 泻火坚阴
   D. 清肠止血
   E. 清热解毒
11. 补阳还五汤的组成药物中不含
   A. 地龙
   B. 红花
   C. 黄芪
   D. 生地黄
   E. 赤芍
12. 补阳还五汤中的君药是
   A. 桃仁
   B. 红花
   C. 川芎
   D. 当归尾
   E. 黄芪
13. 复元活血汤中有
   A. 鳖甲
   B. 地黄
   C. 银柴胡
   D. 大黄

E. 益母草

14. 温经汤的君药是

A. 当归、川芎

B. 当归、肉桂

C. 当归、吴茱萸

D. 吴茱萸、桂枝

E. 当归、桂枝

15. 组成药物中含有桂枝、吴茱萸的方剂是

A. 生化汤

B. 温经汤

C. 血府逐瘀汤

D. 复元活血汤

E. 补阳还五汤

16. 生化汤除活血化瘀、止痛外，还具有的功用是

A. 祛风

B. 温经

C. 行气

D. 疏肝

E. 养血

17. 黄土汤主要用于治疗

A. 尿中带血，小便频数，赤涩热痛，舌红，脉数

B. 大便下血，面色萎黄，舌淡苔白，脉沉细无力

C. 痔疮出血，血色鲜红或晦暗

D. 咳嗽痰稠带血，胸胁作痛，颊赤便秘，舌红苔黄，脉弦数

E. 吐血，色鲜红，口干咽燥，舌红，弦数

18. 组成药物中含有炮姜、川芎的方剂是

A. 生化汤

B. 温经汤

C. 血府逐瘀汤

D. 通窍活血汤

E. 身痛逐瘀汤

19. 咳血方主治证候的病机是

A. 肝火犯肺，灼伤肺络

B. 脾阳不足，统血失常

C. 阴虚火旺，损伤肺络

D. 血热妄行，损伤肺络

E. 心脾两虚，气不摄血

20. 咳血方与小蓟饮子中均含有的药物是

A. 山栀子

B. 青黛

C. 炙甘草

D. 生地黄

E. 滑石

21. 槐花散的功用有

A. 除湿排脓

B. 清热解毒

C. 行气解郁

D. 疏风行气

E. 解表散邪

【B_1 型题】

（22~23 题共用备选答案）

A. 瘀阻胞宫证

B. 肝火犯肺之咳血证

C. 瘀血停滞证

D. 下焦蓄血证

E. 胸中血瘀证

22. 桃核承气汤的主治证候是

23. 失笑散的主治证候是

答案与解析

【A_1 型题】

1. **【答案】** D

【解析】 血府逐瘀汤主治胸中血瘀证，功用为活血化瘀，行气止痛。方中主要由桃仁、红花、当归、生地黄、川芎、赤芍、牛膝、桔梗、柴胡、枳壳、甘草组成。故本题选 D。

2. **【答案】** B

3. **【答案】** B

【解析】 血府逐瘀汤主治胸中血瘀证。症见胸痛，头痛，日久不愈，痛如针刺而有定处，或呃逆日久不止，或饮水即呛，干呕，或内热瞀闷，或心悸怔忡、失眠多梦，急躁易怒，入暮潮热，唇暗或两目暗黑，舌质暗红，或舌有瘀斑或瘀点，脉涩或弦紧。故本题选 B。

4. **【答案】** B

5. **【答案】** C

6. **【答案】** D

7. **【答案】** E

【解析】 血府逐瘀汤主治胸中血瘀证。本方以活血化瘀，行气止痛为法。方中桃仁破血行滞润燥，红花活血祛瘀止痛，共为君药；赤芍、川芎助君药活血

祛瘀，牛膝活血通经，祛瘀止痛，引血下行，共为臣药；生地黄、当归养血益阴，清热活血，桔梗、枳壳，一升一降，宽胸行气，柴胡疏肝解郁，升达清阳，与桔梗、枳壳同用，尤善理气行滞，使气行则血行，以上均为佐药；桔梗并能载药上行，兼有使药之用，甘草调和诸药，亦为使药。故本题选E。

8.【答案】D

9.【答案】E

【解析】温经汤的功用为温经散寒，养血祛瘀。主治冲任虚寒，瘀血阻滞证。故本题选E。

10.【答案】A

11.【答案】D

【解析】补阳还五汤主治中风之气虚血瘀证。功用为补气、活血、通络。方中主要由黄芪、当归、赤芍、地龙、川芎、红花、桃仁组成。故本题选D。

12.【答案】E

【解析】补阳还五汤中重用黄芪，大补脾胃之元气，使气旺血行，瘀去络通，为方中君药。故本题选E。

13.【答案】D

【解析】复元活血汤组成：柴胡、栝楼根、当归、红花、甘草、炮穿山甲、大黄、桃仁。故本题选D。

14.【答案】D

【解析】温经汤中吴茱萸、桂枝为君药。当归、川芎、丹皮共为臣药。阿胶、白芍、麦门冬、人参、甘草、半夏、生姜均为佐药。甘草兼为使药。故本题选D。

15.【答案】B

16.【答案】B

【解析】生化汤的功用为化瘀生新，温经止痛。故本题选B。

17.【答案】B

【解析】A是血淋，应用小蓟饮子。C为痔疮出血，血色鲜红或晦暗选用槐花散。D为肝火犯肺之咳血证，应选咳血方。E为血热妄行导致的吐血。黄土汤主治阳虚便血。B见面色萎黄，为脾阳虚证。故本题选B。

18.【答案】A

【解析】生化汤组成：当归、川芎、桃仁、干姜、甘草。故本题选A。

19.【答案】A

【解析】咳血方的功用为清肝宁肺，凉血止血。主治肝火犯肺之咳血证。故本题选A。

20.【答案】A

【解析】咳血方的组成：青黛、瓜蒌仁、海浮石粉、山栀子、煨诃子。小蓟饮子的组成：生地黄、小蓟、滑石、木通、蒲黄、藕节、淡竹叶、当归、山栀子、炙甘草。故本题选A。

21.【答案】D

【解析】槐花散的功用为清肠凉血，疏风行气。故本题选D。

【B_1型题】

22.【答案】D　23.【答案】C

【解析】桃核承气汤的功用为逐瘀泻热，主治下焦蓄血证。失笑散的功用为活血祛瘀，散结止痛，主治瘀血停滞证。瘀阻胞宫证是桂枝茯苓丸的主治证候，肝火犯肺之咳血证是咳血方的主治证候，胸中血瘀证是血府逐瘀汤的主治证候。故22题选D，23题选C。

第十四单元　治　风　剂

【A_1型题】

1. 天麻钩藤饮的组成药物中含有
   A. 川牛膝
   B. 生牡蛎
   C. 生龟板
   D. 生鳖甲
   E. 生龙骨
2. 下列除哪项外，均为川芎茶调散的主治病证
   A. 目眩鼻塞
   B. 口眼歪斜
   C. 偏正头痛
   D. 巅顶头痛
   E. 恶寒发热
3. 消风散的功用是
   A. 疏风养血，清热除湿
   B. 祛风清热，养血活血
   C. 祛风除湿，活血止痛
   D. 祛风胜湿，益气养血
   E. 祛风化痰，通络止痉
4. 羚角钩藤汤与天麻钩藤饮的组成药物中均含有
   A. 茯神木
   B. 霜桑叶
   C. 桑寄生

D. 夜交藤
E. 益母草
5. 下列方剂组成药物中含有石膏与知母的是
A. 大定风珠
B. 消风散
C. 川芎茶调散
D. 地黄饮子
E. 羚角钩藤汤
6. 川芎茶调散中，善治少阳、太阳、阳明经头痛的药是
A. 川芎、荆芥、防风
B. 川芎、羌活、白芷
C. 细辛、白芷、川芎
D. 羌活、薄荷、川芎
E. 白芷、防风、薄荷
7. 治疗风寒湿邪或痰湿瘀血留阻经络之痹证，应首选的方剂是
A. 小活络丹
B. 牵正散
C. 大秦艽汤
D. 独活寄生汤
E. 羌活胜湿汤
8. 大秦艽汤的功用是
A. 祛风清热，养血活血
B. 疏风养血，清热除湿
C. 疏风止血
D. 祛风化痰止痉
E. 祛风除湿，化痰通络
9. 大定风珠的功用是
A. 平肝息风
B. 镇肝息风
C. 滋阴息风
D. 凉肝息风
E. 疏风止痛
10. 主治肝肾阴亏，肝阳上亢，气血逆乱所致类中风证的方剂是
A. 羚角钩藤汤
B. 地黄饮子
C. 大定风珠
D. 天麻钩藤饮
E. 镇肝熄风汤
11. 大定风珠的组成药物中含有
A. 柏子仁
B. 桃仁
C. 郁李仁
D. 杏仁
E. 麻子仁
12. 羚角钩藤汤中配伍霜桑叶和滁菊花的用意是
A. 清肝明目
B. 清热平肝
C. 疏散风热
D. 祛风解痉
E. 息风止痉
13. 主治肝阳偏亢，肝风上扰证的首选方剂是
A. 大秦艽汤
B. 地黄饮子
C. 大定风珠
D. 羚角钩藤汤
E. 天麻钩藤饮

【B_1 型题】

（14~15 题共用备选答案）
A. 羚角钩藤汤
B. 大定风珠
C. 天麻钩藤饮
D. 消风散
E. 镇肝熄风汤
14. 患者高热不退，手足抽搐，有时神昏，舌绛而干，脉弦数。治疗应选用
15. 患者皮肤疹出色红，瘙痒，抓破后渗出津水，舌苔白，脉浮数有力。治疗应选用
（16~17 题共用备选答案）
A. 羌活胜湿汤
B. 独活寄生汤
C. 消风散
D. 川芎茶调散
E. 牵正散
16. 主治外感风邪头痛的方剂是
17. 主治风湿在表之痹痛的方剂是
（18~19 题共用备选答案）
A. 羚角钩藤汤
B. 天麻钩藤饮
C. 地黄饮子
D. 大定风珠
E. 镇肝熄风汤
18. 肝阳偏亢，肝风上扰，头痛，眩晕，失眠者。治疗应选用
19. 温热病后，神倦瘛疭，舌绛少苔，脉虚弱者。治疗应选用
（20~21 题共用备选答案）
A. 荆芥
B. 细辛

C. 白芷
D. 川芎
E. 羌活

20. 川芎茶调散中偏于治阳明头痛药物是
21. 川芎茶调散中偏于治太阳头痛药物是

（22~23 题共用备选答案）
A. 消风散
B. 二陈汤
C. 川芎茶调散
D. 天麻钩藤饮
E. 半夏白术天麻汤

22. 外感风邪头痛、头风，治宜选用
23. 风痰上扰头痛、眩晕，治宜选用

答案与解析

【A_1 型题】

1.【答案】A

2.【答案】B

【解析】川芎茶调散的功用是疏风止痛，主治外感风邪头痛。症见偏正头痛，或巅顶作痛，目眩鼻塞，或恶风发热，舌苔薄白，脉浮。故本题选 B。

3.【答案】A

4.【答案】A

5.【答案】B

【解析】消风散的药物组成：当归、生地黄、防风、蝉蜕、知母、苦参、胡麻仁、荆芥、苍术、牛蒡子、石膏、甘草木通。故本题选 B。

6.【答案】B

7.【答案】A

8.【答案】A

【解析】大秦艽汤祛风清热，养血活血。主治手足不能运动，舌强不能言语。故本题选 A。

9.【答案】C

【解析】大定风珠的功用为滋阴息风，主治阴虚动风证。故本题选 C。

10.【答案】E

【解析】镇肝熄风汤主治肝肾阴亏，肝阳上亢，气血逆乱所致类中风。症见头目眩晕，目胀耳鸣，脑部热痛，面色如醉，心中烦热，或时常噫气，或肢体渐觉不利，口眼渐形歪斜；甚或眩晕颠仆，昏不知人，移时始醒，或醒后不能复原，脉弦长有力。故本题选 E。

11.【答案】E

【解析】大定风珠的药物组成：生白芍、干地黄、麦冬、麻子仁、五味子、生龟板、生牡蛎、炙甘草、鳖甲、阿胶、鸡子黄。故本题选 E。

12.【答案】B

【解析】羚角钩藤汤主治肝经热盛，热极动风证。方中羚羊角、钩藤凉肝息风，清热解痉；霜桑叶、滁菊花散肝热，平肝阳；白芍、生地黄滋阴养液，养肝柔筋；川贝、竹茹清热化痰而通络。临床应用以高热不退、手足抽搐为辨证要点。故本题选 B。

13.【答案】E

【解析】大秦艽汤主治风邪初中经络证；地黄饮子主治喑痱；大定风珠主治阴虚风动证；羚角钩藤汤主治肝热生风证；天麻钩藤饮主治肝阳偏亢，肝风上扰证。故本题选 E。

【B_1 型题】

14.【答案】A 15.【答案】D

【解析】羚角钩藤汤主治高热不退，烦闷躁扰，手足抽搐，发为痉厥，甚则神昏，舌绛而干，或舌焦起刺，脉弦而数；肝热风阳上逆，头晕胀痛，耳鸣心悸，面红如醉，或手足躁扰，甚则瘛疭，舌红，脉弦数。消风散主治风疹、湿疹。皮肤瘙痒，疹出色红，或遍身云片斑点，抓破后渗出津水，苔白或黄，脉浮数。故 14 题选 A，15 题选 D。

16.【答案】D 17.【答案】A

【解析】羌活胜湿汤的功用为祛风，胜湿，止痛，主治风湿在表之痹证。独活寄生汤的功用为祛风湿，止痹痛，益肝肾，补气血，主治痹证日久，肝肾两虚，气血不足证。消风散的功用为疏风除湿，清热养血，主治风疹，湿疹。川芎茶调散的功用为疏风止痛，主治外感风邪头痛。牵正散的功用为祛风化痰，通络止痉，主治风中头面经络。故 16 题选 D，17 题选 A。

18.【答案】B 19.【答案】D

【解析】天麻钩藤饮主治肝阳偏亢，肝风上扰证。症见头痛，眩晕，失眠多梦，或口苦面红，舌红苔黄，脉弦或数。大定风珠主治阴虚风动证。症见手足瘛疭，形瘦神倦，舌绛少苔，脉气虚弱，时时欲脱者。故 18 题选 B，19 题选 D。

20.【答案】C 21.【答案】E

【解析】川芎茶调散方中川芎为诸经头痛之要药，

长于治少阳、厥阴经头痛（头顶或两侧痛），为君药；薄荷、荆芥轻而上行，善能疏风止痛，并能清利头目，为臣药。羌活、白芷均能疏风止痛，其中羌活长于治太阳经头痛（后脑牵连项痛）；白芷长于治阳明经头痛（前额及眉心痛）；细辛散寒止痛，并长于治少阴经头痛；防风辛散上部风邪，以上各药协助君、臣以增强疏风止痛之效，均为佐药；炙甘草益气和中，调和诸药，为使。故 20 题选 C，21 题选 E。

22.【答案】C 23.【答案】E

【解析】消风散疏风养血，清热除湿。主治风疹、湿疹。二陈汤燥湿化痰，理气和中。川芎茶调散疏风止痛，主治外感风邪头痛。天麻钩藤饮平肝息风，清热活血，补益肝肾，主治肝阳偏亢，肝风上扰。半夏白术天麻汤燥湿化痰，平肝息风，主治风痰上扰头痛、眩晕。故 22 题选 C，23 题选 E。

第十五单元 治 燥 剂

【A_1 型题】

1. 增液汤主治便秘的病机是
   A. 胃热肠燥
   B. 肾虚精亏
   C. 津液不足
   D. 热结阴亏
   E. 血虚肠燥
2. 以清宣温燥，润肺止咳为主要功用的方剂是
   A. 杏苏散
   B. 桑杏汤
   C. 养阴清肺汤
   D. 增液汤
   E. 清燥救肺汤
3. 增液汤的组成药物中含有
   A. 党参
   B. 白参
   C. 玄参
   D. 沙参
   E. 丹参
4. 温燥伤肺，气阴两伤证，治宜选用
   A. 杏苏散
   B. 养阴清肺汤
   C. 百合固金汤
   D. 麦门冬汤
   E. 清燥救肺汤
5. 麦门冬汤原方中麦冬与半夏的配伍比例是
   A. 2∶1
   B. 3∶1
   C. 5∶1
   D. 6∶1
   E. 7∶1
6. 下列不属于清燥救肺汤的功效的是
   A. 清肺
   B. 养阴
   C. 益气
   D. 降气
   E. 润燥
7. 下列各项，不属于清燥救肺汤组成的药物是
   A. 石膏
   B. 香豉
   C. 桑叶
   D. 阿胶
   E. 人参
8. 百合固金汤的主治证候中常见
   A. 咳痰带血
   B. 干咳无痰
   C. 咳痰黄稠
   D. 咳痰不爽
   E. 咳喘
9. 杏苏散与苏子降气汤两方组成中均含有
   A. 半夏、白前
   B. 桔梗、枳壳
   C. 半夏、前胡
   D. 桔梗、甘草
   E. 半夏、厚朴
10. 麦门冬汤中配伍粳米、大枣、甘草的意义有
    A. 佐金平木
    B. 培土生金
    C. 扶土抑木
    D. 滋水涵木
    E. 益火补土
11. 以下哪项是清燥救肺汤含有的药物
    A. 桑叶、杏仁、沙参
    B. 阿胶、人参、麦冬
    C. 桑叶、杏仁、浙贝母
    D. 半夏、人参、麦冬
    E. 玄参、麦冬、枇杷叶

12. 以滋养肺胃，降逆和中为主要功效的方剂是
A. 麦门冬汤
B. 清燥救肺汤
C. 炙甘草汤
D. 玉液汤
E. 桑杏汤

13. 百合固金汤所治阴虚证的主要脏腑是
A. 肺、肾
B. 肝、胃
C. 心、肝
D. 脾、胃
E. 肺、胃

14. 外感凉燥，治宜选用
A. 杏苏散
B. 桑杏汤
C. 养阴清肺汤
D. 麦门冬汤
E. 清燥救肺汤

【B_1 型题】

（15~16 题共用备选答案）
A. 杏苏散
B. 清燥救肺汤
C. 桑杏汤
D. 麦门冬汤
E. 养阴清肺汤

15. 含有半夏、麦门冬、人参的方剂是
16. 含有生地黄、麦门冬、玄参的方剂是

答案与解析

【A_1 型题】

1.【答案】C

【解析】增液汤的功用是增液润燥，主治阳明温病，津亏便秘证。阳明温病，热盛灼津，津液不足，肠燥干涸，传导失司，治疗宜选用能增液润燥的增液汤。故本题选 C。

2.【答案】B

3.【答案】C

【解析】增液汤的药物组成：玄参、麦冬、生地黄。故本题选 C。

4.【答案】E

【解析】温燥伤肺，气阴两伤者，宜选用能清燥润肺的清燥救肺汤。杏苏散清宣凉燥，理肺化痰，适用于治疗外感凉燥证。百合固金汤滋肾保肺，止咳化痰，适用于治疗肺肾阴亏，虚火上炎证。麦门冬汤润肺益胃，降逆下气，适用于治疗肺胃阴虚，痰涎不化的肺痿。养阴清肺汤养阴清肺，解毒利咽，适用于治疗白喉。故本题选 E。

5.【答案】E

6.【答案】D

【解析】清燥救肺汤的功用为清肺润燥，益气养阴。故本题选 D。

7.【答案】B

【解析】清燥救肺汤的方歌为“清燥救肺参草杷，石膏胶杏麦胡麻，经霜收下冬桑叶，清燥润肺效堪夸”。其药物组成为桑叶、石膏、甘草、人参、胡麻仁、真阿胶、麦门冬、杏仁、枇杷叶。故本题选 B。

8.【答案】A

【解析】百合固金汤用于治疗肺肾阴亏，虚火上炎证。症见咳嗽气喘，痰中带血，咽喉燥痛，头晕目眩，午后潮热，舌红少苔，脉细数。该方证由肺肾阴亏所致。肺乃肾之母，肺虚及肾，病久则肺肾阴虚，阴虚生内热，虚火上炎，肺失肃降，则咳嗽气喘；虚火煎灼津液，则咽喉燥痛、午后潮热，甚者灼伤肺络，以致痰中带血。治宜滋养肺肾之阴血，兼以清热化痰止咳，以图标本兼顾。故本题选 A。

9.【答案】C

10.【答案】B

【解析】麦门冬汤所治虚热肺痿乃肺胃阴虚，气火上逆所致。方中重用麦冬为君，甘寒清润，既养肺胃之阴，又清肺胃虚热。人参益气生津为臣。佐以甘草、粳米、大枣益气养胃，合人参益胃生津，胃津充足，自能上归于肺，此正“培土生金”之法。肺胃阴虚，虚火上炎，不仅气机逆上，而且进一步灼津为涎，故又佐以半夏降逆下气，化其痰涎，虽属温燥之品，但用量很轻，与大剂麦门冬配伍，则其燥性减而降逆之用存，且能开胃行津以润肺，又使麦门冬滋而不腻，相反相成。甘草并能润肺利咽，调和诸药，兼作使药。故本题应选 B。

11.【答案】B

【解析】清燥救肺汤的组成为霜桑叶、煅石膏、甘草、人参、胡麻仁、阿胶、麦冬、杏仁、枇杷叶。故本题选 B。

12.【答案】A

13.【答案】A

【解析】百合固金汤主治肺肾阴亏，虚火上炎证。治法以养阴润肺，化痰止咳为主。故本题选A。

14.【答案】A

【B_1 型题】

15.【答案】D　16.【答案】E

【解析】麦门冬汤的组成药物为麦门冬、半夏、人参、甘草、粳米、大枣。养阴清肺汤的组成药物为生地黄、麦门冬、生甘草、玄参、贝母、丹皮、薄荷、炒白芍。故15题选D，16题选E。

第十六单元　祛　湿　剂

【A_1 型题】

1. 三仁汤主治证中，身热的特点是
   A. 身热夜甚
   B. 身热不扬
   C. 皮肤蒸热
   D. 壮热不休
   E. 往来寒热
2. 实脾散的组成药物中含有
   A. 草豆蔻
   B. 人参
   C. 干姜
   D. 苍术
   E. 大腹皮
3. 藿香正气散组成中含有的药物是
   A. 白术、陈皮
   B. 苍术、半夏
   C. 大腹皮、人参
   D. 桔梗、山药
   E. 猪苓、白芷
4. 治疗湿滞脾胃证的基础方剂是
   A. 藿香正气散
   B. 平胃散
   C. 四君子汤
   D. 理中丸
   E. 三仁汤
5. 可用于治疗湿重于热证的方剂是
   A. 藿香正气散
   B. 三仁汤
   C. 五苓散
   D. 实脾散
   E. 甘露消毒丹
6. 防己黄芪汤的功用是
   A. 益气祛风，和血止痛
   B. 健脾利水，祛风止痛
   C. 利湿化浊，疏风止痛
   D. 益气祛风，健脾利水
   E. 补脾益肺，祛风止痛
7. 五苓散中桂枝的作用是
   A. 发汗解表
   B. 温心阳，通心脉
   C. 温经通脉
   D. 温阳化气
   E. 调和营卫
8. 平胃散与藿香正气散组成中均含有的药物是
   A. 陈皮、白术
   B. 陈皮、厚朴
   C. 陈皮、苍术
   D. 厚朴、苍术
   E. 白术、厚朴
9. 清气化痰丸和贝母瓜蒌散中均含有的药物是
   A. 半夏
   B. 枳实
   C. 茯苓
   D. 甘草
   E. 桔梗
10. 以下何项不是独活寄生汤的辨证要点
   A. 腰膝冷痛
   B. 五心烦热
   C. 肢节屈伸不利
   D. 心悸气短
   E. 脉细弱
11. 三仁汤除清利湿热外，还具有的功用是
   A. 理气和中
   B. 行气和胃
   C. 升清降浊
   D. 通阳化气
   E. 宣畅气机
12. 三仁汤中具有“宣上、畅中、渗下”作用的药物是
   A. 杏仁、草蔻仁、薏苡仁
   B. 杏仁、白蔻仁、冬瓜仁

C. 杏仁、白蔻仁、薏苡仁
D. 杏仁、桃仁、薏苡仁
E. 桃仁、白蔻仁、薏苡仁

13. 实脾散与真武汤组成中均含有的药物是
A. 附子、茯苓、白术
B. 甘草、干姜、茯苓
C. 茯苓、白术、木瓜
D. 木香、茯苓、甘草
E. 芍药、生姜、白术

14. 二妙散的功用是
A. 清热利水
B. 清热燥湿
C. 清热养阴
D. 利湿消肿
E. 解毒化湿

15. 组成药物中不含有甘草的方剂是
A. 蒿芩清胆汤
B. 小蓟饮子
C. 猪苓汤
D. 桂苓甘露散
E. 八正散

16. 猪苓汤的功用是
A. 益气祛风，健脾利水
B. 利水渗湿，清热养阴
C. 利水渗湿，温阳化气
D. 利湿消肿，理气健脾
E. 温阳健脾，利水渗湿

17. 实脾散的功用是
A. 健脾和胃，消食止泻
B. 益气健脾，渗湿止泻
C. 健脾和胃，消痞除满
D. 温阳健脾，行气利水
E. 燥湿运脾，行气和胃

18. 药物组成中含有白术、茯苓的方剂是
A. 五苓散
B. 补中益气汤
C. 小建中汤
D. 真人养脏汤
E. 猪苓汤

19. 真武汤用于
A. 小便不利，四肢沉重疼痛，腹痛下利，苔白不渴，脉沉
B. 胸胁支满，目眩心悸，舌苔白滑，脉弦滑
C. 身半以下肿甚，手足不温，口中不渴，胸腹胀满，大便溏薄，舌苔白腻
D. 小便频数，白如米泔，凝如膏糊，舌淡苔白，脉沉
E. 汗出恶风，身重，小便不利，舌淡苔白，脉浮

20. 下列方剂，用法中有乌梅的是
A. 平胃散
B. 止嗽散
C. 清燥救肺汤
D. 玉液汤
E. 二陈汤

21. 应用贝母瓜蒌散的辨证要点是
A. 胸脘痞闷，按之则痛，舌红苔黄腻，脉滑数
B. 咳嗽呛急，咯痰难出，咽喉干燥，苔白而干
C. 咳痰黄稠，胸膈痞闷，舌红苔黄腻，脉滑数
D. 咳嗽痰多，胸膈痞闷，恶心呕吐，舌苔白腻，脉滑
E. 癫狂惊悸，大便干燥，苔黄厚腻，脉滑数

22. 八正散的主治证是
A. 湿热外感
B. 暑温夹湿
C. 湿热黄疸
D. 湿热淋证
E. 湿温初起

23. 治疗湿热黄疸，应首选
A. 龙胆泻肝汤
B. 柴胡疏肝散
C. 旋覆花汤
D. 一贯煎
E. 茵陈蒿汤

24. 甘露消毒丹的功用有
A. 利水通淋
B. 利湿化浊
C. 清热凉血
D. 利水消肿
E. 燥湿运脾

25. 下列方剂中含有杏仁、白蔻仁、生薏苡仁的是
A. 三子养亲汤
B. 杏苏散
C. 桑杏汤
D. 三仁汤
E. 定喘汤

【B_1 型题】

（26~27 题共用备选答案）
A. 二妙散
B. 易黄汤
C. 完带汤

D. 参苓白术散
E. 龙胆泻肝汤

26. 主治肾虚湿热带下的首选方剂是
27. 主治脾虚肝郁，湿浊带下的首选方剂是

（28~29 题共用备选答案）
A. 猪苓、茯苓、桂枝、苍术、泽泻
B. 茯苓、猪苓、桂枝、泽泻、白术
C. 猪苓、茯苓、泽泻、滑石、甘草
D. 猪苓、茯苓、泽泻、阿胶、滑石
E. 茯苓、泽泻、甘草、大枣、桂枝

28. 猪苓汤的组成药物有
29. 五苓散的组成药物有

（30~31 题共用备选答案）
A. 祛风湿止泻
B. 祛风湿止痛
C. 祛风胜湿清热
D. 祛风胜湿化痰
E. 祛风湿，补肝肾

30. 九味羌活汤和羌活胜湿汤共同点是
31. 羌活胜湿汤和独活寄生汤共同点是

答案与解析

【A_1 型题】

1.【答案】B

【解析】三仁汤的功用是宣畅气机、清利湿热，主治湿温初起及暑温夹湿之湿重于热证。症见头痛恶寒，身重疼痛，肢体倦怠，面色淡黄，胸闷不饥，午后身热，苔白不渴，脉弦细而濡。故本题选 B。

2.【答案】C

3.【答案】A

【解析】藿香正气散方歌为“藿香正气大腹苏，甘桔陈苓术朴俱，夏曲白芷加姜枣，感伤岚瘴并能驱”。其组成有大腹皮、白芷、紫苏、茯苓、半夏曲、白术、陈皮、厚朴、桔梗、藿香、炙甘草。故本题选 A。

4.【答案】B

【解析】平胃散能燥湿运脾，行气和胃，是治疗湿滞脾胃的基础方剂。藿香正气散能解表化湿，理气和中，适于治疗外感风寒，内伤湿滞证。四君子汤能益气健脾，适于治疗脾胃气虚证，是补气剂的基本方。理中丸能温中散寒，补气健脾，适于治疗脾胃虚寒证。三仁汤能宣畅气机，清利湿热，适于治疗湿温初起及暑湿夹湿。故本题选 B。

5.【答案】B

6.【答案】D

7.【答案】D

【解析】五苓散主治膀胱阳气不化而小便不利的蓄水证。桂枝与茯苓、泽泻、猪苓等同用，以助阳化气利水，解表散邪。故本题选 D。

8.【答案】B

【解析】平胃散组成：苍术、厚朴、陈皮、甘草。藿香正气散组成：藿香、白芷、紫苏、茯苓、半夏曲、陈皮、白术、厚朴、大腹皮、苦桔梗、炙甘草。故本题选 B。

9.【答案】C

10.【答案】B

11.【答案】E

12.【答案】C

【解析】方中杏仁宣利上焦肺气，气行则湿化；白蔻仁芳香化湿，行气宽中，畅中焦之脾气；薏苡仁甘淡性寒，渗湿利水而健脾，使湿热从下焦而去。三仁合用，三焦分消，是为君药。故本题选 C。

13.【答案】A

【解析】实脾散的组成药物有厚朴、炒白术、木瓜、木香、草果仁、大腹子、附子、白茯苓、干姜（炮）、炙甘草。真武汤的组成药物有茯苓、芍药、白术、生姜、附子。故本题选 A。

14.【答案】B

【解析】二妙散的功用为清热燥湿止痒，主治湿热下注证。故本题选 B。

15.【答案】C

【解析】蒿芩清胆汤的组成药物为青蒿脑、淡竹茹、仙半夏、赤茯苓、青子芩、生枳壳、广陈皮、碧玉散（滑石、木通、甘草）。小蓟饮子的组成药物为生地黄、小蓟、滑石、木通、蒲黄、藕节、淡竹叶、当归、山栀子、炙甘草。猪苓汤的组成药物为猪苓、茯苓、泽泻、阿胶、滑石。桂苓甘露散的组成药物为茯苓、甘草、白术、泽泻、官桂、石膏、寒水石、滑石、猪苓。八正散的组成药物为车前子、瞿麦、萹蓄、滑石、山栀子仁、炙甘草、木通、大黄、灯心草。故本题选 C。

16.【答案】B

17.【答案】D

【解析】实脾散的功用是温阳健脾，行气利水。主治阳虚水肿。故本题选 D。

18.【答案】A

【解析】五苓散的组成为猪苓、泽泻、白术、茯苓、桂枝。猪苓汤的组成为猪苓、茯苓、泽泻、阿胶、滑石。补中益气汤的组成为黄芪、炙甘草、人参、当归、橘皮、升麻、柴胡、白术。小建中汤的组成为芍药、桂枝、炙甘草、大枣、生姜、饴糖。真人养脏汤的组成为人参、当归、白术、肉豆蔻、肉桂、甘草、白芍、木香、诃子、罂粟壳。故本题选A。

19.【答案】A

【解析】A的症状是脾肾阳虚，水气内停证，是真武汤的主治病证。B是痰饮的症状，方用苓桂术甘汤。C为阳虚水肿，方用实脾方。D为虚寒白浊，方用萆薢分清饮。E为表证夹湿，方用防己黄芪汤。故本题选A。

20.【答案】E

21.【答案】B

22.【答案】D

【解析】八正散具有清热泻火，利水通淋的功用；主治热淋，症见尿频尿急，溺时涩痛，淋沥不畅，尿色浑赤，甚则癃闭不通，小腹急满，口燥咽干，舌苔黄腻，脉滑数。故本题选D。

23.【答案】E

【解析】龙胆泻肝汤的功用是清泻肝胆实火，清利肝胆湿热；主治肝胆实火上炎证，肝经湿热下注证。柴胡疏肝散的功用是疏肝行气，活血止痛；主治肝气郁滞证。旋覆花汤的功用是下气散结；主治消渴，腹胁虚胀，心下满闷。一贯煎的功用是滋阴疏肝；主治肝肾阴虚，肝气郁滞证。茵陈蒿汤的功用是清热利湿退黄；主治湿热黄疸。故本题选E。

24.【答案】B

【解析】甘露消毒丹主治湿温时疫，邪在气分。症见发热困倦，胸闷腹胀，肢酸，咽肿，颐肿，口渴，身黄，小便短赤，淋浊，吐泻，舌苔淡白或腻或干黄者。其功用为清热解毒，利湿化浊。故本题选B。

25.【答案】D

【B_1型题】

26.【答案】B　27.【答案】C

【解析】易黄汤的功用是固肾止带，清热祛湿，主治肾虚湿热带下。完带汤的功用是补脾疏肝，化湿止带，主治脾虚肝郁，湿浊带下。故26题选B，27题选C。

28.【答案】D　29.【答案】B

【解析】猪苓汤由猪苓、茯苓、泽泻、阿胶、滑石组成。五苓散由猪苓、茯苓、泽泻、白术、桂枝组成。故28题选D，29题选B。

30.【答案】B　31.【答案】B

【解析】九味羌活汤的功用是发汗祛湿，兼清里热，主治外感风寒湿邪，内有蕴热证。羌活胜湿汤的功用是祛风、胜湿、止痛，主治风湿在表之痹证。九味羌活汤和羌活胜湿汤均可祛风胜湿、治头身痛。独活寄生汤的功用是祛风湿，止痹痛，益肝肾，补气血，主治痹证日久，肝肾两虚，气血不足证。羌活胜湿汤和独活寄生汤均可祛风胜湿止痛。故30、31题均选B。

第十七单元　祛　痰　剂

【A_1型题】

1. 症见咳嗽量多，清稀色白，或喜唾涎沫，胸满不舒，舌苔白滑，脉弦。宜选用
   A. 小青龙汤
   B. 止嗽散
   C. 苓甘五味姜辛汤
   D. 九味羌活汤
   E. 贝母瓜蒌散
2. 清气化痰丸的组成药物中不含
   A. 陈皮、杏仁
   B. 黄芩、炒枳实
   C. 白果、胆南星
   D. 茯苓、制半夏
   E. 瓜蒌仁
3. 白果在定喘汤中的作用是
   A. 散寒平喘
   B. 敛肺定喘
   C. 清泻肺热
   D. 止咳化痰
   E. 降气平喘
4. 功效为理气化痰，和胃利胆的方剂是
   A. 蒿芩清胆汤
   B. 贝母瓜蒌散
   C. 清气化痰丸
   D. 杏苏散
   E. 温胆汤
5. 温胆汤是在二陈汤的基础上加上下列药物中的

A. 竹茹、枳实
B. 竹茹、枳壳
C. 天南星、枳实
D. 枳壳、芒硝
E. 枳实、芒硝
6. 主治胆胃不和，痰热内扰证的方剂是
A. 温胆汤
B. 大陷胸汤
C. 小青龙汤
D. 小陷胸汤
E. 半夏泻心汤
7. 主治痰热咳嗽的方剂是
A. 桑杏汤
B. 温胆汤
C. 清气化痰丸
D. 清燥救肺汤
E. 贝母瓜蒌散
8. 二陈汤中燥湿化痰的药物是
A. 半夏、橘红
B. 半夏、茯苓
C. 半夏、生姜
D. 半夏、甘草
E. 茯苓、甘草
9. 眩晕头痛，胸膈痞闷，恶心呕吐，舌苔白腻，脉弦滑者。治宜选用
A. 温胆汤
B. 镇肝熄风汤
C. 羚角钩藤汤
D. 天麻钩藤饮
E. 半夏白术天麻汤
10. 下列方剂中有乌梅的是
A. 平胃散
B. 止嗽散
C. 清燥救肺汤
D. 玉液汤
E. 二陈汤
11. 二陈汤主治之咳嗽属于
A. 湿痰
B. 寒痰
C. 热痰
D. 风痰
E. 燥痰
12. 组成药物中含有枳实、竹茹的方剂是
A. 温胆汤
B. 清气化痰丸
C. 蒿芩清胆汤
D. 大柴胡汤
E. 枳实导滞丸
13. 温胆汤组成中含有的药物是
A. 瓜蒌、杏仁
B. 贝母、瓜蒌
C. 枳实、竹茹
D. 白术、天麻
E. 干姜、细辛
14. 清气化痰丸的主治证候中，不包括的是
A. 胸膈痞满
B. 舌苔白腻
C. 脉象滑数
D. 咳嗽痰黄
E. 小便短赤
15. 具有温肺化饮功用的方剂是
A. 半夏白术天麻汤
B. 苏子降气汤
C. 半夏厚朴汤
D. 苓甘五味姜辛汤
E. 二陈汤

答案与解析

【A_1 型题】

1. 【答案】C
2. 【答案】C
3. 【答案】B

【解析】定喘汤中麻黄宣肺平喘，解表散邪。白果敛肺定喘，祛痰止咳，两药一收一散，既增平喘之力，又制麻黄伤正。故本题选 B。

4. 【答案】E
5. 【答案】A
6. 【答案】A

【解析】温胆汤的功用是理气化痰、和胃利胆，主治胆郁痰扰证。大陷胸汤的功用是泻热逐水，主治水热互结之结胸证。小青龙汤的功用是解表散寒、温肺化饮，主治外寒里饮证。小陷胸汤的功用是清热化痰、宽胸散结，主治痰热互结之结胸证。半夏泻心汤的功用是寒热平调、消痞散结，主治寒热错杂之痞证。故本题选 A。

7.【答案】C

【解析】清气化痰丸的功用是清热化痰、理气止咳，主治痰热咳嗽。故本题选 C。

8.【答案】B

【解析】二陈汤的组成为半夏、橘红、茯苓、炙甘草、生姜、乌梅。方中半夏、橘红顺气消痰；半夏、茯苓燥湿化痰；生姜既能助半夏、橘红降逆理气，又能助半夏、橘红和胃化痰，并能解半夏毒性；甘草益气祛痰，并调和诸药。故本题选 B。

9.【答案】E

【解析】眩晕头痛，胸膈痞闷，恶心呕吐，舌苔白腻，脉弦滑，为风痰上扰之表现。半夏白术天麻汤燥湿化痰，平肝息风，主治风痰上扰。故本题选 E。

10.【答案】E

11.【答案】A

【解析】二陈汤燥湿化痰、理气和中，主治湿痰咳嗽。故本题选 A。

12.【答案】A

13.【答案】C

【解析】温胆汤的方歌为“温胆夏茹枳陈助，佐以茯草姜枣煮，理气化痰利胆胃，胆郁痰扰诸症除”，其组成有半夏、竹茹、枳实、陈皮、茯苓、炙甘草、生姜、大枣。故本题选 C。

14.【答案】B

【解析】清气化痰丸清热化痰、理气止咳，主治痰热内结。舌苔白腻属痰湿，非痰热内结之表现。故本题选 B。

15.【答案】D

【解析】苓甘五味姜辛汤属温化寒痰剂，具有温肺化饮的功用，主治寒饮咳嗽。半夏白术天麻汤的功用为化痰息风，健脾祛湿。苏子降气汤的功用为降气平喘，祛痰止咳。半夏厚朴汤的功用为行气散结，降逆化痰。二陈汤的功用为燥湿化痰，理气和中。故本题选 D。

第十八单元 消 食 剂

【A_1 型题】

1. 保和丸的组成药物中含有
   A. 陈皮、甘草
   B. 茯苓、白术
   C. 半夏、生姜
   D. 神曲、银花
   E. 山楂、连翘
2. 保和丸主治证候中，常见
   A. 食少难消
   B. 腹痛下痢
   C. 胸满胁痛
   D. 嗳腐吞酸
   E. 脘闷不饥
3. 保和丸与健脾丸的组成药物中均含有
   A. 木香、砂仁
   B. 山楂、神曲
   C. 半夏、茯苓
   D. 陈皮、连翘
   E. 人参、白术
4. 健脾丸的组成药物中含有
   A. 薏苡仁
   B. 莱菔子
   C. 鸡内金
   D. 黄芪
   E. 黄连
5. 枳实消痞丸的功用是
   A. 消食和胃，理气化滞
   B. 行气导滞，攻积泄热
   C. 健脾消食，泻热通便
   D. 消痞除满，健脾和胃
   E. 消导化积，清热除湿
6. 保和丸中配伍莱菔子的主要用意是
   A. 消食止泻
   B. 消食导滞
   C. 下气消食
   D. 化滞解酒
   E. 消积和胃

【B_1 型题】

（7~8 题共用备选答案）
A. 舟车丸
B. 保和丸
C. 枳实消痞丸
D. 木香槟榔丸
E. 枳实导滞丸

7. 具有消导化积，清热祛湿功用的方剂是
8. 具有行气导滞，攻积泄热功用的方剂是

答案与解析

【A_1 型题】

1.【答案】E

【解析】保和丸的组成：山楂、神曲、半夏、茯苓、陈皮、连翘、莱菔子。故本题选 E。

2.【答案】D

3.【答案】B

4.【答案】E

【解析】健脾丸组成为白术、木香、黄连、甘草、白茯苓、人参、神曲、陈皮、砂仁、麦芽、山楂、山药、肉豆蔻。选项 A、B、C、D 均不是健脾丸的组成药物。故本题选 E。

5.【答案】D

【解析】枳实消痞丸消痞除满，健脾和胃。故本题选 D。

6.【答案】C

【B_1 型题】

7.【答案】E　8.【答案】D

【解析】舟车丸的功效为行气破泄，逐水消肿，通利二便。保和丸的功效为消食和胃。枳实消痞丸的功效为消痞除满，健脾和胃。木香槟榔丸的功效为行气导滞，攻积泄热。枳实导滞丸的功效为消导化积，清热利湿。故 7 题选 E，8 题选 D。

第十九单元　驱　虫　剂

【A_1 型题】

1. 组成药物中含有桂枝的方剂是
   A. 乌梅丸
   B. 芍药汤
   C. 暖肝煎
   D. 阳和汤
   E. 地黄饮子
2. 乌梅丸的配伍特点，下列哪项除外
   A. 酸苦并用
   B. 邪正兼顾
   C. 寒热并用
   D. 酸苦辛并进
   E. 消补兼施
3. 乌梅丸的功用是
   A. 温脏安蛔
   B. 温脾益肾
   C. 和胃止呕
   D. 清热益气
   E. 降逆化痰
4. 主治久泻、久痢属寒热错杂、正气虚弱的方剂是
   A. 乌梅丸
   B. 四神丸
   C. 枳实消痞丸
   D. 真人养脏汤
   E. 半夏泻心汤

答案与解析

【A_1 型题】

1.【答案】A

【解析】乌梅丸的组成药物有乌梅、细辛、干姜、黄连、当归、附子、蜀椒、桂枝、人参、黄柏。故本题选 A。

2.【答案】E

【解析】乌梅丸的配伍特点：一是酸苦辛并进，使“蛔得酸则静，得辛则伏，得苦则下”；二是寒热并用，邪正兼顾。故本题选 E。

3.【答案】A

【解析】乌梅丸散的功用为温脏安蛔，主治脏寒蛔厥证。症见脘腹阵痛，烦闷呕吐，时发时止，得食则吐，甚则吐蛔，手足厥冷，或久泻久痢。故本题选 A。

4.【答案】D

【解析】真人养脏汤主治久泻久痢，脾肾虚寒证。泻痢无度，滑脱不禁，甚至脱肛坠下，脐腹疼痛，喜温喜按，倦怠食少，舌淡苔白，脉迟细。故本题选 D。

第五章　中医内科学

第一单元　感　　冒

【A_1 型题】

1. 时行感冒与风热感冒的区别，关键在于
   A. 恶寒的轻与重
   B. 发热的轻与重
   C. 有无咽喉肿痛
   D. 有无流行性
   E. 是否脉数
2. 治疗虚体感冒之气虚感冒证，首选的方剂是
   A. 葱豉桔梗汤
   B. 加减葳蕤汤
   C. 荆防达表汤
   D. 新加香薷饮
   E. 参苏饮
3. 风寒感冒兼胸脘痞闷，食少纳呆，脉濡者。治疗应首选
   A. 荆防败毒散
   B. 香苏散
   C. 杏苏散
   D. 羌活胜湿汤
   E. 三仁汤
4. 下列各项，不属于感冒常见病因的是
   A. 风寒
   B. 风热
   C. 暑湿
   D. 食滞
   E. 时行病毒
5. 导致感冒的主因是
   A. 寒邪
   B. 热邪
   C. 风邪
   D. 湿邪
   E. 暑邪
6. 感冒的病位在
   A. 心
   B. 肺卫
   C. 肝
   D. 脾
   E. 肾
7. 感冒的基本病机是
   A. 邪犯于肺，肺气上逆
   B. 卫表不和，肺失宣肃
   C. 风热犯表，卫表失和
   D. 风寒外束，卫阳被郁
   E. 暑湿遏表，卫表不和
8. 感冒属表寒里热者，其治法是
   A. 清热生津，散寒解表
   B. 解表清里，宣肺泄热
   C. 辛温解表，宣肺泄热
   D. 解表清里，宣肺止咳
   E. 解表宣肺，泄热止咳

【A_2 型题】

9. 患者身热，微恶风，汗少，肢体酸重，头昏重胀痛，咳嗽痰黏，鼻流浊涕，心烦，口渴，舌苔薄黄而腻，脉濡数。治疗应首选
   A. 银翘散
   B. 桑菊饮
   C. 新加香薷饮
   D. 桑白皮汤
   E. 藿香正气散
10. 患者恶寒重，发热轻，无汗，头痛，肢体疼痛，鼻塞声重，时流清涕，喉痒，舌苔薄白而润，脉浮。其治法是
   A. 散寒解肌
   B. 辛温解表
   C. 调和营卫
   D. 散寒止痛
   E. 发汗解肌
11. 患者，男，23 岁。发热，微恶风，鼻塞喷嚏，流稠涕，咽痛，咳嗽痰稠，舌苔薄黄，脉浮数。其治法是
   A. 辛温解表
   B. 辛凉解表

C. 清暑解表
D. 益气解表
E. 滋阴解表

12. 患者恶寒较甚，发热，无汗，酸楚倦怠，咳嗽，咳痰无力，舌淡苔薄白，脉浮无力。治疗应首选
A. 杏苏散
B. 参苏饮
C. 荆防败毒散
D. 葛根汤
E. 桂枝汤

13. 患者，男，41 岁。鼻塞，流黄浊涕，发热 1 天，体温 39℃。微恶风，头胀痛，咳嗽咳痰，痰黄黏，咽喉红肿疼痛，口干欲饮，舌苔薄白微黄，舌边尖红，脉浮数。其诊断是
A. 感冒风寒束表证
B. 感冒暑湿伤表证
C. 感冒风热犯表证
D. 虚体感冒气虚感冒证
E. 虚体感冒阴虚感冒证

【B_1 型题】

（14~15 题共用备选答案）
A. 再造散
B. 参苏饮
C. 荆防败毒散
D. 加减葳蕤汤
E. 银翘散

14. 患者发热，手足心热，微恶风寒，少汗，头昏心烦，口干，干咳少痰，鼻塞流涕，舌红少苔，脉细数。治疗应首选

15. 患者反复感冒，感冒则恶寒较重，或发热，热势不高，鼻塞流涕，头痛，汗出，倦怠乏力，气短，咳嗽咯痰无力，舌淡苔薄白，脉浮无力。治疗应首选

答案与解析

【A_1 型题】

1.【答案】D

【解析】时行感冒由时行病毒引起，具有广泛的传染性和流行性；感冒风热证由外感风热引起，一般呈散发性。两者的最大区别在于有无流行性。故本题选 D。

2.【答案】E

3.【答案】D

【解析】胸脘痞闷，食少纳呆，脉濡为兼有湿邪，表湿较重加羌活、独活祛风除湿。故本题选 D。

4.【答案】D

【解析】感冒是感受风邪或时行病毒（也可兼夹寒、热、暑、湿、燥邪，但以风寒、风热居多），引起肺卫功能失调，出现鼻塞、流涕、喷嚏、头痛、恶寒、发热、全身不适、脉浮等为主要临床表现的一种外感病证。食滞不是感冒常见病因，为内伤的原因之一。故本题选 D。

5.【答案】C

【解析】感冒之病因，主要为感受风邪疫毒，尤在气候变化，寒暖失常，正气虚弱的情况下易发。故本题选 C。

6.【答案】B

7.【答案】B

【解析】感冒的基本病机是卫表不和，肺失宣肃。感冒病位在肺卫，主要在卫表。病理因素为六淫之邪。感冒的病理性质，常人多属实证，虚体感冒则属虚实夹杂。故本题选 B。

8.【答案】B

【解析】表寒里热证为外感风寒，表证未解，而邪已入里化热，故治疗应表里兼顾，在表应散寒解表，在里应清热宣肺。表寒未解，邪热入里不久，不足以耗伤津液，可暂不用生津药，排除 A；C、E 没有兼顾清内热；B、D 相比，D 中提出止咳的治法，但感冒时以表证为主，并不强调咳嗽。故本题选 B。

【A_2 型题】

9.【答案】C

【解析】本题患者为暑湿感冒，治疗选用新加香薷饮。银翘散，用于风热感冒；桑菊饮，用于风热咳嗽；桑白皮汤，用于肺经热甚，喘嗽痰多；藿香正气散，用于暑湿伤中，吐泻之证。故本题选 C。

10.【答案】B

【解析】患者恶寒发热，鼻塞流涕，头痛、鼻窍和卫表症状明显，诊断为感冒。风寒之邪外束肌表，卫阳被郁，故见恶寒重，发热轻，无汗；肺气失宣，故见鼻塞声重，时流清涕，喉痒；清阳不展，络脉失和，故见肢体疼痛，头痛；舌苔薄白而润，脉浮，辨证为风寒感冒，治法为辛温解表。故本题选 B。

11.【答案】B

【解析】发热，微恶风，鼻塞喷嚏，流稠涕，咽痛，咳嗽痰稠，舌苔薄黄，脉浮数，为风热感冒之表现。治以辛凉解表，排除A。无暑湿症状，排除C。无气虚、阴虚之表现，排除D、E。故本题选B。

12.【答案】B

【解析】恶寒较甚，发热，无汗，为风寒外袭，卫阳被郁；酸楚倦怠，咳嗽，咳痰无力，舌淡苔薄白，脉浮无力则是气虚邪在卫表的表现。辨证该患者为气虚感冒，应用参苏饮益气解表。故本题选B。

13.【答案】C

【B_1型题】

14.【答案】D 15.【答案】B

【解析】患者主症皆为发热恶寒，一见微恶风寒，手足心热，少汗，头昏口干，可知为阴亏津少；一见恶寒较重，头痛，汗出，倦怠乏力，气短，咳嗽咯痰无力，可知为气虚卫弱。辨证为阴虚感冒——加减葳蕤汤；气虚感冒——参苏饮。故14题选D，15题选B。

第二单元 咳 嗽

【A_1型题】

1. 内伤咳嗽的病理因素主要是
   A. 气、血
   B. 湿、风
   C. 风、火
   D. 痰、火
   E. 火、血
2. 下列关于咳嗽的各项叙述中，错误的是
   A. 有声无痰为咳
   B. 有痰无声为嗽
   C. 一般多为痰声并见，难以截然分开
   D. 病位在肺，与其他脏腑无关系
   E. 由于肺失宣降，肺气上逆作声导致
3. 下列各项，除哪项外，均是内伤咳嗽的常见病因
   A. 情志刺激
   B. 饮食不节
   C. 过劳努伤
   D. 肺脏虚弱
   E. 久病伤阴
4. 治疗咳嗽，除直接治肺外，还需注意调治的脏腑是
   A. 心、脾、肾
   B. 心、肝、肾
   C. 脾、肝、肾
   D. 胃、脾、肾
   E. 脾、肾
5. 下列各项，不属于咳嗽病因的是
   A. 外感六淫
   B. 痰湿痰热
   C. 肝郁化火
   D. 禀赋不足
   E. 肺阴亏虚
6. 治疗咳嗽之风寒袭肺证，应首选的方剂是
   A. 桑菊饮
   B. 三拗汤合止嗽散
   C. 桑杏汤
   D. 荆防达表汤
   E. 沙参麦冬汤
7. 外感咳嗽的病位主要在
   A. 脾
   B. 心
   C. 肺
   D. 肾
   E. 肝
8. 下列哪项不是外感咳嗽的主要特征
   A. 起病较急
   B. 病程较短
   C. 实证多见
   D. 常伴卫表证
   E. 易反复发作
9. 咳嗽的辨证，应首先辨清
   A. 表里
   B. 虚实
   C. 寒热
   D. 阴阳
   E. 上下
10. 治疗咳嗽之肺阴亏耗证，应首选的方剂是
    A. 桑菊饮
    B. 生脉散合补肺汤
    C. 桑杏汤
    D. 生脉地黄汤
    E. 沙参麦冬汤

【A_2 型题】

11. 患者咳嗽，咯痰色黄黏稠，咯之不爽，伴鼻流黄涕，汗出恶风，舌苔薄黄，脉浮数。治疗应首选
    A. 杏苏散
    B. 桑菊饮
    C. 止嗽散
    D. 二陈汤
    E. 清金化痰汤
12. 患者，女，20 岁。每遇生气后即咳逆阵作，口苦咽干，胸胁胀痛，咳时面赤，舌红苔薄黄，脉弦数。其证候是
    A. 痰热郁肺
    B. 肝肺气逆
    C. 肝火犯肺
    D. 阴虚火旺
    E. 肺热津伤
13. 患者，女，38 岁。咳嗽声重，痰咯稀白，恶寒无汗，舌苔薄白，脉浮紧。其证候是
    A. 风寒袭肺
    B. 痰湿蕴肺
    C. 风热犯肺
    D. 肝火犯肺
    E. 风燥伤肺
14. 患者，男，40 岁。咳嗽气促，咳痰量多，痰质黏稠而黄，咯吐不爽，胸胁胀满，面赤身热，口干，舌红苔黄腻，脉滑数。治疗应首选
    A. 止嗽散
    B. 桑菊饮
    C. 二陈汤
    D. 清金化痰汤
    E. 加减泻白散
15. 咳嗽喉痒，痰中带血，口干鼻燥，或身热，舌红少津苔薄黄，脉数。治疗应首选
    A. 桑杏汤
    B. 杏苏散
    C. 沙参麦冬汤
    D. 麦门冬汤
    E. 百合固金汤

【B_1 型题】

（16～17 题共用备选答案）
A. 二陈平胃散合三子养亲汤
B. 清金化痰汤
C. 桑杏汤
D. 黛蛤散合黄芩泻白散
E. 三拗汤合止嗽散

16. 治疗痰热郁肺型咳嗽的代表方剂是
17. 治疗痰湿蕴肺型咳嗽的代表方剂是

（18～19 题共用备选答案）
A. 痰中带血、质浊、有腥臭味
B. 痰多、色黄、质稠
C. 痰白、质稀
D. 脓血相兼浊痰、有腥臭味
E. 痰少、质黏、夹有血丝

18. 咳嗽肺阴亏耗证，其痰的特点是
19. 咳嗽痰热郁肺证，其痰的特点是

答案与解析

【A_1 型题】

1.【答案】D

【解析】内伤咳嗽多属邪实与正虚并见，其病理因素主要为痰与火。故本题选 D。

2.【答案】D

3.【答案】C

【解析】内伤咳嗽的病因分为肺脏自病和他脏及肺。肺脏自病常因肺系疾病迁延不愈，耗伤肺的气阴，使其肃降无权，肺气上逆而咳。他脏及肺常因饮食不节，烟酒熏灼肺胃，或脾运不健，肥甘厚味酿湿生痰，痰邪干肺，或情志不遂，日久气郁化火，气火循经犯肺，发为咳嗽。过劳常是虚劳的病因，虚劳中的肺气虚证和肺阴虚证虽然也有咳嗽的症状，但是病程较长，程度更重，往往涉及多脏甚至整体，有别于咳嗽。努伤指不正确用力导致的身体的伤害，不属于内伤范畴。故本题选 C。

4.【答案】C

【解析】咳嗽的病位在肺，与肝、脾有关，久则及肾。咳嗽的治疗除直接治肺外，还应从整体出发，注意治脾、治肝、治肾等。故本题选 C。

5.【答案】D

6.【答案】B

【解析】咳嗽之风寒袭肺证首选三拗汤合止嗽散；风热犯肺证首选桑菊饮；风燥伤肺证首选桑杏汤；肺阴亏耗证首选沙参麦冬汤。故本题选 B。

7.【答案】C

【解析】外感咳嗽为六淫之邪从口鼻或皮毛而入，侵袭肺系，肺气被郁，肺失宣降而致。病位在肺，他脏及肺导致的咳嗽为内伤咳嗽。故本题选C。

8.【答案】E

【解析】外感咳嗽多属于邪实，为外邪犯肺，肺气壅遏不畅所致，多为新病，起病急，病程短，常伴肺卫表证。内伤咳嗽多为本虚标实，虚实夹杂，故易反复发作。故本题选E。

9.【答案】A

【解析】咳嗽是六淫外邪侵袭肺系，或脏腑功能失调，内伤及肺导致肺失宣降，肺气上逆，冲击气道，发出咳声或伴有咳痰为主要表现的一种病证，所以临床辨证应首先辨清是外感还是内伤。故本题选A。

10.【答案】E

【A_2型题】

11.【答案】B

【解析】风热袭肺，肺失清肃，肺气上逆，故咳嗽；风热熏蒸，故痰黄黏稠；肺气失宣，鼻窍不利，津液为热邪所灼，故鼻流黄涕，卫气被遏，肌表失于温煦，故恶风。辨证属风热犯肺证，治以疏风清热，宣肺止咳，治疗首选桑菊饮。故本题选B。

12.【答案】C

【解析】患者以咳嗽为主要表现，其症状与情志关系密切，口苦咽干，咳时面赤，为肝火上炎，胸胁胀痛为肝肺络气不和，舌红苔薄黄，脉弦数为肝火旺盛之象。此为肝火犯肺，肺失宣肃引起的咳嗽。故本题选C。

13.【答案】A

【解析】风寒袭肺，肺气壅塞不得宣通，故咳嗽声重、气急。寒邪郁肺，气不布津，凝聚为痰，故痰稀白。恶寒无汗，舌苔薄白，脉浮紧，为风寒在表之体征。痰湿蕴肺之痰黏腻，舌苔白腻，脉象濡滑，不选B。风热犯肺，痰黏稠或稠黄，咽痛、口渴，舌苔薄黄，脉浮数或浮滑，不选C。肝火犯肺，痰黏难咯，量少质黏，症状可随情绪波动增减，舌苔薄黄少津，脉象弦数，不选D。风燥伤肺为干咳无痰，唇鼻干燥，舌质干，脉浮数，不选E。故本题选A。

14.【答案】D

【解析】外邪化热入里，炼液为痰，素体热盛，或食积内热，痰热相结，阻于气道，肺失清肃，故出现咳嗽气促，咳痰量多，痰质黏稠而黄，咯吐不爽，胸胁胀满，面赤身热，口干，舌红苔黄腻，脉滑数。故辨证属咳嗽之痰热郁肺证，治以清肺化痰，方选清金化痰汤。故本题选D。

15.【答案】A

【解析】风为百病之长，常兼夹燥邪，从口鼻或皮毛而入，首犯肺卫，肺失宣肃，气机不利，肺气上逆，故出现咳嗽喉痒，痰中带血，口干鼻燥。身热，舌红少津，苔薄黄，脉数，均为风燥之象。故辨证属咳嗽之风燥伤肺证。宜疏风清肺、润燥止咳，方选桑杏汤。故本题选A。

【B_1型题】

16.【答案】B　17.【答案】A

【解析】外感咳嗽风寒袭肺证用三拗汤合止嗽散，风热犯肺证用桑菊饮，风燥伤肺证用桑杏汤；内伤咳嗽痰湿蕴肺证用二陈平胃散合三子养亲汤，痰热郁肺证用清金化痰汤，肝火犯肺证用黛蛤散合加减泻白散，肺阴亏耗证用沙参麦冬汤。故16题选B，17题选A。

18.【答案】E　19.【答案】B

【解析】咳而少痰者多属燥热、气火、阴虚，痰黏者属阴虚、燥热，咯吐血痰者多为肺热或阴虚，故咳嗽肺阴亏耗证痰的特点为痰少、质黏、夹有血丝。痰多者常属痰湿、痰热、虚寒，痰黄而稠者属热，故咳嗽痰热郁肺证痰的特点为痰多、色黄、质稠，故18题选E，19题选B。

第三单元　哮　　病

【A_1型题】

1. 下列关于哮病的各项叙述中，错误的是
   A. 呈反复发作，常为突然发作，平时可一如常人
   B. 发作时，喉中有明显哮鸣声，呼吸困难，可于数分钟或数小时后缓解
   C. 可见鼻痒、喷嚏、咳嗽、胸闷等先兆症状
   D. 与先天禀赋有关，全体家族都有哮病史
   E. 常因气候突变、环境因素、饮食不当、情志失调等诱发
2. 哮病发作的病因病机关键是
   A. 宿痰内伏于肺
   B. 外邪侵袭，触动伏痰

C. 痰气相激，气道被阻
D. 邪客于肺，气道不利
E. 脏腑虚弱，气失所主
3. 治疗哮病之肺脾气虚证，应首选的治法是
A. 宣肺散寒，化痰平喘
B. 清热宣肺，化痰定喘
C. 健脾益气，补土生金
D. 清肺泻肝，顺气降火
E. 滋阴润肺，化痰止咳
4. 哮病夙根的形成原因是
A. 禀赋不足，病后体弱
B. 肝气郁结，气机不畅
C. 过食生冷，寒饮内停
D. 外感风寒或风热之邪
E. 津液运化失常，凝聚成痰
5. 具有发作性痰鸣气喘特点的疾患是
A. 咳嗽
B. 哮病
C. 喘证
D. 肺痈
E. 痫证
6. 哮病发作期的主要病机是
A. 外邪侵袭，肺失宣降
B. 肺失宣肃，肺气上逆
C. 痰气搏结，气道被阻
D. 邪袭于肺，肺气不利
E. 肺脏虚弱，气失所主
7. 治疗哮病缓解期肺肾两虚证，应首选的方剂是
A. 平喘固本汤
B. 六君子汤
C. 定喘汤
D. 三子养亲汤
E. 生脉地黄汤合金水六君煎
8. 治疗哮病之肺脾气虚证宜选用
A. 金匮肾气丸合参蛤散
B. 参附汤
C. 生脉散合补肺汤
D. 生脉地黄汤合金水六君煎
E. 六君子汤
9. 哮病的病位在
A. 心
B. 肺
C. 肝
D. 脾
E. 肾
10. 治疗哮病缓解期肺肾两虚证，应首选的治法是
A. 健脾益气
B. 补肺益肾
C. 清热宣肺
D. 宣肺散寒
E. 清燥润肺

【A_2 型题】

11. 患者呼吸急促，喉中哮鸣有声，胸膈满闷，咳嗽痰少，形寒畏冷，舌苔白滑，脉弦紧。其治法是
A. 温肺化痰，纳气平喘
B. 宣肺散寒，化痰平喘
C. 温肺散寒，止咳化痰
D. 温肺化痰，散寒解表
E. 散寒温脾，化痰平喘
12. 患者喉中痰涎壅盛，声如哨笛，喘急胸满，但坐不得卧，咯痰不利，无明显寒热倾向，发病急，常倏忽来去，发作前自觉目、耳、咽痒，喷嚏，流涕，舌苔厚浊，脉滑实。治疗应首选的方剂是
A. 射干麻黄汤
B. 定喘汤
C. 三子养亲汤
D. 六君子汤
E. 平喘固本汤
13. 患者，男，61 岁。反复发作气急痰鸣 10 年余。喉中哮鸣有声，胸膈烦闷，呼吸急促，喘咳气逆，咳痰不爽，痰黏色黄，或黄白相兼，烦躁，发热，恶寒，无汗，身痛，口干欲饮，大便偏干，舌苔白腻罩黄，舌尖边红，脉弦紧。治疗应选用
A. 定喘汤或越婢加半夏汤
B. 小青龙加石膏汤
C. 三子养亲汤
D. 射干麻黄汤或小青龙汤
E. 平喘固本汤
14. 患者，男，42 岁。呼吸气促，喉中哮鸣有声，胸闷如窒，口不渴，形寒怕冷，面色晦暗，舌苔白滑，脉弦紧。治疗应首选
A. 二陈汤
B. 麻黄汤
C. 定喘汤
D. 射干麻黄汤
E. 平喘固本汤
15. 患者，男，50 岁。喉中痰鸣如吼，胸高胁胀，痰黄黏稠，咳吐不利，烦闷不安，面赤汗出，舌红苔黄，脉弦滑。治疗应首选
A. 定喘汤

B. 射干麻黄汤
C. 三子养亲汤
D. 苏子降气汤
E. 葶苈大枣泻肺汤

【B_1 型题】

（16~17 题共用备选答案）

A. 射干麻黄汤
B. 三子养亲汤
C. 定喘汤
D. 厚朴麻黄汤
E. 麻杏石甘汤

16. 治疗哮病寒包热哮病，应首选
17. 治疗哮病风痰哮病，应首选

答案与解析

【A_1 型题】

1.【答案】D

【解析】哮病的诊断要点：①呈反复发作性。常为突然发作，可见鼻痒、喷嚏、咳嗽、胸闷等先兆。喉中有明显哮鸣声，呼吸困难，不能平卧，甚至面色苍白，唇甲青紫，可于数分钟、数小时后缓解。②平时可一如常人，或稍感疲劳、纳差。但病程日久，反复发作，导致正气亏虚，可常有轻度哮鸣，甚至在大发作时持续难平，出现喘脱。③部分患者与先天禀赋有关，家族中可有哮病史。常因气候突变、环境因素、饮食不当、情志失调、劳累等诱发。故本题选 D。

2.【答案】B

【解析】A 是哮病的病理因素，C 是哮病有“声”的机理，D、E 与哮病关系不大。B 是哮病发作的病因、病机之关键。故本题选 B。

3.【答案】C

【解析】哮病之肺脾气虚证的症状为气短声低，自汗，怕风，常易感冒，倦怠无力，食少便溏，或可有喉中时有轻度哮鸣，痰多质稀，色白，舌质淡，苔白，脉细弱。治法为健脾益气，补土生金。故本题选 C。

4.【答案】E

【解析】哮病的病理因素以痰为主，如朱丹溪说：“哮喘专主于痰。”《脉因证治·哮病》亦指出：“哮病之因。痰饮留伏，结成窠臼，潜伏于内，偶有七情之犯，饮食之伤，或外有时令之风寒束其肌表，则哮喘之症作矣。”痰的产生主要由于人体津液不归正化，凝聚而成，痰伏藏于肺，成为发病的“夙根”。故本题选 E。

5.【答案】B

【解析】有声无痰为咳、有痰无声为嗽。《素问·病机气宜保命集》：“咳谓无痰而有声，肺气伤而不清也；嗽是无声而有痰，脾湿动而为痰也。咳嗽谓有痰而有声，盖因伤于肺气动于脾湿，咳而为嗽也。”哮病是一种发作性痰鸣、气喘疾病，以呼吸急促、喉间哮鸣为主要特征。喘证是以呼吸急促，甚至张口耸肩，鼻翼煽动为主要特征。肺痈症见发热寒战，咳嗽，胸痛，气急，甚则咳喘不得平卧，吐出腥臭脓性黏痰，或咳吐脓血等。痫证以发作性神志恍惚，或突然昏仆、口吐涎沫、两目上视、四肢抽搐，或口中如有猪羊叫声等为临床特征的神志异常疾病。故本题选 B。

6.【答案】C

【解析】哮病发作期和缓解期的病理变化不同。发作期为“伏痰”遇诱因引触，痰随气升，气因痰阻，痰气搏结，壅塞气道，肺失宣降，痰随气动，故致痰鸣如吼，气息喘促。故本题选 C。

7.【答案】E

【解析】哮病缓解期肺肾两虚证的治法为补肺益肾，代表方为生脉地黄汤合金水六君煎。故本题选 E。

8.【答案】E

【解析】哮病缓解期肺脾气虚证用六君子汤，肺肾两虚证用生脉地黄汤合金水六君煎；虚喘肺气虚耗证用生脉散合补肺汤，肾虚不纳证用金匮肾气丸合参蛤散，正虚喘脱证用参附汤送服黑锡丹。故本题选 E。

9.【答案】B

【解析】哮病的病位主要在肺，与脾、肾关系密切。故本题选 B。

10.【答案】B

【A_2 型题】

11.【答案】B

【解析】患者呼吸急促，喉中哮鸣有声，可诊断为哮病。寒痰郁闭，肺气不得宣畅，则见胸膈满闷，咳痰量少，阴盛于内，阳气不得宣达，故见形寒畏冷，舌苔白滑，脉弦紧，均为寒盛之象，证候诊断为冷哮，治以宣肺散寒，化痰平喘。故本题选 B。

12.【答案】C

【解析】痰浊伏肺，故喉中痰涎壅盛；肺气郁闭，升降失司，故声如哨笛，喘急胸满，但坐不得卧，咯痰不利，无明显寒热倾向，发病急，常倏忽来去，发作前自觉目、耳、咽痒，喷嚏，流涕；舌苔厚浊，脉滑实均为痰浊内盛之象。治法为祛风涤痰，降气平喘，方用三子养亲汤加减。射干麻黄汤治疗冷哮病，定喘汤治疗热哮病，六君子汤适用于缓解期的肺脾气虚证，平喘固本汤治疗虚哮病。故本题选 C。

13.【答案】B

【解析】患者反复发作气急痰鸣 10 年余，喉中哮鸣有声，诊断为哮病。痰热壅肺，复感风寒，客寒包火，肺失宣降，可见胸膈烦闷，呼吸急促，喘咳气逆，咳痰不爽，痰黏色黄，或黄白相兼，烦躁，发热，恶寒，无汗等症状，结合舌脉，辨证属寒包热哮病，当解表散寒，清化痰热，方选小青龙加石膏汤或厚朴麻黄汤加减。故本题选 B。

14.【答案】D

【解析】患者呼吸急促，喉中哮鸣有声，可诊断该患者为哮病。且患者表现为形寒怕冷，应以寒邪为主，寒痰伏肺，痰升气阻而见呼吸气促，喉中哮鸣有声；寒痰闭郁，肺气不宣，而见胸闷如窒，病因于寒，内无郁热则胸闷如窒，舌苔白滑，脉弦紧皆为寒盛之象，此为寒痰引起的冷哮，方选射干麻黄汤。故本题选 D。

15.【答案】A

【解析】患者除主症喉中痰鸣如吼外，兼有痰黄黏稠，烦闷不安，面赤汗出，为痰热壅肺，肺失清肃所致，诊断为热哮。治宜清热宣肺，化痰定喘。方选定喘汤或越婢半夏汤。故本题选 A。

【B_1 型题】

16.【答案】D 17.【答案】B

【解析】寒包热哮，治以解表清里，方用小青龙加石膏汤或厚朴麻黄汤；风痰哮，治以祛风化痰，方用三子养亲汤；射干麻黄汤主治冷哮；定喘汤主治热哮。故 16 题选 D，17 题选 B。

第四单元 喘 证

【A_1 型题】

1. 下列各项，不属于喘证病因的是
   A. 外邪侵袭
   B. 饮食不当
   C. 瘀血内停
   D. 情志所伤
   E. 劳欲久病
2. 虚喘之肺气虚耗证治宜选用
   A. 生脉散合补肺汤
   B. 生脉散
   C. 补肺汤
   D. 玉屏风散
   E. 参附汤
3. 下列各项，除哪项外，均是虚喘的特有症状
   A. 呼吸浅短难续
   B. 呼出为快
   C. 气怯声低
   D. 深吸为快
   E. 遇劳加重
4. 虚喘的治疗要点是
   A. 补肺
   B. 健脾
   C. 纳肾
   D. 益气
   E. 养阴
5. 虚喘证的病位在
   A. 肺、脾
   B. 肝、肾
   C. 心、肾
   D. 肺、肾
   E. 肺、心
6. 下列各项，不属于实喘主症的是
   A. 呼吸深长
   B. 吸入为快
   C. 气粗声高
   D. 痰鸣咳嗽
   E. 脉数有力
7. 治疗实喘风寒壅肺证，首选的方剂是
   A. 麻杏石甘汤
   B. 荆防达表汤
   C. 麻黄汤合华盖散
   D. 桑白皮汤
   E. 麻黄连翘赤小豆汤
8. 不属于实喘的是
   A. 风寒壅肺

B. 肾虚不纳
C. 表寒肺热
D. 痰热郁肺
E. 肺气郁痹

9. 治疗实喘表寒肺热证，首选的方剂是
A. 麻杏石甘汤
B. 桑白皮汤
C. 麻黄汤合华盖散
D. 射干麻黄汤
E. 麻黄连翘赤小豆汤

10. 喘证表寒肺热证选用方剂为
A. 麻黄汤合华盖散
B. 麻杏石甘汤
C. 桑白皮汤
D. 二陈汤合三子养亲汤
E. 五磨饮子

【A_2 型题】

11. 患者，男，42 岁。喘逆上气，咳痰不爽，痰质稠、色黄，恶寒身热，无汗，舌红苔黄，脉浮滑而数。治疗应首选
A. 麻杏石甘汤
B. 黄连解毒汤
C. 清金化痰汤
D. 银翘散
E. 桑白皮汤

12. 喘证患者，女，43 岁。与人吵架后突发上气而喘，咽中如窒，但喉中痰声不著，气憋，心悸，舌苔薄白，脉弦。其证候是
A. 风寒束肺
B. 风热袭肺
C. 痰浊壅肺
D. 肺气郁痹
E. 肝火犯肺

13. 患者，女，56 岁。咳喘 10 余年。1 个月前感受风寒后见胸膺满闷，短气喘息，咳嗽痰多，色白黏腻或呈泡沫，肢体浮肿，恶寒，无汗，干呕，脘痞纳少，舌苔白腻，脉紧。治疗宜用
A. 苏子降气汤
B. 越婢加半夏汤
C. 小青龙汤
D. 二陈平胃散
E. 清金化痰汤

14. 患者，男，56 岁。喘咳气急，胸部胀闷，不得卧，痰稀白，恶寒发热，无汗，舌苔薄白，脉浮紧。治疗应首选
A. 木防己汤
B. 苓桂术甘汤
C. 葶苈大枣泻肺汤
D. 麻黄汤
E. 越婢加半夏汤

15. 患者，男，70 岁。喘促气短，声低气怯，咳声低弱，咳痰稀白，自汗畏风，舌淡红苔薄白，脉弱无力。治疗应首选
A. 三子养亲汤合二陈汤
B. 生脉散合补肺汤
C. 七味都气丸合生脉散
D. 参蛤散合金匮肾气丸
E. 苏子降气汤合二陈汤

【B_1 型题】

（16~17 题共用备选答案）
A. 射干麻黄汤合小青龙汤
B. 麻黄汤合华盖散
C. 二陈汤合三子养亲汤
D. 三拗汤合止嗽散
E. 生脉散合补肺汤

16. 治疗喘证风寒壅肺证，应首选的方剂是
17. 治疗喘证痰浊阻肺证，应首选的方剂是

答案与解析

【A_1 型题】

1.【答案】C
2.【答案】A
【解析】虚喘之肺气虚耗证，治法补肺益气养阴。生脉散益气阴，补肺汤补益肺气。故本题选 A。
3.【答案】B
【解析】虚喘者呼吸短促难续，深吸为快，气怯声低，少有痰鸣咳嗽，脉象微弱或浮大中空，病势徐缓，时轻时重，遇劳则甚。呼出为快是实喘的特点。故本题选 B。
4.【答案】C
【解析】虚喘主要在肾，为精气不足，肺肾出纳失常，治疗当以纳肾为主。故本题选 C。

5.【答案】D

【解析】喘证的病理性质有虚实之分。实喘在肺，为外邪、痰浊、肝郁气逆、邪壅肺气，宣降不利所致；虚喘责之肺、肾两脏，因阳气不足，阴精亏耗，而至肺肾出纳失常，且尤以气虚为主。故本题选D。

6.【答案】B

【解析】实喘者呼吸深长有余，呼出为快，气粗声高，伴有痰鸣咳嗽，脉数有力，病势多急。故本题选B。

7.【答案】C

8.【答案】B

【解析】实喘的辨证分型是风寒壅肺、表寒肺热、痰浊阻肺、肺气郁痹。B属于虚喘。故本题选B。

9.【答案】A

10.【答案】B

【解析】喘证风寒壅肺用麻黄汤合华盖散；表寒肺热用麻杏石甘汤；痰热壅肺用桑白皮汤；痰浊阻肺用二陈汤合桑白皮汤；肺气郁痹用五磨饮子。故本题选B。

【A_2型题】

11.【答案】A

【解析】患者以喘逆为主，诊断为喘证，喘逆上气，咳痰不爽，痰质稠、色黄为痰热郁于肺；恶寒身热，无汗为风寒袭于表，此为内热外寒引起的喘证表寒肺热型，治疗当以散寒宣肺为主，方用麻杏石甘汤。故本题选A。

12.【答案】D

【解析】郁怒伤肝，肝气冲逆犯肺，肺气不降，则喘促、气憋，咽中如窒，但喉中痰声不著。心肝气郁则心悸，脉弦，为气郁之象，辨证属肺气郁痹。遇情志刺激而诱发为辨证要点。故本题选D。

13.【答案】C

【解析】根据患者症状可诊断为寒饮伏肺，复感客寒而引发的喘证，治法为发表温里，方用小青龙汤加减。故本题选C。

14.【答案】D

15.【答案】B

【解析】该患者声低气怯，咳声低弱，自汗畏风，脉虚无力，均是肺气虚损的表现，为肺气虚耗证。治疗应选生脉散合补肺汤。三子养亲汤合二陈汤，用于痰浊阻肺证；七味都气丸合生脉散，用于肾虚不能纳气，呼多吸少，喘促胸闷，久咳咽干气短，遗精盗汗，小便频数；参蛤散合金匮肾气丸，用于肾虚不纳型喘证；苏子降气汤合二陈汤，用于痰浊阻肺型喘证。故本题选B。

【B_1型题】

16.【答案】B　17.【答案】C

【解析】喘证风寒壅肺证的治法为宣肺散寒，方用麻黄汤合华盖散加减。喘证痰浊阻肺证的治法为祛痰降逆，宣肺平喘，方用二陈汤合三子养亲汤加减。故16题选B，17题选C。

第五单元　肺　　痈

【A_1型题】

1. 肺痈溃脓期的治法是
   A. 清肺化瘀消痈
   B. 养阴补肺消痈
   C. 清肺解表
   D. 排脓解毒
   E. 清热解毒
2. 古人采用验痰和验口味以诊断的疾患是
   A. 肺痨
   B. 肺痈
   C. 哮病
   D. 喘证
   E. 咳嗽
3. 肺痈的特征性临床表现中，错误的是
   A. 咳嗽
   B. 胸痛
   C. 发热
   D. 咳吐腥臭脓痰
   E. 咳铁锈色痰
4. 治疗肺痈溃脓期，应首选
   A. 如金解毒散
   B. 犀黄丸
   C. 桔梗白散
   D.《千金》苇茎汤
   E. 加味桔梗汤
5. 下列各项，不属于肺痈逆证表现的是
   A. 脉象缓滑
   B. 气喘鼻煽
   C. 爪甲青紫带弯

D. 音哑无力
E. 饮食少进

6. 肺痈的常用治法中，有助于痈疡消散的是
A. 清热
B. 解毒
C. 排脓
D. 化瘀
E. 滋阴

7. 肺痈成痈期的病机是
A. 风热外袭，卫表不和，邪热壅肺，肺失清肃
B. 邪毒渐去，肺体损伤，阴伤气耗
C. 热毒蕴肺，蒸液成痰，热壅血瘀，蕴酿成痈
D. 热壅血瘀，血败肉腐，痈肿内溃，脓液外泄
E. 邪热蕴肺，蒸液成痰，痰热壅滞，肺失清肃

8. 治疗肺痈成痈期，应首选的方剂是
A. 银翘散
B.《千金》苇茎汤合如金解毒散
C. 加味桔梗汤
D. 沙参清肺汤
E. 桔梗杏仁煎

【A_2 型题】

9. 患者咳嗽，胸痛，发热，咯吐腥臭浊痰，甚则脓血相兼。其治疗原则是
A. 扶正为主
B. 祛邪为主
C. 标本兼顾
D. 反治为主
E. 实则泻其子

10. 患者，男，32 岁。素日嗜酒，外出着凉后，始见时时振寒，发热，继而壮热汗出，烦躁不宁，咳嗽气急，咳吐腥臭黄绿色浊痰，胸满作痛，口干苦，便秘，舌红苔黄腻，脉滑数。治疗应首选
A. 银翘散
B. 千金苇茎汤合如金解毒散
C. 沙参清肺汤
D. 桔梗杏仁煎
E. 加味桔梗汤

11. 患者，男，32 岁。发热微恶寒，咳嗽，咯白色黏沫痰，痰量渐多，胸痛，咳时痛甚，呼吸不利，口干鼻燥，舌苔薄黄，脉浮滑数，诊断为肺痈。其病期是
A. 初期
B. 成痈期
C. 溃脓期
D. 恢复期
E. 晚期

12. 患者发热，咳嗽，胸痛，咯吐腥臭浊痰，甚则脓血相兼。其诊断为
A. 风热咳嗽
B. 痰热咳嗽
C. 肝火犯肺咳嗽
D. 肺痈
E. 虚热肺痿

13. 肺痈患者，咳吐大量脓血痰，气味腥臭异常，舌红苔黄腻，脉滑数。其病期是
A. 初期
B. 成痈期
C. 溃脓期
D. 恢复期
E. 慢性期

【B_1 型题】

（14~15 题共用备选答案）
A. 清热养阴，益气补肺
B. 排脓解毒
C. 清热解毒，化瘀消痈
D. 疏风散热，清肺化痰
E. 清肺解毒，化瘀排脓

14. 肺痈初期的治法是
15. 肺痈成痈期的治法是

答案与解析

【A_1 型题】

1.【答案】D
【解析】肺痈溃脓期为痰热与瘀血壅阻肺络，肉腐血败化脓，肺损络伤，脓疡溃破，治疗应遵循排脓解毒的治疗原则。肺痈成痈期方可选用消痈法。其他方法不符合肺痈的治疗。故本题选 D。

2.【答案】B
【解析】在文献中有如下记载：验痰法，脓血浊痰吐在水中，沉者是痈脓，浮者是痰（《医灯续焰·肺痈脉证》《医学入门·肺痈》）；验口味法，嚼生黄豆或饮生豆汁不觉腥者为肺痈（《寿世保元·肺

痈》《张氏医通·肺痈》)。故本题选 B。

3.【答案】E

4.【答案】E

【解析】千金苇茎汤合如金解毒散是治疗肺痈成痈期的代表方。千金苇茎汤还是肺痈溃脓期的备选方案。犀黄丸用于肺痈成痈期，热毒蕴结，咯脓浊痰。肺痈溃脓期首选加味桔梗汤。故本题选 E。

5.【答案】A

【解析】肺痈逆证：溃后喑哑无力，脓血如败卤，腥臭异常，气喘，鼻煽，胸痛，坐卧不安，饮食少进，身热不退，颧红，爪甲青紫带弯，脉短涩或弦急，为肺叶腐败之恶候。故本题选 A。

6.【答案】D

【解析】本病是风热毒邪壅滞于肺，热壅血瘀，血败肉腐，以致肺叶生疮形成脓疡。血瘀肉腐是其基本的病理，所以常用治法中，化瘀有助于痈疡消散。故本题选 D。

7.【答案】C

8.【答案】B

【A_2 型题】

9.【答案】B

【解析】根据胸痛，发热，咯吐腥臭浊痰，甚至脓血相兼，辨为实热之证。邪热郁肺，蒸津成痰，邪阻肺络，血滞为瘀，而致痰热与瘀血互结，酝酿为痈，血败肉腐化脓，故咯腥臭浊痰，甚至脓血相兼。治疗当以祛邪为原则，采用清热解毒，化瘀排脓之法。故本题选 B。

10.【答案】B

【解析】肺痈主要表现为咳嗽、胸痛、发热、咯吐腥臭浊痰，甚则咳吐脓血为特征的病证，根据患者症状不难诊断为肺痈，为邪热入里，热毒内盛引起。患者咳嗽气急，咳吐腥臭浊痰处于肺痈成痈期，方选千金苇茎汤合如金解毒散清热解毒，化瘀消痈。故本题选 B。

11.【答案】A

12.【答案】D

【解析】发热，咳嗽，胸痛，咯吐腥臭浊痰，甚则脓血相兼为肺痈的主要特征。故本题选 D。

13.【答案】C

【解析】肺痈初期，恶寒发热，胸痛，呼吸不利，口干，舌苔薄黄，脉浮滑而数；成痈期，壮热寒战，胸痛转侧不利，咳吐腥臭脓痰，舌苔黄腻，脉滑数；溃脓期，咳吐脓血，腥臭异常，气喘甚则不能平卧，身热，烦渴欲饮，舌质红或红绛，苔黄腻，脉滑数；恢复期，身热渐退，咳减，脓痰日少，神疲纳呆，气短，自汗或盗汗，午后潮热，舌质红或淡红，脉细数无力。故本题选 C。

【B_1 型题】

14.【答案】D　15.【答案】C

【解析】肺痈共分 4 期。初期的治法是疏风散热，清肺化痰；成痈期的治法是清热解毒，化瘀消痈；溃脓期的治法是排脓解毒；恢复期的治法是清热养阴，益气补肺。故 14 题选 D，15 题选 C。

第六单元　心　悸

【A_1 型题】

1. 治疗心悸瘀阻心脉证，应首选的方剂是
   A. 通窍活血汤合甘麦大枣汤
   B. 半夏泻心汤合当归活血饮
   C. 桃仁红花煎合桂枝甘草龙骨牡蛎汤
   D. 桂枝甘草龙骨牡蛎汤合参附汤
   E. 黄连温胆汤合炙甘草汤
2. 治疗心悸心血不足证，应首选
   A. 天王补心丹
   B. 安神定志丸
   C. 桂枝甘草龙骨牡蛎汤
   D. 归脾汤
   E. 朱砂安神丸
3. 心悸实证的治疗方法不包括
   A. 祛痰
   B. 行瘀
   C. 化饮
   D. 清火
   E. 祛风
4. 苓桂术甘汤治疗心悸的证候是
   A. 阴虚火旺证
   B. 瘀阻心脉证
   C. 水饮凌心证
   D. 心阳不足证
   E. 心虚胆怯证
5. 治疗心悸心阳不振证，应首选
   A. 温胆汤

B. 二陈汤
C. 苓桂术甘汤
D. 金匮肾气丸
E. 桂枝甘草龙骨牡蛎汤

6. 心悸心阳不振证的主症特点是
A. 心悸不宁，善惊易恐
B. 心悸气短，倦怠乏力
C. 心悸不安，面白肢冷
D. 心悸气急，胸闷痞满
E. 心悸时作，胸闷烦躁

7. 治疗心悸之阴虚火旺证，应首选
A. 天王补心丹合朱砂安神丸
B. 桂枝甘草龙骨牡蛎汤合参附丸
C. 桃仁红花煎
D. 黄连温胆汤
E. 天王补心丹合炙甘草汤

【A_2 型题】

8. 患者，女，40 岁。平素善惊易恐，因受惊而心悸 1 个月余，坐卧不安，少寐多梦，舌苔薄白，脉虚弦。治疗应首选
A. 归脾汤
B. 炙甘草汤
C. 朱砂安神丸
D. 天王补心丹
E. 安神定志丸

9. 患者心悸，善惊易恐，坐卧不安，多梦易醒，舌苔薄白，脉虚数。其证候是
A. 心脾两虚
B. 阴虚火旺
C. 心虚胆怯
D. 心血不足
E. 水饮凌心

10. 患者心悸气短，头晕目眩，失眠健忘，面色无华，倦怠乏力，纳呆食少，舌淡红，脉细弱。治疗应首选的方剂是
A. 安神定志丸
B. 归脾汤
C. 天王补心丹
D. 桂枝甘草龙骨牡蛎汤
E. 黄连温胆汤

11. 患者多梦易醒，心悸健忘，眩晕，肢倦神疲，纳呆，面色少华，舌淡，苔薄，脉细弱。其证候是
A. 心脾两虚
B. 肝火扰心
C. 痰热扰心
D. 心胆气虚
E. 心肾不交

12. 患者，女，52 岁。心悸易惊，心烦失眠，五心烦热，口干，盗汗，思虑劳心则症状加重，伴有耳鸣，腰酸，头晕目眩，舌红少津，苔薄黄或少苔，脉细数。治疗应首选
A. 桂枝甘草龙骨牡蛎汤
B. 苓桂术甘汤
C. 天王补心丹
D. 安神定志丸
E. 桃仁红花煎

13. 患者心悸不宁，心烦少寐，头晕目眩，手足心热，耳鸣腰酸，舌红少苔，脉细数。其治法是
A. 滋养肝肾，镇惊安神
B. 滋阴清火，养心安神
C. 滋阴益肾，定志安神
D. 益肾养心，镇惊安神
E. 滋阴养心，定志宁神

答案与解析

【A_1 型题】

1.【答案】C

2.【答案】D

【解析】心血不足应补心养血，益气安神，方用归脾汤。故本题选 D。

3.【答案】E

【解析】心悸的治疗应分虚实。虚证分别予以补气、养血、滋阴、温阳；实证则应祛痰、化饮、清火、行瘀。但本病以虚实错杂为多见，同时，由于心悸以心神不宁为其病理特点且虚实的主次、缓急各有不同，故治当相应兼顾。故应酌情配合安神镇心之法。故本题选 E。

4.【答案】C

【解析】苓桂术甘汤具有振奋心阳，化气行水的作用，所以是治疗水饮凌心证的代表方剂。故本题选 C。

5.【答案】E

【解析】心悸心阳不振证，是由于心阳虚衰，无以温养心神，导致心神失养。故治疗应温补心阳，安

神定悸，方用桂枝甘草龙骨牡蛎汤。方中桂枝温振心阳，炙甘草益气养心，龙骨、牡蛎重镇安神定悸。苓桂术甘汤虽然也能振奋心阳，但其功用主要在通阳利水，用于心悸水饮凌心证。金匮肾气丸用于温补肾阳。温胆汤、二陈汤用于化痰，均与本证治法不符。故本题选 E。

6.【答案】C

【解析】心悸心阳不振证的主症为心悸不安，胸闷气短，动则尤甚，面色苍白，形寒肢冷，舌淡苔白，脉虚弱或沉细无力。A 为心虚胆怯证的主症，B 为心血不足证的主症，D 为水饮凌心证的主症，E 为痰火扰心证的主症。故本题选 C。

7.【答案】A

【解析】心悸之阴虚火旺证治当滋阴清火，养心安神，方选天王补心丹合朱砂安神丸加减。故本题选 A。

【A_2 型题】

8.【答案】E

【解析】患者平素善惊易恐，乃心虚胆怯之象。心虚胆怯，忤犯心神，心神动摇则心悸不能自主，症见坐卧不安，少寐多梦等亦为心虚之象。治宜镇惊定志，养心安神。方选安神定志丸。故本题选 E。

9.【答案】C

【解析】惊则气乱，心神不能自主，故发为心悸。心不藏神，心中惕惕，则善惊易恐，坐卧不安，多梦易醒，辨证属心虚胆怯证。故本题选 C。

10.【答案】B

【解析】根据患者症状可诊断为心悸之心血不足证，治法为补血养心，益气安神，方用归脾汤加减。故本题选 B。

11.【答案】A

【解析】心脾亏虚，血不养心，神不守舍，故多梦易醒，心悸健忘。血虚不能上奉于脑，则眩晕。纳呆为脾失健运之表现。面色少华，肢倦神疲，舌淡，苔薄，脉细弱，为血少气虚之表现，辨证为心脾两虚。题中无火、热之象，不选 B、C。心胆气虚应有胆怯，遇事善惊之状，不选 D。心肾不交应有阴虚火旺之征，不选 E。故本题选 A。

12.【答案】C

【解析】患者主症为心悸，见心烦失眠，五心烦热，口干，盗汗，一派阴虚之象。辨证为心悸之阴虚火旺证，代表方天王补心丹合朱砂安神丸。故本题选 C。

13.【答案】B

【解析】手足心热，耳鸣腰酸，舌红少苔，脉细数，为阴虚火旺之候。治以滋阴清火，养心安神。故本题选 B。

第七单元　胸　　痹

【A_1 型题】

1. 下列哪一项不是胸痹寒凝心脉证的主要表现
   A. 心痛如绞，时作时止
   B. 心痛彻背，背痛彻心
   C. 面色㿠白
   D. 手足不温
   E. 胸闷气短
2. 胸痹的病理变化主要表现为本虚标实，下列哪项不是标实所指
   A. 气滞
   B. 寒凝
   C. 痰浊
   D. 阳虚
   E. 血瘀
3. 胸痹的病机，总属
   A. 气血失和
   B. 寒热错杂
   C. 气血两虚
   D. 本虚标实
   E. 上盛下虚
4. 胸痹之气阴两虚证胸痛的类型为
   A. 心胸隐痛
   B. 心痛憋闷
   C. 心痛彻背
   D. 胸闷重而心痛微
   E. 心痛如绞
5. 胸痹的主要病机是
   A. 肺气不足
   B. 气滞血瘀
   C. 痰热壅肺
   D. 阴寒痹阻
   E. 心脉痹阻
6. 胸痹重证，阴寒极盛者，其治法是
   A. 散寒化痰通络
   B. 理气通阳化瘀

C. 芳香温通止痛
D. 益气温阳散寒
E. 回阳救逆固脱

7. 治疗胸痹心血瘀阻证的代表方剂是
A. 生脉饮
B. 瓜蒌薤白白酒汤
C. 血府逐瘀汤
D. 瓜蒌薤白半夏汤
E. 苏合香丸

8. 心痛剧烈，甚则持续不解，伴有汗出、肢冷、面白、唇紫、手足清至节、脉微或结代者，为
A. 胸痹
B. 中风
C. 心悸
D. 胃痛
E. 真心痛

【A_2 型题】

9. 患者，男，55 岁。胸痛如窒，痛引肩背，气短喘促，四肢沉重，形体肥胖，舌苔浊腻，脉滑。其证候是
A. 心血瘀阻
B. 阴寒凝滞
C. 痰浊闭阻
D. 阳气虚衰
E. 气阴两虚

10. 患者，女，53 岁。症见胸痛彻背，感寒痛甚，胸闷气短，心悸，面色苍白，四肢厥冷，舌苔白，脉沉细。其证候是
A. 心血瘀阻
B. 痰浊闭阻
C. 寒凝心脉
D. 心肾阴虚
E. 气滞心胸

11. 患者胸闷重而心痛微，痰多气短，肢体沉重，形体肥胖，倦怠乏力，纳呆便溏，舌体胖大，苔白滑，脉滑。其治法是
A. 温补阳气，振奋心阳
B. 疏肝理气，活血通络
C. 通阳泄浊，豁痰宣痹
D. 辛温散寒，宣通心阳
E. 益气养阴，活血通脉

12. 患者胸闷隐痛，时作时止，心悸气短，倦怠懒言，面色少华，头晕目眩，遇劳则甚，舌偏红或有齿印，脉细弱无力或结代。治疗应首选
A. 枳实薤白桂枝汤
B. 参附汤合右归饮
C. 瓜蒌薤白半夏汤
D. 血府逐瘀汤
E. 生脉散合人参养营汤

13. 患者胸闷气短，甚则胸痛彻背，心悸汗出，腰酸乏力，畏寒肢冷，唇甲淡白，舌淡白，脉沉微欲绝。治疗应首选
A. 参附汤合右归饮
B. 人参养营汤合左归饮
C. 炙甘草汤合生脉散
D. 苓桂术甘汤合左归丸
E. 苏合香丸合左归饮

14. 患者，男，55 岁。因天气骤冷，突发心前区疼痛，胸痛彻背，面色青白，痛则肢冷，舌苔白，脉紧，诊断为胸痹。其证候是
A. 痰浊痹阻
B. 心肾阳衰
C. 寒凝心脉
D. 气滞血瘀
E. 气阴两虚

15. 患者，男，60 岁。症见心痛彻背，感寒痛甚，胸闷气短，心悸，重则喘息，不能平卧，面色苍白，四肢厥冷，舌苔白，脉沉细。治疗应首选
A. 血府逐瘀汤加减
B. 瓜蒌薤白半夏汤加味
C. 左归饮加减
D. 枳实薤白桂枝汤合当归四逆汤加减
E. 柴胡疏肝散加减

【B_1 型题】

（16~17 题共用备选答案）
A. 肉桂、细辛、高良姜
B. 乳香、没药、郁金
C. 沉香、檀香、荜茇
D. 人参、黄芪
E. 薤白、苏木

16. 胸痹血瘀气滞并重，胸闷痛甚者。可加
17. 胸痹瘀血痹阻重证，胸痛剧烈。可加

答案与解析

【A_1 型题】

1.【答案】C

【解析】胸痹寒凝心脉证的主要表现为心痛如绞，时作时止，心痛彻背、背痛彻心，手足不温，胸闷气短，脉弦。面色皖白为阳虚表现。故本题选 C。

2.【答案】D

【解析】A、B、C、E 均是胸痹的标实病理变化，而气虚、阳虚、阴伤、气阴两虚和阴阳两虚是胸痹的本虚因素。故本题选 D。

3.【答案】D

【解析】胸痹的病机存在虚实 2 个方面，实为寒凝、血瘀、气滞、痰浊痹阻心阳，阻滞心脉，虚为气虚阴伤、阳衰，肺、脾、肝、肾亏虚，心脉失养。在本病的形成和发展过程中，大多为先实而后致虚，亦有先虚而致后实者。故其病机总属本虚标实，发作期以标实为主，缓解期以本虚为主。故本题选 D。

4.【答案】A

【解析】胸痹之气阴两虚证胸痛的特点是心胸隐痛，时作时休；寒凝心脉证胸痛的特点是猝然心痛如绞，心痛彻背，喘不得卧；心肾阴虚证胸痛的特点是心痛憋闷；痰浊闭阻证的胸痛特点是胸闷重而心痛微。故本题选 A。

5.【答案】E

【解析】胸痹与肺气不足及痰热壅肺一般而言关系不大。气滞血瘀、痰热壅肺和阴寒痹阻是胸痹的辨证分型，而心脉痹阻是胸痹的主要病机。故本题选 E。

6.【答案】C

【解析】胸痹的主要病机为心脉痹阻，表现为本虚标实。阴寒极盛是为胸阳不足，阴寒之邪乘虚侵袭，寒凝气滞，胸阳不展，心脉痹阻，血行不畅，而发胸痹，治疗应以温通为主。故本题选 C。

7.【答案】C

【解析】胸痹心血瘀阻证的病机关键为瘀血引起心脉闭阻不畅。治宜活血化瘀，通脉止痛，方选血府逐瘀汤。故本题选 C。

8.【答案】E

【解析】真心痛乃胸痹的进一步发展，症见心痛剧烈，甚则持续不解，伴有汗出、肢冷、面白、唇紫、手足青至节、脉微或结代等的危重急症。故本题选 E。

【A_2 型题】

9.【答案】C

【解析】胸痛如窒为痰邪阻滞心脉，胸阳不展，气机不畅；肢体沉重为痰浊困脾，脾失健运；体胖痰多，舌苔浊腻，脉滑为痰浊内阻之征，此为痰浊内阻引起胸痹。故本题选 C。

10.【答案】C

【解析】胸痛心悸，感寒痛甚，加之面色苍白，舌苔白，脉沉细为一派寒象，辨证为寒凝心脉。故本题选 C。

11.【答案】C

【解析】根据患者症状可诊断为胸痹之痰浊闭阻证。痰浊盘踞，故痰多，形体肥胖，便溏，舌体胖大，苔白滑，脉滑；胸阳失展，故胸闷重而心痛微；气机痹阻，脉络阻滞，故肢体沉重，倦怠乏力，纳呆。治法为通阳泄浊，豁痰宣痹。故本题选 C。

12.【答案】E

【解析】心气不足，阴血暗耗，血行瘀滞，故胸闷隐痛，心悸气短，倦怠懒言，面色少华，头晕；舌脉均为气阴两虚之象。辨证属气阴两虚证，治以益气养阴，活血通脉，方选生脉散合人参养营汤。故本题选 E。

13.【答案】A

【解析】患者诊断为胸痹。腰酸乏力，畏寒肢冷，唇甲淡白为肾阳虚，心阳不振，血脉失于温煦，鼓动无力而致，应属心肾阳虚证，方选参附汤合右归饮。故本题选 A。

14.【答案】C

【解析】天气骤冷，突发心前区疼痛，胸痛彻背，面色青白，痛则肢冷，为寒邪内侵，阳气不运，气机痹阻之表现。舌苔白，脉紧皆为阴寒凝滞，阳气不运之候。辨证属寒凝心脉。故本题选 C。

15.【答案】D

【解析】患者辨证为寒凝心脉之胸痹。血府逐瘀汤加减用于心血瘀阻胸痹，排除 A。瓜蒌薤白半夏汤加味用于痰浊闭阻之胸痹，排除 B。左归饮用于心肾阴虚之胸痹，排除 C。柴胡疏肝散加减用于气滞心胸之胸痹，排除 E。故本题选 D。

【B_1 型题】

16.【答案】C　17.【答案】B

【解析】瘀血痹阻重证，胸痛剧烈，可加乳香、没药、郁金、降香、丹参等，加强活血理气之功；若血瘀气滞并重，胸闷痛甚者，可加沉香、檀香、荜茇等辛香理气止痛之药。故16题选C，17题选B。

第八单元　不　寐

【A_1 型题】

1. 不寐辨证首要辨
   A. 寒热
   B. 阴阳
   C. 病程
   D. 虚实
   E. 年龄
2. 治疗不寐痰热内扰证，应首选
   A. 黄连温胆汤
   B. 朱砂安神丸
   C. 安神定志丸
   D. 黄连阿胶汤
   E. 甘麦大枣汤
3. 不寐之心胆气虚证，治疗首选
   A. 六味地黄丸
   B. 安神定志丸合酸枣仁汤
   C. 黄连温胆汤
   D. 归脾汤
   E. 交泰丸
4. 不寐的病位主要在
   A. 心
   B. 脑
   C. 肝
   D. 脾
   E. 肾
5. 不寐实证，其病位多在
   A. 心、脾、肾
   B. 心、肝、小肠
   C. 心、肺、大肠
   D. 心、脾、肝
   E. 肝、胃、心

【A_2 型题】

6. 患者，女，50岁。心烦不寐，头重目眩，胸闷痰多，恶心口苦，嗳气吞酸，舌红苔黄腻，脉滑数。治疗应首选
   A. 顺气导痰汤
   B. 半夏秫米汤
   C. 黄连温胆汤
   D. 丹栀逍遥散
   E. 朱砂安神丸
7. 患者，女，45岁。不寐多梦，易惊，胆怯心悸，遇事善惊，舌淡苔白，脉虚弦。其治法是
   A. 交通心肾
   B. 养血安神
   C. 安神定志
   D. 清心安神
   E. 育阴潜阳
8. 患者心烦不寐，痰多胸闷，嗳气吞酸，恶心欲吐，饮食减少，口苦目眩，舌红苔黄腻，脉滑数。治疗应首选
   A. 丹栀逍遥散
   B. 黄连温胆汤
   C. 黄连阿胶汤
   D. 归脾汤
   E. 安神定志丸

答案与解析

【A_1 型题】

1.【答案】D

【解析】不寐辨证首分虚实。虚证多属阴血不足，心失所养。实证为邪热扰心。次辨病位，病位主要在心，且与肝、胆、脾、胃、肾相关。如急躁易怒而不寐，多为肝火内扰；脘闷苔腻而不寐，多为胃腑宿食，痰热内盛；心烦心悸，头晕健忘而不寐，多为阴虚火旺，心肾不交；面色少华，肢倦神疲而不寐，多属脾虚不运，心神失养；心烦不寐，触事易惊，多属心胆气虚等。故本题选D。

2.【答案】A

【解析】黄连温胆汤清心降火，化痰安中。适用于痰热扰心所致的虚烦不宁，不寐多梦。故本题

选 A。

3.【答案】B

【解析】不寐之心胆气虚证治当益气镇惊，安神定志，方选安神定志丸合酸枣仁汤加减。六味地黄丸和交泰丸适用于心肾不交证，黄连温胆汤适用于痰热扰心证，归脾汤适用于心脾两虚证。故本题选 B。

4.【答案】A

【解析】不寐的病位主要在心，与肝、脾、肾密切相关。故本题选 A。

5.【答案】E

【A_2 型题】

6.【答案】C

【解析】湿食生痰，郁痰生热，扰动心神，故心烦不寐；痰湿上蒙则头重目眩；痰阻气机则胸闷；痰热中阻，胃失和降，则嗳气吞酸；热迫胆气上溢，则口苦；舌脉均为痰热内扰之征。辨证属痰热扰心证，治以化痰清热，和中安神。顺气导痰汤无清热之功，丹栀逍遥散无安神之功。半夏秫米汤主治痰食阻滞，胃中不和。朱砂安神丸无化痰之功。故本题选 C。

7.【答案】C

【解析】易惊，胆怯心悸，遇事善惊，舌淡苔白，脉虚弦，为心胆气虚之表现，治以益气镇惊，安神定志。故本题选 C。

8.【答案】B

第九单元 癫　狂

【A_1 型题】

1. 狂证火盛阴伤证，其治法是
   A. 活血化瘀，涤痰镇静
   B. 安神定志，祛痰降火
   C. 降火豁痰，安神宁心
   D. 镇心涤痰，泻肝清火
   E. 育阴潜阳，交通心肾
2. 癫证的治疗应以下列哪项为主
   A. 清心泻火，涤痰醒神
   B. 理气化痰，活血化瘀
   C. 理气解郁，化痰醒神
   D. 镇心祛痰，安神定志
   E. 健脾养心，益气安神
3. 治疗狂证痰热瘀结证，应首选
   A. 顺气导痰汤
   B. 越鞠丸
   C. 生铁落饮
   D. 琥珀养心丹
   E. 癫狂梦醒汤
4. 下列各项，与癫狂发病无关的病因病机是
   A. 阴阳失调
   B. 情志抑郁
   C. 痰气上扰
   D. 气血凝滞
   E. 外感风寒
5. 癫狂最重要的病理因素是
   A. 血瘀
   B. 痰结
   C. 火郁
   D. 气郁
   E. 寒凝
6. 治疗痰气郁结之癫证，应首选
   A. 癫狂梦醒汤
   B. 二阴煎
   C. 顺气导痰汤
   D. 柴胡疏肝散
   E. 生铁落饮
7. 治疗狂证火盛阴伤者，应首选
   A. 二至丸
   B. 六磨汤
   C. 温胆汤
   D. 二阴煎
   E. 养心汤
8. 狂证痰火扰神证，其治法是
   A. 育阴潜阳，交通心肾
   B. 健脾益气，养心安神
   C. 豁痰化瘀，调畅气血
   D. 理气解郁，化痰醒神
   E. 清心泻火，涤痰醒神

【A_2 型题】

9. 患者，女，40 岁。精神抑郁，表情淡漠，神志痴呆，语无伦次，不思饮食，舌苔腻，脉弦滑。其治法是
   A. 疏肝理气，活血化瘀
   B. 清肝泻火，解郁和胃
   C. 理气解郁，化痰醒神

D. 理气活血，宁心定志
E. 顺气化痰，清肝泄热

10. 患者，男，45 岁。神思恍惚，梦魂颠倒，心悸易惊，善悲欲哭，肢体困乏，饮食减少，舌质淡，脉细无力。其治法是
A. 健脾养心，益气活血
B. 健脾养心，化痰解郁
C. 益气养血，化浊祛痰
D. 健脾养心，养心安神
E. 益气和胃，养心安神

【B_1 型题】

（11~12 题共用备选答案）
A. 癫证
B. 狂证
C. 痫证
D. 痉证
E. 中风

11. 患者喧扰不宁，躁妄打骂，动而多怒。其诊断是
12. 患者沉默痴呆，语无伦次，静而多喜。其诊断是

答案与解析

【A_1 型题】

1. **【答案】** E

【解析】 狂证病位在神机，火盛阴伤证治宜育阴潜阳，交通心肾。火盛阴伤与痰并无相关，无需祛痰等治法。故本题选 E。

2. **【答案】** C

【解析】 癫证初病的病机为气郁、痰阻、血瘀蒙蔽心窍，相应的治则为理气解郁，化痰醒神。故本题选 C。

3. **【答案】** E

【解析】 狂证的治疗：痰热瘀结应豁痰化瘀，调畅气血，用癫狂梦醒汤；痰火扰神应清心泻火，涤痰醒神，用生铁落饮；火盛伤阴应育阴潜阳，交通心肾，用琥珀养心丹。故本题选 E。

4. **【答案】** E

【解析】 癫狂的基本病机是阴阳失调，情志抑郁，痰气上扰，气血凝滞。外感风寒是与癫狂发病无关的病因病机。故本题选 E。

5. **【答案】** D

【解析】 癫狂病变所属脏腑，主要在心肺，涉及脾胃，久而伤肾。病理因素以气、痰、火、瘀为主，四者有因果兼夹的关系，且多以气郁为先。肝气郁结，肝失条达，气郁生痰；或心脾气结，郁而生痰，痰气互结，则蒙蔽神机；如气郁化火，炼液为痰，或痰火蓄结阳明，则扰乱神明。病久气滞血瘀，凝滞脑气，又每兼瘀血为患。故本题选 D。

6. **【答案】** C

【解析】 痰气郁结之癫证的病机为肝气郁滞，脾失健运，痰郁气结，蒙蔽神窍，相应的治疗原则为理气解郁、化痰醒神，代表方为逍遥散合顺气导痰汤。故本题选 C。

7. **【答案】** D

【解析】 狂证火盛阴伤者，治疗当以育阴潜阳，交通心肾为主，选用二阴煎。方中生地黄、麦冬、玄参养阴清热，黄连、木通、竹叶泄热安神，起到滋阴降火，安神定志的作用。其他选项与本病的治疗无关。故本题选 D。

8. **【答案】** E

【A_2 型题】

9. **【答案】** C

【解析】 患者抑郁，表情淡漠，神志痴呆，语无伦次为痰浊闭阻神明；不思饮食为痰浊中阻；舌苔腻，脉弦滑为痰浊内阻之象，此为痰气郁结引起的癫证，治疗以理气解郁，化痰醒神为主。故本题选 C。

10. **【答案】** D

【解析】 患者神思恍惚，梦魂颠倒为癫证的主要表现；又兼见心悸易惊，善悲欲哭，为心气虚而情志失调；肢体困乏，饮食减少，为脾气虚弱无力运化；舌淡，脉细无力为心脾两虚的表现。故诊断为癫证之心脾两虚证，治以健脾益气，养心安神。故本题选 D。

【B_1 型题】

11. **【答案】** B　12. **【答案】** A

【解析】 癫证见沉默呆滞，精神抑郁，表情淡漠，或喃喃自语，或时悲时喜、哭笑无常。狂证见逾屋上垣，骂詈叫号，打人毁物，不食不眠。痫病见发作性神识恍惚，或突然昏仆、口吐涎沫、两目上视、四肢抽搐，或口中如有猪羊叫声。痉证见项背强急，四肢抽搐，甚至口噤，角弓反张。中风见突然昏厥，不省人事，伴有口眼歪斜，言语不利，半身不遂；或仅有歪僻不遂。故 11 题选 B，12 题选 A。

第十单元　痫　　病

【A_1 型题】

1. 痫病的辨证，应首先辨别的要点是
   A. 证候虚实
   B. 脏腑经络
   C. 病情轻重
   D. 外感内伤
   E. 寒热虚实
2. 痫证发作的基本病理因素是
   A. 肝火偏旺，火动生风
   B. 肝气郁结，肝阳上亢
   C. 痰热互阻，腑气不能
   D. 痰气上扰，气血凝滞
   E. 风阳痰浊，蒙蔽心窍
3. 下列哪项与痫病发病无直接关系
   A. 情志失调
   B. 饮食不节
   C. 胎气受损
   D. 脑部外伤
   E. 先天因素
4. 下列选项中，与痫病病情的轻重无关的是
   A. 病发持续时间的长短
   B. 发作间隔时间的久暂
   C. 痰浊的浅深
   D. 起病的急缓
   E. 正气的盛衰
5. 风痰闭阻之痫病的治法应为
   A. 清肝泻火，化痰开窍
   B. 涤痰息风，开窍定痫
   C. 平肝息风，安神定惊清肝
   D. 清热泻火，顺气豁痰
   E. 舒肝和里，健脾化瘀
6. 下列各项中，属于痫病最重要的病理因素是
   A. 风
   B. 痰
   C. 气
   D. 火
   E. 瘀

【A_2 型题】

7. 患者，男，50 岁。昏仆抽搐吐涎，两目上视，口中如作猪羊叫，平时情绪急躁，心烦失眠，咯痰不爽，口苦而干，舌红苔黄腻，脉弦滑数。治疗应首选
   A. 知柏地黄丸合定痫丸
   B. 天王补心丹合定痫丸
   C. 顺气导痰汤合二阴煎
   D. 龙胆泻肝汤合涤痰汤
   E. 滋水清肝饮合定痫丸
8. 患者突然昏倒仆地，神志不清，牙关紧闭，两目上视，手足抽搐，口吐涎沫，不久渐醒，醒后疲乏无力，舌苔白腻。其治法是
   A. 豁痰开窍，息风定痫
   B. 理气化痰，活血化瘀
   C. 镇心祛痰，安神定志
   D. 清肝泻火，养血安冲
   E. 清肝泻火，化痰开窍
9. 患者突然跌倒，神志不清，口吐涎沫，两目上视，四肢抽搐，口中如作猪羊叫声，移时苏醒，舌苔白腻，脉弦滑。治疗应首选
   A. 定痫丸
   B. 导痰汤
   C. 二阴煎
   D. 涤痰汤
   E. 控涎丹

答案与解析

【A_1 型题】

1.【答案】C

【解析】痫病的辨证首先要辨病情轻重，其次辨证候的虚实，再确定病理性质，即风、痰、热、瘀。判断本病之轻重要注意两方面：一是病发持续时间之长短，一般持续时间长则病重，短则病轻；二是发作间隔时间之久暂，即间隔时间短暂则病重，间隔时间长久则病轻。其临床表现的轻重与痰浊之浅深和正气之盛衰密切相关。故本题选 C。

2.【答案】E

【解析】《医学纲目・癫痫》说：“癫痫者，痰邪

逆上也。”所以痫证的基本病理因素为风阳痰浊，蒙蔽心窍，流窜经络。故本题选 E。

3.【答案】C

【解析】痫病的常见病因为先天遗传、七情失调，以及惊恐、饮食失调、脑部外伤、六淫所干，或患他病之后。故本题选 C。

4.【答案】D

5.【答案】B

【解析】治疗风痰闭阻之痫病，治以涤痰息风，开窍定痫，方选定痫丸加减。故本题选 B。

6.【答案】B

【解析】痫病的基本病机为脏腑失调，痰浊阻滞，气机逆乱，风痰内动，蒙蔽清窍。病理因素主要有风、火、痰、瘀，又以痰为重要。故本题选 B。

【A_2 型题】

7.【答案】D

【解析】患者昏仆抽搐吐涎，两目上视，口中如作猪羊叫，此为痫病。情绪急躁是为肝气不舒，肝郁化火；心烦失眠是为火扰心神，咯痰不爽；口苦而干是为肝火旺，火热煎熬津液，结而为痰；舌红苔黄腻，脉弦滑数为肝火痰热之象。此为肝火痰热引起的痫病，辨证为痰火扰神，治疗应用龙胆泻肝汤合涤痰汤清肝泻火，化痰宁心。故本题选 D。

8.【答案】A

【解析】疲乏无力，舌苔白腻，为肝风夹痰浊之表现。肝风内动，痰随风动，风痰闭阻，心神被蒙，则痫证发作，辨证属风痰闭阻证，治以豁痰开窍，息风定痫。故本题选 A。

9.【答案】A

【解析】患者诊断为痫病，神志不清，为痰浊随风而动，蒙闭心神清窍的表现，属风痰闭阻型，治疗选用定痫丸。故本题选 A。

第十一单元　胃　　痛

【A_1 型题】

1. 保和丸治疗胃痛的证候是
   A. 寒邪客胃证
   B. 饮食伤胃证
   C. 脾胃湿热证
   D. 瘀血停胃证
   E. 胃阴不足证
2. 胃脘隐痛，喜温喜按，得食痛减，神疲乏力，手足欠温，纳差便溏，舌淡苔白，脉迟缓者。治疗选用
   A. 良附丸
   B. 理中丸
   C. 小建中汤
   D. 黄芪建中汤
   E. 大建中汤
3. 胃痛之胃阴亏耗证，治法是
   A. 养阴益胃，和中止痛
   B. 化瘀通络，脉络瘀滞
   C. 温中健脾，和胃止痛
   D. 清化热湿，理气和胃
   E. 疏肝理气，和胃止痛
4. 胃痛瘀血停胃证的疼痛特点是
   A. 隐痛
   B. 灼痛
   C. 胀痛
   D. 暴痛
   E. 刺痛
5. 胃痛肝气犯胃证的临床特征是
   A. 胃脘胀痛，嗳腐吞酸
   B. 胃脘灼痛，痛势急迫
   C. 胃脘胀痛，连及两胁
   D. 胃痛隐隐，心烦嘈杂
   E. 胃脘刺痛，痛有定处
6. 胃痛的主要病变脏腑在胃，与胃痛关系最密切的脏腑是
   A. 脾、肾
   B. 肺、脾
   C. 脾、肝
   D. 肝、肾
   E. 心、肝
7. 胃痛的治疗，主要是
   A. 调肝理气止痛
   B. 调肝和胃止痛
   C. 理气和胃止痛
   D. 调理脾胃止痛
   E. 调肝理脾止痛
8. 胃痛寒邪客胃证的治法是
   A. 滋养阴血，润燥生津
   B. 养阴益胃，调中消痞

C. 养阴益胃，和中止痛
D. 滋养胃阴，降逆止呕
E. 温胃散寒，行气止痛

9. 治疗胃痛湿热中阻证，应首选
A. 柴胡疏肝散加减
B. 清中汤加减
C. 黄芪建中汤加减
D. 保和丸加减
E. 良附丸加减

10. 治疗胃痛饮食伤胃证，应首选
A. 良附丸
B. 黄芪建中汤
C. 保和丸
D. 小建中汤
E. 大建中汤

11. 下列各项不属于胃痛变证的是
A. 便血、吐血
B. 噎膈
C. 呕吐反胃
D. 便秘
E. 厥脱

12. 治疗胃痛肝气犯胃证，应选择的治法是
A. 温胃散寒，行气止痛
B. 消食导滞，和胃止痛
C. 疏肝解郁，理气止痛
D. 清化湿热，理气和胃
E. 化瘀通络，理气和胃

【A_2 型题】

13. 患者，男，20 岁。胃痛暴作，疼痛较剧，喜热敷，口不渴，舌苔薄白，脉弦紧。治疗应首选
A. 理中丸
B. 良附丸
C. 藿香正气散
D. 人参健脾丸
E. 黄芪建中汤

14. 患者胃痛，脘腹胀满，嗳腐吞酸，吐不消化食物，大便不爽，舌苔厚腻，脉滑。其治法是
A. 理气消胀
B. 消食导滞
C. 理气和胃
D. 消食健脾
E. 和胃止呕

15. 患者，男，40 岁。胃脘灼热疼痛，痛势急迫，烦怒，口苦，泛吐酸水，舌红苔薄黄，脉弦数。治疗应首选
A. 清中汤
B. 黛蛤散
C. 小柴胡汤
D. 柴胡疏肝散
E. 龙胆泻肝汤

16. 患者胃脘疼痛，如针刺刀割，痛有定处，按之痛甚，食后加剧，入夜尤甚，舌质紫暗有瘀斑，脉涩。其治法是
A. 养阴和胃
B. 消食导滞
C. 活血化瘀
D. 健脾益气
E. 调理肝脾

17. 患者胃脘疼痛反复发作，隐痛为主，喜温喜按，劳累、受凉后加重，空腹痛甚，进食后稍缓解，神疲乏力，四肢倦怠，手足不温，大便溏薄，舌淡苔白，脉虚弱。治疗应首选的方剂是
A. 藿香正气散
B. 黄芪建中汤
C. 芍药甘草汤
D. 附子理中丸
E. 香砂六君丸

【B_1 型题】

（18～19 题共用备选答案）
A. 寒邪客胃证
B. 饮食伤胃证
C. 肝气犯胃证
D. 湿热中阻证
E. 瘀血停胃证

18. 胃脘胀痛，痛连两胁，遇烦恼则痛作或痛甚，嗳气、矢气则痛舒，胸闷嗳气，喜长叹息，大便不畅，舌苔多薄白，脉弦。证属

19. 胃痛暴作，恶寒喜暖，得温痛减，遇寒加重，口淡不渴，或喜热饮，舌淡苔薄白，脉弦紧。证属

（20～21 题共用备选答案）
A. 健脾化湿
B. 温中健脾
C. 温中补肾
D. 散寒止痛
E. 散寒除湿

20. 胃痛暴作，畏寒喜暖，脘腹得温则痛减，口和不渴，喜热饮，舌苔薄白，脉弦紧。其治法是

21. 胃痛隐隐，喜温喜按，空腹痛甚，得食痛减，泛吐清水，神疲乏力，大便溏薄，舌淡苔白，脉迟缓。其治法是

答案与解析

【A_1 型题】

1.【答案】B

【解析】保和丸具有消食导滞的作用，方中山楂、神曲、莱菔子消导食积，连翘散结清热。诸药合用，共奏消积和胃之效，饮食伤胃证首选保和丸。故本题选B。

2.【答案】D

【解析】隐痛、喜温喜按，此为虚寒之证。患者食后痛减，神疲乏力，手足欠温，纳差便溏，故可诊断为脾胃虚寒型胃痛，治以温中健脾，和胃止痛，方选黄芪建中汤加减。故本题选D。

3.【答案】A

【解析】胃痛之胃阴亏耗证，治法为养阴益胃，和中止痛；瘀血停胃证，治法为化瘀通络，理气和胃。脾胃虚寒证，治法为温中健脾，和胃止痛；湿热中阻证，治法为清化热湿，理气和胃；肝气犯胃证，治法为疏肝理气，和胃止痛。故本题选A。

4.【答案】E

【解析】瘀血停胃证表现为胃脘疼痛，痛如针刺刀割，痛有定处，按之痛甚，食后加剧，入夜尤甚，或见吐血、黑便，舌质紫暗或有瘀斑，脉涩。故本题选E。

5.【答案】C

【解析】肝气郁滞，肝气犯胃则胃脘胀痛，胁为肝之分野，故痛连及两胁，所以胃脘胀痛连及两胁是胃痛肝气犯胃证的临床特征。故本题选C。

6.【答案】C

【解析】胃痛的病变部位在胃，但与肝、脾关系极为密切。故本题选C。

7.【答案】C

【解析】胃痛主要由外邪犯胃、饮食伤胃、情志不畅和脾胃素虚等原因，导致胃气郁滞，胃失和降，不通则痛。其治疗以理气和胃止痛为主。故本题选C。

8.【答案】E

【解析】胃痛寒邪客胃证的治法为温胃散寒，行气止痛，方用良附丸加减。故本题选E。

9.【答案】B

【解析】胃痛湿热中阻证的治法为清化湿热，理气和胃，方用清中汤加减。故本题选B。

10.【答案】C

【解析】胃痛饮食伤胃证治宜消食导滞，和胃止痛，方选保和丸。良附丸温胃散寒，行气止痛，适用于寒邪客胃证。黄芪建中汤温中健脾，主治脾胃虚寒型腹痛。小建中汤温中补虚，和里缓急，主治中虚脏寒腹痛。大建中汤温中补虚，降逆止痛，主治腹中大寒腹痛。故本题选C。

11.【答案】D

【解析】胃痛可以衍生变证，如胃热炽盛，迫血妄行，或瘀血阻滞，血不循经，或脾气虚弱，不能统血，而致便血、呕血。大量出血，可致气随血脱，危及生命。若脾胃运化失职，湿浊内生，郁而化热，火热内结，腑气不通，腹痛剧烈拒按，导致大汗淋漓，四肢厥逆的厥脱危证。或日久成瘀，气机壅塞，胃失和降，胃气上逆，致呕吐反胃。若胃痛日久，痰瘀互结，壅塞胃脘，可形成噎膈。故本题选D。

12.【答案】C

【解析】胃痛肝气犯胃证的治法为疏肝解郁，理气止痛，方用柴胡疏肝散加减。故本题选C。

【A_2 型题】

13.【答案】B

【解析】寒凝胃脘，阳气被遏，气机阻滞，不通则通，故胃痛暴作，疼痛较剧；寒邪得温则散，故喜热敷；舌苔薄白，脉弦紧为寒邪入体之征。故辨证属寒邪客胃，治以温中散寒、理气止痛，方药选良附丸。理中汤、人参健脾丸、黄芪建中汤有温中健脾之功效，主要用于脾胃虚寒证，排除A、D、E。藿香正气散具有解表化湿之功效，排除C。故本题选B。

14.【答案】B

【解析】根据主症可诊断为胃痛。因饮食积滞，阻滞胃气，导致胃气壅滞，故出现脘腹胀满；胃失和降，故嗳腐吞酸，吐不消化食物；舌苔厚腻，脉滑，均为饮食伤胃之证。治法为消食导滞，和胃止痛。故本题选B。

15.【答案】A

【解析】患者胃脘灼痛属热证，伴烦怒、口苦、泛吐酸水为胃有郁热之象。患者舌红脉弦数为肝胃有热之象。综上可辨证为胃痛湿热中阻证，治宜疏肝理气，泄热和胃，方选清中汤。故本题选A。

16.【答案】C

17.【答案】B

【解析】根据患者症状可诊断为胃痛之脾胃虚寒

证。胃中虚寒，故胃脘疼痛反复发作，隐痛，喜温喜按，劳累、受凉后加重。胃络失荣，故空腹痛甚，进食后稍缓解；脾虚故神疲乏力，四肢倦怠，手足不温，大便溏薄，舌淡苔白，脉虚弱。治法为温中健脾，和胃止痛，方用黄芪建中汤加减。故本题选 B。

【B_1 型题】

18.【答案】C　19.【答案】A

【解析】遇烦恼则痛作或痛甚，嗳气、矢气则痛舒，胸闷嗳气，喜长叹息，为肝气犯胃之表现。胃痛暴作，恶寒喜暖，得温痛减，为寒邪客胃之表现。故18题选 C，19题选 A。

20.【答案】D　21.【答案】B

【解析】胃痛暴作，畏寒喜暖，脘腹得温则痛减，喜热饮，为寒邪客胃型胃痛，治以散寒止痛。胃痛隐隐，喜温喜按，空腹痛甚，得食痛减，为脾胃虚寒型胃痛，治以温中健脾。故20题选 D，21题选 B。

第十二单元　呕　　吐

【A_1 型题】

1. 治疗呕吐肝气犯胃证，首选的方剂是
   A. 柴胡舒肝散
   B. 四七汤
   C. 四磨汤
   D. 逍遥散
   E. 金铃子散
2. 下列各项，不属呕吐病因的是
   A. 内伤饮食
   B. 病后体虚
   C. 情志不调
   D. 外感六淫
   E. 先天禀赋不足
3. 呕吐的病位在
   A. 肠、肝、脾
   B. 胃、肝、脾
   C. 脾、胃、肺
   D. 肺、胃、肾
   E. 肝、胃、肠
4. 下列各项，属于虚证呕吐特点的是
   A. 起病较急，病程较短
   B. 发病因素不甚明显
   C. 呕吐量较多
   D. 吐出物多酸臭
   E. 脉实而有力
5. 呕吐的治疗原则是
   A. 健脾化湿
   B. 温养脾胃
   C. 补中益气
   D. 养阴和胃
   E. 和胃降逆
6. 治疗呕吐脾胃气虚证，首选的方剂是
   A. 香砂六君子汤
   B. 参苓白术散
   C. 七味白术散
   D. 理中汤
   E. 黄芪建中汤
7. 肝热犯胃型呕吐物的性状及气味是
   A. 苦水、黄水
   B. 酸水、绿水
   C. 浊痰涎沫
   D. 清水
   E. 酸腐量多，气味难闻
8. 呕吐的基本病机是
   A. 肝气犯胃，胃气上逆
   B. 胃失和降，胃气上逆
   C. 食滞伤胃，胃失和降
   D. 外邪犯胃，胃失和降
   E. 脾胃受损，胃失润降
9. 痰饮中阻型呕吐物的性状及气味是
   A. 苦水、黄水
   B. 酸水、绿水
   C. 浊痰涎沫
   D. 清水
   E. 酸腐量多，气味难闻
10. 下列哪项不是痰饮内阻证呕吐的特征
   A. 呕吐清水痰涎
   B. 脘闷不食
   C. 头眩心悸
   D. 胸胁疼痛
   E. 脉滑

【A_2 型题】

11. 患者恶心呕吐，食欲不振，食入难化，脘部痞闷，大便不畅，舌淡胖，苔薄，脉细。首选的方

剂是
A. 小半夏汤
B. 四七汤
C. 麦门冬汤
D. 香砂六君子汤
E. 理中汤

12. 患者呕吐清水痰涎，脘闷食少，时有头晕心悸，舌苔白腻，脉滑。其治法是
A. 疏邪解表
B. 消食化滞
C. 温中化饮，和胃降逆
D. 疏肝理气，和胃降逆
E. 温中健脾，和胃降逆

13. 患者呕吐清水痰涎，脘闷不食，头晕心悸，舌苔白腻，脉滑。其证候是
A. 饮食停滞
B. 痰饮内阻
C. 气滞痰阻
D. 食积痰阻
E. 气滞食积

【B_1 型题】

（14~15 题共用备选答案）
A. 藿香正气散加荆芥、防风
B. 藿香正气散加木香、枳壳
C. 藿香正气散去白术，加鸡内金、神曲
D. 新加香薷饮
E. 黄连解毒汤

14. 外邪犯胃之呕吐，若伴见脘痞嗳腐，饮食停滞者。其治疗方宜
15. 外邪犯胃之呕吐，若风寒偏重，寒热无汗。其治疗方宜

（16~17 题共用备选答案）
A. 有物有声
B. 喉间气逆有声
C. 有物无声
D. 无物有声
E. 嗳气声缓

16. 呃逆的特点是指
17. 干呕的特点是指

答案与解析

【A_1 型题】

1.【答案】B

【解析】呕吐肝气犯胃证治当疏肝理气，和胃降逆，方选四七汤加减。本方具有理气宽中，和胃，降逆止呕之功效，适用于因肝气郁结，气逆犯胃的呕吐。故本题选 B。

2.【答案】E

3.【答案】B

【解析】胃主降，以下行为顺，若胃气上逆，则发生呕吐，故呕吐的病位在胃，但胃气之和降有赖于脾气的升清运化及肝气的疏泄条达，如脾失健运，肝失疏泄，易致胃失和降，升降失职出现呕吐，所以呕吐还与脾、肝有关系。故本题选 B。

4.【答案】B

【解析】实证呕吐一般起病较急，病程较短，发病因素明显，多为感受外邪、伤于饮食、情志失调等，呕吐量较多，吐出物多酸臭，形体壮实，脉多实而有力；虚证呕吐，大多起病较缓，病程较长，或表现为时作时止，发病因素不甚明显，吐出物不多，无酸臭，常伴精神疲乏、倦怠乏力、脉弱无力等症。故本题选 B。

5.【答案】E

【解析】根据呕吐胃失和降，胃气上逆的基本病机，其治疗原则为和胃降逆止呕。但应分虚实辨证论治，实者重在祛邪，分别施以解表、消食、化痰、理气之法，辅以和胃降逆之品以求邪去胃安呕止之效；虚者重在扶正，分别施以益气、温阳、养阴之法，辅以降逆止呕之药，以求正复胃和呕止之功；虚实并见者，则予攻补兼施。故本题选 E。

6.【答案】A

7.【答案】B

8.【答案】B

【解析】呕吐是指胃失和降，气逆于上，迫使胃中之物从口中吐出的一种病证。病机为胃失和降、胃气上逆。故本题选 B。

9.【答案】C

10.【答案】D

【解析】痰饮内阻，饮邪留滞胃肠，阻遏气机，胃失和降，水饮随胃气上逆，故可有呕吐清水痰涎，脘闷不食。饮邪内阻，清阳不升，故头晕目眩。脉滑亦为痰饮内阻的表现。胸胁疼痛为肝气犯胃证呕吐的特征。故本题选 D。

【A_2 型题】

11.【答案】D

【解析】患者恶心呕吐，食欲不振，诊断为呕吐。脾胃气虚，纳运无力，胃虚气逆，可见恶心呕吐，食欲不振，食入难化，脘部痞闷，大便不畅；舌淡胖，苔薄，脉细均为气虚之征，辨证属脾胃气虚证，治当健脾益气，和胃降逆，方选香砂六君子汤加减。故本题选 D。

12.【答案】C

13.【答案】B

【解析】呕吐清水痰涎，脘闷不食为脾不运化，痰饮内停，胃气上逆；头晕为水饮上犯，清阳不展；心悸为水饮凌心；舌苔白腻，脉滑都为痰饮内停之征。此为痰饮内停引起的呕吐。故本题选 B。

【B_1 型题】

14.【答案】C 15.【答案】A

【解析】脘痞嗳腐，饮食停滞，治法为消食导滞。风寒偏重，寒热无汗，治法为发表散寒。故 14 题选 C，15 题选 A。

16.【答案】B 17.【答案】D

【解析】呃逆的特点是喉间气逆有声，干呕的特点是无物有声。故 16 题选 B，17 题选 D。

第十三单元 腹 痛

【A_1 型题】

1. 下列各项，不属于腹痛病理因素的是
   A. 寒凝
   B. 瘀血
   C. 火郁
   D. 风邪
   E. 食积
2. 治疗腹痛湿热壅滞证，应首选
   A. 大承气汤
   B. 龙胆泻肝汤
   C. 清中汤
   D. 枳实导滞丸
   E. 泻心汤合连朴饮
3. 治疗腹痛肝郁气滞证，首选的方剂是
   A. 加味逍遥散
   B. 正气天香散
   C. 枳实导滞丸
   D. 四逆散
   E. 柴胡疏肝散
4. 腹痛与下列哪项无关
   A. 手阳明经
   B. 足三阴经
   C. 手少阳经
   D. 足少阳经
   E. 足阳明经
5. 治疗腹痛中脏虚寒证，首选的方剂是
   A. 枳实导滞丸
   B. 吴茱萸汤
   C. 小建中汤
   D. 少腹逐瘀汤
   E. 理中丸
6. 下列各项，与腹痛发病无关的经脉是
   A. 冲、任、带脉
   B. 足三阴经
   C. 足太阳经
   D. 足少阳经
   E. 足阳明经
7. 腹痛的基本病机是
   A. 肝脾不和，胃气郁滞
   B. 肝气郁结，胃失和降
   C. 肝脾湿热，络脉不和
   D. 脏腑失和，气血不畅
   E. 脾胃失和，瘀血阻滞
8. 下列各项除哪项外，均是腹痛的常见病因
   A. 外感时邪
   B. 饮食不节
   C. 情志失调
   D. 阳气素虚
   E. 外感风燥
9. 治疗腹痛寒邪内阻证，应首选
   A. 失笑散合丹参饮加减
   B. 小半夏汤合苓桂术甘汤加减
   C. 良附丸合正气天香散
   D. 四君子汤合参苓白术散加减
   E. 一贯煎合芍药甘草汤加减
10. 下列各项，属于慢性腹痛特点的是
   A. 腹痛剧烈，常有明显诱发因素

B. 起病缓慢，病程迁延
C. 伴有呕吐，嗳腐酸臭等症状者
D. 多因外感时邪、饮食不节、虫积内扰所致
E. 突然起病

【A_2 型题】

11. 一打工男青年，素体壮实。3 天来出现腹痛胀满，按之痛甚，自述烦热口渴，大便秘结，舌质红，苔黄厚，脉滑实有力。中医辨证为
A. 气滞证
B. 虚寒证
C. 食滞证
D. 实热证
E. 寒实证

12. 患者脘腹胀满疼痛，拒按，嗳腐吞酸，厌食呕恶，痛而欲泻，泻后痛减，舌苔厚腻，脉滑实。其首选的方剂是
A. 大承气汤
B. 丁香散
C. 益胃汤
D. 保和丸
E. 枳实导滞丸

13. 患者腹部刺痛较剧，痛处不移，触之痛甚，舌质紫暗，脉弦涩。其治法是
A. 理气和胃
B. 理气活血
C. 活血化瘀
D. 化瘀散结
E. 化痰祛瘀

答案与解析

【A_1 型题】

1. **【答案】** D

【解析】 病理因素主要有寒凝、火郁、食积、气滞、血瘀。病理性质不外寒、热、虚、实四端。故本题选 D。

2. **【答案】** A

【解析】 大承气汤有泄热通腑，行气导滞之功。故本题选 A。

3. **【答案】** E

4. **【答案】** C

【解析】 腹为肝、胆、脾、肾、大小肠、膀胱等所居之处，并为足三阴、足少阳、手足阳明、冲、任、带等经脉循行之部。手少阳经从手走头，与腹无关。故本题选 C。

5. **【答案】** C

【解析】 腹痛中脏虚寒证，治当温中补虚，缓急止痛，方选小建中汤加减。枳实导滞丸适用于饮食积滞证，少腹逐瘀汤适用于瘀血内停证，理中丸适用于脾胃虚寒证，吴茱萸汤适用于胃寒呕吐证。故本题选 C。

6. **【答案】** C

【解析】 腹痛发病涉及脏腑及经脉较多，有肝、胆、脾、肾、大小肠、膀胱、胞宫等脏腑，及足三阴、足少阳、手足阳明、冲、任、带等经脉。故本题选 C。

7. **【答案】** D

【解析】 腹痛是由于感受外邪、饮食不节、情志失调及阳气素虚等导致相关脏腑功能失调，气血郁滞，脉络痹阻不通则痛。所以腹痛的病机可以概括为脏腑失和，气血不畅。故本题选 D。

8. **【答案】** E

【解析】 外感时邪、饮食不节、情志失调、阳气素虚均是腹痛的常见病因，而风燥不是腹痛的常见病因。故本题选 E。

9. **【答案】** C

【解析】 腹痛寒邪内阻证治法为散寒温里，理气止痛，方用良附丸合正气天香散加减。故本题选 C。

10. **【答案】** B

【解析】 起病缓慢，病程迁延，腹痛时作时止，痛势不甚，经久缠绵，属慢性腹痛。故本题选 B。

【A_2 型题】

11. **【答案】** D

【解析】 腹痛胀满，按之痛甚，自述烦热口渴，大便秘结，为湿热内阻伤津之表现。舌质红，苔黄厚，脉滑实有力为实热之候。故本题选 D。

12. **【答案】** E

【解析】 患者脘腹胀满疼痛明显，诊断为腹痛。食滞内停，运化失司，胃肠不和，可见腹痛拒按，嗳腐吞酸，厌食呕恶等证。结合舌脉，辨证属饮食积滞证，治当消食导滞，理气止痛，方选枳实导滞丸加减。故本题选 E。

13. **【答案】** C

【解析】刺痛为血瘀特点，患者腹部刺痛较剧，痛处不移，触之痛甚，舌质紫暗，脉弦涩，为瘀血表现。治以活血化瘀。故本题选 C。

第十四单元　泄　　泻

【A_1 型题】

1. 泄泻的基本病机是
   A. 肝气郁结，胃失和降
   B. 肝脾湿热，络脉不和
   C. 邪滞于肠，气血壅滞，肠道传化失司
   D. 脾虚湿盛，肠道功能失司
   E. 脏腑气机阻滞，经脉痹阻
2. 泄泻的治疗大法是
   A. 健脾益气
   B. 消食导滞
   C. 运脾化湿
   D. 清热利湿
   E. 芳香化湿
3. 泄泻与痢疾主要的鉴别点是
   A. 有无发热
   B. 有无大便不成形
   C. 有无便下赤白脓血
   D. 有无腹泻
   E. 有无腹痛
4. 下列各项，属于泄泻特点的是
   A. 里急后重
   B. 便下脓血
   C. 吐泻并作
   D. 便稀溏如水
   E. 便下米泔水
5. 下列各项，不属于泄泻变证的是
   A. 黄疸
   B. 虚劳
   C. 水肿
   D. 闭证
   E. 厥脱
6. 泄泻的病理因素主要是
   A. 湿
   B. 虚火
   C. 痰
   D. 风邪
   E. 寒邪
7. 关于泄泻的治疗，下列哪一项不正确
   A. 急性泄泻不可骤用补涩
   B. 久泻不可分利太过
   C. 清热需大量使用苦寒
   D. 补虚不可纯用甘温
   E. 重度泄泻应防止津液亏损
8. 系统提出用酸收法治疗泄泻的医家是
   A. 张仲景
   B. 李东垣
   C. 朱丹溪
   D. 张景岳
   E. 李中梓
9. 治疗泄泻肝气乘脾证，首选方剂是
   A. 柴胡疏肝散
   B. 痛泻要方
   C. 五磨饮子
   D. 四七汤
   E. 参苓白术散
10. 治疗泄泻脾胃虚弱证，应首选的方剂是
   A. 葛根芩连汤
   B. 参苓白术散
   C. 理中丸
   D. 补中益气汤
   E. 保和丸
11. 治疗久泻不止，不宜过用
   A. 健脾
   B. 补肾
   C. 升提
   D. 固涩
   E. 分利

【A_2 型题】

12. 患者，男，60 岁。黎明之前泄泻，腹痛肠鸣即泻，泻后则安，形寒怕冷，舌淡苔白，脉沉。其病机是
   A. 食滞肠胃
   B. 肾阳虚衰
   C. 寒湿客脾
   D. 湿热伤脾
   E. 肝气乘脾
13. 患者大便溏泻，稍进油腻之物则大便次数增多，饮食减少，脘腹胀闷不舒，面色萎黄，肢倦乏

力，舌淡苔白，脉濡弱。其证候是
A. 脾虚不运
B. 脾胃不和
C. 脾胃虚弱
D. 脾胃阳虚
E. 肾阳虚衰

14. 患者，男，24岁。腹痛肠鸣，泻下粪便臭如败卵，但泻而不爽，脘腹胀满，舌苔白厚而腐，脉滑。其治法是
A. 消食导滞
B. 活血化瘀
C. 清热利湿
D. 芳香化湿
E. 抑肝扶脾

15. 患者泄泻腹痛，泻下急迫，粪色黄褐而臭，肛门灼热，烦热口渴，小便短赤，舌苔黄腻，脉滑数。其治法是
A. 消食导滞
B. 泄热导滞
C. 清热利湿
D. 通腑泄热
E. 通腑消食

16. 患者胸胁胀闷，嗳气食少，每因抑郁恼怒之时，发生腹痛泄泻，舌淡红，脉弦。其治法是
A. 调理脾胃
B. 疏肝理气
C. 抑肝扶脾
D. 泻肝和胃
E. 疏肝和胃

17. 患者大便时溏时泻，水谷不化，稍进油腻之物，则大便次数增多，食少，脘腹胀闷，面黄，肢倦乏力，舌淡苔白，脉细弱。治疗应首选
A. 四君子汤
B. 大建中汤
C. 参苓白术散
D. 小建中汤
E. 补气运脾汤

18. 患者腹痛肠鸣，泻下粪便臭如败卵，但泻而不爽，脘腹胀满，舌苔白厚而腐，脉滑。治疗应首选
A. 保和丸
B. 藿香正气散
C. 葛根芩连汤
D. 参苓白术散
E. 龙胆泻肝汤

答案与解析

【A_1 型题】

1.【答案】D

2.【答案】C

【解析】泄泻的基本病机变化为脾虚与湿盛，致肠道功能失司而发为泄泻。病理因素主要是湿，湿为阴邪，易困脾阳，《医宗必读》有“无湿不成泻”之说。脾主运化，喜燥恶湿，若脾失健运导致小肠无以分清泌浊，则发为泄泻，所以泄泻的治疗大法为运脾化湿。故本题选C。

3.【答案】C

【解析】泄泻与痢疾两者均为大便次数增多、粪质稀薄的病证。泄泻以大便次数增加，粪质稀溏，甚则如水样，或完谷不化为主症，大便不带脓血，也无里急后重，或无腹痛。而痢疾以腹痛、里急后重、便下赤白脓血为特征。故本题选C。

4.【答案】D

【解析】泄泻以大便清稀为临床特征，或大便次数增多，粪质清稀；或便次不多，但粪质清稀，甚至如水状；或大便稀薄，完谷不化，便中无脓血。故本题选D。

5.【答案】A

【解析】有少数患者，暴泄不止，损气伤津耗液，可成痉、厥、闭、脱等危证。泄泻日久，亦常可变生他证。如脾胃虚弱，气血化生乏源，耗伤津液，可出现萎黄、虚劳；泄泻日久，精微流失，不能充养，致脾肾阳亏，水湿不得运化，泛滥全身，而变为水肿之证。若泄泻经久，病趋下焦，脂血伤败，变为痢疾。泄泻反复不愈还常可因气血亏虚，心神不宁，而合并郁证、不寐、心悸等证。泄泻无度，中气下陷，又可合并有脱肛之证。故本题选A。

6.【答案】A

7.【答案】C

【解析】泄泻的治疗大法为运脾化湿。急性泄泻多以湿盛为主，重在化湿，佐以分利，再根据寒湿和湿热的不同，分别采用温化寒湿与清化湿热之法。夹有表邪者，佐以疏解；夹有暑邪者，佐以清暑；兼有伤食者，佐以消导。久泻以脾虚为主，当重健脾。因

肝气乘脾者，宜抑肝扶脾；因肾阳虚衰者，宜温肾健脾。中气下陷者，宜升提；久泻不止者，宜固涩。暴泻不可骤用补涩，以免关门留寇；久泻不可分利太过，以防劫其阴液。故本题选C。

8.【答案】E

【解析】李中梓在《医宗必读》中提出了著名的治泻九法，即淡渗、升提、清凉、疏利、甘缓、酸收、燥湿、温肾、固涩。故本题选E。

9.【答案】B

10.【答案】B

【解析】泄泻脾胃虚弱证的病机为脾虚失运，清浊不分。治法为健脾益气，化湿止泻，方用参苓白术散加减。故本题选B。

11.【答案】E

【A_2型题】

12.【答案】B

【解析】患者黎明泄泻，形寒怕冷为阳虚之象，加之舌脉表现可诊断为泄泻肾阳虚衰证。食滞所致泄泻多并见嗳腐酸臭。寒湿所致者多并见腹痛肠鸣，泄泻如水样。湿热者以泻下不爽为特点。肝气乘脾者以腹痛泄泻，泻后痛减为特点。故本题选B。

13.【答案】C

【解析】脾胃虚弱，运化无权，水谷不化，清浊不分，故大便溏泻，稍进油腻之物则大便次数增多，饮食减少，脘腹胀闷不舒。面色萎黄，肢倦乏力，舌淡苔白，脉濡弱，为脾胃虚弱之象。辨证属脾胃虚弱证。故本题选C。

14.【答案】A

【解析】腹痛肠鸣，泻下粪便臭如败卵，但泻而不爽，脘腹胀满，为宿食不化，食滞中阻，运化失司之表现。舌苔白厚而腐，脉滑属食积之候。辨证属食滞肠胃之泄泻，治以消食导滞。故本题选A。

15.【答案】C

【解析】题中症状主要为热证实证，泻下急迫，粪色黄褐而臭为肠中有热，热性类火，火性急迫，肛门灼热，烦热口渴为湿热下注；舌苔黄腻，脉滑数皆为湿热，此为湿热伤中引起的泄泻。治疗要清热利湿。清除肠中火热，则大便形态、气味正常，除湿则脾自健，运化正常则排便正常。故本题选C。

16.【答案】C

【解析】患者每因抑郁恼怒之时，发生腹痛泄泻，此为肝木克脾土所致。证型为肝郁脾虚，治宜抑肝扶脾。故本题选C。

17.【答案】C

【解析】根据该患者的表现判断为泄泻之脾胃虚弱，治法为健脾益气，化湿止泻，治疗应用参苓白术散。A、E可补脾或运脾，但利湿力差；B温中散寒；D温中补虚，和里缓急，均不符。故本题选C。

18.【答案】A

【解析】患者泻下粪便臭如败卵、不爽，伴有脘腹胀满为食积内停、气机阻滞所致。治宜消食导滞，方选保和丸。藿香正气散化湿解表散寒，适用于寒湿泄泻；葛根芩连汤清热利湿，适用于湿热泄泻；参苓白术散健脾益气，适用于脾虚泄泻；龙胆泻肝汤适用于肝胆湿热证。故本题选A。

第十五单元 痢 疾

【A_1型题】

1. 虚寒痢的治法是
   A. 补中益气，健脾升阳
   B. 温补脾肾，收涩固脱
   C. 养阴和营，清肠止痢
   D. 温化寒湿，调气和血
   E. 温中补虚，清热化湿
2. 以下不属于痢疾病因的是
   A. 饮食不节
   B. 脾胃虚弱
   C. 外感时邪疫毒
   D. 夏暑感寒伤湿
   E. 情志内伤
3. 痢疾的病理因素主要是
   A. 湿热疫毒
   B. 虚火
   C. 浊瘀
   D. 湿邪
   E. 气滞
4. 疫毒痢的治法是
   A. 清热解毒化湿
   B. 活血解毒和胃
   C. 凉血清热利湿
   D. 清热利湿和胃
   E. 清热凉血解毒

5. 痢疾的特异性表现是
   A. 里急后重
   B. 腹部疼痛
   C. 恶心呕吐
   D. 大便溏泻
   E. 肛门灼热
6. 痢久不愈或反复发作，最易损伤的脏腑是
   A. 肝、胃
   B. 脾、胃
   C. 肝、脾
   D. 肝、肾
   E. 脾、肾
7. 治疗痢疾寒湿痢，应首选的方剂是
   A. 参苓白术散
   B. 藿香正气散
   C. 不换金正气散
   D. 平胃散
   E. 正气天香散
8. 下列哪些不属于痢疾的诊断要点
   A. 腹痛
   B. 里急后重
   C. 大便次数增多
   D. 泻下赤白脓血便
   E. 肛门灼热
9. 治疗阴虚痢，应首选
   A. 驻车丸
   B. 桃花汤
   C. 连理汤
   D. 黄土汤
   E. 真人养脏汤

【A_2 型题】

10. 患者，男，35 岁。下痢 3 个月余，痢下稀薄白冻，腹部隐痛，里急后重，食少神疲，四肢不温，舌淡苔薄白，脉沉细。治疗应首选
   A. 桃花汤
   B. 驻车丸
   C. 芍药汤
   D. 胃苓汤
   E. 白头翁汤
11. 患者，男，63 岁。痢下赤白清稀，无腥臭，滑脱不禁，肛门坠胀，腹部隐痛，喜温喜按，形寒畏冷，腰膝酸软，舌淡苔薄白，脉沉细。治疗应首选的方剂是
   A. 连理汤和四神丸
   B. 驻车丸
   C. 白头翁汤
   D. 桃花汤合真人养脏汤
   E. 不换金正气散
12. 患者，男，30 岁。腹痛，里急后重，赤多白少，肛门灼热，小便短赤，舌红苔黄，脉滑数。其证候是
   A. 疫毒痢
   B. 湿热痢
   C. 阴虚痢
   D. 休息痢
   E. 寒湿痢
13. 患者发病急骤，痢下鲜紫脓血，腹痛剧烈，里急后重较甚，壮热口渴，舌红绛苔黄燥，脉滑数。其诊断是
   A. 湿热痢
   B. 疫毒痢
   C. 休息痢
   D. 寒湿痢
   E. 噤口痢
14. 患者腹痛，里急后重，下痢赤白相杂，肛门灼热，小便短赤，舌苔微黄，脉滑数。其治法是
   A. 清肠化湿，调气和血
   B. 清热化湿，理气止痛
   C. 清热凉血，和胃利湿
   D. 清肠和胃，利湿解毒
   E. 清胃利湿，和胃通降

【B_1 型题】

（15~16 题共用备选答案）
   A. 连理汤
   B. 半夏泻心汤
   C. 乌梅丸
   D. 左金丸
   E. 温脾汤
15. 治疗休息痢，应首选
16. 治疗休息痢日久，脾阳极虚，肠中寒积不化，遇寒即发者，应首选

答案与解析

【A_1 型题】

1.【答案】B

【解析】虚寒痢的治法是温补脾肾，收涩固脱；寒湿痢的治法是温化寒湿，调气和血；阴虚痢的治法是养阴和营，清肠止痢；湿热痢的治法是清肠化湿，调气和血；痞满脾胃虚弱证的治法是补中益气，健脾升阳。故本题选B。

2.【答案】E

【解析】痢疾的病因为外感时邪疫毒、饮食不节和脾胃虚弱。感邪有三：一为疫毒之邪；二为湿热之邪；三为夏暑感寒伤湿。故本题选E。

3.【答案】A

【解析】痢疾病机主要是邪滞于肠，气血壅滞，肠道传化失司，脂络受伤，腐败化为脓血而为痢。病位在肠，与脾胃密切相关，可涉及肾。病理因素以湿热疫毒为主，病理性质分寒热虚实。故本题选A。

4.【答案】E

【解析】疫毒痢的病机为疫邪热毒，壅盛肠道，燔灼气血。治法为清热解毒，凉血除积。故本题选E。

5.【答案】A

【解析】里急后重是痢疾的特异性表现。腹部疼痛、恶心呕吐、大便溏泻、肛门灼热是非特异性表现。故本题选A。

6.【答案】E

【解析】痢久不愈或反复发作，不但损伤脾而且影响肾，导致脾肾亏虚，形成下痢不止。故本题选E。

7.【答案】C

【解析】寒湿痢的病机为寒湿客肠，气血凝滞，传导失司。治法为温中燥湿，调气和血，方用不换金正气散加减。故本题选C。

8.【答案】E

【解析】痢疾的诊断要点：①腹痛，里急后重，大便次数增多，便下赤白脓血。②急性痢疾起病急剧，可伴有恶寒发热；慢性痢疾则反复发作，迁延不愈。③常见于夏秋季节，多有饮食不洁史，具有传染性。肛门灼热不是痢疾的诊断要点。故本题选E。

9.【答案】A

【解析】痢疾的治疗，应根据其病证的寒热虚实，确定治疗原则。热痢清之，寒痢温之，初痢实则通之，久痢虚则补之，寒热交错者清温并用，虚实夹杂者攻补兼施。阴虚痢治法为养阴和营，清肠化湿，代表方为驻车丸加减。常用药为黄连、阿胶、当归、炮姜、白芍、甘草。故本题选A。

【A_2 型题】

10.【答案】A

【解析】患者下痢，特点为稀薄白冻，此为虚寒痢。治宜温补脾胃，收涩固脱。方选桃花汤合真人养脏汤。芍药汤主治湿热痢；白头翁汤主治疫毒痢；驻车丸主治阴虚痢。故本题选A。

11.【答案】D

【解析】根据患者症状可诊断为痢疾之虚寒痢。脾肾阳虚，故形寒畏冷，腰膝酸软，舌淡苔薄白，脉沉细；中气下陷故滑脱不禁，肛门坠胀；寒湿内生，阻滞肠腑，故痢下赤白清稀，无腥臭。治法为温补脾肾，收涩固脱，方用桃花汤合真人养脏汤。故本题选D。

12.【答案】B

【解析】湿热之邪壅滞肠中，气机不畅，传导失常，故腹痛，里急后重。湿热熏灼肠道，脂络受伤，气血瘀滞，化为脓血，故下痢赤多白少。肛门灼热，小便短赤，为湿热下注所致。舌红苔黄，脉滑数，为湿热之征象。辨为湿热痢。故本题选B。

13.【答案】B

【解析】疫毒痢表现为患者发病急骤，痢下血色鲜紫，呈脓血样，腹痛剧烈，里急后重明显，壮热口渴，舌苔黄燥。湿热痢主要表现为腹痛，里急后重，下痢赤白脓血，赤多白少；休息痢主要表现为痢疾时发时止，终年不愈；寒湿痢主要表现为腹痛，里急后重，下痢赤白脓血，白多赤少。与患者表现均不符。故本题选B。

14.【答案】A

【解析】湿热之邪毒积滞肠中，气血被阻，气机不畅，故腹痛，里急后重；湿热之毒伤及肠道脂膜，腐败化为脓血，故下痢赤白；湿热下注，故肛门灼热，小便短赤；舌苔微黄，脉滑数，为湿热之表现。故证候为湿热痢，治法为清肠化湿，调气和血。故本题选A。

【B_1 型题】

15.【答案】A　16.【答案】E

【解析】休息痢病机为正虚邪留，寒热错杂，治宜温中清肠，佐以调气化滞，方选连理汤。休息痢日久，脾阳极虚，肠中寒积不化，遇寒即发者治宜温中导下，用温脾汤加减。故15题选A，16题选E。

第十六单元　便　　秘

【A_1型题】

1. 冷秘的首选方是
   A. 麻子仁丸
   B. 六磨汤
   C. 温脾汤
   D. 黄芪汤
   E. 润肠丸
2. 治疗便秘气秘证，应首选
   A. 大黄附子汤
   B. 麻子仁丸
   C. 大承气汤
   D. 润肠丸
   E. 六磨汤
3. 便秘热秘，服药后大便不爽者。治疗宜用
   A. 麻子仁丸
   B. 六磨汤
   C. 更衣丸
   D. 青麟丸
   E. 大承气汤
4. 便秘冷秘的临床特征是
   A. 大便干结，口干口臭
   B. 大便干结，欲便不得
   C. 大便不干，努挣乏力
   D. 大便艰涩，手足不温
   E. 大便不干，腰膝酸冷
5. 治疗阳虚便秘的最佳选方是
   A. 济川煎
   B. 右归丸
   C. 半硫丸
   D. 温脾汤
   E. 麻子仁丸
6. 气秘的治法为
   A. 滋阴增液，润肠通便
   B. 补肾温阳，润肠通便
   C. 顺气导滞，降逆通便
   D. 温里散寒，通便止痛
   E. 补脾益肺，润肠通便

【A_2型题】

7. 患者大便不干硬，虽有便意，临厕努挣无力，挣则汗出短气，便后疲乏，面色㿠白，舌淡嫩苔薄，脉虚。其治法是
   A. 补脾和胃
   B. 温阳通便
   C. 益气补肺
   D. 温中健脾
   E. 益气润肠
8. 患者，男，75岁。大便艰涩，排出困难，小便清长，面色㿠白，四肢不温，腹中冷痛，腰脊酸冷，舌淡苔白，脉沉迟。其治法是
   A. 清热润肠
   B. 顺气行滞
   C. 益气润肠
   D. 养血润燥
   E. 温阳通便
9. 患者大便艰涩，腹痛拘急，胀满拒按，胁下偏痛，手足不温，呃逆呕吐，舌苔白腻，脉弦紧。治疗应首选
   A. 麻仁丸
   B. 六磨汤
   C. 温脾汤合半硫丸
   D. 济川煎
   E. 更衣丸
10. 患者大便秘结不通，面色无华，头晕目眩，心悸，唇、舌淡白，脉细涩。其治法是
   A. 清热润肠
   B. 顺气行滞
   C. 养血润肠
   D. 益气润肠
   E. 温阳通便
11. 患者，男，56岁。大便秘结，排出困难，面色无华，头晕目眩，心悸，舌淡，苔白，脉细涩。其诊断是
   A. 气虚便秘
   B. 血虚便秘
   C. 阴虚便秘
   D. 冷秘
   E. 气秘
12. 患者大便秘结，不甚干结，便而不畅，胸胁痞满，甚则腹中胀痛，嗳气，食少，苔薄腻，脉

弦。治疗上应首选
A. 麻子仁丸
B. 保和丸
C. 润肠丸
D. 柴胡疏肝散
E. 六磨汤

答案与解析

【A_1 型题】

1.【答案】C

【解析】热秘用麻子仁丸，气秘用六磨汤，冷秘用温脾汤，气虚秘用黄芪汤，阴虚秘用增液汤，阳虚秘用济川煎。故本题选 C。

2.【答案】E

【解析】便秘气秘证为气机郁滞所致，治疗应遵循顺气导滞的方法，方选六磨汤。大黄附子汤适用于阴寒积滞型便秘。麻子仁丸适用于肠胃积热型便秘。润肠丸适用于血虚便秘。大承气汤适用于阳明腑实，或热结旁流证。故本题选 E。

3.【答案】D

【解析】便秘属热秘者，当泻热导滞，润肠通便，方选麻子仁丸。若兼郁怒伤肝，易怒目赤者，加服更衣丸以清肝通便，若燥热不甚，或药后大便不爽者，可用青麟丸以通腑缓下，若热势较盛，痞满燥实坚者，可用大承气汤急下存阴。六磨汤则适用于便秘属气秘者。故本题选 D。

4.【答案】D

【解析】冷秘的临床表现为大便艰涩，腹痛拘急，胀满拒按，胁下偏痛，手足不温，呃逆呕吐，舌苔白腻，脉弦紧。A 为肠胃积热证的表现，B 为气机郁滞证的表现，C 为气虚秘的表现，E 为阳虚秘的表现。故本题选 D。

5.【答案】A

6.【答案】C

【解析】气秘治当顺气导滞，降逆通便；阴虚秘治当滋阴增液，润肠通便；阳虚秘治当补肾温阳，润肠通便；冷秘治当温里散寒，通便止痛；气虚秘治当补脾益肺，润肠通便。故本题选 C。

【A_2 型题】

7.【答案】E

【解析】根据主症，可诊断为便秘。脾肺气虚，运化失职，大肠传导无力，故虽有便意，努挣无力；肺气虚，故挣则汗出气短；脾气虚，故便后疲乏，面色白；舌淡嫩苔薄，脉虚，为气虚便秘的表现。所以治法为益气润肠。故本题选 E。

8.【答案】E

9.【答案】C

10.【答案】C

【解析】面色无华，头晕目眩，心悸，唇、舌淡白，脉细涩为阴血不足之表现。血虚，不能下润大肠，故大便秘结不通。辨证属血虚，治以养血润肠。故本题选 C。

11.【答案】B

12.【答案】E

【解析】气机郁滞，不能宣达，通降失滞，传导失职，糟粕内停，不得下行，故大便秘结；肝脾气滞，则胸胁胀满，腹中胀痛；脉弦为气滞之象。故辨证为肝脾不和，内有湿滞之气秘。治以顺气行滞，六磨汤调肝理脾，通便导滞。故本题选 E。

第十七单元　胁　　痛

【A_1 型题】

1. 下列各项，属于胁痛病因的是
   A. 外感风寒
   B. 外感燥热
   C. 外感暑热
   D. 外感湿热
   E. 外感风湿
2. 与胁痛发病关系最为密切的脏腑是
   A. 心、肺
   B. 脾、胃
   C. 肝、胆
   D. 肝、肾
   E. 脾、肾
3. 下列各项，属于胁痛变证的是
   A. 血证
   B. 鼓胀
   C. 胃痛

D. 眩晕
E. 中风

4. 胁痛的病理因素是
A. 气滞
B. 痰饮
C. 水湿
D. 热毒
E. 风热

5. 胁痛的治疗原则是
A. 疏肝理气止痛
B. 活血化瘀止痛
C. 清热化湿利胆
D. 疏肝和络止痛
E. 养血柔肝止痛

【A_2 型题】

6. 患者，男，55 岁。3 个月前因胸胁部撞伤后，而出现胁肋刺痛，痛有定处，入夜痛甚，舌质紫暗，脉沉涩。治疗应首选
A. 复元活血汤
B. 少腹逐瘀汤
C. 膈下逐瘀汤
D. 调营饮
E. 香附旋覆花汤

【B_1 型题】

（7~8 题共用备选答案）
A. 复元活血汤
B. 一贯煎
C. 龙胆泻肝汤
D. 温胆汤
E. 柴胡疏肝散

7. 治疗胁痛肝胆湿热证的首选方剂是
8. 治疗胁痛瘀血阻络证的首选方剂是

答案与解析

【A_1 型题】

1.【答案】D

【解析】胁痛的病因有情志不遂、跌仆损伤、饮食所伤、外感湿热、劳欲久病。故本题选 D。

2.【答案】C

【解析】因肝居胁下，经脉布于两胁，胆附于肝，其脉亦循于胁，故胁痛之病，当主要责之于肝胆。故本题选 C。

3.【答案】B

【解析】胁痛可与黄疸、积聚、鼓胀之间相互兼见，相互转化，互为因果。湿热蕴阻肝胆，脉络受阻之胁痛，因湿热交蒸，逼胆汁外溢，则可同时合并黄疸。肝郁气滞所致胁痛，经久不愈，瘀血停滞，胁下积块则可转为积聚。因肝失疏泄，脾失健运，久而影响及肾，导致气血水内停腹中，则可转为鼓胀等。故本题选 B。

4.【答案】A

5.【答案】D

【A_2 型题】

6.【答案】A

【解析】胸胁部撞伤后，胁肋刺痛，痛有定处，入夜痛甚，舌质紫暗，脉沉涩，诊断为胁痛瘀血阻络证。治以祛瘀通络，方用复元活血汤或血府逐瘀汤。故本题选 A。

【B_1 型题】

7.【答案】C　8.【答案】A

【解析】胁痛肝胆湿热证，为湿热瘀结，肝胆失疏，络脉失和，治宜清利湿热，方选龙胆泻肝汤加减。胁痛瘀血阻络证，为瘀血停滞，肝络瘀阻，治宜祛瘀通络，方选血府逐瘀汤或复元活血汤加减。故 7 题选 C，8 题选 A。

第十八单元　黄　疸

【A_1 型题】

1. 下列各项，不属于黄疸病因的是
A. 情志内伤
B. 内伤饮食
C. 外感湿热
D. 劳倦
E. 外感疫毒

2. 黄疸形成的关键病理因素是
A. 热邪

B. 寒邪
C. 疫毒
D. 瘀血
E. 湿邪
3. 黄疸最主要的辨证要点是
A. 急黄之病因
B. 黄疸病势轻重
C. 辨阳黄、阴黄
D. 阳黄湿热之轻重
E. 阴黄之病因
4. 最早指出黄疸有传染性的中医文献是
A.《黄帝内经》
B.《伤寒论》
C.《金匮要略》
D.《丹溪心法》
E.《沈氏尊生书》
5. 不属于黄疸的病理因素的是
A. 湿邪
B. 痰浊
C. 瘀血
D. 疫毒
E. 气滞
6. 黄疸的辨证要点是
A. 气血
B. 阴阳
C. 寒热
D. 虚实
E. 脏腑
7. 黄疸最具特征的表现是
A. 面黄
B. 目黄
C. 小便黄
D. 恶心纳呆
E. 腹胀呕吐
8. 治疗黄疸消退后气滞血瘀证，首选的方剂是
A. 逍遥散合鳖甲煎丸
B. 归芍六君子汤
C. 茵陈五苓散
D. 茵陈四苓散
E. 黄连温胆汤
9. 治疗黄疸阴黄寒湿证，应首选
A. 麻黄连翘赤小豆汤
B. 栀子柏皮汤
C. 茵陈五苓散
D. 茵陈术附汤
E. 茵陈蒿汤

【A_2 型题】

10. 患者身目俱黄，头重身困，胸脘痞满，食欲减退，恶心呕吐，腹胀、便溏，苔厚腻微黄，脉濡缓。治疗上应首选
A. 茵陈蒿汤
B. 茵陈五苓散
C. 茵陈术附汤
D. 鳖甲煎丸
E. 逍遥散
11. 患者身目俱黄，黄色晦暗，腹胀纳少，神疲畏寒，大便不实，口淡不渴，舌淡苔腻，脉濡缓。诊断为黄疸，其证候是
A. 阴黄
B. 急黄
C. 阳黄湿热并重
D. 阳黄热重于湿
E. 阳黄湿重于热
12. 患者发病急骤，黄疸迅速加深，色黄如金，高热烦渴，胁痛腹满，神昏谵语，舌质红绛，脉弦数。其证候是
A. 阳黄之热重于湿
B. 阳黄之湿重于热
C. 急黄
D. 阴黄
E. 胆腑郁热
13. 患者面目及肌肤淡黄，甚则晦暗不泽，肢软乏力，心悸气短，大便溏薄，舌质淡，苔薄，脉濡细。其证候是
A. 中脏虚寒证
B. 湿热留恋证
C. 阴黄脾虚湿滞证
D. 阳黄湿重于热证
E. 阴黄寒湿阻遏证
14. 患者身目俱黄，色黄鲜明如橘，发热口渴，恶心欲吐，尿少黄赤，大便秘结，舌苔黄腻，脉弦数。治疗应首选
A. 龙胆泻肝汤
B. 茵陈五苓散
C. 茵陈蒿汤
D. 甘露消毒丹
E. 柴胡疏肝散
15. 患者黄疸日久，黄色晦暗如烟熏，纳少脘闷，大便溏，神疲畏寒，口淡不渴，舌淡苔腻，脉沉迟。治疗应首选
A. 茵陈蒿汤

B. 茵陈五苓散
C. 甘露消毒丹
D. 黄连温胆汤
E. 茵陈术附汤

16. 患者，男，26岁。突然出现身目俱黄，黄色鲜明，伴发热口渴，恶心欲呕，腹部胀满，小便短少黄赤，大便秘结，舌红苔黄腻，脉弦数。治疗应首选
A. 犀黄丸
B. 茵陈五苓散
C. 麻黄连翘赤小豆汤
D. 大黄硝石汤
E. 茵陈蒿汤

【B_1型题】

（17~18题共用备选答案）
A. 清热利湿，佐以泻下
B. 利湿化浊，佐以清热
C. 清热解毒，凉营开窍
D. 健脾和胃，温化寒湿
E. 解表清热利湿

17. 急黄神昏舌绛者，其治法是
18. 阳黄初起见表证者，其治法是

答案与解析

【A_1型题】

1.【答案】A

【解析】黄疸的常见病因为外感湿热疫毒，内伤饮食、劳倦，病后续发。故本题选A。

2.【答案】E

【解析】黄疸的病理因素有湿邪、热邪、寒邪、疫毒、气滞、瘀血六种，但其中以湿邪为主。故本题选E。

3.【答案】C

【解析】黄疸的辨证以阴阳为纲，分为阳黄和阴黄。阳黄以湿热疫毒为主，有热重于湿、湿重于热、胆腑郁热及疫毒炽盛的不同；阴黄以脾虚寒湿为主，需注意有无血虚血瘀表现。临床应根据黄疸的色泽，结合病史、症状，区别阳黄与阴黄。故本题选C。

4.【答案】E

【解析】对黄疸传染性的认识首见于沈金鳌所著《沈氏尊生书·黄疸》，书中载有“又有天行疫疠，以致发黄者，俗称之瘟黄，杀人最急”之说。故本题选E。

5.【答案】B

6.【答案】B

【解析】黄疸的辨证，应首辨阳黄、阴黄。次辨阳黄湿热之轻重、胆腑郁热及疫毒炽盛。三辨阴黄之病因。故本题选B。

7.【答案】B

【解析】黄疸以目黄、身黄、小便黄为主要临床表现，其中最具特征性的表现为目黄。故本题选B。

8.【答案】A

9.【答案】D

【解析】黄疸据病机可分为阳黄和阴黄。阴黄由寒湿所致，黄色晦暗如烟熏；治宜温中化湿、健脾和胃，方选茵陈术附汤。而麻黄连翘赤小豆汤清热化湿兼解表，适用于湿热兼表型黄疸。栀子柏皮汤清热利湿，常用于伤寒身热发黄。茵陈五苓散利湿退黄，适用于阳黄，湿重于热，小便不利者。茵陈蒿汤清热利湿退黄，适用于阳黄，热重于湿者。故本题选D。

【A_2型题】

10.【答案】B

【解析】湿遏热伏，困阻中焦，胆汁不循常道，故身目俱黄；湿热阻滞中焦，纳运失健，升降失常，气机阻滞，则脘腹痞满，食欲减退，恶心呕吐；湿热下注，阻碍气机，大肠传导失司，则便溏；苔厚腻微黄，脉濡缓为湿重于热之征。故辨证属阳黄之湿重于热证，治以利湿化浊，方用茵陈五苓散。故本题选B。

11.【答案】A

【解析】患者身目俱黄可诊断为黄疸，据黄色晦暗，神疲畏寒，舌淡苔腻，脉濡缓可辨证为阴黄。阳黄黄色鲜明。故本题选A。

12.【答案】C

【解析】湿热夹毒，郁而化火，热毒炽盛，故发病急骤，黄疸迅速加深，高热烦渴。热毒内盛，气机失调，故胁痛腹满。神昏谵语，为热毒内陷心营。辨证属急黄。故本题选C。

13.【答案】C

【解析】患者面目及肌肤淡黄，甚则晦暗不泽，辨病为黄疸。黄疸日久，脾血亏虚，湿滞残留，则见面目及肌肤淡黄，甚则晦暗不泽，肢软乏力，心悸气

短，大便溏薄，舌质淡，苔薄，脉濡细。故本题选 C。

14.【答案】C

15.【答案】E

【解析】患者诊断为黄疸，阴黄。大便溏，神疲畏寒，舌淡苔腻，脉沉迟，属于寒湿壅盛的表现，应为寒湿阻遏证。治疗用茵陈术附汤。故本题选 E。

16.【答案】E

【B_1 型题】

17.【答案】C 18.【答案】E

【解析】急黄由热毒内迫，胆汁外溢引起，神昏舌绛为神窍被蒙，故治疗应清热解毒，凉营开窍。阳黄引起湿热中阻，胆汁外溢，并伴有表证时，治疗应解表清热利湿。故 17 题选 C，18 题选 E。

第十九单元 鼓 胀

【A_1 型题】

1. 治疗鼓胀水湿困脾证，应首选
   A. 柴胡疏肝散合胃苓汤
   B. 实脾饮
   C. 中满分消丸
   D. 调营饮
   E. 附子理苓汤
2. 鼓胀的发生与哪些脏腑有关
   A. 胃、肝、脾
   B. 胃、脾、肾
   C. 肝、脾、肾
   D. 胃、肝、肾
   E. 脾、胃、心

【A_2 型题】

3. 鼓胀患者腹胀以上腹为重，按之不坚，胁下胀满，食少嗳气，食后胀甚，尿少，舌苔白腻，脉沉弦。其证候是
   A. 气滞湿阻
   B. 脾肾阳虚
   C. 寒湿困脾
   D. 湿热蕴积
   E. 肝脾血瘀
4. 患者，男，60 岁。脘腹坚满，青筋显露，胁下癥结痛如针刺，面色晦暗黧黑，面、颈、胸、臂出现血痣，口干不欲饮水，大便色黑，舌质紫暗，脉细涩。其证候是
   A. 湿热蕴结
   B. 寒湿困脾
   C. 脾肾阳虚
   D. 瘀结水留
   E. 肝肾阴虚
5. 患者腹大坚满，脘腹绷急，烦热口苦，渴不欲饮，小便短赤，便溏不爽，舌红苔黄腻，脉滑数。其证候是
   A. 气滞湿阻
   B. 寒湿困脾
   C. 湿热蕴结
   D. 脾胃阳虚
   E. 肝脾血瘀
6. 患者腹大坚满，脉络怒张，胁腹刺痛，面色暗黑，面颈胸臂有血痣，手掌赤痕，大便色黑，舌质紫暗有紫斑，脉细涩。治疗上应首选
   A. 实脾饮
   B. 调营饮
   C. 膈下逐瘀汤
   D. 少腹逐瘀汤
   E. 血府逐瘀汤
7. 患者腹大胀满，形似蛙腹，朝宽暮急，面色苍黄，脘闷纳呆，舌体胖，质紫，苔淡白，脉沉细无力。治疗应首选
   A. 调营饮加减
   B. 六味地黄丸合一贯煎加减
   C. 实脾饮加减
   D. 附子理苓汤
   E. 柴胡疏肝散加减
8. 患者腹大坚满绷急，腹胀拒按，烦热口苦，渴不欲饮，小便赤涩，大便溏垢，面目肌肤发黄，舌边尖红，苔黄腻或灰黑而润，脉弦数。治疗应首选
   A. 实脾饮
   B. 调营饮
   C. 柴胡疏肝散合胃苓汤
   D. 济生肾气丸
   E. 中满分消丸
9. 患者腹大胀满，按之如囊裹水，颜面微浮肿，胸脘胀闷，遇热则舒，精神困倦，怯寒懒动，小便

少，大便溏，舌苔白腻，脉缓。治疗应首选

A. 柴胡疏肝散
B. 济生肾气丸
C. 实脾饮
D. 调营饮
E. 胃苓汤

【B_1 型题】

（10~11 题共用备选答案）

A. 清热利湿，攻下逐水
B. 温中健脾，行气利水
C. 疏肝理气，运脾利湿
D. 活血化瘀，行气利水
E. 温补脾肾，化气利水

10. 鼓胀气滞湿阻证的治法是
11. 鼓胀水湿困脾证的治法是

答案与解析

【A_1 型题】

1.【答案】B

【解析】湿邪困遏，脾阳不振，寒水内停。治疗应温中健脾，行气利水，用实脾饮。故本题选 B。

2.【答案】C

【A_2 型题】

3.【答案】A

【解析】腹胀不坚，食少嗳气，食后胀甚为肝气郁滞，脾运不健之表现。尿少为气壅湿阻，水道不利之征。舌苔白腻，脉沉弦，为肝郁湿阻之象。辨证属气滞湿阻证。故本题选 A。

4.【答案】D

【解析】患者胁下癥结痛如针刺，面色晦暗黧黑，均为血瘀之象，脘腹胀满，口干不欲饮水为水饮所致，故辨证为瘀结水留证。故本题选 D。

5.【答案】C

【解析】腹大坚满，脘腹绷急为浊水停聚之状。烦热口苦，渴不欲饮，便溏不爽，小便短赤，舌红苔黄腻，脉滑数，均为湿热壅盛之象。辨证属湿热蕴结证。故本题选 C。

6.【答案】B

【解析】肝脾瘀结，络脉滞涩，水气停留，则腹大坚满，脉络怒张，胁腹刺痛，面色暗黑，面颈部血痣，手掌赤痕，大便色黑；舌质紧暗有紫斑，脉涩均为瘀血之证。故辨证属瘀结水留证，治以活血化瘀，行气利水，方用调营饮。实脾饮主治寒湿困脾之鼓胀，不选 A。膈下逐瘀汤、少腹逐瘀汤、血府逐瘀汤活血祛瘀，无利水之功，不选 C、D、E。故本题选 B。

7.【答案】D

【解析】鼓胀临证首辨虚实，其次辨明气血水三者轻重，再辨寒热偏盛。由于本病总属本虚标实错杂，故治当攻补兼施，补虚不忘实，泻实不忘虚。该患者可辨证为鼓胀阳虚水盛证，代表方为附子理苓汤或济生肾气丸加减。常用药为附子、干姜、人参、白术、鹿角片、葫芦巴、茯苓、泽泻、陈葫芦、车前子。故本题选 D。

8.【答案】E

【解析】患者主症为腹大坚满绷急，见腹胀拒按，烦热口苦，渴不欲饮，小便赤涩，大便溏垢，面目肌肤发黄，舌边尖红，苔黄腻或灰黑而润，可知为湿热壅盛，蕴结中焦，浊水内停。诊断为鼓胀之水热蕴结证，治法为清热利湿，攻下逐水，方用中满分消丸合茵陈蒿汤加减。故本题选 E。

9.【答案】C

【解析】鼓胀水湿困脾证方选实脾饮。鼓胀气滞湿阻证用柴胡疏肝散合胃苓汤，鼓胀水热蕴结证用中满分消丸合茵陈蒿汤，鼓胀瘀结水留证用调营饮，鼓胀阳虚水盛证用附子理苓汤或济生肾气丸，鼓胀阴虚水停证用六味地黄丸合一贯煎。故本题选 C。

【B_1 型题】

10.【答案】C　11.【答案】B

【解析】鼓胀气滞湿阻证治法为疏肝理气，运脾利湿；水湿困脾证治法为温中健脾，行气利水；水热蕴结证治法为清热利湿，攻下逐水；瘀结水留证治法为活血化瘀，行气利水；阳虚水盛证治法为温补脾肾，化气利水。故 10 题选 C，11 题选 B。

第二十单元 头 痛

【A_1 型题】

1. 外感头痛的疼痛特点多为
   A. 隐痛
   B. 灼痛
   C. 空痛
   D. 昏痛
   E. 刺痛
2. 用通窍活血汤治疗瘀血头痛，若头痛较剧，久痛不已。应加
   A. 半夏、陈皮
   B. 远志、茯神
   C. 全蝎、蜈蚣
   D. 当归、白芍
   E. 熟地黄、当归
3. 不属于外感头痛治疗原则的是
   A. 疏风
   B. 滋阴
   C. 散寒
   D. 清热
   E. 祛湿
4. 头痛牵引项背多属
   A. 太阳经头痛
   B. 厥阴经头痛
   C. 少阳经头痛
   D. 阳明经头痛
   E. 少阴经头痛
5. 内伤头痛的主症特点多是
   A. 灼痛
   B. 胀痛
   C. 空痛
   D. 跳痛
   E. 掣痛
6. 治疗风热头痛，应首选的方剂是
   A. 芎芷石膏汤
   B. 天麻钩藤饮
   C. 大补元煎
   D. 龙胆泻肝汤
   E. 半夏白术天麻汤
7. 治疗肝阳头痛，首选的方剂是
   A. 加味四物汤
   B. 天麻钩藤饮
   C. 通窍活血汤
   D. 半夏白术天麻汤
   E. 芎芷石膏汤

【A_2 型题】

8. 患者，女，50 岁。头痛隐隐，时时昏晕，心悸失眠，面色少华，神疲乏力，遇劳加重，舌质淡，苔薄白，脉细弱。其治法是
   A. 平肝潜阳，息风止痛
   B. 健脾燥湿，化痰降逆
   C. 养血滋阴，和络止痛
   D. 养阴补肾，填精生髓
   E. 活血化瘀，通窍止痛
9. 患者头痛时作，痛连项背，遇风尤甚，恶风寒，肢体酸楚，口不渴，舌苔薄白，脉浮。治疗应首选
   A. 川芎茶调散
   B. 芎芷石膏汤
   C. 羌活胜湿汤
   D. 大补元煎
   E. 天麻钩藤饮
10. 患者，女，38 岁。头痛如裹，身体困重酸楚，恶寒而身热不扬，舌苔白滑，脉濡。治疗应首选
   A. 羌活胜湿汤
   B. 独活寄生汤
   C. 新加香薷饮
   D. 加味二妙散
   E. 藿朴夏苓汤
11. 患者，女，50 岁。头痛昏蒙，胸脘满闷，呕吐痰涎，舌苔白腻，脉弦滑。治疗应首选
   A. 羌活胜湿汤
   B. 半夏白术天麻汤
   C. 川芎茶调散
   D. 半夏厚朴汤
   E. 苓桂术甘汤
12. 患者头痛而晕，心悸不宁，神疲乏力，面色无华，舌淡苔薄白，脉细弱。治疗应首选
   A. 半夏白术天麻汤
   B. 加味四物汤
   C. 大定风珠
   D. 大补元煎
   E. 六君子汤

【B_1 型题】

（13~14 题共用备选答案）

A. 柴胡、黄芩、川芎

B. 杜仲、桑寄生、续断

C. 羌活、蔓荆子、川芎

D. 葛根、白芷、知母

E. 吴茱萸、藁本

13. 治疗太阳经头痛的引经药是

14. 治疗阳明经头痛的引经药是

答案与解析

【A_1 型题】

1.【答案】B

【解析】外感头痛者多有起居不慎、感受外邪的病史，起病较急，病势较剧，多表现为掣痛、跳痛、灼痛、胀痛、重痛，痛无休止。故本题选 B。

2.【答案】C

3.【答案】B

【解析】外感头痛属实证，以风邪为主，故治疗主以疏风，兼以散寒、清热、祛湿。内伤头痛多属虚证或虚实夹杂证，虚者以滋阴养血、益肾填精为主，实证当平肝、化痰、行瘀，虚实夹杂者，酌情兼顾并治。故本题选 B。

4.【答案】A

【解析】根据经络理论：太阳经行于头顶和头后部；足太阳经别从足太阳经脉的腘窝部分出，其中一条支脉在骶骨下五寸处别行进入肛门，上行归属膀胱，散布联络肾脏，沿脊柱两旁的肌肉到心脏后散布于心脏内，所以头痛牵引项背多属太阳经头痛。故本题选 A。

5.【答案】C

【解析】内伤头痛，一般起病缓慢，痛势较缓，多表现为隐痛、空痛、昏痛、痛势悠悠，遇劳则剧，时作时止。故本题选 C。

6.【答案】A

【解析】风热头痛的治法为疏风清热和络，首选方是芎芷石膏汤加减。故本题选 A。

7.【答案】B

【解析】肝阳头痛治当平肝潜阳息风，方选天麻钩藤饮加减。加味四物汤适用于血虚头痛，通窍活血汤适用于瘀血头痛，半夏白术天麻汤适用于痰浊头痛，芎芷石膏汤适用于风热头痛。故本题选 B。

【A_2 型题】

8.【答案】C

【解析】血虚头痛治法为养血滋阴，和络止痛，方用加味四物汤加减。故本题选 C。

9.【答案】A

【解析】风寒外袭，上犯巅顶，凝滞经脉，则头痛时作，连及项背；遇风尤甚，恶风寒，肢体酸楚，口不渴，舌苔薄白，脉浮均为风寒侵袭之征。辨证属风寒头痛，方用川芎茶调散疏散风寒。故本题选 A。

10.【答案】A

【解析】头痛如裹，身体困重酸楚，恶寒而身热不扬，舌苔白滑，脉濡，为风湿外感之表现。辨证属风湿头痛，治以祛风胜湿通窍，方用羌活胜湿汤。故本题选 A。

11.【答案】B

【解析】患者以头痛为主，可诊为头痛。头痛昏蒙为痰浊中阻，上蒙清窍；胸脘满闷，呕吐痰涎为痰阻胸膈，胃气上逆；舌苔白腻，脉弦滑为痰浊内盛之象，此为痰浊头痛，治疗应用半夏白术天麻汤。故本题选 B。

12.【答案】B

【解析】患者以头痛为主，可诊为头痛。心悸不宁为血虚，心失所养；面色无华为血虚不能上荣头面；舌淡苔薄白，脉细弱都为血虚之征，此为血虚头痛，治疗应用加味四物汤。故本题选 B。

【B_1 型题】

13.【答案】C　14.【答案】D

【解析】柴胡、黄芩、川芎为少阳头痛引经药；羌活、蔓荆子、川芎为太阳头痛引经药；葛根、白芷、知母为阳明头痛引经药；吴茱萸、藁本为厥阴头痛引经药。杜仲、桑寄生、续断为肾经引经药。故 13 题选 C，14 题选 D。

第二十一单元 眩 晕

【A_1 型题】

1. 与眩晕发病关系密切的脏腑是
   A. 肺、脾、肾
   B. 心、肝、肾
   C. 肺、心、肾
   D. 肝、脾、肾
   E. 肺、肝、肾
2. 治疗眩晕痰湿中阻证，应首选
   A. 天麻钩藤饮
   B. 半夏白术天麻汤
   C. 镇肝熄风汤
   D. 补阳还五汤
   E. 地黄饮子
3. “诸风掉眩，皆属于肝”，出自的医著是
   A.《素问·至真要大论》
   B.《灵枢·海论》
   C.《丹溪心法》
   D.《景岳全书》
   E.《医学正传》
4. 治疗眩晕气血亏虚证，首选的方剂是
   A. 天麻钩藤饮
   B. 左归丸
   C. 半夏白术天麻汤
   D. 归脾汤
   E. 通窍活血汤
5. 眩晕的证候分类中，不包括
   A. 肝阳上亢证
   B. 肝火上炎证
   C. 气血亏虚证
   D. 瘀血阻窍证
   E. 肾精不足证
6. “无痰则不作眩” 出自
   A.《素问》
   B.《灵枢》
   C.《丹溪心法》
   D.《景岳全书》
   E.《古今医统》
7. 下列各项，不属于眩晕病因的是
   A. 情志不遂
   B. 饮食不节
   C. 跌仆损伤
   D. 年高肾亏
   E. 外感风湿

【A_2 型题】

8. 患者眩晕，动则加剧，劳则即发，面色白，唇甲不华，心悸少寐，神疲懒言，饮食减少，舌质淡，脉细弱。其治法是
   A. 健脾益气，益肾温中
   B. 温补脾肾，通络宁心
   C. 健脾益肾，活血化瘀
   D. 补益肝肾，化瘀通络
   E. 补益气血，调养心脾
9. 患者眩晕，日久不愈，精神萎靡，腰酸膝软，少寐多梦，健忘，两目干涩，视力减退，遗精滑泄，耳鸣齿摇，颧红咽干，五心烦热，舌红少苔，脉细数。治疗应首选
   A. 左归丸
   B. 右归丸
   C. 大定风珠
   D. 大补元煎
   E. 附子理中丸
10. 患者眩晕，头痛头胀，心烦口苦，渴不多饮，舌红苔黄腻，脉滑数者。证属
    A. 痰浊中阻
    B. 肝阳上亢
    C. 瘀血阻窍
    D. 痰郁化火
    E. 阴虚阳亢
11. 患者眩晕，头重昏蒙，或伴视物旋转，胸闷恶心，呕吐痰涎，食少多寐，舌苔白腻，脉濡滑。治疗首选的方剂是
    A. 三子养亲汤
    B. 贝母瓜蒌散
    C. 半夏白术天麻汤
    D. 小陷胸汤
    E. 黄连温胆汤
12. 患者眩晕，动则加剧，劳累即发，不寐心悸，神疲懒言，倦怠食少，唇甲不华，舌质淡，脉细弱。其治法是
    A. 补养气血，健运脾胃
    B. 补中益气，调和肝胃
    C. 益气养血，调理心肾

D. 养血柔肝，补益脾肺
E. 养血安神，滋补肝肾

13. 患者眩晕，动则加剧，劳累即发，心悸少寐，面色苍白，神疲懒言，饮食减少，舌淡，脉细弱。治疗应首选
A. 左归丸
B. 大定风珠
C. 温胆汤
D. 天麻钩藤饮
E. 归脾汤

14. 患者经常出现发作性眩晕，头痛，一过性肢麻及一时性语言謇涩。其最易引发的是
A. 痫证
B. 消渴
C. 痹证
D. 中风
E. 痉证

【B_1 型题】

（15~16 题共用备选答案）
A. 肝阳上亢证
B. 气血亏虚证
C. 肾精不足证
D. 痰湿中阻证
E. 瘀血阻窍证

15. 患者眩晕日久，精神萎靡，腰酸膝软，少寐多梦，健忘，两目干涩，视力减退，遗精、滑泄，耳鸣，齿摇，舌红少苔，脉细数。其证候是

16. 患者眩晕，头重昏蒙，伴视物旋转，胸闷恶心，呕吐痰涎，食少多寐，舌苔白腻，脉濡滑。其证候是

答案与解析

【A_1 型题】

1. **【答案】** D

【解析】 眩晕的病位在头窍，其病变脏腑与肝、脾、肾三脏有关，常见的病理因素有风、火、痰、瘀。故本题选 D。

2. **【答案】** B

【解析】 天麻钩藤饮用于眩晕肝阳上亢证，半夏白术天麻汤用于眩晕痰湿中阻证，镇肝熄风汤用于中风阴虚风动证，补阳还五汤可以加减后用于瘀血阻窍兼有气虚证，地黄饮子加减后可用于肝肾阴虚。故本题选 B。

3. **【答案】** A

【解析】 眩晕最早见于《内经》，称之为“眩冒”。《素问·至真要大论》云：“诸风掉眩，皆属于肝。”《灵枢·海论》曰：“髓海不足，则脑转耳鸣，胫酸眩冒。”《丹溪心法》强调“无痰则不作眩”，《景岳全书》强调“无虚不能作眩”。《医学正传》则云：“眩运者，中风之渐也。”故本题选 A。

4. **【答案】** D

5. **【答案】** B

【解析】 眩晕病在清窍，与肝、脾、肾三脏功能失调密切相关。眩晕的证候可分为肝阳上亢证、气血亏虚证、肾精不足证、痰湿中阻证、瘀血阻窍证。故本题选 B。

6. **【答案】** C

【解析】《丹溪心法·卷四·头风六十六》中言：“属痰者多。有热，有风，有血虚……无痰则不作眩，痰因火动。又有湿痰者，有火痰者。”故本题选 C。

7. **【答案】** E

【A_2 型题】

8. **【答案】** E

【解析】 患者眩晕，动则加剧，劳则即发，面色白，神疲懒言，饮食减少为气虚之象；唇甲不华，心悸少寐为血虚之象。气血亏虚，治须健运脾胃，使气血生化之源健旺，以补养气血，健运脾胃为法。故本题选 E。

9. **【答案】** A

【解析】 患者以眩晕为主，诊为眩晕，根据症状可辨证为肾精不足，应用左归丸滋养肝肾，益精填髓。故本题选 A。

10. **【答案】** D

【解析】 痰浊蒙蔽清阳，则眩晕。痰阻气机，郁而化火，则头痛头胀，心烦口苦，渴不多饮。舌红苔黄腻，脉滑数，为痰火之征。故本题选 D。

11. **【答案】** C

【解析】 患者眩晕，头重昏蒙，或伴视物旋转，诊断为眩晕。痰浊中阻，上蒙清窍，清阳不升，可见眩晕，头重昏蒙，或伴视物旋转，胸闷恶心，呕吐痰涎，食少多寐；舌苔白腻，脉濡滑均为痰浊中阻之征。辨证为痰湿中阻证，治当化痰祛湿，健脾和胃，

方选半夏白术天麻汤加减。故本题选 C。

12.【答案】A

【解析】气血不足，清阳不展，脑失所养，则眩晕；气血不能荣心，则不寐心悸；清阳不升，则神疲乏力，倦怠食少；唇甲不华，舌质淡，脉细弱，为气血亏虚之征。故辨证属气血亏虚证，治以补养气血，健运脾胃。故本题选 A。

13.【答案】E

【解析】根据题干辨证为气血亏虚证，治以补养气血，健运脾胃，方用归脾汤。故本题选 E。

14.【答案】D

【解析】中风是以猝然昏仆、不省人事，伴口眼歪斜，半身不遂，语言不利，或无昏仆而仅见歪僻不遂为主症的一种疾病。痫证为四肢抽搐，多吐涎沫，或发出异常叫声，醒后如常人，与题不符，排除 A。消渴以多饮、多食、多尿、身体消瘦，或尿浊、尿有甜味为特征，排除 B。痹证为肌肉、筋骨、关节发生酸痛、麻木、重着为主症，排除 C。痉证为项背强直，四肢抽搐，甚至角弓反张，无口眼歪斜等症，排除 E。故本题选 D。

【B_1 型题】

15.【答案】C　16.【答案】D

【解析】精髓不足，不能上充于脑，故眩晕，精神萎靡；肾虚，心肾不交，故少寐多梦，健忘；腰为肾之府，肾虚则腰膝酸软；肾开窍于耳，肾虚故时时耳鸣；精关不固，则见遗精；偏阴虚则生内热，故舌红，脉弦细数。痰浊蒙蔽清阳，清阳不升，则眩晕头重如蒙；痰浊中阻，浊阴不降，气机不利，故胸闷恶心；脾阳不振，则少食多寐；苔白腻，脉濡滑均为痰浊内蕴之象。故 15 题选 C，16 题选 D。

第二十二单元　中　　风

【A_1 型题】

1. 治疗中风中脏腑阴闭证，应首选
   A. 局方至宝丹
   B. 参附汤
   C. 苏合香丸
   D. 镇肝熄风汤
   E. 补阳还五汤
2. 中风风痰入络证，治疗首选
   A. 还少丹
   B. 解语丹
   C. 真方白丸子
   D. 温胆汤
   E. 半夏白术天麻汤
3. 治疗中风后遗症半身不遂，气虚血瘀证。治疗应选用
   A. 天麻钩藤饮
   B. 半夏白术天麻汤
   C. 镇肝熄风汤
   D. 补阳还五汤
   E. 局方至宝丹
4. 下列除哪项外，均是中风闭证的特点
   A. 突然昏仆
   B. 牙关紧闭
   C. 口噤不开
   D. 肢体强痉
   E. 二便自遗
5. 中风之中脏腑与中经络的鉴别要点是
   A. 神志不清
   B. 半身不遂
   C. 语言不利
   D. 肢体软瘫
   E. 口舌歪斜
6. 治疗中风中脏腑之痰火郁闭证，应选用
   A. 天麻钩藤饮
   B. 半夏白术天麻汤
   C. 镇肝熄风汤
   D. 羚角钩藤汤
   E. 局方至宝丹
7. 中风脱证的临床表现除下列哪项外均是
   A. 突然昏仆，不省人事
   B. 目合口开，汗多不止
   C. 手撒肢冷，二便自遗
   D. 口噤不开，牙关紧闭
   E. 舌痿，脉微欲绝

【A_2 型题】

8. 患者平素头晕头痛，突然昏倒，不省人事，有半侧身体不遂，牙关紧闭，面红身热，舌红苔黄腻，脉弦滑数。其诊断是
   A. 中风（中经络络脉空虚风邪入中）
   B. 中风（中经络肝肾阴虚风阳上扰）

C. 中风（中脏腑闭证阳闭）
D. 中风（中脏腑闭证阴闭）
E. 中风（中脏腑脱证）

9. 患者平素头痛眩晕，突发半身不遂，口舌歪斜，舌强语謇，口苦，尿赤便干，舌红苔黄，脉弦数。治疗应首选
A. 大秦艽汤
B. 补阳还五汤
C. 镇肝熄风汤
D. 天麻钩藤饮
E. 地黄饮子

10. 患者平素头晕头痛，耳鸣目眩，突然口眼歪斜，舌强语蹇，舌质红苔黄，脉弦。证属
A. 中经络之风痰入络
B. 中经络之风阳上扰
C. 中经络之阴虚风动
D. 风痰瘀阻
E. 痰浊瘀闭

11. 患者平时头晕耳鸣，腰酸，突然发生口眼歪斜，语言不利，口角流涎，手指瞤动，半身不遂，舌质红，苔腻，脉弦细数。其证候是
A. 阴虚风动证
B. 风阳上扰证
C. 风痰入络证
D. 痰浊瘀闭证
E. 痰火瘀闭证

12. 某翁年过七旬，素体丰盛，眩晕常作，近日眩晕加重，头胀痛，烦躁，神志清楚，面色潮红，手足有轻微震颤，舌红少苔，脉弦。首先应考虑
A. 眩晕
B. 风中经络
C. 肝阳头痛
D. 中风先兆
E. 中风阳闭

13. 患者突然昏仆，不省人事，目合口开，鼻鼾息微，汗多，大小便自遗，脉微欲绝。治疗应首选的方剂是
A. 镇肝熄风汤
B. 桃核承气汤
C. 羚角钩藤汤合至宝丹
D. 涤痰汤
E. 参附汤合生脉散

【B_1 型题】

（14～15题共用备选答案）
A. 补阳还五汤
B. 左归丸
C. 地黄饮子
D. 解语丹
E. 七福饮

14. 中风恢复期风痰瘀阻证，治疗宜选
15. 中风恢复期气虚络瘀证，治疗宜选

答案与解析

【A_1 型题】

1.【答案】C

【解析】中风中脏腑阴闭证是以风夹寒痰内闭，属实。治疗急宜祛邪，相应治法为豁痰息风，辛温开窍。苏合香丸用于因寒邪秽浊，闭阻机窍所致寒闭证，治疗中风中脏腑阴闭证首选苏合香丸。故本题选C。

2.【答案】C

【解析】中风风痰入络证，治当祛风化痰通络，方选真方白丸子加减。本方化痰通络，用于治疗风痰入客经络，症见口眼歪斜，舌强不语，手足不遂等症。故本题选C。

3.【答案】D

【解析】中风后遗症半身不遂，气虚血瘀证，治则宜益气养血，化瘀通络，治疗应选用补阳还五汤。故本题选D。

4.【答案】E

【解析】闭证属实，症见突然昏仆，牙关紧闭，口噤不开，两手握固，肢体强痉等。脱证属虚，症见神志昏愦无知，目合口开，四肢松懈瘫软，手撒、肢冷、汗多，二便自遗，鼻息低微等。故本题选E。

5.【答案】A

【解析】中风有中经络和中脏腑的区别，而有无神志障碍是划分的标准，无昏仆而仅见半身不遂，口舌歪斜，言语不利者为中经络；昏仆，不省人事，或神志恍惚，伴见半身不遂，口舌歪斜者为中脏腑。故本题选A。

6.【答案】D

【解析】中风中脏腑之痰火瘀闭证的病机为肝阳暴涨，阳亢风动，痰火壅盛，气血上逆，神窍闭阻。治法为息风清火，豁痰开窍。因此羚角钩藤汤为首选

方剂。故本题选 D。

7.【答案】D

【解析】中风脱证属虚，乃为五脏真阳散脱，阴阳即将离决之候，临床可见突然昏仆，不省人事，目合口张，鼻鼾息微，手撒肢冷，汗多，大小便自遗，肢体软瘫，舌痿，脉细弱或脉微欲绝。口噤不开，牙关紧闭为中风闭证的临床表现。故本题选 D。

【A_2 型题】

8.【答案】C

9.【答案】D

【解析】根据患者症状可诊断为中风，中经络。患者平素头痛眩晕为肝阳上亢，引动肝风，横窜经络而出现半身不遂，口舌歪斜，舌强语謇。口苦，尿赤便干，舌红苔黄，脉弦数皆为热象。此为中风中经络风阳上扰证，治宜平肝潜阳，活血通络，首选天麻钩藤饮。大秦艽汤祛风清热，养血活血；补阳还五汤益气养血，化瘀通络，用治中风恢复期气虚络瘀证；镇肝熄风汤滋阴潜阳，息风通络，用治中风中经络阴虚风动证；地黄饮子滋养肝肾，合左归丸用治中风恢复期肝肾亏虚证。故本题选 D。

10.【答案】B

【解析】中风分中经络、中脏腑两类。中经络，常无神志改变；中脏腑，常有神志不清。患者无神志改变，为中经络。头晕头痛，耳鸣目眩，舌质红苔黄，脉弦，为肝阳上扰之表现。故本题选 B。

11.【答案】A

【解析】根据患者症状可诊断为中风之阴虚风动证。肝肾阴虚，清窍及经脉失养，故头晕耳鸣，腰酸，舌质红，脉细；风阳内动，风痰闭阻经络，故突然发生口眼歪斜，语言不利，口角流涎，手指瞤动，半身不遂，苔腻，脉弦数。故本题选 A。

12.【答案】D

【解析】年过七旬，眩晕常作，手足有轻微震颤，可能为中风先兆。眩晕、头痛不能概括所有症状，不列入首选，排除 A、C。患者尚未发作中风，排除 B、E。故本题选 D。

13.【答案】E

【解析】根据患者症状可诊断为中风脱证（阴竭阳亡）。正不胜邪，元气衰微，阴阳欲绝，故目合口开，鼻鼾息微，汗多，大小便自遗，脉微欲绝。治法为回阳救阴，益气固脱，方用参附汤合生脉散加味。故本题选 E。

【B_1 型题】

14.【答案】D　15.【答案】A

【解析】中风恢复期风痰瘀阻证，治当搜风化痰，行瘀通络，方选解语丹加减。中风恢复期气虚络瘀证，治当益气养血，化瘀通络，方选补阳还五汤加减。左归丸和地黄饮子适用于中风恢复期肝肾亏虚证，七福饮适用于痴呆髓海不足证。故 14 题选 D，15 题选 A。

第二十三单元　水　　肿

【A_1 型题】

1. 水肿发病涉及的脏腑是
   A. 心、肝、脾
   B. 肝、脾、肾
   C. 肺、脾、肾
   D. 脾、肾、心
   E. 肾、心、肺
2. 水肿的关键病位是
   A. 心
   B. 肝
   C. 肺
   D. 脾
   E. 肾
3. 治疗水肿肾阳衰微证，首选的方剂是
   A. 实脾饮
   B. 五皮饮合胃苓汤
   C. 疏凿饮子
   D. 麻黄连翘赤小豆汤
   E. 济生肾气丸合真武汤
4. 脾阳虚衰型水肿的治疗主方为
   A. 参苓白术散
   B. 五苓散
   C. 补中益气汤
   D. 实脾饮
   E. 真武汤
5. 水肿风水相搏证日久，表证已解，重而水肿，下肢明显，按之没指，小便短少。其治法是
   A. 温肾助阳，化气行水
   B. 健脾温阳，利水消肿
   C. 疏风清热，宣肺利水
   D. 运脾化湿，通阳利水

E. 宣肺解毒，利湿消肿

6. 治疗水肿湿热壅盛证，应首选的方剂是
A. 疏凿饮子
B. 木防己汤
C. 舟车丸
D. 己椒苈黄丸
E. 八正散

7. 下列哪项不属于阴水的特点
A. 多由下而上，继及全身
B. 肿处皮肤绷急光亮
C. 按之凹陷不起
D. 多逐渐发病
E. 小便少赤涩

8. 下列各项，不属于水肿病因的是
A. 风邪袭表
B. 外感水湿
C. 疮毒内犯
D. 情志内伤
E. 久病劳倦

9. 水湿浸渍证阳水的治法是
A. 散风清热，宣肺行水
B. 宣肺解毒，利湿消肿
C. 健脾化湿，通阳利水
D. 温运脾阳，以利水湿
E. 分利湿热，攻下逐水

10. 阳水之风水相搏证的治法是
A. 散风清热，宣肺行水
B. 宣肺解毒，利湿消肿
C. 健脾化湿，温阳利水
D. 温运脾阳，以利水湿
E. 分利湿热，攻下逐水

11. 下列关于采用攻逐法治疗水肿的各项叙述中，错误的是
A. 用于病初水肿严重，正气尚旺者
B. 适用于发汗、利水法无效者
C. 代表方剂为十枣汤
D. 疗程宜长，用药宜重
E. 水肿退后，即行调补脾胃

【A_2 型题】

12. 患者眼睑浮肿，继则四肢及全身皆肿，多有恶寒，发热，肢节酸楚，小便不利，咳喘。若经治疗后表证渐解，但仍见身重而水肿不退。则其治法为
A. 疏风清热，宣肺利水
B. 运脾化湿，通阳利水
C. 宣肺解毒，利湿消肿
D. 健脾温阳利水
E. 温肾助阳，行气利水

13. 患者水肿反复消长不已，面浮身肿，腰以下为甚，按之凹陷不起，尿量减少或反多，腰酸冷痛，四肢厥冷，怯寒神疲，面色㿠白，甚者心悸胸闷，喘促难卧，腹大胀满，舌质淡胖，脉沉细。其证候是
A. 脾阳虚衰证
B. 水湿浸渍证
C. 湿毒浸淫证
D. 湿热壅盛证
E. 肾阳衰微证

14. 患者因皮肤疮疡破溃而引发水肿，肿势自颜面而渐及全身，发热咽红，舌红苔薄黄，脉滑数。其治法是
A. 温运脾阳，以利水湿
B. 健脾化湿，通阳利水
C. 宣肺解毒，利湿消肿
D. 散风清热，宣肺利水
E. 温肾助阳，化气行水

15. 患者肢体浮肿，按之没指，小便短少，身体困重，胸闷泛恶，舌苔白腻，脉沉缓。其治法是
A. 宣肺利水
B. 温脾行水
C. 通阳利水
D. 温肾行水
E. 解毒消肿

16. 患者因皮肤疮痍破溃而引发水肿，肿势自颜面渐及全身，小便不利，恶风发热，咽红，舌红苔薄黄，脉滑数。治疗应首选
A. 越婢加术汤合桑白皮汤
B. 麻黄连翘赤小豆汤合五味消毒饮
C. 麻黄连翘赤小豆汤合五皮散
D. 麻黄连翘赤小豆汤合猪苓汤
E. 实脾饮合五味消毒饮

【B_1 型题】

（17~18 题共用备选答案）
A. 肝、肾
B. 脾、肾
C. 肺、肾
D. 肺、脾
E. 肺、肝

17. 阳水的病位在
18. 阴水的病位在

（19~20题共用备选答案）

A. 风水相搏

B. 湿毒浸淫

C. 水湿浸渍

D. 湿热壅盛

E. 脾阳虚衰

19. 患者水肿日久，腰以下肿甚，按之凹陷不起，畏寒肢冷，尿少，舌淡苔白滑，脉沉弱。其证候是

20. 患者眼睑浮肿，继则四肢及全身皆肿，来势迅速，伴有恶寒发热，小便不利，舌苔薄白，脉浮紧。其证候是

（21~22题共用备选答案）

A. 越婢加术汤

B. 麻黄连翘赤小豆汤合五味消毒饮

C. 五皮饮合胃苓汤

D. 实脾饮

E. 疏凿饮子

21. 治疗水肿风水相搏证，应首选

22. 治疗水肿湿毒浸淫证，应首选

答案与解析

【A_1型题】

1.【答案】C

【解析】肺失宣降，不能通调水道；脾失健运，不能转输水液；肾失开合，不能化气行水；三焦气化不利，水液代谢失常，溢于肌表而为水肿，所以水肿发病与肺、脾、肾关系密切。故本题选C。

2.【答案】E

【解析】水肿的病位在肺、脾、肾，关键在肾。故本题选E。

3.【答案】E

4.【答案】D

5.【答案】D

【解析】水肿风水相搏证若表证渐解，身重而水肿不退者，可按水湿浸渍证论治。水湿浸渍证的治法为运脾化湿，通阳利水，方用五皮饮合胃苓汤加减。故本题选D。

6.【答案】A

7.【答案】B

【解析】阳水，肿多由面目开始，自上而下，继及全身，肿处皮肤绷急光亮，按之凹陷即起，兼有寒热等表证。阴水，发病缓慢，肿多由足踝开始，自下而上，继及全身，肿处皮肤松弛，按之凹陷不易恢复，甚则按之如泥。故本题选B。

8.【答案】D

【解析】水肿病因主要有风邪袭表、疮毒内犯、外感水湿、饮食不节及禀赋不足、久病劳倦。故本题选D。

9.【答案】C

【解析】阳水水湿浸渍证的病机为外在水湿之邪浸渍肌肤，壅滞不行，致肢体浮肿不退。内在脾为湿困，阳气不得舒展。由病机得出相应的治法应为健脾化湿，通阳利水。故本题选C。

10.【答案】A

【解析】水肿据病机分为阳水和阴水。阳水多因风邪外袭所致。风水相搏证治宜疏风清热，宣肺行水。B为阳水湿毒浸淫证的治法。C为阳水水湿浸渍证的治法。D为阴水脾阳虚衰证的治法。E为阳水湿热壅盛证的治法。故本题选A。

11.【答案】D

【A_2型题】

12.【答案】B

【解析】该患者最初为水肿风水相搏证，经治疗后表证渐解，身重而水肿不退者，可按水湿浸渍证论治，治法为运脾化湿，通阳利水，方用五皮饮合胃苓汤加减。故本题选B。

13.【答案】E

【解析】风水迁延日久不愈或反复消长不已，正气渐衰，脾肾阳虚，气化不利，则尿量减少或反多；水湿泛溢肌肤，则面浮身肿，腰以下为甚，按之凹陷不起；水寒内聚，则腰酸冷痛，四肢厥冷，怯寒神疲，面色㿠白，腹大胀满，舌质淡胖，脉沉细；水气凌心则有心悸胸闷，喘促难卧。辨证为阴水肾阳衰微证。故本题选E。

14.【答案】C

【解析】患者为水肿。皮肤疮疡破溃为热毒内盛，灼伤皮肤所致，发热咽红为邪热伤肺。辨证属湿毒浸淫，治以宣肺解毒，利湿消肿。故本题选C。

15.【答案】C

【解析】水湿内侵，脾气受困，脾阳不振，则肢体浮肿，面色萎黄，小便短少；身体困重，胸闷泛恶，辨证为水湿浸渍。舌苔白腻；脉沉缓为水湿浸渍之征。治以运脾化湿，通阳利水。患者无肺气不宣，

排除A。无脾肾阳虚之状，排除B、D。题中症状非湿毒所致，排除E。水湿浸渍与脾阳虚衰的区别在于水湿浸渍是水邪盛导致中阳不运而水肿，治法为通阳利水；脾阳虚衰是脾阳不振导致水湿不运而水肿，治法为温运脾阳，需区别邪正的主次轻重。故本题选C。

16.【答案】B

【解析】患者诊断为水肿，证型为湿毒浸淫。治疗选用麻黄连翘赤小豆汤合五味消毒饮。风水泛滥水肿，选用越婢加术汤合桑白皮汤；脾阳虚衰，用实脾饮。故本题选B。

【B_1 型题】

17.【答案】D　18.【答案】B

【解析】由于致病因素及体质的差异，水肿的病理性质有阴水、阳水之分；阳水属实，多由外感风邪、疮毒、水湿而成，病位在肺、脾。阴水属虚或虚实夹杂，多由饮食劳倦、禀赋不足、久病体虚所致，病位在脾、肾。故17题选D，18题选B。

19.【答案】E　20.【答案】A

【解析】①风水相搏主症为眼睑浮肿，继则四肢及全身皆肿，来势急骤，往往伴有外感、风热证或风寒证。②湿毒浸淫主症为眼睑浮肿，延及全身，小便不利，身发疮痍。③水湿浸渍主症为全身水肿，按之没指，小便短少，起病缓慢，病程较长。④湿热壅盛主症为遍体浮肿，皮肤绷紧光亮。⑤脾阳虚衰主症为身肿，腰以下为甚，按之凹陷不易恢复，小便短少。故19题选E，20题选A。

21.【答案】A　22.【答案】B

【解析】水肿风水相搏证应用越婢加术汤疏风清热，宣肺行水；水肿湿毒浸淫证应用麻黄连翘赤小豆汤合五味消毒饮宣肺行水，利湿解毒；水肿水湿浸渍证应用五皮饮合胃苓汤健脾化湿，通阳利水；水肿脾阳虚衰证应用实脾饮健脾温阳利水；水肿湿热壅盛证应用疏凿饮子分利湿热。故21题选A，22题选B。

第二十四单元　淋　　证

【A_1 型题】

1. 尿血与血淋的鉴别要点是
   A. 尿时有无疼痛
   B. 尿色的深浅
   C. 是否伴有腰腹疼痛
   D. 是否伴有发热
   E. 尿中有无沙石
2. 治疗淋证之气淋，应首选的方剂是
   A. 小蓟饮子
   B. 补中益气汤
   C. 八正散
   D. 沉香散
   E. 程氏萆薢分清饮
3. 下列各项，不属于淋证病因的是
   A. 外感湿热
   B. 禀赋不足
   C. 劳伤久病
   D. 情志失调
   E. 瘀浊内停
4. 治疗淋证劳淋，应首选的方剂是
   A. 小蓟饮子
   B. 通关散
   C. 无比山药丸
   D. 妙香散
   E. 萆薢分清饮
5. 血淋的治疗原则是
   A. 补脾益肾固涩
   B. 补中益气，升阳举陷
   C. 清热利湿，分清泄浊
   D. 清热通淋，凉血止血
   E. 清热利湿通淋
6. 与石淋的发病关系最为密切的病机是
   A. 脾虚中气下陷
   B. 肾虚下元不固
   C. 湿热蕴结下焦
   D. 热盛迫血妄行
   E. 气郁化火伤阴
7. 治疗淋证之膏淋，应首选的方剂是
   A. 小蓟饮子
   B. 补中益气汤
   C. 八正散
   D. 石韦散
   E. 程氏萆薢分清饮
8. 下列各项除哪项外，均为各种淋证的共同表现
   A. 小便频急
   B. 腰部涩痛
   C. 淋沥涩痛

D. 尿血而痛
E. 小腹拘急

9. 治疗石淋，应首选
A. 程氏萆薢分清饮
B. 无比山药丸
C. 八正散
D. 沉香散
E. 石韦散

10. 以小腹胀满疼痛，小便涩滞，淋沥不宣为特征的病证是
A. 热淋
B. 血淋
C. 石淋
D. 气淋
E. 劳淋

【A_2 型题】

11. 患者，女，60 岁。小便涩痛，尿色淡红，反复发作，疼痛不重，形体消瘦，腰酸膝软，舌淡红，脉细。其诊断是
A. 血淋
B. 消渴
C. 热淋
D. 劳淋
E. 癃闭

12. 患者小便短数，灼热刺痛，溺色黄赤，少腹拘急，苔黄腻，脉滑数。其治法是
A. 利气疏导通淋
B. 清热排石通淋
C. 滋阴清热通淋
D. 清热凉血通淋
E. 清热利湿通淋

13. 患者，女，45 岁。因淋雨后突发小便频急短数，刺痛灼热，尿色黄赤，口苦，舌苔黄腻，脉濡数。治疗应首选
A. 八正散
B. 小蓟饮子
C. 导赤散
D. 石韦散
E. 茜根散

14. 患者小便混浊，乳白或如米泔水，上有浮油，置之沉淀，尿道热涩疼痛，尿时阻塞不畅，口干，苔黄腻，舌质红，脉濡数。治法为
A. 清热利湿，排石通淋
B. 理气疏导，通淋利尿
C. 清热利湿，分清泄浊
D. 清热通淋，凉血止血
E. 清热利湿通淋

15. 患者，女，30 岁。小便灼热刺痛，尿色如洗肉水色，少腹拘急满痛，舌红苔黄，脉滑数。治疗应首选
A. 程氏萆薢分清饮
B. 知柏地黄丸
C. 小蓟饮子
D. 八正散
E. 沉香散

16. 患者小便热涩刺痛，尿色深红，夹有血块，心烦，舌苔黄，脉滑数。其治法是
A. 清热泻火，利湿通淋
B. 滋阴清热，补虚止血
C. 化瘀通淋，凉血止血
D. 清热通淋，凉血止血
E. 清热利湿，通淋排石

【B_1 型题】

（17~18 题共用备选答案）
A. 小便点滴短少
B. 小便混浊如米泔水
C. 小便时尿道刺痛有血
D. 小便点滴不通
E. 小便有血

17. 尿浊的主症是
18. 血淋的主症是

答案与解析

【A_1 型题】

1. **【答案】**A

【解析】血淋与尿血都有小便出血，尿色红赤，甚至溺出纯血等症状。其鉴别的要点是有无尿痛。尿血多无疼痛之感，虽亦间有轻微的胀痛或热痛，但终不若血淋的小便滴沥而疼痛难忍，故一般以痛者为血淋，不痛者为尿血。故本题选 A。

2. **【答案】**D

【解析】淋证之气淋病机为气机郁结，膀胱气化

不利，治宜理气疏导，通淋利尿，方用沉香散。小蓟饮子主治血淋，补中益气汤主治劳淋，八正散主治热淋，程氏萆薢分清饮主治膏淋。故本题选 D。

3.【答案】E

4.【答案】C

【解析】劳淋的治法为补脾益肾，方用无比山药丸加减。故本题选 C。

5.【答案】D

6.【答案】C

【解析】湿热蕴结于下焦，尿液受其煎熬，日积月累，尿中杂质结为砂石，则为石淋。其主要病机为湿热蕴结下焦。故本题选 C。

7.【答案】E

【解析】膏淋病机为湿热下注，阻滞络脉，脂汁外溢，治宜清热利湿，分清泄浊，方选程氏萆薢分清饮加减。故本题选 E。

8.【答案】D

【解析】小便频数，淋沥涩痛，小腹拘急引痛，为各种淋证的主症，是诊断淋证的主要依据。淋证病久或反复发作后，常伴有低热、腰痛、小腹坠胀、疲劳等。尿血而痛，主要见于血淋，其余淋证无尿血的表现。故本题选 D。

9.【答案】E

【解析】石淋由湿热蕴积，尿液受其煎熬，日积月累，尿中杂质结为砂石而形成。治疗应清热利湿、通淋排石，方选石韦散。故本题选 E。

10.【答案】D

【A_2 型题】

11.【答案】A

【解析】石淋，小便排出砂石为主证。膏淋，淋证而见小便混浊如米泔水，滑腻如膏脂。血淋，尿血而痛。气淋，少腹胀满较为明显，小便艰涩疼痛，尿有余沥。热淋，小便灼热刺痛。劳淋，小便淋沥不已，遇劳即发。小便涩痛，尿色淡红，为血淋。故本题选 A。

12.【答案】E

【解析】小便短数，灼热刺痛，溺色黄赤，少腹拘急，苔黄腻，脉滑数为热淋的表现，治以清热利湿通淋。故本题选 E。

13.【答案】A

【解析】患者小便频数，刺痛灼热，尿色黄赤，可诊断为热淋，治疗选用八正散。小蓟饮子用于血淋，导赤散用于心经火热证，石韦散用于石淋，茜根散用于热痢。故本题选 A。

14.【答案】C

【解析】该患者辨证为膏淋，治法为清热利湿，分清泄浊，方用程氏萆薢分清饮加减。故本题选 C。

15.【答案】C

【解析】患者小便灼热刺痛，尿色如洗肉水，据此可诊断为血淋。又见少腹拘急满痛，舌红苔黄，脉滑数乃实热之象。综上，此病例可诊断为血淋实证，治宜清热通淋，凉血止血。方选小蓟饮子。故本题选 C。

16.【答案】D

【解析】患者为血淋，尿色深红，心烦，舌苔黄，脉滑数，此为热邪所致。无湿邪、瘀血及阴虚的表现，尿中无石，不需排石。故本题选 D。

【B_1 型题】

17.【答案】B　18.【答案】C

【解析】尿浊的主症是小便混浊如米泔水，血淋的主症是小便时尿道刺痛有血。小便点滴短少，小便点滴不通，为癃闭之表现，小便有血，但无尿痛，为尿血之表现。故 17 题选 B，18 题选 C。

第二十五单元　郁　　证

【A_1 型题】

1. 治疗郁证心肾阴虚证，应首选的方剂是
   A. 天王补心丹合六味地黄丸
   B. 安神定志丸合左归丸
   C. 丹栀逍遥散合朱砂安神丸
   D. 泻心汤合左归丸
   E. 龙胆泻肝汤合半夏厚朴汤
2. 不属于郁证常见证型的是
   A. 痰气郁结证
   B. 心神失养证
   C. 津液亏虚证
   D. 肝气郁结证
   E. 气郁化火证
3. 治疗心神失养之郁证，应首选
   A. 半夏厚朴汤
   B. 甘麦大枣汤
   C. 丹栀逍遥散

D. 柴胡疏肝散
E. 茯苓导痰汤

4. 下列关于郁证心神失养证的主症描述中，错误的是
A. 精神恍惚
B. 多疑易惊
C. 悲忧善哭，喜怒无常
D. 时时欠伸
E. 咽中如有物，吞之不下，咯之不出

5. 治疗郁证日久，阴虚火旺者。应首选
A. 丹栀逍遥散
B. 知柏地黄丸
C. 天王补心丹
D. 六味地黄丸
E. 滋水清肝饮

6. 治疗“梅核气”，应首选方剂是
A. 柴胡疏肝散
B. 丹栀逍遥散
C. 五磨饮子
D. 半夏厚朴汤
E. 甘麦大枣汤

7. 首创六郁学说的医家是
A. 张仲景
B. 巢元方
C. 朱丹溪
D. 虞抟
E. 叶天士

8. 郁证患者，咽中不适，如有物梗阻，咯之不出，咽之不下，胸中窒闷，舌苔白腻，脉弦滑。其证候是
A. 痰气郁结
B. 肝气郁结
C. 气郁化火
D. 痰浊上扰
E. 忧郁伤神

9. 脏躁的代表方是
A. 柴胡疏肝散
B. 滋水清肝饮
C. 丹栀逍遥散
D. 甘麦大枣汤
E. 半夏厚朴汤

10. 精神恍惚，心神不宁，悲忧善哭，时时欠伸，舌淡苔薄白，脉弦细。其治法是
A. 益气养血
B. 补肾宁心
C. 养心安神
D. 解郁化痰
E. 疏肝解郁

11. 郁证的主要治法是
A. 调理阴阳
B. 疏通气机
C. 滋养气血
D. 调和营卫
E. 调理气血

【A_2 型题】

12. 患者情绪不宁，急躁易怒，胸胁胀满，口苦而干，头痛、目赤、耳鸣，嘈杂吞酸，大便秘结，舌质红，苔黄，脉弦数。其证型是
A. 痰气郁结证
B. 气滞血瘀证
C. 气郁化火证
D. 肝气郁结证
E. 心肾阴虚证

13. 患者精神恍惚，心神不宁，悲忧善哭，喜怒无常，时时欠伸，舌淡，苔薄，脉弦细。其证候是
A. 肝气郁结
B. 气郁化火
C. 气滞痰郁
D. 心神失养
E. 阴虚火旺

答案与解析

【A_1 型题】

1.【答案】A

2.【答案】C

【解析】郁证的病因总属情志所伤，发病与肝的关系最为密切，其次涉及心、脾。肝失疏泄、脾失健运、心失所养、脏腑阴阳气血失调是郁证的主要病机，故临床可见肝气郁结证，气郁化火证，痰气郁结证，心神失养证，心脾两虚证，心肾阴虚证。故本题选 C。

3.【答案】B

【解析】心神失养之郁证即“脏躁”，当养心安

神，甘麦大枣汤主之。故本题选 B。

4.【答案】E

【解析】心神失养证主症：精神恍惚，心神不宁，多疑易惊，悲忧善哭，喜怒无常，或时时欠伸，或手舞足蹈，骂詈喊叫等，舌质淡，脉弦。故本题选 E。

5.【答案】E

【解析】郁证多从肝经辨证，证属阴虚火旺，治宜滋肾阴清肝火，选滋水清肝饮。故本题选 E。

6.【答案】D

【解析】《医宗金鉴·诸气治法》将郁证痰气郁结证称为“梅核气”，表现为咽中如有物梗塞，吞之不下，咯之不出，为气郁痰凝，阻滞胸咽所致，治宜行气开郁，化痰散结，方选半夏厚朴汤加减。故本题选 D。

7.【答案】C

【解析】《丹溪心法·六郁》首次提出了气、血、火、食、湿、痰六郁之说。故本题选 C。

8.【答案】A

9.【答案】D

10.【答案】C

【解析】精神恍惚，诊断为郁证。心神不宁，悲忧善哭，时时欠伸，证型为心神失养，治疗应甘润缓急，养心安神。故本题选 C。

11.【答案】B

【解析】治疗郁病的基本原则：理气开郁，调畅气机，怡情易性。故本题选 B。

【A_2 型题】

12.【答案】C

【解析】患者情绪不宁，急躁易怒，诊断为郁证；肝气郁结疏泄不利，可见胸胁胀满；肝郁日久化火，故见情绪不宁，急躁易怒，口苦而干，若火上炎，扰乱清空，则见头痛、目赤、耳鸣；肝火犯胃则见嘈杂吞酸；舌质红，苔黄，脉弦数均为气郁化火之象。辨证为气郁化火证。故本题选 C。

13.【答案】D

【解析】精神恍惚，心神不宁，为忧郁耗伤心气营血，不能奉养心神之表现，即所谓“脏躁”证。舌淡，苔薄，脉弦细为气郁血虚之象。辨证属心神失养证。故本题选 D。

第二十六单元　血　证

【A_1 型题】

1. 提出“止血、消瘀、宁血、补血”治血四法的医著是
   A.《血证论》
   B.《景岳全书》
   C.《医林改错》
   D.《临证指南医案》
   E.《先醒斋医学广笔记》
2. 治疗吐血胃热壅盛证，应首选
   A. 玉女煎
   B. 龙胆泻肝汤
   C. 加味清胃散合泻心汤
   D. 地榆散合槐角丸
   E. 泻心汤合十灰散
3. 治疗咳血燥热伤肺证，应首选
   A. 沙参麦冬汤
   B. 桑杏汤
   C. 百合固金汤
   D. 麦门冬汤
   E. 清燥救肺汤
4. 治疗尿血肾气不固者，应首选
   A. 六味地黄丸
   B. 十灰散
   C. 春泽汤
   D. 保真汤
   E. 无比山药丸
5. 治疗吐血肝火犯胃证，应首选的方剂是
   A. 桑菊饮
   B. 玉女煎
   C. 清营汤
   D. 龙胆泻肝汤
   E. 泻心汤

【A_2 型题】

6. 患者鼻燥衄血，口干咽燥，兼有身热，恶风，头痛，咳嗽，痰少，舌质红，苔薄，脉数。治疗应首选的方剂是
   A. 玉女煎
   B. 桑菊饮
   C. 清胃散
   D. 十灰散
   E. 泻心汤
7. 患者吐血量多，面色苍白，四肢厥冷，汗出，脉

微。治疗应首选的方剂是
A. 回阳救急汤
B. 生脉饮
C. 附子理中汤
D. 大补元煎
E. 独参汤
8. 患者吐血缠绵不止，时轻时重，血色暗淡，神疲乏力，心悸气短，面色苍白，舌质淡，脉细弱。其治法是
A. 健脾和胃，宁络止血
B. 和中宁络，凉血止血
C. 益气养阴，宁络止血
D. 健脾益气，摄血止血
E. 健脾升阳，化瘀止血
9. 患者吐血色红或紫暗，脘腹胀闷，甚则作痛，口臭，便秘，舌红苔黄腻，脉滑数。治疗应首选
A. 泻心汤合十灰散
B. 白虎汤合四生丸
C. 玉女煎合十灰散
D. 失笑散合四生丸
E. 丹参饮合十灰散
10. 患者便血紫暗，甚则黑色，腹部隐痛，喜热饮，面色不华，神倦懒言，便溏，舌质淡，脉细。治疗应首选
A. 当归补血汤
B. 归脾汤
C. 黄土汤
D. 无比山药丸
E. 黄芪建中汤
11. 患者肝火犯肺，咳嗽痰稠带血，咯吐不爽，易烦易怒，胸胁刺痛，颊赤，便秘，舌红苔黄，脉弦数。治疗应首选
A. 十灰散
B. 泻白散
C. 咳血方
D. 贝母瓜蒌散
E. 养阴清肺汤
12. 患者小便短赤灼热，尿血鲜红，心烦口渴，舌红，脉数。其证候是
A. 肾气不固
B. 下焦湿热
C. 脾不统血
D. 肾虚火旺
E. 肾阳虚衰
13. 患者皮肤有青紫点，量多，时发时止。手足烦热，颧红咽干，午后潮热，盗汗，月经过多，色红而稠，伴齿衄，舌红少苔，脉细数。证型是
A. 阴虚火旺
B. 脾不摄血
C. 血热伤络
D. 肝肾阴虚
E. 气滞血瘀
14. 患者小便黄赤灼热，尿血鲜红，心烦口渴，面赤口疮，夜寐不安，舌红，脉数。其治法是
A. 清肝凉血，化瘀止血
B. 清利湿热，凉血止血
C. 清热泻火，凉血止血
D. 清心泻火，宁络止血
E. 清热生津，宁络止血
15. 患者鼻衄，或兼齿衄，血色鲜红，口渴欲饮，鼻干，口干臭秽，烦躁，便秘，舌红苔黄，脉数。其证型为
A. 燥热伤肺
B. 阴虚火旺
C. 肝火上炎
D. 胃热炽盛
E. 热邪犯肺

【B_1 型题】

（16~17 题共用备选答案）
A. 桑杏汤
B. 柴枳半夏汤
C. 桑菊饮
D. 黄土汤
E. 归脾汤
16. 患者鼻燥衄血，口干咽燥，身热，咳嗽痰少，舌质红，苔薄，脉数。治疗应首选
17. 患者喉痒咳嗽，痰中带血，口干鼻燥，身热，舌质红，少津，苔薄黄，脉数。治疗应首选
（18~19 题共用备选答案）
A. 阴虚肺热咳血
B. 胃热壅盛吐血
C. 阴虚火旺尿血
D. 肝火犯肺咳血
E. 肾气不固尿血
18. 百合固金汤主治
19. 无比山药丸主治

答案与解析

【A_1 型题】

1.【答案】A

【解析】《血证论》是论述血证的专书，对各种血证的辨证论治均有论述，该书提出“止血、消瘀、宁血、补血”的治血四法，被认为是治疗血证的大纲。故本题选A。

2.【答案】E

【解析】泻心汤清胃泻火，十灰散清热凉血，两方合用适用于胃热壅盛的吐血。故本题选E。

3.【答案】B

【解析】咳血燥热伤肺证病在肺，津液被伤，脉络受损，治宜清热润肺，宁络止血，方选桑杏汤。沙参麦冬汤功善清养肺胃，生津润燥，主治燥伤肺胃阴分证。百合固金汤为肺肾阴亏，虚火上炎而致咳嗽痰血证的常用方剂。麦门冬汤为治疗肺胃阴虚，痰涎不化之肺痿的主方。清燥救肺汤常用于治疗燥热伤肺之重症。故本题选B。

4.【答案】E

【解析】尿血肾气不固型，治应补益肾气，固摄止血，用无比山药丸。故本题选E。

5.【答案】D

【A_2 型题】

6.【答案】B

【解析】根据患者症状可诊断为鼻衄之热邪犯肺证，治法为清泄肺热，凉血止血，方用桑菊饮加减。故本题选B。

7.【答案】E

【解析】吐血过多，气随血脱，表现面色苍白、四肢厥冷、汗出、脉微等症者，当益气固脱，可用独参汤等积极救治。故本题选E。

8.【答案】D

【解析】患者诊断为吐血。血色暗淡，神疲乏力，心悸气短，面色苍白，舌质淡，脉细弱，为气虚。治应健脾益气摄血。故本题选D。

9.【答案】A

【解析】口臭，便秘，舌红苔黄腻，脉滑数，为胃热炽盛之表现，辨证为吐血之胃热壅盛证。治以清胃泻火，化瘀止血，方用泻心汤合十灰散加减。故本题选A。

10.【答案】C

【解析】患者诊断为便血。腹部隐痛，喜热饮，面色不华，神倦懒言，便溏，为脾胃虚寒。治疗应选用黄土汤。黄土汤主治阳虚便血，温阳健脾，养血止血，为治疗脾胃虚寒便血之主方。故本题选C。

11.【答案】C

【解析】肝火犯肺之咳血，治以清火化痰、敛肺止咳。十灰散凉血止血，无敛肺止咳之功，排除A。泻白散、贝母瓜蒌散、养阴清肺汤泄肺清热，无止血之功。泻白散需合黛蛤散并加止血药方适用于本证。排除B、D、E。故本题选C。

12.【答案】B

【解析】患者诊断为尿血，血尿颜色鲜红，伴有心烦口渴，舌红，脉数，这些表现皆为热象，且无虚象，此为下焦湿热，热邪损伤膀胱之络而致尿血。热伤津液则心烦口渴；舌红，脉数为热盛之征。肾气不固之尿血血色淡红，伴有头晕耳鸣，腰膝酸痛；脾不统血之尿血常兼见食少体倦乏力，面色不华；肾虚火旺之尿血伴有头晕耳鸣，颧红潮热。故本题选B。

13.【答案】A

【解析】阴虚则火旺，火旺更易伤阴，虚火伤及脉络，故见皮肤或他处出血。水亏不能济火，心火扰动，故心烦。火热逼津液外泄则盗汗，阴虚火旺，故午后潮热。手足烦热，颧红咽干，舌红少苔，脉细数，为阴虚火旺之象。故本题选A。

14.【答案】C

【解析】患者诊断为尿血下焦湿热证。治以清热泻火，凉血止血。故本题选C。

15.【答案】D

【解析】胃热亢盛，上炎犯肺，迫血外溢，上出肺窍，或上扰阳明经脉，则见鼻衄，或兼齿衄，血色鲜红；胃火上熏则见鼻干，口干臭秽；热扰心神则见烦躁；热伤津液则见口渴欲饮，便秘，舌红苔黄，脉数为胃中有热之象，故辨证为胃热炽盛证。故本题选D。

【B_1 型题】

16.【答案】C　17.【答案】A

【解析】患者主症一为鼻燥衄血，见口干咽燥，身热，咳嗽痰少，舌质红，苔薄，脉数；一为咳嗽痰中带血，见口干鼻燥，身热，舌质红，少津，苔薄黄，脉数，皆为燥热伤肺所致动血。辨证为鼻衄热邪犯肺证——桑菊饮；咳血燥热伤肺证——桑杏汤。故

16题选C，17题选A。

18.【答案】A 19.【答案】E

【解析】百合固金汤滋阴润肺，功用在肺，主治阴虚肺热咳血。无比山药丸补益肾气，功用在肾，主治肾气不固尿血。故18题选A，19题选E。

第二十七单元 消 渴

【A_1 型题】

1. 消渴的治疗原则是
   A. 健脾补肾
   B. 滋阴温阳
   C. 滋阴清热，益气健脾
   D. 清热润燥，养阴生津
   E. 滋阴益气，活血化瘀
2. 消渴的合理饮食是
   A. 少食多餐
   B. 定时定量进餐
   C. 粗纤维饮食
   D. 低脂饮食
   E. 无糖饮食
3. 消渴的病机主要是
   A. 阴津亏损，燥热偏胜
   B. 饮食不节，劳倦过度
   C. 情志不舒，气机郁滞
   D. 湿热蕴结，气化不利
   E. 阴阳失调，气血逆乱
4. 治疗消渴病中消气阴亏虚证，应首选的方剂是
   A. 六味地黄丸
   B. 七味白术散
   C. 玉女煎
   D. 消渴方
   E. 大补元煎
5. 消渴的病变脏腑主要是
   A. 肝、脾、肾
   B. 脾、胃、肾
   C. 心、肝、肾
   D. 肺、脾、肾
   E. 肺、胃、肾
6. 下列除哪项外均属消渴的常见变证
   A. 肺痨
   B. 吐血
   C. 中风
   D. 痈疽
   E. 水肿
7. 治疗消渴胃热炽盛证，应首选
   A. 七味白术散
   B. 消渴方
   C. 玉女煎
   D. 茜根散
   E. 清中汤

【A_2 型题】

8. 患者，男，40岁。多食易饥3个月，消瘦5kg，口干渴，大便干燥，舌苔黄，脉滑实有力。其诊断是
   A. 消渴（上消，肺热津伤）
   B. 消渴（中消，胃热炽盛）
   C. 消渴（下消，肾阴亏虚）
   D. 消渴（下消，阴阳两虚）
   E. 便秘（热秘）
9. 患者，男，40岁。小便频数，混浊如膏，面容憔悴，耳轮干枯，腰膝酸软，四肢欠温，畏寒肢冷，阳痿，舌苔淡白而干，脉沉细无力。其诊断是
   A. 消渴肺热津伤
   B. 消渴胃热炽盛
   C. 消渴肾阴亏虚
   D. 消渴阴阳两虚
   E. 消渴阴虚火旺
10. 患者烦渴多饮，口干舌燥，尿频量多，舌边尖红，苔薄黄，脉洪数。首选的方剂是
    A. 金匮肾气丸
    B. 二冬汤
    C. 玉泉丸
    D. 消渴方
    E. 六味地黄丸
11. 患者多食易饥，形体消瘦，口渴引饮，大便干燥，舌苔黄燥，脉滑实有力。治疗应首选
    A. 白虎汤
    B. 二冬汤
    C. 玉女煎
    D. 益胃汤
    E. 消渴方
12. 患者，女，60岁。消渴病史8年。形体消瘦，尿频量多，混浊如脂膏，口干唇燥，舌红，脉细

数。治疗应首选

A. 玉女煎

B. 消渴方

C. 六味地黄丸

D. 金匮肾气丸

E. 生脉饮

【B_1 型题】

（13~14 题共用备选答案）

A. 消渴方

B. 玉女煎

C. 人参健脾丸

D. 丹参饮

E. 六味地黄丸

13. 消渴中消，可用

14. 消渴下消，可用

答案与解析

【A_1 型题】

1.【答案】D

【解析】消渴的基本病机是阴虚为本，燥热为标，故清热润燥，养阴生津为本病的治疗大法。故本题选 D。

2.【答案】B

【解析】消渴除药物治疗外，注意生活调摄具有十分重要的意义，尤其是节制饮食，具有基础治疗的重要作用。在保证机体合理需要的情况下，应限制粮食、油脂的摄入，忌食糖类，饮食宜以适量米、麦、杂粮，配以蔬菜、豆类、瘦肉、鸡蛋等，定时定量进餐。故本题选 B。

3.【答案】A

【解析】消渴的病机主要在于阴津亏损，燥热偏胜。本病的病理因素主要是虚火、浊瘀。病理性质为本虚标实。以阴虚为本，燥热为标，两者互为因果。故本题选 A。

4.【答案】B

5.【答案】E

【解析】消渴病变的脏腑主要在肺、胃、肾，尤以肾为关键。故本题选 E。

6.【答案】B

【解析】消渴病常病及多个脏腑，病变影响广泛，未及时医治以及病情严重的患者，常可并发多种病证。如肺失滋养，日久可并发肺痨；肾阴亏损，肝失濡养，肝肾精血不能上承于耳目，则可并发白内障、雀目、耳聋；燥热内结，营阴被灼，脉络瘀阻，蕴毒成脓，则发为疮疖痈疽；阴虚燥热，炼液成痰，以及血脉瘀滞，痰瘀阻络，脑脉闭阻或血溢脉外，发为中风偏瘫；阴损及阳，脾肾衰败，水湿潴留，泛滥肌肤，则发为水肿。吐血主要由热伤胃络或气虚失摄引起，不属消渴的常见变证。故本题选 B。

7.【答案】C

【解析】胃热炽盛证见多食易饥，口渴，尿多，形体消瘦，大便干燥，苔黄，脉滑实有力，为胃火内炽，胃热消谷，耗伤津液所致。治宜清胃泻火，养阴增液，方用玉女煎加减。故本题选 C。

【A_2 型题】

8.【答案】B

【解析】《证治准绳》中按照消渴的临床表现进行了分类，认为“渴而多饮为上消，消谷善饥为中消，渴而便数有膏为下消”。患者主症为多食易饥，可诊断为消渴，患者又见口干渴、大便干，舌苔黄、脉滑实有力，乃胃热炽盛之象，为中消胃热炽盛证。故本题选 B。

9.【答案】D

10.【答案】D

【解析】患者烦渴多饮，尿频量多，诊断为消渴。肺胃津伤，燥热内生，故烦渴多饮，口干舌燥；肺失宣降则治节失司，水不化津，肾关不固，故尿频量多；舌边尖红，苔薄黄，脉洪数均为肺热之征。故辨证属肺热津伤证，治宜清热润肺，生津止渴，方选消渴方加减。故本题选 D。

11.【答案】C

【解析】胃火内炽，胃热消谷，耗伤津液，故多食易饥，口渴引饮；大便干燥，舌苔黄燥，脉滑实有力，为胃热炽盛之征。辨证属中消之胃热炽盛证，治以清胃泻火，养阴增液，方用玉女煎。故本题选 C。

12.【答案】C

【解析】患者诊断为消渴，见形体消瘦，尿频量多，混浊如脂膏，口干唇燥，舌红，脉细数，总因肾阴虚，证型为肾阴亏虚，治疗用六味地黄丸。故本题选 C。

【B_1 型题】

13.【答案】B　14.【答案】E

【解析】消渴分为上、中、下消。上消肺热津伤证治宜清热润肺，生津止渴，用消渴方。中消胃热炽盛证治宜清胃泻火，养阴增液，用玉女煎；气阴亏虚证治宜益气健脾，生津止渴，用七味白术散。下消肾阴亏虚证治宜滋阴固肾，用六味地黄丸；阴阳两虚证治宜滋阴温阳，补肾固涩，用金匮肾气丸。故 13 题选 B，14 题选 E。

第二十八单元　痹　　证

【A_1 型题】

1. 治疗行痹，应首选
   A. 乌头汤
   B. 薏苡仁汤
   C. 防风汤
   D. 宣痹汤
   E. 白虎加桂枝汤
2. 治疗痹证肝肾亏虚证，应首选的方剂是
   A. 双合汤
   B. 独活寄生汤
   C. 左归丸
   D. 乌头汤
   E. 白虎加桂枝汤
3. 着痹的临床特点是
   A. 疼痛游走不定
   B. 痛势较剧，痛有定处
   C. 关节酸痛、重着、漫肿
   D. 关节肿胀局限，见皮下结节
   E. 关节肿胀僵硬，疼痛不移
4. 治疗痹证的着痹，应首选的方剂是
   A. 薏苡仁汤
   B. 宣痹汤
   C. 乌头汤
   D. 防风汤
   E. 独活寄生汤

【A_2 型题】

5. 患者肢体关节疼痛，游走不定，屈伸不利，恶风发热，舌苔薄白，脉浮。治疗应首选
   A. 乌头汤
   B. 薏苡仁汤
   C. 防风汤
   D. 羌活胜湿汤
   E. 白虎加桂枝汤
6. 患者肢体关节疼痛剧烈，痛处固定，得热痛减，遇寒痛增，舌苔薄白，脉紧。治疗应首选
   A. 防风汤
   B. 乌头汤
   C. 薏苡仁汤
   D. 白虎加桂枝汤
   E. 桂枝芍药知母汤
7. 患者关节痛有定处，疼痛剧烈。其诊断是
   A. 行痹
   B. 痛痹
   C. 着痹
   D. 热痹
   E. 久痹
8. 患者游走性关节疼痛，活动不便，局部灼热红肿，痛不可触，得冷则舒，发热、恶风、汗出、口渴、烦躁不安等全身症状，舌质红，舌苔黄，脉滑数。首选的方剂为
   A. 白虎桂枝汤合宣痹汤
   B. 白虎汤
   C. 宣痹汤
   D. 犀角散
   E. 桂枝芍药知母汤

【B_1 型题】

（9～10 题共用备选答案）

A. 关节疼痛，局部灼热红肿
B. 肢体关节重着、酸痛，或肿胀
C. 关节酸痛，游走不定，屈伸不利
D. 关节肿痛，屈伸不利，周围结节，皮肤瘀斑
E. 关节疼痛较剧，痛有定处，得热痛减，遇寒痛增

9. 行痹的主要症状是
10. 着痹的主要症状是

答案与解析

【A_1 型题】

1.【答案】C

【解析】痛痹，用乌头汤；着痹，用薏苡仁汤；热痹，用白虎加桂枝汤；尪痹，用独活寄生汤。行痹，用防风汤。故本题选 C。

2.【答案】B

【解析】痹证肝肾亏虚证治法为培补肝肾，舒筋止痛，首选独活寄生汤加减。故本题选 B。

3.【答案】C

【解析】着痹临床表现为肢体关节疼痛重着、酸楚，或有肿胀，痛有定处，肌肤麻木，手足困重，活动不便，苔白腻，脉濡缓。故本题选 C。

4.【答案】A

【A_2 型题】

5.【答案】C

【解析】根据该患者的表现诊断为行痹，治疗首选防风汤加减。故本题选 C。

6.【答案】B

7.【答案】B

8.【答案】A

【解析】患者游走性关节疼痛，活动不便，诊断为痹证；感受风湿热邪，或风寒湿邪郁而化热，湿热壅滞经络，流注肢节，气血瘀滞不通，致活动不便，局部灼热红肿，痛不可触；湿热壅盛，营卫郁滞失和，故见发热、恶风，湿热久郁，化燥伤津，故汗出、口渴、烦躁不安。辨证属风湿热痹证，治宜清热通络，祛风除湿，方选白虎桂枝汤合宣痹汤加减。故本题选 A。

【B_1 型题】

9.【答案】C　10.【答案】B

【解析】痹证不同的分型有各自的症状特点。行痹者，其痛游走不定，恶风寒。痛痹者，剧痛，遇寒则甚，得热则缓。着痹者肢体关节、肌肉酸楚、重着、疼痛，肿胀散漫，活动不便，肌肤麻木不仁。热痹者，肢体关节灼痛，或痛处鲜红。尪痹者，必兼关节剧痛、肿大、僵硬、变形。故 9 题选 C，10 题选 B。

第六章　中医外科学

第一单元　中医外科学疾病命名、基本术语

【A_1 型题】

1. 以部位命名的外科疾病是
   A. 人中疔
   B. 子痈
   C. 肠痈
   D. 破伤风
   E. 鹅掌风
2. 冻疮的命名方法是
   A. 以病因命名
   B. 以部位命名
   C. 以疾病特征命名
   D. 以形态命名
   E. 以范围大小命名

【B_1 型题】

（3~4 题共用备选答案）
A. 心恶
B. 肝恶
C. 肺恶
D. 脾恶
E. 肾恶
3. 身体强直，目难正视，疮流血水，惊悸时作为
4. 形容消瘦，疮陷脓臭，不思饮食，纳药呕吐为

答案与解析

【A_1 型题】

1.【答案】B

【解析】人中疔以穴位命名，子痈以部位命名，肠痈以脏腑命名，破伤风以病因命名，鹅掌风以形态命名。故本题选 B。

2.【答案】A

【解析】冻疮是由于寒冷引起的局限性炎症损害，是以病因命名的疾病。故本题选 A。

【B_1 型题】

3.【答案】B　4.【答案】D

【解析】"七恶" 包括心恶、肝恶、脾恶、肺恶、肾恶、脏腑败坏、气血衰竭（脱证）。心恶为神志昏惚，心烦舌燥，疮色紫黑，言语呢喃；肝恶为身体强直，目难正视，疮流血水，惊悸时作；脾恶为形容消瘦，疮陷脓臭，不思饮食，纳药呕吐；肺恶皮肤枯槁，痰多音喑，呼吸喘急，鼻翼煽动；肾恶为时渴引饮，面容惨黑，咽喉干燥，阴囊内缩；脏腑败坏为身体浮肿，呕吐呃逆，肠鸣泄泻，口糜满布；气血衰竭（阳脱）为疮陷色暗，时流污水，汗出肢冷，嗜卧语低。故 3 题选 B，4 题选 D。

第二单元　中医外科疾病的病因病机

【A_1 型题】

1. 下列属于外科特殊之毒的是
   A. 红丝疔
   B. 失荣
   C. 药毒
   D. 水火烫伤
   E. 冻伤

【B_1 型题】

（2~3 题共用备选答案）
A. 红丝疔

B. 失荣
C. 漆疮
D. 水火烫伤
E. 酒齄鼻
2. 其病因属感受特殊之毒的是
3. 其病因属外来伤害的是

答案与解析

【A_1 型题】

1.【答案】C

【解析】特殊之毒包括虫毒、蛇毒、疯犬毒、药毒、食物毒和疫毒。红丝疔外因皮肤破损感染毒邪、内有火毒凝聚，失荣病因为情志内伤、痰瘀脏毒凝结，水火烫伤、冻伤属外来伤害。故本题选C。

【B_1 型题】

2.【答案】C 3.【答案】D

【解析】红丝疔，致病因素包括内外因，外因为皮肤破损，内因为火毒凝聚；失荣，致病因素多为内因，如七情内伤、忧思郁怒等；漆疮，为漆刺激引起，为感受特殊之毒；水火烫伤，为外来伤害；酒齄鼻，致病因素为内因，肺胃火盛等。故2题选C，3题选D。

第三单元　中医外科疾病辨证

【A_1 型题】

1. 下列各项，属外科辨别阴证、阳证要点的是
A. 有无麻木
B. 有无脓液
C. 有无出血
D. 有无灼热
E. 有无瘙痒
2. 肿势或软如绵，或硬如馒，形态各异，不红不热。其肿的性质是
A. 热肿
B. 寒肿
C. 风肿
D. 痰肿
E. 湿肿
3. “痛无定处，忽彼忽此，走注甚速”，其疼痛的原因是
A. 风痛
B. 湿痛
C. 痰痛
D. 热痛
E. 化脓痛
4. 外科辨肿，肿势平坦，根盘散漫。其成因是
A. 火
B. 风
C. 气
D. 郁结
E. 虚
5. 外科辨肿，“肿而皮肉重垂胀急，深则按之如烂棉不起，浅则光亮如水疱，破流黄水”，其成因属
A. 风
B. 虚
C. 火
D. 湿
E. 痰
6. 疮口呈空腔或伴漏管，脓水稀薄，夹有败絮样物。见于
A. 瘰疬溃疡
B. 岩性溃疡
C. 附骨疽溃疡
D. 褥疮溃疡
E. 梅毒溃疡
7. 脓液不多且位于组织深部时，应采用的方法是
A. 推拿法
B. 接触法
C. 穿刺法
D. 透光法
E. 点压法

【B_1 型题】

（8~9题共用备选答案）
A. 热

B. 寒
C. 风
D. 气
E. 虚

8. 疼痛而皮色不红、不热，得暖则痛缓。其痛的原因是
9. 攻痛无常，时感抽掣，喜缓怒甚。其痛的原因是

答案与解析

【A_1 型题】

1.【答案】D

【解析】阳证，皮肤焮热；阴证，皮肤凉或不热。故本题选 D。

2.【答案】D

【解析】热肿肿而色红，皮薄光泽，焮热疼痛，肿势急剧。寒肿肿而不硬，皮色不泽，苍白或紧暗，皮肤清冷，常伴有酸痛，得暖则舒。风肿发病急骤，漫肿宣浮，或游走不定，不红微热，轻微疼痛。痰肿肿势如棉，或硬如馒，大小不一，形态各异，不红不热，皮色不变。湿肿肿而皮肉重垂胀急，深则按之如烂棉不起，浅则光亮如水疱，搔破流黄水，浸淫皮肤。故本题选 D。

3.【答案】A

【解析】风善行而数变，故其痛无定处，忽彼忽此，走注甚速，遇风则剧。湿痛痛而酸胀，肢体沉重，按之出现可凹性水肿或见糜烂流滋。痰痛疼痛轻微，或隐隐作痛，皮色不变，压之酸痛。皮色焮热疼痛，遇冷则减。化脓痛痛势急胀，痛无止时，如同鸡啄，按之中软应指。故本题选 A。

4.【答案】E

【解析】因于火者，发病迅速，来势猛烈，肿势皮薄光泽，疼痛剧烈；因于风者，其肿宣浮，患部皮色或红或不变，痛无定处；因于气者，皮紧肉软，按之凹陷；因于郁结者，大小不一，亦可相互融合成片。因于虚者，肿势平坦，根盘散漫。故本题选 E。

5.【答案】D

6.【答案】A

【解析】岩性溃疡，疮面多呈翻花如岩穴，有的在溃疡底部见有珍珠样结节，内有紫黑坏死组织，渗流血水；附骨疽溃疡，疮口呈凹陷形，常伴漏管形成；梅毒性溃疡，其边缘削直而如凿成或略微内凹，基底高低不平；褥疮溃疡，初期皮肤紫暗，很快变黑并坏死，滋水，液化，腐烂；瘰疬之溃疡，疮口有空腔或伴漏管，疮面肉色不鲜，脓水清稀，并夹有败絮状物，符合此患者症状。故本题选 A。

7.【答案】C

【解析】确认成脓方法有按触法、透光法、点压法、穿刺法。穿刺法适用于脓液不多且位于组织深部的辨脓。透光法适用于指、趾部甲下的辨脓。点压法适用于在手指（趾）部，当病灶处脓液很少的情况下的辨脓。故本题选 C。

【B_1 型题】

8.【答案】B　9.【答案】D

【解析】热痛，皮色红，灼热疼痛，遇冷痛减。寒痛，皮色不红，不热，酸痛，得温则痛减；风痛，痛无定处，忽彼忽此，走注甚速；气痛，攻痛无常，时感抽掣，喜缓怒甚。故 8 题选 B，9 题选 D。

第四单元　中医外科疾病治法

【A_1 型题】

1. 贯穿结扎法最适用的是
   A. 内痔嵌顿
   B. 静脉曲张性外痔
   C. 血栓性外痔
   D. 赘皮外痔
   E. Ⅱ、Ⅲ期内痔
2. 外科疾病，消托补三大内治法则的建立，其依据是
   A. 外科病的病因
   B. 外科病的病情变化
   C. 外科病的临床分期
   D. 外科病的治疗经验
   E. 以消为贵的学术思想
3. 乳房部脓肿切开引流正确的切口选择是
   A. 乳晕旁弧形切口
   B. 乳晕处放射状切口
   C. 乳房下缘弧形切口
   D. 以乳头为中心弧形切口

E. 以乳头为中心放射状切口

4. 肿疡毒势方盛，正气已虚，不能托毒外出者，内治方药宜选用

A. 透脓散

B. 仙方活命饮

C. 黄连解毒汤

D. 托里消毒散

E. 清肝解郁汤

5. 下列哪项不是清热法的适应证

A. 热毒内传之走黄内陷

B. 药物性皮炎皮损色红灼热

C. 流痰初起，骨骼隐痛，漫肿不显者

D. 流痰后期，阴虚火旺，虚热不退者

E. 局部红、肿、热、痛

6. 中医外科内治法的总则是

A. 温、托、补

B. 清、消、补

C. 清、补、托

D. 消、通、补

E. 消、托、补

7. 下列各项，不宜采用垫棉法治疗的是

A. 溃疡脓出不畅有袋脓

B. 疮孔窦道形成脓水不易排出

C. 急性炎症红肿热痛

D. 溃疡脓腐已尽，皮肉一时不能粘合

E. 腋窝疮疡溃后

8. 疮疡破溃后，不宜使用的外用药是

A. 膏药

B. 油膏

C. 箍围药

D. 酊剂

E. 腐蚀药

9. 调制箍围药，取其清凉解毒的作用，应选用

A. 醋

B. 葱

C. 鸡子清

D. 麻油

E. 丝瓜叶汁

10. 治疗体表脓肿，实施切开引流的有利时机是

A. 肿疡初起

B. 肿疡溃后

C. 脓肿肿疡出现透脓点

D. 肿疡肉芽暗红

E. 脓肿周围肿硬

11. 溃疡疮口太小，脓腐难去，常用的腐蚀药是

A. 红灵丹

B. 白降丹

C. 七三丹

D. 八宝丹

E. 九黄丹

12. 下列关于刀晕的处理，错误的是

A. 刀晕轻症，只要扶持患者安静平卧，室温保暖即可

B. 头位稍低，安静卧床

C. 给饮开水或糖水

D. 灸百会、人中或刺合谷、少商等穴救治

E. 应迅速做完手术，进行急救

13. 下列关于切开法切开方向的叙述，错误的是

A. 一般疮疡，宜循经直开，刀头向上

B. 乳部宜放射形切开

C. 面部脓肿沿皮肤纹理切开

D. 手指脓肿，最好从正面切开，免伤屈伸功能

E. 关节附近宜用横切口

14. 下列切开法的注意事项中，错误的是

A. 在关节部位，宜谨慎开刀，切口应越过关节

B. 血瘤、岩肿不宜切开

C. 患者体弱应先内服调补药，然后开刀

D. 面部疔疮，尤其是口鼻部位，应忌早期开刀

E. 进刀时，刀头要求向上挑取，不宜向下割划

15. 下列各项中，需用砭镰法治疗的是

A. 托盘疔

B. 颜面部疔

C. 红丝疔

D. 蛇眼疔

E. 蛀节疔

【A_2 型题】

16. 患者，女，21 岁。两小腿皮炎，在亚急性阶段，渗液与糜烂很少，红肿减轻，有鳞屑和结痂。外治剂宜选用

A. 洗剂

B. 粉剂

C. 溶液湿敷

D. 软膏

E. 油剂

17. 患者 1 周前因外伤出现右手食指红肿热痛。肿胀呈圆柱状。皮色光亮，关节轻度屈曲，不能伸展，现局部跳痛明显，拟切开排脓。应选择的切口部位是

A. 指掌侧面

B. 指掌正中

C. 手指侧面

D. 手指正中
E. 食指关节处

【B_1 型题】

（18~19 题共用备选答案）
A. 施行“S”形切口
B. 循经直切
C. 从侧方切开
D. 沿皮肤的自然纹理切开
E. 放射状切开
18. 手指脓肿切开引流，应
19. 关节区脓肿切开引流，应

答案与解析

【A_1 型题】

1.【答案】E

【解析】贯穿结扎法适用于Ⅱ、Ⅲ期内痔，以纤维型内痔更为适宜。故本题选 E。

2.【答案】C

3.【答案】E

【解析】乳房部应以乳头为中心，放射状切开。故本题选 E。

4.【答案】D

5.【答案】C

6.【答案】E

【解析】中医外科内治法治疗原则即按照外科疾病的发展阶段分别为消、托、补三大法。故本题选 E。

7.【答案】C

【解析】垫棉法适用于溃疡脓出不畅有袋脓者；或疮孔窦道形成脓水不易排尽者；或溃疡脓腐已尽，新肉已生，但皮肉一时不能粘合者。垫棉法在急性炎症红肿热痛尚未消退时不可应用，否则有促使炎症扩散之弊。应用本法期间若出现发热、局部疼痛加重者，则应立即终止使用，采取相应措施。故本题选 C。

8.【答案】D

【解析】膏药：适用于一切外科疾病的初起、成脓、溃后各个阶段。油膏：适用于肿疡、溃疡，皮肤病糜烂结痂渗液不多者及肛门病等。箍围药：适用于凡外疡不论初起，成脓及溃后，肿势散漫不聚而无集中之硬块者。酊剂：一般用于疮疡未溃及皮肤病等。腐蚀药：凡肿疡在脓未溃时，或痔疮、瘰疬、赘疣、息肉等病；或溃疡破溃以后，疮口太小，引流不畅；或疮口僵硬，或胬肉突出，或腐肉不脱等妨碍收口时，均可使用。故本题选 D。

9.【答案】E

【解析】醋调，取其散瘀解毒；葱调，取其辛香散邪；鸡子清调，取其缓和刺激；麻油调，取其润泽肌肤；丝瓜叶汁调，取其清凉解毒。故本题选 E。

10.【答案】C

【解析】当肿疡成脓之后，脓肿中央出现透脓点（脓腔中央最软的一点），即为脓已成熟，此时予以切开最为适宜。切口位置应以便于引流为原则，选择脓腔最低点或最薄弱处进刀。故本题选 C。

11.【答案】B

【解析】红灵丹治感冒伤风，伤寒伤暑，用温茶送 5 丸。白降丹治溃疡疮口太小，脓腐难去。七三丹主治流痰、附骨疽、瘰疬、有头疽等溃后腐肉难脱，脓水不尽者，药掺于疮口上，或用药线蘸药插入疮中，外用膏药或油膏贴盖。八宝丹生肌收口，凡溃疡腐肉已脱、脓水将尽时，不论阴证、阳证，均可使用，用少许掺疮面，上以膏药或油膏盖贴。九黄丹治溃后腐肉不去者，外敷。故本题选 B。

12.【答案】E

【解析】所谓刀晕即因创伤出血，疼痛或精神紧张而致的晕厥。患者出现晕厥后应停止手术，进行急救。故本题选 E。

13.【答案】D

【解析】手指脓肿应从侧方切开，不能从正面切开。故本题选 D。

14.【答案】A

【解析】在关节部位，一般施行横切口、弧形切口或“S”形切口，越过关节的纵行切口在瘢痕形成后易影响关节功能。故本题选 A。

15.【答案】C

【解析】砭镰法俗称飞针。现多是用三棱针或刀锋在疮疡患处皮肤或黏膜上浅刺，放出少量血液，使内蕴热毒随血外泄的一种治疗方法。有疏通经络、活血化瘀、排毒泄热、扶正祛邪的作用。适用于急性阳证疮疡，如下肢丹毒、红丝疔及疖、疮、痈肿初起、外伤瘀血肿痛、痔疮肿痛等。故本题选 C。

【A_2 型题】

16.【答案】D

17.【答案】C

【B_1 型题】

18.【答案】C　19.【答案】A

第五单元　疮　疡

【A_1 型题】

1. 疮疡不包括的疾病是
   A. 无头疽
   B. 有头疽
   C. 发
   D. 流注
   E. 失荣
2. 结块范围约 3cm，突起根浅，中心有一脓头，出脓即愈的疾病是
   A. 疖病
   B. 无头疖
   C. 蝼蛄疖
   D. 有头疖
   E. 有头疽
3. 蛇眼疔的成脓时间是
   A. 2~3 天
   B. 10 天左右
   C. 7~10 天
   D. 3~5 天
   E. 2 周
4. 下列哪项不是疖病的临床特点
   A. 好发于项后发际部、臀部
   B. 好发于夏、秋季节
   C. 好发于消渴患者
   D. 可发生于身体各处
   E. 此愈彼起，日久不愈，反复发作
5. 附骨疽的好发部位是
   A. 大腿内侧
   B. 小腿外侧
   C. 胫骨
   D. 股骨
   E. 趾骨
6. 下列各项不属于附骨疽手术适应证的是
   A. 窦道经久不敛死骨大或多
   B. 疮口小而深
   C. 不能自动排除死骨
   D. 脓液转为黏稠
   E. 初期皮色不变
7. 蛇头疔的成脓时间一般是
   A. 3 天
   B. 5 天
   C. 7 天
   D. 10 天
   E. 14 天
8. 无头疽的临床特征是
   A. 红肿热痛
   B. 易消易溃易敛
   C. 局部光软无头
   D. 肿势局限
   E. 难消难溃难敛
9. 下列各项，皮损范围为 3cm 左右、无脓头的是
   A. 无头疖
   B. 痈
   C. 有头疽
   D. 颜面部疔疮
   E. 有头疖
10. 决定疮疡的发展和转归的是
    A. 阴阳盛衰
    B. 疮疡病期
    C. 发病部位
    D. 正邪交争
    E. 发病年龄
11. 蛇头疔溃脓期的治疗，应
    A. 沿甲旁 0.2cm 挑开引流
    B. 在指掌面一侧作纵行切口，必要时可对口引流
    C. 在指掌面正中切开，务必引流通畅
    D. 在手指侧面作纵行切口，切口长度不得超过上下指关节面
    E. 沿掌横纹切开，切口应够大，保持引流通畅
12. 颜面部疖和疔的鉴别要点是
    A. 起病速度
    B. 根脚深浅
    C. 脓的性质
    D. 皮肤颜色

E. 发热程度

13. 不属于痈的疾病是
A. 颈痈
B. 脐痈
C. 腋痈
D. 锁喉痈
E. 委中毒

14. 下列选项不属于走黄病因的是
A. 早期失治
B. 挤压碰伤
C. 过早切开
D. 误食辛热之品
E. 麻痘余毒未清

15. 红丝疔的好发部位是
A. 面部
B. 胸腹部
C. 四肢后侧
D. 四肢内侧
E. 四肢外侧

16. 下列疔疮，容易损筋伤骨的是
A. 烂疔
B. 红丝疔
C. 颜面疔
D. 疫疔
E. 手足疔

17. 治疗颈痈初起应选用
A. 牛蒡解肌汤
B. 黄连解毒汤
C. 仙方活命饮
D. 普济消毒饮
E. 五味消毒饮

18. 发生在肌肤浅表部位、范围较小的急性化脓性疾病是
A. 痈
B. 疔
C. 疖
D. 有头疽
E. 无头疽

19. 下列哪项不是丹毒的临床特点
A. 病起缓慢，恶寒发热
B. 局部皮肤焮热肿胀，迅速扩大
C. 局部皮肤忽然变赤
D. 好发于小腿部
E. 容易复发

20. 丹毒的主要病因病机是
A. 风温夹痰凝结经络
B. 风温湿热蕴结肌肤
C. 外邪侵犯，血分有热，郁于肌肤
D. 经络阻塞，气血凝滞
E. 暑湿热毒流注肌间

21. 发于肌肤间的急性化脓性疾患是
A. 疖
B. 有头疽
C. 疔
D. 附骨疽
E. 痈

22. 下列各项，不属于下肢丹毒防护要点的是
A. 患者应卧床休息
B. 患者所用敷料、器械须严格消毒
C. 积极治疗脚湿气
D. 多饮开水，床边隔离
E. 保持患肢下垂位，以防热毒上攻

23. 可能发生髋关节畸形的疾病是
A. 流火
B. 有头疽
C. 环跳疽
D. 历节风
E. 髂窝流注

24. 内发丹毒的治法是
A. 疏风清热解毒
B. 清肝泻火利湿
C. 利湿清热解毒
D. 凉血清热解毒
E. 清热化湿行瘀

25. 疮疡三陷证中，火陷证的治法是
A. 凉血清热解毒，养阴清心开窍
B. 补益气血，清心安神开窍
C. 温补脾肾，清心开窍
D. 托毒透邪，养阴清心开窍
E. 生津养胃，清心解毒

【A_2 型题】

26. 患者，男，48 岁。因鼻部破损引起头额红肿，两目肿胀不能开视，伴形寒发热，舌红苔黄腻，脉滑数。治疗应首选
A. 化斑解毒汤
B. 普济消毒饮
C. 龙胆泻肝汤
D. 五神汤
E. 仙方活命饮

27. 患者，女，32 岁。左臀部出现硬结，红热不显，有触痛，步行不便，有患部肌内注射史。应首先

考虑的是
A. 无头疽
B. 有头疽
C. 臀痈
D. 痈
E. 肉瘤
28. 患者行注射治疗后，出现臀部结块坚硬，漫肿不红，病情进展缓慢，无全身症状，舌苔白腻，脉缓。其诊断是
A. 臀痈
B. 肉瘤
C. 流痰
D. 内陷
E. 无头疽
29. 患者，女，25 岁。左侧手臂内侧有红丝一条，向上走窜，停于肘部，可选用砭镰法治疗。其诊断是
A. 蛇头疔
B. 蛇眼疔
C. 红丝疔
D. 蛇肚疔
E. 托盘疔
30. 患者，男，38 岁。左颧面部疔疮，根深坚硬，形如钉丁状，红肿灼痛，伴发热，恶寒，头痛等全身症状，舌红苔腻，脉滑数。其治法是
A. 清热消肿
B. 和营消肿
C. 清热凉血
D. 清热解毒
E. 和营托毒
31. 患者，男，40 岁。有消渴病史。项后发际处多个红色结块，灼热疼痛，溃脓后愈合，但不久又发，经年难愈。其诊断是
A. 痈
B. 疔疮
C. 暑疖
D. 疖病
E. 有头疽
32. 患者头面部皮肤焮红灼热，肿胀疼痛，甚则发生水疱，眼睑肿胀难睁，伴恶寒，发热，头痛，舌质红，苔薄黄，脉浮数。治疗应选用
A. 普济消毒饮
B. 化斑解毒汤
C. 犀角地黄丸
D. 黄连解毒汤
E. 五神汤
33. 患者，男，78 岁。患背部有头疽 1 个月余，局部疮形平塌，根盘散漫，疮色紫滞，溃后脓水稀少，伴有唇燥口干，便艰溲短，舌质红，脉细数。内治应首选
A. 仙方活命饮
B. 竹叶黄芪汤
C. 托里消毒散
D. 知柏地黄汤
E. 清骨散
34. 颈部核块如黄豆大小，一个或数个，可同时出现或相继发生，皮色不变，质稍硬，表面光滑，不热不痛，推之能活动。治疗应首选
A. 生肌散
B. 内托生肌散加减
C. 逍遥散合二陈汤加减
D. 香贝养营汤合六味地黄汤加减
E. 托里消毒散

【B_1 型题】

（35~36 题共用备选答案）
A. 缠腰火丹
B. 抱头火丹
C. 流火
D. 赤游丹
E. 内发丹毒
35. 发于躯干部的丹毒，称为
36. 发于小腿部的丹毒，称为
（37~38 题共用备选答案）
A. 螺疔
B. 蛇头疔
C. 蛇眼疔
D. 蛀节疔
E. 蛇肚疔
37. 生于手指骨节间的疔疮，称为
38. 生于指腹部的疔疮，称为

答案与解析

【A_1 型题】

1.【答案】E

【解析】疮疡是各种致病因素侵袭人体后引起的一切体表化脓感染性疾病的总称，包括急性和慢性两大类。无头疽是发生于骨与关节间的急、慢性化脓性疾病的统称；有头疽是发生于肌肤间的急性化脓性疾病；发是病变范围较痈大的急性化脓性疾病，相当于西医的蜂窝织炎；流注是发于肌肉深部的急性化脓性疾病；而失荣是发于颈部及耳之前后的岩肿。故本题选 E。

2.【答案】D

【解析】疖分为疖病、无头疖、蝼蛄疖、有头疖。其中有头疖指患处皮肤有一红色结块，焮热疼痛，范围约 3cm，灼热疼痛，突起根浅，中心有一脓头，出脓即愈。故本题选 D。

3.【答案】A

【解析】蛇眼疔初起多局限于手指甲一侧边缘的近端处，有轻微的红肿疼痛，一般 2~3 天即成脓，可在指甲背面透现一点黄色或灰白色，或整个甲身内有脓液。待出脓后即肿退痛除，迅速愈合；严重者脓出不畅，甲下溃空或有胬肉突出，甚至指（趾）甲脱落。故本题选 A。

4.【答案】B

【解析】疖病好发于项后发迹、背部、臀部，也可以在身体各处散发，排除 A、D；疖病好发于消渴患者、习惯性便秘患者或营养不良患者，排除 C；疖病反复发作，缠绵不愈，排除 E。疖病没有明显的季节性。故本题选 B。

5.【答案】C

【解析】附骨疽是毒邪深袭，附着于骨的化脓性疾病，本病好发于儿童，以 10 岁以下的男孩更为多见。发病部位以胫骨为最多，其次是股骨、肱骨、桡骨等长骨。故本题选 C。

6.【答案】E

【解析】附骨疽初起皮色不变者，以透皮扩散式中药外敷为主，其病自消。如形成窦道，经久不敛，死骨大或多，疮口小而深，不能自动排出死骨者。故本题选 E。

7.【答案】D

【解析】生于指头顶端者，叫蛇头疔，蛇头疔初起指端觉麻痒而痛，继而刺痛，灼热疼痛，红肿不明显，中期肿势更大，手指末节呈蛇头状肿胀，成脓时有剧烈的跳痛，患肢下垂时疼痛更甚，局部触痛明显，往往影响睡眠和食欲。常伴恶寒、发热、头痛、全身不适等症状。一般 10 天左右溃后脓出黄稠，逐渐肿消痛止，趋向痊愈。若处理不及时，任其自溃，溃后脓出臭秽，经久不尽，余肿不消，多为损骨征象。故本题选 D。

8.【答案】E

9.【答案】A

【解析】无头疖为皮肤上有一红色肿块，范围约 3cm，无脓头，表面灼热，压之疼痛，2~3 天化脓后为一软脓肿，溃后多迅速愈合。痈常为单个发生，肿势范围较大，局部顶高色赤，表皮紧张光亮。有头疽红肿范围多在 9~12cm，有多个粟粒状脓头；溃后状如蜂窝；有较重的全身症状；病程较长。颜面部疔疮初起为粟粒样脓头，根脚深，肿势散漫；出脓较晚而有脓栓；大多数患者初起即有全身症状。有头疖患处皮肤上有一色红灼热之肿块，约 3cm 大小，疼痛，突起根浅，中央有一小脓头，脓出则愈。故本题选 A。

10.【答案】D

11.【答案】B

【解析】成脓期脓成应切开排脓，一般应尽可能循经切开，根据患病部位不同，而选择不同的切口。蛇眼疔宜用刀尖沿甲旁 0.2cm 挑开引流。蛇头疔有脓后应及早切开，在指掌侧面作一纵形切口，贯穿指端直至对侧，保持引流。蛇肚疔应在手指侧面作纵形切口，其长度不得超越上下指关节面。托盘疔应依掌横纹切开，切口应足够大，以保持引流通畅。故本题选 B。

12.【答案】B

【解析】颜面部疖和疔的鉴别要点是疔疮形如粟，坚硬根深，状如钉丁之状；疖突起根浅，肿势局限，无明显根脚，一般无全身症状。故本题选 B。

13.【答案】D

【解析】痈是指发生于体表皮肉之间的急性化脓性疾病。发生于颈部称为“颈痈”，发生于脐部称为“脐痈”，发生于腋下称为“腋痈”，发生于委中穴的称为“委中毒”。痈之大者属发的范围，如锁喉痈。故本题选 D。

14.【答案】E

15.【答案】D

【解析】红丝疔好发于四肢内侧，常有手足部生疔或皮肤破损等病史。多先在手足生疔部位或皮肤破损处见红肿热痛，继而在前臂或小腿内侧皮肤上起红丝一条或多条，迅速向躯干方向走窜。故本题选D。

16.【答案】E

【解析】如果处理不当，发于颜面部的疔疮很容易走黄而有生命危险，发于手足部的疔疮则易损筋伤骨而影响功能。故本题选E。

17.【答案】A

【解析】颈痈初起多为风热痰毒证，治宜散风清热，化痰消肿，用牛蒡解肌汤或银翘散加减。故本题选A。

18.【答案】C

19.【答案】A

【解析】丹毒初期皮肤见小片红斑，迅速蔓延成大片鲜红斑，边界清楚，高出皮肤。本病多发于小腿、颜面部，容易复发。丹毒发病急骤，初起往往先有恶寒发热等。故本题选A。

20.【答案】C

【解析】丹毒的病因病机为素体血分有热，或在肌肤破损处（如鼻腔黏膜、耳道皮肤或头皮等处皮肤破伤，脚湿气糜烂，毒虫咬伤，臁疮等）有湿热火毒之邪乘隙侵入，郁阻肌肤而发。总由血热火毒为患，可夹风热、湿热、肝脾郁火、胎热火毒。故本题选C。

21.【答案】B

【解析】疖是发生于肌肤浅表部位、范围较小的急性化脓性疾病；有头疽是发于肌肤间的急性化脓性疾病；疔是一种发病迅速，易于变化而危险性较大的急性化脓性疾病；附骨疽是一种毒气深沉、附着于骨的化脓性疾病；痈是指发生于体表皮肉之间的急性化脓性疾病。故本题选B。

22.【答案】E

【解析】丹毒的防护：应该卧床休息；流火患者抬高30°~40°；因脚湿气导致下肢复发性丹毒者，应彻底治疗脚湿气；多走多运动；所用敷料应严格消毒；多饮开水，床边隔离。故本题选E。

23.【答案】C

【解析】流火指发于小腿部之丹毒。有头疽是发生于肌肤之间的急性化脓性疾患。环跳疽发生于环跳穴（髋关节部）部位，其愈后常见关节畸形、僵硬、不能活动，或造成关节脱位或僵硬，而形成残疾。历节风因其主要病变为关节剧痛，发展很快，如因寒湿偏盛，则以关节剧痛不可屈伸为主症，如急性风湿性关节炎、类风湿关节炎、痛风等疾患。髂窝流注指发生于髂窝部肌肉深处之流注，患者多屈曲患腿以减轻疼痛。故本题选C。

24.【答案】B

【解析】丹毒是患部皮肤突然发红成片、色如涂丹的急性感染性疾病，生于躯干部者为内发丹毒，其病因为肝脾湿火，应以清肝泻火利湿的治法。故本题选B。

25.【答案】A

【解析】疮疡三陷指疮疡邪毒内攻所出现的火陷、干陷、虚陷三种逆证。火陷见于疮疡的成形期或化脓期，疮顶不高，根盘散漫，疮色紫暗，疮口干枯无脓，但灼热剧痛；并有壮热口渴，便秘尿短，烦躁不安，神昏谵语，舌绛脉数等。治法为凉血清热解毒，养阴清心开窍。故本题选A。

【A_2型题】

26.【答案】B

【解析】患者伴形寒发热，舌红苔黄腻，脉滑数，证候特点为内有热毒，外有表邪，选用普济消毒饮清热解毒，疏风散邪。化斑解毒汤主治三焦火邪上攻证，龙胆泻肝汤主治肝胆实火上炎证，五神汤清热化湿散瘀，仙方活命饮主治痈疡肿毒初起证，排除A、C、D、E。故本题选B。

27.【答案】C

【解析】发病前常有臀部糜烂损伤史，或臀部肌内注射史。痈发于一侧臀部，肿硬疼痛，形大如盘，肿逾盈尺，范围较广，边缘不清，步履艰难。及至酿脓，焮肿疼痛，肿势渐聚。身伴寒热，四肢酸楚，尿赤便秘。脓成外溃，色黄稠厚，或疮口内有腐烂坏死组织，泄脓不畅。故本题选C。

28.【答案】A

29.【答案】C

【解析】红丝疔是发于四肢，皮肤呈红丝显露，迅速向上走窜的急性感染性疾病。红丝细者，宜用砭镰法治疗。蛇眼疔、蛇头疔、蛇肚疔、托盘疔、足底疔均是常见的手足部疔疮。故本题选C。

30.【答案】D

【解析】感受火热之邪，热毒蕴于肌肤，以致营卫不和，经络阻隔，气血凝滞，则面部疔疮，根深坚硬，形如钉丁状；气不通则肿，血不通则痛；火为阳邪，性热而色赤，故皮色红而灼热；毒邪炽盛，与正气相搏，故伴恶寒、发热、头痛；舌红、脉数为热毒蕴结之象。辨证属疖之热毒蕴结证，应治以清热解毒，方选五味消毒饮合黄连解毒汤。故本题选D。

31.【答案】E

【解析】有头疽，好发于皮肤较厚及坚韧之处，但以项后（脑疽）、背部（背疽）最为多见。有头疽若脏腑先自蕴毒，或有消渴病，加之外来毒邪，正虚而毒盛，正气难以化毒，则疮肿难脓、难溃、难敛，或溃脓后愈合不久又发，经年难愈，甚则疽毒内陷，兼见神昏谵语，气息急促等严重症状。故本题选 E。

32.【答案】A

【解析】风热毒邪犯上，与血分热邪蕴结，郁阻肌肤，故见头面部皮肤焮红灼热，甚则发生水疱；经络阻塞，气血不畅，故皮肤肿胀疼痛，甚则眼胞肿胀难睁，或伴头痛；风热毒邪与正气相争，故见恶寒发热；舌红、苔薄黄、脉滑数为邪热尚在表之象。辨证属丹毒风热毒蕴证，治法为疏风清热解毒，方选普济消毒饮加减。故本题选 A。

33.【答案】B

【解析】有头疽好发于皮肤较厚及坚韧之处，但以项后（脑疽）、背部（背疽）最为多见。总由外感风温、湿热，内有脏腑蕴毒，内外邪毒互相搏结，凝聚肌肤，以致营卫不和、气血凝滞、经络阻隔而成。阴虚之体因水亏火炽，则热毒蕴结更甚，或有消渴病，加之外来毒邪，正虚而毒盛，正气难以化毒，则疮形平塌，根盘散漫，疮色紫滞，微热，不易酿脓，溃后脓水稀少。全身症状不明显，或仅见口干唇燥，溲赤便干，舌红，脉细数。辨证属有头疽之阴虚火炽证，应治以滋阴降火，和营解毒，方选竹叶黄芪汤。故本题选 B。

34.【答案】C

【解析】瘰疬初期表现为颈部核块如黄豆大小，一个或数个，可同时出现或相继发生，皮色不变，质稍硬，表面光滑，不热不痛，推之能活动，可用逍遥散合二陈汤加减治疗。故本题选 C。

【B_1 型题】

35.【答案】E　36.【答案】C

【解析】丹毒是以患部突然皮肤鲜红成片，色如涂丹，灼热肿胀，迅速蔓延为主要表现的急性感染性疾病。本病发无定处，生于躯干部者，称内发丹毒；发于头面部者，称抱头火丹；发于小腿足部者，称流火；新生儿多生于臀部，称赤游丹。故 35 题选 E，36 题选 C。

37.【答案】D　38.【答案】A

【解析】螺疔生于指腹部（手指螺纹），蛇头疔生于指头顶端，蛇眼疔生于指甲缘，蛀节疔生于手指骨节间，舌肚疔生于指中节前。故 37 题选 D，38 题选 A。

第六单元　乳房疾病

【A_1 型题】

1. 乳痈最常见的病因是
   A. 肝郁胃热
   B. 乳汁淤积
   C. 阳明积热
   D. 乳头破损
   E. 感受外邪
2. 乳痈切开排脓的切口应该是
   A. 切口尽量大
   B. 切口宜高
   C. 纵切口
   D. 横切口
   E. 按乳络方向
3. 乳痈初起的治疗方法为
   A. 清热消肿
   B. 疏肝解郁
   C. 疏肝清胃
   D. 凉血消肿
   E. 疏肝健脾
4. 正确的乳房检查方法是
   A. 以手掌放于乳房上轻轻按摩
   B. 四指并拢，用指腹平放于乳房上轻柔触摸
   C. 以食指先触到肿物，并仔细区别与周围组织的关系
   D. 以食指首先触摸是否有肿物存在，并注意是否活动
   E. 以手托起乳房，用另一手仔细触摸
5. 乳癖的特点是
   A. 乳块肿痛，皮色微红，按后痛甚
   B. 乳块皮肉相连，溃破脓稀薄如痰
   C. 乳块呈卵圆形，表面光滑，推之活动
   D. 乳块质地较软，月经后缩小
   E. 肿块高低不平，质硬，推之不动
6. 检查乳房的最佳时间是
   A. 经前
   B. 经后 3 天
   C. 经后 7~10 天
   D. 经后 2 周
   E. 经后 3 周
7. 下列各项，与乳核的发生无关的是
   A. 情志内伤

B. 月经周期
C. 痰湿内生
D. 气滞痰凝
E. 冲任失调

8. 乳痈初起，证属肝气不舒，胃热壅滞。内治应首选
A. 逍遥散
B. 透脓散
C. 四妙汤
D. 瓜蒌牛蒡汤
E. 牛蒡解肌汤

9. 治疗乳岩冲任失调证，应首选的方剂是
A. 神效瓜蒌散合开郁散
B. 二仙汤合开郁散
C. 八珍汤合开郁散
D. 人参养荣汤合开郁散
E. 参苓白术散合开郁散

10. 乳岩气血亏虚证用
A. 神效瓜蒌散合开郁散
B. 二仙汤合开郁散
C. 八珍汤
D. 参苓白术散或理中汤
E. 人参养荣汤

11. 乳岩的特点是
A. 乳块肿痛，皮色微红，按后痛甚
B. 乳块皮肉相连，溃破脓水稀薄
C. 乳块呈卵圆形，表面光滑，推之活动
D. 乳块质地较软，月经后缩小
E. 肿块高低不平，质硬，推之不动

【A_2 型题】

12. 患者，女，28 岁。左乳胀痛 10 天，局部红肿热痛，中软应指，伴壮热不退，口渴喜饮，舌红苔黄，脉弦数。治疗应首选的是
A. 乳房按摩，并用金黄散外敷
B. 切开引流，行弧形切口
C. 切开引流，行放射状切口
D. 切开引流，行十字形切口
E. 应用砭镰法

13. 患者，女，42 岁。性情急躁，胸闷胁胀，经前乳房作胀。乳房部肿块皮色不变，质硬而边界不清。苔薄，脉弦。其证候是
A. 冲任失调证
B. 正虚毒炽证
C. 肝郁痰凝证
D. 气血两亏证
E. 脾胃虚弱证

14. 患者，女，45 岁。乳房肿块月经前加重，经后缓解，伴有腰酸乏力，神疲倦怠，月经失调，量少色淡，舌淡苔白，脉沉细。其治法是
A. 疏肝散结
B. 化痰散结
C. 调摄冲任
D. 调补气血
E. 补益气血

15. 患者，女，50 岁。乳房局部可见一肿块，皮色不变，质硬而边界不清，性情急躁，胸闷胁胀，苔薄，脉弦。治疗应首选
A. 银花甘草汤
B. 逍遥散合桃红四物汤
C. 丹栀逍遥散
D. 神效瓜蒌散合开郁散
E. 二仙汤合开郁散

【B_1 型题】

（16~17 题共用备选答案）
A. 心
B. 肾
C. 脾
D. 肝
E. 胃

16. 女子的乳房，属
17. 男子的乳房，属

（18~19 题共用备选答案）
A. 神效瓜蒌散
B. 二仙汤
C. 八珍汤
D. 人参养荣汤
E. 参苓白术散

18. 治疗乳岩正虚毒炽证，应首选的方剂是
19. 治疗乳岩气血两亏证，应首选的方剂是

（20~21 题共用备选答案）
A. 透脓散
B. 瓜蒌牛蒡汤
C. 龙胆泻肝汤
D. 四妙汤加味
E. 托里消毒散

20. 治疗乳痈溃后热退身凉，肿痛渐消，应首选
21. 治疗乳痈成脓期，应首选

（22~23 题共用备选答案）
A. 外感六淫邪毒
B. 外来伤害

C. 情志内伤
D. 饮食不节
E. 感受特殊之毒

22. 疫疔的致病因素，属
23. 乳岩的致病因素，属

答案与解析

【A_1 型题】

1.【答案】B

【解析】乳痈的病因：乳汁淤积、肝郁胃热、感受外邪。其中乳汁淤积是最常见的病因。初产妇乳头破碎，或乳头畸形、凹陷，影响充分哺乳；或哺乳方法不当，或乳汁多而少饮，或断乳不当，均可导致乳汁淤积，乳络阻塞成块，郁久化热成痈肿。故本题选 B。

2.【答案】E

【解析】应按乳络方向切口，避免损伤乳腺导管。故本题选 E。

3.【答案】C

【解析】乳痈初起多见乳汁郁积结块，皮色不变或微红，肿胀疼痛。伴有恶寒发热，周身酸楚，口渴，便秘，苔薄，脉数。为气滞热壅证，治宜疏肝清胃，通乳消肿。故本题选 C。

4.【答案】B

【解析】乳房的检查方法：四指并拢，用指腹平放乳头上轻柔触摸；切勿用手指去抓捏，否则会将捏起的腺体组织错误地认为是乳腺肿块。故本题选 B。

5.【答案】D

【解析】乳癖的特点是单侧或双侧乳房疼痛并出现肿块，疼痛以胀痛为主，乳痛和肿块与月经周期及情志变化密切相关。乳房肿块大小不等，形态不一，边界不清，质地不硬，活动度好。故本题选 D。

6.【答案】C

【解析】月经来潮后 7~10 天内，乳腺质地柔软，腺体较薄，经前乳腺组织内的轻度水肿消退，生理性肥厚或“肿块”常在此时期消失，所以最容易发现病理性现象。故本题选 C。

7.【答案】B

【解析】乳核多由于恼怒伤肝，忧思伤脾，导致肝脾两伤，气机阻滞，水湿失运，痰浊内生；或因冲任失调，痰瘀互结于乳房而成。肿块一般无疼痛，少数可有轻微刺痛或胀痛，但与月经无关。故本题选 B。

8.【答案】D

【解析】气滞热壅，用瓜蒌牛蒡汤；热毒炽盛，用透脓散加味；正虚毒恋，用托里消毒散。故本题选 D。

9.【答案】B

【解析】乳岩冲任失调证的治法为调摄冲任，理气散结，方用二仙汤合开郁散加减。故本题选 B。

10.【答案】E

【解析】乳岩多见 5 种典型证型。肝郁痰凝治宜疏肝解郁，化痰散结，用神效瓜蒌散合开郁散加减。冲任失调治宜调摄冲任，理气散结，用二仙汤合开郁散加减。正虚毒炽治宜调补气血，清热解毒，用八珍汤酌加清热解毒之品。气血两亏治宜补益气血，宁心安神，用人参养荣汤加味。脾虚胃弱治宜健脾和胃，用参苓白术散或理中汤加减。故本题选 E。

11.【答案】E

【解析】乳岩，相当于西医的乳腺癌，为乳房处无痛、无热、皮色不变而质地坚硬的肿块，推之不移，表面不光滑，凹凸不平或乳头溢血，晚期肿块溃烂，疮口边缘不整齐，中央凹陷似岩穴。故本题选 E。

【A_2 型题】

12.【答案】C

【解析】乳痈初起可热敷加乳房按摩，以疏通乳络。先轻揪乳头数次，然后从乳房四周按摩，再用金黄散外敷。成脓时切口排脓，以乳头放射状切开。溃后用八二丹或九一丹提脓拔毒，待脓尽改用生肌散收口。故本题选 C。

13.【答案】C

【解析】乳岩的证候：①肝郁痰凝证，特点为情志抑郁，或情绪急躁，胸闷胁胀。②冲任失调证，特点为经期紊乱，素有经前期乳房胀痛，或婚后从未生育，或有多次流产史。③正虚毒炽证，特点为精神萎靡，面色晦暗或苍白，饮食少进，心悸失眠。④气血两亏证，特点为形体消瘦，面色萎黄或白，头晕目眩，神疲乏力，少气懒言。⑤脾胃虚弱证，特点为神疲乏力，恶心欲吐。故本题选 C。

14.【答案】C

【解析】根据患者症状诊断为乳癖之冲任失调证，治法为调摄冲任，方用二仙汤合四物汤加减。故本题选 C。

15.【答案】D

【解析】乳房局部可见一肿块，皮色不变，质硬而边界不清，可诊断为乳岩，好发于 40~60 岁。其人肝郁气滞，脾失健运，痰湿内生，以致气郁痰湿交阻乳络，故乳房肿块，皮色不变，质地坚硬，边界不清；肝失疏泄，故性情急躁；肝郁气滞，故胸闷胁胀；舌淡、苔薄、脉弦均为肝郁气滞之象。综合分析，该患者可辨证为乳岩肝郁痰凝证。治法为疏肝解郁，化痰散结。方以神效瓜蒌散合开郁散加减。故本题选 D。

【B_1 型题】

16.【答案】E　17.【答案】B

【解析】男子乳头属肝，乳房属肾；女子乳头属肝，乳房属胃。故 16 题选 E，17 题选 B。

18.【答案】C　19.【答案】D

【解析】乳岩正虚毒炽证的治法为调补气血，清热解毒，方用八珍汤加减。气血两亏证的治法为补益气血，宁心安神，方用人参养荣汤加味。故 18 题选 C，19 题选 D。

20.【答案】E　21.【答案】A

【解析】乳痈成脓期热毒炽盛壮热，乳房肿痛，皮肤焮红灼热，肿块变软，有应指感；或切开排脓后引流不畅，红肿热痛不消，有“传囊”现象；舌红，苔黄腻，脉洪数。治宜清热解毒，托里透脓，方用透脓散加味。乳痈溃后正虚毒恋，溃脓后乳房肿痛虽轻，但疮口脓水不断，脓汁清稀，愈合缓慢或形成乳漏。全身乏力，面色少华，或低热不退，饮食减少。舌淡，苔薄，脉弱无力。治宜益气和营托毒，方用托里消毒饮加减。故 20 题选 E，21 题选 A。

22.【答案】E　23.【答案】C

【解析】疫疔是接触疫畜染毒所致的急性传染病；乳岩是一种慢性疾病，多由情志失调，冲任不调等引起机体阴阳平衡失调。故 22 题选 E，23 题选 C。

第七单元　瘿

【A_1 型题】

1. 瘿在古代文献中，有五瘿之分，下列各项，不属于五瘿的是
   A. 瘿痈
   B. 血瘿
   C. 肉瘿
   D. 石瘿
   E. 筋瘿
2. 瘿痈的治疗大法是
   A. 益气养阴，化痰散结
   B. 理气解郁，化痰软坚
   C. 疏肝活血，化痰散结
   D. 疏肝清热，化痰散结
   E. 疏肝解郁，化痰散结
3. 肉瘿可选用的外治法是
   A. 回阳玉龙膏掺黑退消
   B. 太乙膏掺红灵丹
   C. 阳和解凝膏掺黑退消
   D. 太乙膏掺阳毒内消散
   E. 阳和解凝膏掺阳毒内消散
4. 在对瘿病肿块扪诊时，除对其肿块位置、数目、硬度、光滑度、活动度、界限进行重点检查外，还应注意的是
   A. 颈部活动是否受限
   B. 颈部皮肤是否肿胀
   C. 肿块有无震颤，气管是否移位，淋巴结是否肿大
   D. 下颌活动是否正常
   E. 颈静脉是否怒张
5. 石瘿应首选的治疗措施是
   A. 早期中药外敷
   B. 早期中药内治
   C. 早期手术切除
   D. 早期化学治疗
   E. 早期放射治疗
6. 诊断瘿病的重要体征是
   A. 肿块的位置
   B. 有无压痛
   C. 有无震颤
   D. 是否随吞咽上下移动
   E. 有无波动感
7. 气瘿的内治法是
   A. 理气活血，化痰软坚
   B. 化痰软坚，开郁行瘀
   C. 疏肝解郁，化痰软坚
   D. 疏风清热，化痰散结
   E. 疏肝健脾，化痰散结

8. 下列各项，不属于瘿痈特征的是
A. 颈中两侧结块
B. 皮色不变
C. 微有灼热
D. 疼痛牵引至耳后枕部
E. 容易化脓
9. 石瘿的病因病理是
A. 肝郁胃热，夹痰上壅，气血凝滞，郁滞结喉
B. 情志内伤，肝脾气逆，气血湿痰，凝滞结喉
C. 肝肾不足，肾火郁结，夹痰上攻，凝滞结喉
D. 脾肾阳虚，脾虚不运，津液留聚，凝结颈部
E. 肺脾两亏，津液不布，留聚生痰，凝结颈部

【A_2 型题】

10. 患者，男，27 岁。结喉两侧局部见肿块，疼痛明显，常牵扯颌下、耳后或枕部，拒按，伴恶寒发热、头痛、口渴、咽干，舌红苔薄黄，脉浮数或滑数。治疗应首选
A. 牛蒡解肌汤
B. 柴胡疏肝散
C. 四海疏郁丸
D. 海藻玉壶汤
E. 逍遥散
11. 患者，女，28 岁，已婚。颈前肿物 10 余年，渐渐增大，边缘不清，皮色如常，无疼痛，可触及肿物表面结节，随吞咽上下移动。其诊断是
A. 肉瘿
B. 石瘿
C. 瘿痈
D. 气瘿
E. 血瘿
12. 患者颈部弥漫性肿大，边缘不清，随喜怒消长，皮色如常，质软无压痛，肿块随吞咽动作上下移动。伴急躁易怒，善太息。舌质淡红，苔薄，脉沉弦。治疗应首选
A. 生肌散加减
B. 内托生肌散加减
C. 四海舒郁丸加减
D. 海藻玉壶汤加减
E. 托里消毒散加减
13. 患儿，女，7 岁。结喉处红肿绕喉，根盘散漫，肿势延及颈部两侧，按之中软，有应指感。治疗应首选
A. 内服普济消毒饮
B. 外治以菊花汁调制玉露散箍围束毒
C. 半流质饮食
D. 切开排脓
E. 药线引流
14. 患者，女，52 岁。肉瘿病史 3 年。近来颈前肿块突然增大，质地坚硬如石，推之不动。应首先考虑的是
A. 失荣
B. 瘰疬
C. 瘿痈
D. 气瘿
E. 石瘿

【B_1 型题】

（15~16 题共用备选答案）
A. 挂线法
B. 内治法
C. 手术切除
D. 砭镰法
E. 挑治法
15. 肉瘿早期的治法是
16. 石瘿早期的治法是

答案与解析

【A_1 型题】

1.【答案】A

【解析】《三因极一病证方论·瘿瘤证治》主要根据瘿病局部证候的不同，提出了瘿病的分类法“坚硬不可移者曰石瘿；皮色不变者曰肉瘿；筋脉露结者曰筋瘿；赤脉交络者曰血瘿；随忧愁消长者曰气瘿”，并谓“五瘿皆不可妄决破；决破则脓血崩溃，多致夭枉”。故本题选 A。

2.【答案】D

【解析】瘿痈是由于风温、风火客于肺胃，或内有肝郁胃热，积热上壅，灼津为痰，蕴阻经络，以致气血运行不畅，气血痰热凝滞于肺胃之外系，结于喉部而成。本病以内治为主，宜疏肝清热，化痰散结。故本题选 D。

3.【答案】C

【解析】肉瘿的外治法为阳和解凝膏掺黑退消或桂麝散外敷。故本题选 C。

4.【答案】C

【解析】瘿病是甲状腺疾病的总称。颈部活动是否受限为颈椎病触诊范畴，排除A；颈部皮肤是否肿胀，为皮肤视诊，不为甲状腺触诊范围，排除B；下颌活动是否正常，为下颌关节触诊范畴，排除D；颈静脉是否怒张为视诊范围，排除E。故本题选C。

5.【答案】C

【解析】石瘿相当于西医学中的甲状腺癌，属于恶性肿瘤，应及早诊断并早期手术治疗。故本题选C。

6.【答案】D

【解析】瘿是甲状腺疾病的总称。特点为发于甲状腺，或为漫肿，或为结节，或有灼痛，良性肿物大多可随吞咽动作上下移动，且为甲状腺疾病的重要体征。故本题选D。

7.【答案】C

【解析】气瘿是由于忧郁情志内伤，以致肝脾气逆，脏腑失和而成，故其内治法以疏肝解郁，化痰软坚为主。故本题选C。

8.【答案】B

【解析】瘿痈相当于急性、亚急性甲状腺炎，以甲状腺部位结块、肿胀、灼热、疼痛为特点。故本题选B。

9.【答案】B

【解析】石瘿，是指结喉两侧结块，坚硬如石，高低不平，推之不移；其病因病理为情志内伤，肝脾气逆，痰湿内生，气滞则血瘀，瘀血与痰湿凝结，上逆于颈部而成；本病病位在肝脾。故本题选B。

【A_2型题】

10.【答案】A

【解析】风热客于肺胃，灼津为痰，积热夹痰上壅，蕴结于结喉，故颈部结块；风热痰凝，蕴阻经络，气血运行不畅，故结块疼痛；毒热炽盛，故见寒战高热、咽干、脉滑数等热象；苔薄黄、脉浮数均为风热上壅之象。治法为疏风清热化痰，方用牛蒡解肌汤加减。故本题选A。

11.【答案】A

12.【答案】C

【解析】患者辨证为气瘿肝郁气滞证，治法疏肝解郁，化痰软坚，方用四海舒郁丸加减。故本题选C。

13.【答案】D

【解析】据患者临床症状，可诊为瘿痈。肿处按之中软，可知脓已形成，治疗以切开排脓为主。故本题选D。

14.【答案】E

【B_1型题】

15.【答案】B 16.【答案】C

【解析】肉瘿的治疗一般多采用内治法，以理气解郁，化痰软坚为主，必要时可手术治疗。而石瘿为恶性肿瘤，应及早诊断并早期手术治疗。故15题选B，16题选C。

第八单元 瘤、岩

【A_1型题】

1. 岩、瘤的病机是
   A. 标本俱实
   B. 标本俱虚
   C. 气机不畅
   D. 本虚标实
   E. 气滞血瘀
2. 肾岩的发病部位是
   A. 肾脏
   B. 睾丸
   C. 阴茎
   D. 会阴部
   E. 阴囊皮肤
3. 不属于脂瘤好发部位的是
   A. 关节部
   B. 头面部
   C. 下肢
   D. 手掌
   E. 上肢
4. 相当于西医恶性肿瘤颈部淋巴结转移的疾病是
   A. 茧唇
   B. 舌菌
   C. 失荣
   D. 颈痈
   E. 石瘿
5. 在肿块触诊中，不属于癌性肿块特性的是
   A. 高低不平
   B. 坚硬如石
   C. 推之不能移动

D. 表面与皮肤粘连
E. 表面光滑

6. 治疗小面积毛细血管瘤轻症，可用
A. 风油膏
B. 冲和膏
C. 五妙水仙膏
D. 清凉膏合藤黄膏
E. 云南白药膏

7. 发于颈部及耳之前后的岩肿，属于
A. 石瘿
B. 瘰疬
C. 流痰
D. 失荣
E. 肉瘤

8. 脂瘤独有的特征是
A. 数目不等，大小不一，肿形如馒，推之可移
B. 青筋垒垒，盘曲成团，质地柔软，表面青蓝
C. 瘤中心有粗大毛囊孔，可挤出臭味脂浆
D. 瘤体单发，质地硬韧，界限清楚，推之可移
E. 瘤体深隐，质地坚硬，界限清楚，推之不移

9. 失荣初期的治法是
A. 益气养荣，疏肝散结
B. 调补气血，化痰散结
C. 理气解郁，化痰散结
D. 益气养阴，疏肝解郁
E. 养血柔肝，化痰散结

10. 皮脂腺中皮脂郁积而形成的囊肿，称为
A. 脂瘤
B. 肉瘤
C. 血瘤
D. 气瘤
E. 筋瘤

【A_2 型题】

11. 患者，男，28 岁。左肩部可及 5cm×3cm×3cm 的肿物，质地软，呈分叶状，推之可移，无明显压痛，局部皮色正常，病史已有 5 年。应首先考虑的是
A. 肉瘤
B. 气瘤
C. 脂瘤
D. 血瘤
E. 骨瘤

12. 患者颈部肿块溃破以后，长期渗流脓血，不能愈合，疮面苍白水肿，肉芽高低不平，胬肉翻花，伴低热，乏力，消瘦，舌质淡，苔白，脉沉细。治疗应首选
A. 三妙丸合散肿溃坚汤
B. 化坚二陈丸合开郁散
C. 阳和汤
D. 黄连解毒汤合化坚二陈丸
E. 八珍汤合四妙勇安汤

13. 患者，男，45 岁。左上臂内侧有一肿块，呈半球形，暗红色，质地柔软，状如海绵，压之可缩小。应首先考虑的是
A. 气瘤
B. 筋瘤
C. 脂瘤
D. 血瘤
E. 肉瘤

14. 患者，男，46 岁。背部皮下肿块，无疼痛，生长缓慢，呈扁平分叶状，质软活动，界线清楚，皮色如常，与皮肤无粘连。其诊断是
A. 脂瘤
B. 骨瘤
C. 肉瘤
D. 气瘤
E. 血瘤

【B_1 型题】

（15~16 题共用备选答案）
A. 气瘤
B. 血瘤
C. 筋瘤
D. 肉瘤
E. 骨瘤

15. 体表血络扩张，纵横交集的肿瘤。属于
16. 发于皮里膜外，由脂肪组织过度增生而形成的肿瘤。属于

答案与解析

【A_1 型题】

1.【答案】D

【解析】岩、瘤是全身性疾病的局部表现，病因复杂，归纳起来不外内因外因两个方面。外因为六淫邪气，内因为正气不足和七情所伤，导致机体阴阳失

调，脏腑功能障碍，经络阻塞，气血运行失常，气滞血瘀，痰凝毒聚等。题中 A、B 可直接排除；C、E 虽然是病机之一，但是不完全；整体病机当属本虚而标实。故本题选 D。

2.【答案】C

【解析】肾岩是以阴茎龟头出现丘疹、结节状坚硬物，溃后如翻花状，有特异恶臭和脓性分泌物为主要表现的肿瘤性疾病。中医又名肾岩翻花，相当于西医的阴茎癌。故本题选 C。

3.【答案】A

【解析】脂瘤好发于头面部、背部、臀部等皮脂腺、汗腺丰富的部位。故本题选 A。

4.【答案】C

【解析】失荣是以颈部肿块坚硬如石，推之不移，皮色不变，面容憔悴，形体消瘦，状如树木失去荣华为主要表现的肿瘤性疾病。相当于西医的颈部原发性恶性肿瘤和恶性肿瘤颈部淋巴结转移。故本题选 C。

5.【答案】E

【解析】表面光滑为良性肿块的特点；高低不平，坚硬如石，推之不能移动，表面与皮肤粘连，均为恶性肿瘤的特点。故本题选 E。

6.【答案】C

【解析】对于小面积毛细血管瘤及海绵状血管瘤可用五妙水仙膏外搽；清凉膏合藤黄膏外敷，包扎固定，每日换药一次，以促其消散；若血瘤出血，可用云南白药掺敷伤口，既可止血，又具消散作用。故本题选 C。

7.【答案】D

【解析】失荣是发于颈部及耳之前后的岩肿，因其晚期气血亏虚而瘀滞，出现面容憔悴，形体消瘦，状如树木失去荣华而得名。故本题选 D。

8.【答案】C

【解析】脂瘤是瘤的一种，又名渣瘤或粉瘤。多因痰凝气结而生。常发于头面、项背、臀部等处，小的似豆，大的如鸡蛋，生长缓慢，软而不硬，皮色淡红，推之可移动，顶端常有稍带黑色的小口，可挤压出有臭味的豆腐渣状物质。故本题选 C。

9.【答案】C

【解析】失荣早期证候为气郁痰结证，应治以理气解郁，化痰散结，方选化痰开郁方。阴毒结聚证，治以温阳散寒，化痰散结，方选阳和汤加减。瘀毒化热证治以清热解毒，化痰散瘀，方选五味消毒饮合化坚二陈丸。气血两亏证，治以调补气血，化痰散结，方选八珍汤合四妙勇安汤。故本题选 C。

10.【答案】A

【A_2 型题】

11.【答案】A

12.【答案】E

【解析】该患者辨证为失荣气血两亏证，治法为补益气血，解毒化瘀，方用八珍汤合四妙勇安汤加减。故本题选 E。

13.【答案】D

【解析】血瘤可发生于身体任何部位，但以四肢、躯干、面颈部多见。常在出生后即发现，随着年龄增长而长大，长到某种程度后，可停止进展。瘤体外观呈暗红色或紫蓝色，亦可为正常皮色，小如豆粒，大如拳头，质地柔软，状如海绵，压之可缩小，肢体活动时胀大。故本题选 D。

14.【答案】C

【B_1 型题】

15.【答案】B 16.【答案】D

【解析】血瘤是指体表血络扩张，纵横交集而形成的肿瘤。可发生于身体任何部位，其特点是局部色泽鲜红或紫，可呈局限性柔软肿块状，边界清或尚清，触之或如海绵。肉瘤是发于皮里膜外，由脂肪组织过度增生而形成的肿瘤。其特点是软似棉，肿似馒，皮色不变，不紧不宽，如肉之隆起。故 15 题选 B，16 题选 D。

第九单元 皮肤及性传播疾病

【A_1 型题】

1. 下列各项，有特殊鼠尿臭味的是
   A. 白秃疮
   B. 脚湿气
   C. 肥疮
   D. 体癣
   E. 花斑癣
2. 湿疮湿热浸淫证的治疗主方
   A. 龙胆泻肝汤合五味消毒饮
   B. 龙胆泻肝汤合萆薢渗湿汤
   C. 小儿化湿汤
   D. 当归饮子
   E. 四物消风饮

3. 皮癣风湿毒聚证的治疗方剂是
A. 萆薢渗湿汤
B. 当归饮子
C. 消风散
D. 五神汤
E. 龙胆泻肝汤
4. 蛇串疮的皮损特点为
A. 初起为掌心或指缝水疱或掌部皮肤角化脱屑、水疱
B. 初起为红斑，或为水疱，约黄豆、豌豆大小
C. 约如指甲盖大小的黄红色鳞屑斑
D. 簇集型水疱，内含透明浆液
E. 簇集型水疱，累累如串珠
5. 药毒热毒入营证的治疗方剂首选
A. 萆薢渗湿汤
B. 清营汤
C. 增液汤合益胃汤
D. 消风散
E. 五神汤
6. 属于原发性皮肤损害的是
A. 痂
B. 丘疹
C. 鳞屑
D. 糜烂
E. 色素沉着
7. 下列关于婴儿湿疹的病因，不正确的是
A. 秉性不耐
B. 消化不良
C. 食物过敏
D. 衣服摩擦
E. 特殊之毒
8. 热疮的西医病名是
A. 带状疱疹
B. 脓疱疮
C. 单纯疱疹
D. 湿疹
E. 接触性皮炎
9. 鼠乳的最佳治疗方法是
A. 结扎法
B. 挂线法
C. 内治法
D. 挑治法
E. 砭镰法
10. 下列哪项不是疥疮的临床特点
A. 好发于皮肤皱褶部位
B. 皮损初起为针头大小的丘疹或水疱
C. 幼儿可见于面部及头部
D. 全身遍布抓痕、结痂、黑色斑点和脓疱
E. 轻度瘙痒
11. 下列各项，常发于多汗体质青年，并可在家庭中相互传染的是
A. 白秃疮
B. 肥疮
C. 鹅掌风
D. 圆癣
E. 花斑癣
12. 尖锐湿疣湿毒下注的治法是
A. 利湿化浊，清热解毒
B. 宣肺祛风，清热解毒
C. 滋补肺肾，解毒化痰
D. 扶正祛邪，培补脾胃
E. 温补脾肾，益气回阳
13. 下列外治法，可用于治疗白秃疮、肥疮的是
A. 拔发法
B. 挑治法
C. 挂线法
D. 结扎法
E. 熏法
14. 治疗虫咬皮炎热毒蕴结证，应首选的方剂是
A. 五味消毒饮合清营汤
B. 黄连解毒汤合犀角地黄汤
C. 五味消毒饮合黄连解毒汤
D. 仙方活命饮合清营汤
E. 银翘散合消风散
15. 下列各项，由禀赋不耐而发病的是
A. 红丝疔
B. 疔疮
C. 药毒
D. 流注
E. 脱疽
16. 疥疮的外治法是
A. 5%～20%的硫黄软膏外搽
B. 三黄洗剂湿敷
C. 2%～3%硼酸水冷敷
D. 炉甘石洗剂外涂
E. 青黛散麻油调敷
17. 患者发生药毒感染的重复用药时间一般是
A. 36 小时
B. 32 小时
C. 28 小时
D. 24 小时
E. 20 小时

【A_2 型题】

18. 患者项部皮损为多角形的扁平丘疹融合成片，剧烈瘙痒，搔抓后皮损肥厚，皮沟加深，皮嵴隆起，形成苔藓样变。其诊断是
A. 白庀
B. 圆癣
C. 白秃疮
D. 红蝴蝶疮
E. 牛皮癣
19. 患者，男，33 岁。患白疕，发病较久，皮疹多呈斑片状，颜色淡红，鳞屑减少，干燥皲裂，自觉瘙痒，伴口干，舌质淡红，苔少，脉沉细。其治法是
A. 清热泻火，凉血解暑
B. 清利湿热，解暑通络
C. 活血化瘀，解毒通络
D. 养血滋阴，润肤息风
E. 清热凉血，解暑消斑
20. 患儿，男，9 岁。头皮部初起丘疹色红，灰白色鳞屑成斑，毛发干枯，容易折断，易于拔落而不疼痛，已有年余，自觉瘙痒。其诊断是
A. 肥疮
B. 牛皮癣
C. 白秃疮
D. 白疕
E. 圆癣
21. 患者，男，68 岁。因感冒伴发口唇成群小水疱，破溃后呈糜烂与结痂，自觉瘙痒，灼热。其治法是
A. 内服黄连解毒汤
B. 内服普济消毒饮
C. 内服五味消毒饮
D. 外搽青吹口油膏
E. 外搽白玉膏
22. 患儿，女，8 岁。手臂部有 10 余枚半球形丘疹，豌豆大，中央有脐凹，表面有蜡样光泽，挑破顶端可挤压出白色奶酪样物质。其诊断是
A. 寻常疣
B. 脂瘤
C. 传染性软疣
D. 扁平疣
E. 丝状疣
23. 患者，男，54 岁。蛇串疮，皮损鲜红，灼热刺痛，疱壁紧张，口苦咽干，心烦易怒，大便干燥，舌质红，苔薄黄或黄厚，脉弦滑数。其证候为
A. 肝经郁热证
B. 脾虚湿蕴证
C. 气滞血郁证
D. 肺胃热盛证
E. 湿热下注证
24. 患者，女，36 岁。两大腿内侧患有钱币形红斑 2 枚，自觉瘙痒，边界清楚，中央有自愈趋向，多在夏季加重。其诊断是
A. 紫白癜风
B. 圆癣
C. 多形性红斑
D. 牛皮癣
E. 肥疮
25. 患者因牙痛服用去痛片，7 天后四肢出现豌豆至蚕豆大圆形或椭圆形水肿性红斑，有些部位中央有水疱。其药毒的类型是
A. 多形红斑样型
B. 湿疹皮炎样型
C. 固定红斑型
D. 紫癜型药毒
E. 大疱性表皮松解型药毒

【B_1 型题】

（26~27 题共用备选答案）
A. 推疣法
B. 浸渍法
C. 针挑法
D. 挖除法
E. 结扎法
26. 寻常疣的外治，应选用
27. 传染性软疣的外治，应选用
（28~29 题共用备选答案）
A. 硫黄软膏
B. 青黛膏
C. 黄连膏
D. 黄柏霜
E. 硼酸水
28. 儿童干性湿疮的外治，应选用
29. 成人慢性湿疮的外治，应选用

答案与解析

【A_1 型题】

1.【答案】C

【解析】肥疮的特点：有黄癣痂堆积，癣痂呈蜡黄色，肥厚，富黏性，边缘翘起，中心微凹，上有毛发贯穿，质脆易粉碎，有特殊的鼠尿臭味。故本题选 C。

2.【答案】B

【解析】湿疮湿热浸淫证治当清热利湿，解毒止痒，方用龙胆泻肝汤合萆薢渗湿汤，脾虚湿蕴证方用参苓白术散，血虚风燥证方用当归饮子或四物消风饮。故本题选 B。

3.【答案】C

【解析】皮癣风湿毒聚证方用消风散、苦参汤等，湿热下注证方用五神汤、萆薢渗湿汤、龙胆泻肝汤等。故本题选 C。

4.【答案】E

【解析】蛇串疮特点是皮肤上出现红斑、水疱或丘疱疹，累累如串珠，排列呈带状，沿一侧周围神经分布。初期为带状红斑，继而出现粟米至黄豆大小簇集成群的水疱，疱液初澄明，数日后混浊化脓，或部分破裂，重者有出血点、血疱或坏死。故本题选 E。

5.【答案】B

【解析】药毒分 3 型，湿毒蕴肤证方用萆薢渗湿汤加减，热毒入营证方用清营汤，气阴两虚证方用增液汤合益胃汤。故本题选 B。

6.【答案】B

【解析】原发性皮肤损害包括斑疹、丘疹、结节、水疱、脓疱、风团、紫癜等。继发性皮肤损害包括痂、鳞屑、色素沉着、糜烂等。故本题选 B。

7.【答案】E

【解析】婴儿湿疹，由于秉性不耐，脾胃运化失职，内有胎火湿热，外受风湿热邪，两者蕴阻肌肤而成；或因消化不良、食物过敏、衣服摩擦、肥皂水洗涤刺激等而诱发。故本题选 E。

8.【答案】C

【解析】热疮是指发热或高热过程中所发生的一种急性疱疹性皮肤病，相当于西医的单纯疱疹。故本题选 C。

9.【答案】D

【解析】发于胸背部有脐窝的赘疣称鼠乳，皮损为半球形丘疹，米粒到黄豆、豌豆大小，中央有脐凹，表面有蜡样光泽，挑破顶端可挤压出白色乳酪样物。扁平疣、疣目宜内外合治，其余疣多采用外治为主。鼠乳的外治疗法：用消毒针头挑破患处，挤尽白色乳酪样物，再用碘酒或浓石炭酸溶液点患处。故本题选 D。

10.【答案】E

【解析】疥疮的临床特点：①好发于皮肤薄嫩和皱褶处。②皮疹主要为红色小丘疹、丘疱疹、小水疱。③隧道为疥疮的特异性皮损，长约 0.5mm，弯曲，微隆起，淡灰色或皮色，隧道末端有一针头大的灰白色或微红的小点，为疥虫隐藏的地方。④有奇痒，遇热或夜间尤甚，影响睡眠。故本题选 E。

11.【答案】E

【解析】紫白癜风相当于西医学的花斑癣，俗称汗斑，常发于多汗体质青年，并可在家庭中互相传染。本病属于中医学的癣，即浅部真菌性皮肤病，具有传染性、长期性和广泛性的特点。故本题选 E。

12.【答案】A

【解析】尖锐湿疣湿毒下注证的治法为利湿化浊，清热解毒，方用萆薢化毒汤加黄柏、土茯苓、大青叶等。故本题选 A。

13.【答案】A

【解析】白秃疮相当于西医的白癣，肥疮相当于西医的黄癣。其外治法均可采用拔发法。故本题选 A。

14.【答案】C

【解析】虫咬皮炎热毒蕴结证，可见皮疹较多，成片红肿，水疱较大，瘀斑明显，皮疹附近臖核肿大；伴畏寒，发热头痛，恶心，胸闷；舌红，苔黄，脉数。治法为清热解毒，消肿止痒。方用五味消毒饮合黄连解毒汤加地肤子、白鲜皮、紫荆皮。故本题选 C。

15.【答案】C

【解析】药毒是指药物通过口服、注射或皮肤黏膜直接用药等途径，进入人体后引起的皮肤或黏膜的急性炎症反应。与患者的过敏体质有关。总由禀赋不耐，邪毒侵犯所致。故本题选 C。

16.【答案】A

【解析】疥疮以杀虫止痒为主要治法，一般以外治为主，临床常用 5%～20% 的硫黄软膏外搽。故本题选 A。

17.【答案】D

【解析】药毒的发生有一定的潜伏期，第一次发病多在用药后5~20天内，重复用药常在24小时内发生，短者甚至在用药后瞬间或数分钟内发生。故本题选D。

【A_2 型题】

18.【答案】E

【解析】牛皮癣是一种皮肤状如牛项之皮，厚且坚的慢性瘙痒性皮肤病。特点是皮损为圆形或多角形的扁平丘疹融合成片，剧烈瘙痒，搔抓后皮损肥厚，皮沟加深，皮嵴隆起，极易形成苔藓样变。故本题选E。

19.【答案】D

【解析】患者皮疹颜色淡红，舌质淡红，脉沉细，为血虚所致；鳞屑减少，干燥皲裂，自觉瘙痒，为风燥所致，故可诊断为血虚风燥型白疕。治以养血滋阴，润肤息风，方选当归饮子加减。故本题选D。

20.【答案】C

【解析】肥疮，初起时毛发根部有小丘疹或小脓疱，有特殊臭味，由于毛囊破损，愈后留有瘢痕而局部秃发；牛皮癣，是指皮肤状如牛项之皮，厚而且坚；白疕又称银屑病，特点为表面覆盖有干燥的银色鳞屑，轻轻刮除鳞屑，可见小片血点；圆癣，皮损多呈钱币状，圆形，多发于股胯、外阴处。白秃疮，特征为头皮有圆形或不规则的覆盖灰白鳞屑的斑片，病损区毛发干枯无泽，头发易剥落且无疼痛。故本题选C。

21.【答案】D

【解析】热疮，是高热过程中皮肤黏膜间出现水疱的证候，好发于皮肤黏膜交界处，如口角、唇缘、鼻孔周围和外生殖器等处。患者此时全身症状不明显，选择外治法。外用药以清热、解毒、燥湿、收敛为主；溃口糜烂结痂，以油剂最好。故本题选D。

22.【答案】C

【解析】传染性软疣，皮损好发于躯干、四肢，散在不融合；典型损害为米粒至豌豆大小的半球形丘疹，表面呈蜡样光泽，呈灰白或珍珠色，继发感染也可发红；中心有脐凹，可挤出白色乳酪状物，又称软疣小体。故本题选C。

23.【答案】A

【解析】该患者可辨证为蛇串疮肝经郁热证，治法为清泻肝火，解毒止痛，方用龙胆泻肝汤加紫草、板蓝根、延胡索等。发于头面者，加牛蒡子、野菊花；有血疱者，加水牛角粉、牡丹皮；疼痛明显者，加制乳香、制没药。故本题选A。

24.【答案】B

【解析】圆癣，以其形圆，状如钱币，故名，多发于躯干，腹部及股内侧，亦有生于颈面等部位。故本题选B。

25.【答案】A

【解析】多形红斑型药毒皮损为豌豆至蚕豆大圆形或椭圆形水肿性红斑、丘疹，红斑中心呈紫红色或有水疱。湿疹型药毒皮损为湿疹样皮炎。固定型药疹典型皮损为圆形或椭圆形水肿性紫红斑，边界清楚，重者红斑中央形成水疱或大疱。紫癜型药毒出现针头至豆大的或更大的紫红色瘀点或瘀斑，散在或密集分布。大疱性表皮松解型药毒是最严重的一型，为紫红或暗红色略带铁灰色斑，扩大、增多、融合，红斑上出现松弛性水疱及表皮松解，水疱易破，该处表皮极松，一推即成糜烂面。故本题选A。

【B_1 型题】

26.【答案】A　27.【答案】C

【解析】寻常疣的外治法包括推疣法、鸦胆子散贴敷法，传染性软疣外治法包括外敷法、电灼法、针挑法。故26题选A，27题选C。

28.【答案】D　29.【答案】A

【解析】婴儿湿疮干燥型多发于营养不良而瘦弱或皮肤干燥的1岁以上婴儿，外治法为三黄洗剂、黄柏霜外搽。成人慢性湿疮可选用各种软膏剂、乳剂，根据瘙痒程度及皮肤肥厚程度不同加入不同浓度的止痒剂、角质促成剂和溶解剂，一般可外搽5%硫磺软膏、10%~20%黑豆馏油软膏。故28题选D，29题选A。

第十单元　肛肠直肠疾病

【A_1 型题】

1. 直肠的全长应为

A. 3~4.5cm

B. 10cm

C. 12cm

D. 15cm

E. 18cm

2. 肛管直肠癌的早期症状除便血外，还可见

A. 大便变形

B. 腹胀肠鸣
C. 脱出不纳
D. 排便习惯改变
E. 肛门潮湿

3. 直肠癌早期便血的特点是
A. 便血鲜红，便后停止，呈间歇性
B. 无痛性便血，血色鲜红，不与大便相混
C. 黏液血便，鲜红或暗红，量不多，呈持续性
D. 便血鲜红，量不多，肛门呈周期性疼痛
E. 少许黏液或血丝在粪便前流出

4. 初期以无痛性便血为主要症状的疾病是
A. 肛裂
B. 肛痈
C. 肛瘘
D. 外痔
E. 内痔

5. 内痔的主要症状是
A. 便血，疼痛
B. 便血，有分泌物
C. 便血，脱出
D. 便血，肛门痒
E. 便血，异物感

6. 内痔可分为
A. 二期
B. 三期
C. 四期
D. 五期
E. 六期

7. 肛隐窝炎的并发症是
A. 肛口肿胀
B. 肛口疼痛
C. 肛口出血
D. 肛乳头炎
E. 肛口潮湿

8. 脱肛外治法的治疗原则是
A. 熏洗、外敷
B. 涂药、烙法
C. 收敛、固涩
D. 熨法、热烘
E. 针灸、垫棉

9. 肛隐窝炎的主要症状是
A. 肛门周围疼痛
B. 肛门局部间歇性或持续性流脓
C. 肛门瘙痒
D. 肛门潮湿有分泌物
E. 便血

【A_2 型题】

10. 患者便血伴肛门疼痛反复发作 3 年。肛门截石位 6 点处肛管皮肤裂开，伴结缔组织外痔，肛乳头肥大。治疗应选用的手术方法是
A. 扩肛法
B. 切开法
C. 挂线法
D. 结扎法
E. 纵切横缝法

11. 患者，男，30 岁。便后肛门部疼痛、出血反复发作 10 年。检查：肛门外观截石位 6 点有结缔组织外痔，并有梭形裂口通向肛内，边缘不齐，创面较深，术中见肛管狭窄明显。应首选的治疗措施是
A. 注射疗法
B. 扩肛疗法
C. 切除疗法
D. 纵切横缝
E. 肛裂切开

12. 患者，男，65 岁。动则气急，欲便无力，排便时有肿物自肛门内脱出，严重时走路、咳嗽均有脱出，需手助复位，伴有少量出血，舌淡苔薄，脉细。其诊断是
A. Ⅰ期内痔
B. Ⅱ期内痔
C. Ⅲ期内痔
D. 肛乳头肥大
E. 炎性混合痔

【B_1 型题】

（13～14 题共用备选答案）
A. 透脓散
B. 仙方活命饮
C. 黄连解毒汤
D. 青蒿鳖甲汤合三妙丸
E. 萆薢渗湿汤

13. 治疗肛痈火毒炽盛证，应首选
14. 治疗肛痈阴虚毒恋证，应首选

（15～16 题共用备选答案）
A. Ⅱ期内痔
B. Ⅲ期内痔
C. 一度直肠脱垂
D. 二度直肠脱垂
E. 三度直肠脱垂

15. 患者排便时肛内脱出肿物，分界清楚，便后能自

行回纳，易出血。其诊断是

16. 患者排便时肛内脱出肿物，为环状淡红色黏膜皱襞，长3~5cm，触之柔软，无弹性，便后能自行回纳，不易出血。其诊断是

（17~18题共用备选答案）

A. 截石位3、7、11点

B. 截石位3、9点

C. 截石位6、12点

D. 截石位1、8点

E. 截石位4、10点

17. 血栓外痔好发于肛门齿线下

18. 内痔好发于肛门齿线上

答案与解析

【A_1 型题】

1.【答案】C

【解析】直肠的全长为12~14cm。故本题选C。

2.【答案】D

【解析】肛管直肠癌即锁肛痔，发病年龄多在40岁以上，偶见于青年人，其早期特点是便血，排便习惯改变。表现为排便次数的增多，便意频繁，有排便不尽感等，有时为便秘，同时肛门内有不适或下坠感。故本题选D。

3.【答案】C

【解析】便血是直肠癌最常见的早期症状。大便带血，血为鲜红或暗红，量不多，常同时伴有黏液，呈持续性，有特殊臭味。故本题选C。

4.【答案】E

【解析】内痔初期主要表现为无痛性便血，血液与大便不相混合，出血呈间歇性。肛裂以肛门周期性疼痛为主要症状，大便时出血，量不多，鲜红色。肛痈主要表现为肛门周围皮肤发红、疼痛、肿胀、结块，伴不同程度全身症状。肛瘘以局部反复流脓、疼痛、瘙痒为主要症状。外痔特点是自觉肛门坠胀、疼痛、有异物感。故本题选E。

5.【答案】C

【解析】内痔以出血和脱出为主要症状，多为无痛软性肿块，长期反复出血，可引起严重的贫血。故本题选C。

6.【答案】C

【解析】内痔可分为四期：Ⅰ期内痔痔核较小，不脱出，以便血为主。Ⅱ期内痔痔核较大，大便时可脱出肛外，便后自行回纳，便血或多或少。Ⅲ期内痔痔核更大，大便时痔核脱出肛外，甚至行走、咳嗽、站立时也会脱出，不能自行回纳，须用手推回。Ⅳ期内痔痔核脱出，不能及时回纳，嵌顿于外，因充血、水肿和血栓形成，以致肿痛、糜烂和坏死。故本题选C。

7.【答案】D

【解析】肛隐窝炎的并发症为肛乳头炎。A、B、C、E均为肛隐窝炎的临床表现。故本题选D。

8.【答案】A

【解析】脱肛外治法的治疗原则：①熏洗，以苦参汤加石榴皮、枯矾煎水熏洗。②外敷，以五倍子散或马勃散外敷。故本题选A。

9.【答案】D

【解析】肛隐窝炎多因饮食不节，过食醇酒厚味，辛辣炙煿；或虫积骚扰，湿热内生，下注肛部；肠燥便秘，破损染毒而成，主要症状是肛门部不适和肛门潮湿有分泌物。故本题选D。

【A_2 型题】

10.【答案】B

【解析】扩肛法适用于早期肛裂，无结缔组织外痔、肛乳头肥大等合并症。切开法适用于陈旧性肛裂伴有结缔组织外痔、肛乳头肥大等合并症。肛裂侧切术适用于不伴有结缔组织外痔、皮下漏等的陈旧性肛裂。纵切横缝法适用于陈旧性肛裂伴肛管狭窄者。故本题选B。

11.【答案】D

【解析】注射疗法，用于内痔；扩肛疗法，应用于肛裂；切除疗法，应用于血栓外痔；肛裂切开，应用于肛裂。外痔的外科处理，应在痔中心自下缘至齿线做一纵行V切口，缝合应横向缝合。故本题选D。

12.【答案】C

【B_1 型题】

13.【答案】A 14.【答案】D

【解析】肛痈的分型论治：①湿热蕴结——清热解毒——仙方活命饮、黄连解毒汤加减。②火毒炽盛——清热解毒透脓——透脓散加减。③阴虚毒恋——养阴清热，祛湿解毒——青蒿鳖甲汤合三妙丸加减。故13题选A，14题选D。

15.【答案】A 16.【答案】C

【解析】内痔分四期，如下。Ⅰ期内痔：痔核较

小，不脱出，以便血为主。Ⅱ期内痔：痔核较大，大便时可脱出肛外，便后自行回纳，便血或多或少。Ⅲ期内痔：痔核更大，不能自行回纳，须用手推回，便血不多或不出血。Ⅳ期内痔：嵌顿性内痔。直肠脱垂分三度，如下。Ⅰ度脱垂：为直肠黏膜脱出。环状淡红色黏膜皱襞，长3~5cm，触之柔软，无弹性，便后能自行回纳，不易出血。Ⅱ度脱垂：为直肠全层脱出。脱出物长5~10cm，呈圆锥状，淡红色，表面为环状有层次的黏膜皱襞，触之较厚，有弹性，肛门松弛，便后须用手回复。Ⅲ度脱垂：为直肠及部分乙状结肠脱出。脱出物达10cm以上，呈圆柱形，触之很厚，肛门松弛无力。故15题选A，16题选C。

17.【答案】B　18.【答案】A

【解析】内痔好发于截石位3、7、11点；血栓外痔好发于肛门齿线下截石位3、9点；赘皮外痔好发于截石位6、12点。故17题选B，18题选A。

第十一单元　泌尿男性疾病

【A_1 型题】

1. 前列腺炎的主要临床表现是
   A. 无痛性血尿
   B. 精液中有血
   C. 尿中有血，并有腰部剧痛
   D. 尿频，进行性排尿困难
   E. 尿频急而痛，尿末常有白色分泌物
2. 治疗子痈气滞痰凝证的代表方剂是
   A. 小金丸
   B. 橘核丸
   C. 二陈汤
   D. 抵当丸
   E. 橘核汤
3. 与尿石症病机关系最密切的是
   A. 风热
   B. 寒湿
   C. 劳损
   D. 痰凝
   E. 湿热
4. 慢性前列腺炎以少腹、会阴、睾丸、腰骶部坠胀不适、疼痛者，其证候是
   A. 湿热壅阻证
   B. 阴虚风动证
   C. 肾阳不足证
   D. 气滞血瘀证
   E. 心肾不交证
5. 前列腺增生症早期最常见的症状是
   A. 尿闭
   B. 尿失禁
   C. 膀胱胀痛
   D. 小便障碍
   E. 夜尿次数增多
6. 子痈的发生部位是
   A. 阴茎
   B. 尿道口
   C. 阴囊
   D. 睾丸及附睾
   E. 精索

【A_2 型题】

7. 患者急性子痈2天，恶寒发热，左侧附睾肿大疼痛，疼痛引及子系（精索），舌红苔黄腻，脉滑数。治疗应首选的方剂是
   A. 透脓散
   B. 滋阴除湿汤
   C. 萆薢化毒汤
   D. 五味消毒饮
   E. 枸橘汤

【B_1 型题】

（8~9题共用备选答案）
A. 失笑散
B. 沉香散
C. 前列腺汤
D. 归脾汤
E. 血府逐瘀汤

8. 治疗慢性前列腺炎之气滞血瘀证，应首选
9. 治疗前列腺增生症之气滞血瘀证，应首选

（10~11题共用备选答案）
A. 金锁固精丸
B. 济生肾气丸
C. 真武汤
D. 附桂八味丸
E. 调元肾气丸

10. 治疗前列腺炎肾阳虚损证，应首选
11. 治疗前列腺增生，肾阳不足，气化无权证，应首选

答案与解析

【A_1 型题】

1.【答案】E

【解析】前列腺炎临床表现不一，患者可出现轻微的尿频、尿急、尿痛、尿道内灼热不适或排尿不净之感；或在排尿终末及大便用力时，自尿道滴出少量乳白色的前列腺液。故本题选 E。

2.【答案】B

【解析】子痈气滞痰凝证表现为附睾结节，子系粗肿，轻微触痛，或牵引少腹不适；多无全身症状，舌淡苔薄白或腻，脉弦滑。应治以疏肝理气，化痰散结，方用橘核丸加减。故本题选 B。

3.【答案】E

【解析】尿石症多由下焦湿热、气滞血瘀或肾气不足引起，病变在肾、膀胱和溺窍，肾虚为本，湿热为标。肾虚则膀胱气化不利，致尿液生成与排泄失常，加之摄生不慎，感受湿热之邪，或饮食不节，嗜食辛辣肥甘醇酒之品，致湿热内生，蕴结膀胱，煎熬尿液，结为砂石；气滞血瘀，气机不利，石阻脉络，不通则痛；结石损伤血络，可引起血尿。故本题选 E。

4.【答案】D

【解析】题干中，患者有明显的疼痛表现，多为血瘀所致，所谓“不通则痛”；坠胀不适多由气滞所引起。故本题选 D。

5.【答案】E

【解析】前列腺增生症早期症状最突出的是尿频尿急，以夜间最突出。发生尿频的原因系由于膀胱颈部充血，残余尿，中轻度感染，刺激膀胱口部所致。尿急多由膀胱炎症引起。故本题选 E。

6.【答案】D

【解析】子痈是指睾丸及附睾的化脓性疾病，相当于西医的急慢性附睾炎或睾丸炎。故本题选 D。

【A_2 型题】

7.【答案】E

【解析】子痈湿热下注证的治法为清热利湿，解毒消肿，方用枸橘汤或龙胆泻肝汤加减。故本题选 E。

【B_1 型题】

8.【答案】C　9.【答案】B

【解析】精浊相当于西医学的前列腺炎，气滞血瘀证的治法为活血化瘀，行气止痛，方用前列腺汤加减。精癃相当于西医学的前列腺增生症，气滞血瘀证的治法为行气活血，通窍利尿，方用沉香散加减。故 8 题选 C，9 题选 B。

10.【答案】B　11.【答案】B

【解析】前列腺炎肾阳虚损证，应选用济生肾气丸；前列腺增生，肾阳不足，气化无权证，应选用济生肾气丸。故 10、11 题均选 B。

第十二单元　周围血管疾病

【A_1 型题】

1. 下列关于血栓性深静脉炎主要临床表现的叙述，错误的是
   A. 患肢疼痛
   B. 肿胀
   C. 肤温升高
   D. 足背动脉搏动减弱
   E. 浅静脉扩张
2. 治疗脱疽血脉瘀阻证，应首选的方剂是
   A. 阳和汤
   B. 桃红四物汤
   C. 顾步汤
   D. 四妙勇安汤
   E. 黄芪鳖甲汤
3. 脱疽局部缺血期，患者足背动脉、胫后动脉的脉象是
   A. 弦数
   B. 洪大
   C. 结代
   D. 微弱
   E. 沉迟
4. 治疗血栓性浅静脉炎湿热瘀阻证，应首选的方剂是
   A. 五神汤合四妙勇安汤
   B. 萆薢渗湿汤合五神汤

C. 二妙散合茵陈赤豆汤
D. 四妙散合五神汤
E. 六味地黄丸合四妙散

5. 四妙勇安汤治疗脱疽适用的证型是
A. 寒湿阻络证
B. 血脉瘀阻证
C. 气血两虚证
D. 热毒伤阴证
E. 湿热毒盛证

6. 深静脉血栓形成的最大危险是
A. 水肿
B. 肺栓塞
C. 下肢坏死
D. 患肢增粗
E. 浅静脉扩张

7. 治疗脱疽湿热毒盛证，应首选的方剂是
A. 阳和汤
B. 四妙勇安汤
C. 桃红四物汤
D. 顾步汤
E. 黄芪鳖甲汤

8. 脱疽的主要病因病理是
A. 脾气不健，肝肾不足，寒湿侵袭，凝滞脉络
B. 湿热蕴结，寒湿外侵，气血瘀滞，脉络滞塞
C. 湿热下注，气血壅滞，经络阻隔，脉络瘀滞
D. 肝肾不足，气血两亏，络脉闭阻，筋骨失养
E. 情志郁结，气滞血瘀，脉络闭阻，筋脉失养

【A_2 型题】

9. 患者左股骨颈骨折7天，左下肢肿胀增粗2天，皮温升高，皮色红，胀痛，浅表静脉扩张，活动不利，舌质红，苔黄腻，脉弦滑。治疗应首选的方剂是
A. 活血通脉汤
B. 参苓白术散
C. 补阳还五汤
D. 龙胆泻肝汤
E. 四妙勇安汤

10. 患者，男，35岁。患脱疽2年，目前左小腿足趾紫红，下垂时更甚，抬高则见苍白，足背毫毛脱落，皮肤、肌肉萎缩，趾甲变厚，趺阳脉搏动消失，患肢持久性静止痛，尤以夜间较甚，舌紫暗苔薄白，脉沉细。治疗应首选
A. 阳和汤
B. 顾步汤
C. 四妙勇安汤
D. 桃红四物汤
E. 独活寄生汤

11. 患者，男，58岁。右侧脚趾麻木，皮肤干燥，毫毛脱落，趾甲增厚变形，呈干性坏疽，口干欲饮，便秘溲赤，舌红，苔黄，脉弦细数。其证候是
A. 寒湿内阻证
B. 湿热壅滞证
C. 气滞血瘀证
D. 热毒伤阴证
E. 邪毒内陷证

【B_1 型题】

（12～13题共用备选答案）
A. 阳和汤
B. 桃红四物汤
C. 顾步汤
D. 人参养荣汤
E. 附桂八味丸

12. 治疗脱疽寒湿阻络证，应首选
13. 治疗脱疽热毒伤阴证，应首选

答案与解析

【A_1 型题】

1.【答案】D

【解析】血栓性深静脉炎，即股肿，其主要临床表现为肢体肿胀、疼痛、局部皮温升高、浅静脉怒张四大主症。故本题选D。

2.【答案】B

【解析】治疗脱疽血脉瘀阻证，当活血化瘀，通络止痛，方用桃红四物汤加减。阳和汤用于寒湿阻络证，顾步汤用于热毒伤阴证，四妙勇安汤用于湿热毒盛证，黄芪鳖甲汤用于气阴两虚证。故本题选B。

3.【答案】D

【解析】脱疽初起，患者可出现轻度肌肉萎缩，皮肤干燥，皮色变灰，皮温稍低于健侧，足背动脉搏动减弱。故本题选D。

4.【答案】C

【解析】血栓性浅静脉炎湿热瘀阻证的治法为清热利湿，解毒通络，方用二妙散合茵陈赤豆汤加减。故本题选 C。

5.【答案】E

【解析】脱疽湿热毒盛证，治以清热利湿，活血化瘀，方选四妙勇安汤加减。故本题选 E。

6.【答案】B

【解析】深静脉血栓一旦发生血栓脱落导致肺栓塞，造成极为严重的后果，无特效治疗而殒命。故本题选 B。

7.【答案】B

【解析】脱疽湿热毒盛证的治法为清热利湿，解毒活血，方用四妙勇安汤加减。故本题选 B。

8.【答案】A

【解析】脱疽的发生以脾肾亏虚为本，寒湿外伤为标，气血凝滞，静脉阻滞经脉阻塞为其主要病机。故本题选 A。

【A_2 型题】

9.【答案】E

【解析】根据患者症状可诊断为股肿之湿热下注证。治法为清热利湿，活血化瘀，方用四妙勇安汤加味。故本题选 E。

10.【答案】D

【解析】脱疽二期局部皮肤发冷，患肢抬高则皮肤颜色苍白，下垂则暗红，疼痛转为持续性。行走困难，夜寐不安，患肢肌肉逐渐萎缩（亦可有水肿），足背皮肤萎缩，汗毛脱落，趾甲变厚，并可有粟粒样黄色瘀点反复出现，足背动脉搏动消失或微弱。气血凝滞，经络阻塞，不通则痛，四肢气血不足，失于濡养则皮肉枯槁，坏死脱落。舌紫，脉沉细，均为血脉瘀阻之象。故辨证属脱疽之血脉瘀阻证，治以活血化瘀，方选桃红四物汤。故本题选 D。

11.【答案】D

【解析】患者右侧脚趾麻木，皮肤干燥，毫毛脱落，趾甲增厚变形，呈干性坏疽，辨病为脱疽；口干欲饮，便秘溲赤，舌红，苔黄，脉弦细数辨证为热毒伤阴证。治法为清热解毒，养阴活血，方用顾步汤加减。故本题选 D。

【B_1 型题】

12.【答案】A 13.【答案】C

【解析】脱疽内治法中，寒湿阻络证用阳和汤；血脉瘀阻证用桃红四物汤；湿热毒盛证用四妙勇安汤；热毒伤阴证用顾步汤；气阴两虚证用黄芪鳖甲汤。故 12 题选 A，13 题选 C。

第十三单元　其他外科疾病

【A_1 型题】

1. 小面积烧伤，初期可用
   A. 清凉油
   B. 红油膏
   C. 金黄膏
   D. 冲和膏
   E. 黄连膏
2. 对冻僵患者立即施行局部或全身快速复温的水温为
   A. 36~37℃
   B. 37~38℃
   C. 38~42℃
   D. 42~43℃
   E. 43~44℃
3. 蛇咬伤后，辨证为风毒（神经毒）者，其治法是
   A. 祛风解毒，活血通络
   B. 清热解毒，凉血止血
   C. 清利湿热，凉血息风
   D. 凉血息风，豁痰开窍
   E. 清热解毒，活血祛风，凉血止血
4. 潜伏期为 4~14 天，属于伏而后发的疾病是
   A. 冻疮
   B. 破伤风
   C. 肠痈
   D. 毒蛇咬伤
   E. 胆石症
5. 肠痈湿热证，选方为
   A. 大黄牡丹汤
   B. 复方大柴胡汤
   C. 大黄牡丹汤合红藤煎
   D. 大黄牡丹汤合透脓散
   E. 附子薏苡仁汤合透脓散

【A_2 型题】

6. 患者转移性右下腹痛，呈持续性、进行性加剧，右下腹局限性压痛或拒按，伴恶心纳差，可有轻度发热。苔白腻，脉弦滑或弦紧。治疗应选用

A. 仙方活命饮合黄连解毒汤
B. 止痛如神汤
C. 大黄牡丹汤合红藤煎剂
D. 复方大柴胡汤
E. 大黄牡丹汤合透脓散

7. 患者，男，18 岁。左下肢被沸水烫伤，局部疼痛剧烈，遍布水疱，有部分破裂，可见基底部呈均匀红色。据此，确定其烧烫伤的深度是
A. 轻度
B. Ⅰ度
C. 浅Ⅱ度
D. 深Ⅱ度
E. Ⅲ度

8. 患者左小腿不慎被开水烫伤，局部皮肤色红肿胀作热，疼痛剧烈，间有大小不等水疱，基底部潮湿。其烫伤深度为
A. Ⅰ度
B. 浅Ⅱ度
C. 深Ⅱ度
D. 浅Ⅲ度
E. 深Ⅲ度

9. 一烧伤患者，体温不升，呼吸气微，表情淡漠，神志恍惚，嗜睡，语言含糊不清，四肢厥冷，汗出淋漓，舌光无苔，脉细。其证候是
A. 火热伤津
B. 阴伤阳脱
C. 火毒内陷
D. 气血两伤
E. 脾胃虚弱

【B_1 型题】

（10~11 题共用备选答案）
A. 眼镜蛇
B. 竹叶青蛇
C. 蝰蛇
D. 烙铁头蛇
E. 银环蛇

10. 属于神经毒类的毒蛇有
11. 属于混合毒类的毒蛇有

答案与解析

【A_1 型题】

1. **【答案】**A

【解析】红油膏功效为润肤止痒，不适用于烧伤，排除 B；金黄膏用于疮毒红肿疼痛、痈疽发背、丹毒、乳痈及无名肿毒等，排除 C；冲和膏用于清热除湿，活血化瘀，主治痈疡之证，似溃非溃，介于半阴半阳者，排除 D；黄连膏用于清火解毒，治肺经壅热，上攻鼻窍，聚而不散，致生鼻疮，干燥肿痛，皮肤湿疹，红肿热疮，水火烫伤，乳头碎痛，排除 E。清凉油具有醒脑提神、辟秽防虫、消炎退肿、止痛止痒等作用，小面积烧伤应选用清凉油。故本题选 A。

2. **【答案】**C

【解析】全身性冻伤患者应脱去冰冷潮湿衣服、鞋袜，如衣服鞋袜连同肢体冻结，可立即浸入 40℃左右温水浸泡，融化后脱下。故本题选 C。

3. **【答案】**A

【解析】神经毒的治法为祛风解毒，活血通络。故本题选 A。

4. **【答案】**B

【解析】破伤风的特点是有皮肉破伤史，有一定潜伏期，一般为 4~14 天。冻疮是遭受寒邪侵袭引起的损伤，肠痈是发于肠道的痈肿，与毒蛇咬伤、胆石症均不是伏而后发的疾病。故本题选 B。

5. **【答案】**B

【解析】肠痈内治常见 3 个证型。瘀滞证治宜行气活血，通腑泄热，用大黄牡丹汤合红藤煎剂加减。湿热证治宜通腑泄热，解毒利湿透脓，用复方大柴胡汤加减。热毒证治宜通腑排脓，养阴清热，用大黄牡丹汤合透脓散加减。故本题选 B。

【A_2 型题】

6. **【答案】**C

【解析】转移性右下腹痛，呈持续性、进行性加剧，右下腹局限性压痛或拒按为肠痈的典型临床表现与体征。六腑以通为用，通腑泄热是治疗肠痈的主要法则。恶心纳差，可有轻度发热，苔白腻，脉弦滑或弦紧，为瘀滞证，应治以行气活血，通腑泄热。方用大黄牡丹汤合红藤煎剂加减。故本题选 C。

7. **【答案】**C

【解析】轻度烧伤，面积小，仅有局部皮肤潮红、肿胀、剧烈疼痛等；Ⅰ度烧伤，创面红肿热痛，感觉过敏，表面干燥；深Ⅱ度烧伤，创面痛觉消失，有水疱，基底苍白，间有红色斑点，潮湿；Ⅲ度烧伤，痛

觉消失，无弹性，坚硬如皮革样，蜡白焦黄或炭化，干燥。浅Ⅱ度烧伤，创面剧痛、感觉过敏，有水疱、基底部呈均匀红色，局部肿胀。故本题选 C。

8.【答案】B

9.【答案】B

【解析】烧伤阴伤阳脱证的主症是神疲倦卧，面色苍白，呼吸气微，表情淡漠，嗜睡，自汗肢冷，体温不升反低，尿少，全身或局部水肿，创面大量液体渗出，舌淡暗，苔灰黑，或舌淡嫩无苔，脉微欲绝或虚大无力。故本题选 B。

【B_1 型题】

10.【答案】E　11.【答案】A

【解析】目前已知我国能致人死亡的主要有 10 种，神经毒者有银环蛇、金环蛇、海蛇；血循毒者有蝰蛇、尖吻蝮蛇、竹叶青蛇和烙铁头蛇；混合毒者有眼镜蛇、眼镜王蛇和蝮蛇。故 10 题选 E，11 题选 A。

第七章　中医妇科学

第一单元　女性的生理特点

【A_1 型题】

1. 下列关于月经初潮年龄的描述，错误的是
   A. 一般为 13~15 岁
   B. 平均 14 岁
   C. 可早至 11~12 岁
   D. 迟至 16 岁
   E. 最迟不超过 18 岁
2. 与妊娠有关的是
   A. 冲、任、肾
   B. 冲、任、督
   C. 肾、督、带
   D. 冲、任、带
   E. 任、带、肾
3. 下列各项，不属于妊娠生理现象的是
   A. 月经停闭
   B. 乳头乳晕着色
   C. 腹胀便秘
   D. 脉滑，尺脉按之不绝
   E. 晨起恶心欲呕
4. 与月经产生没有直接关系的脏腑是
   A. 肾
   B. 肺
   C. 胆
   D. 脾
   E. 肝
5. 身体无疾，月经定期 2 个月一行者，称为
   A. 居经
   B. 并月
   C. 季经
   D. 激经
   E. 避年
6. 孕初按月有少量月经而无损于胎儿者，称为
   A. 垢胎
   B. 避年
   C. 漏胎
   D. 季经
   E. 居经
7. 下列各项，不属于妊娠期生理现象的是
   A. 脉滑
   B. 月经停闭
   C. 头痛
   D. 乳晕加大变黑
   E. 恶心欲呕，择食
8. 主人体生殖的阴精是
   A. 肾精
   B. 天癸
   C. 月水
   D. 水谷之精
   E. 五脏六腑之精
9. 某孕妇末次月经的时间为 2017 年 7 月 22 日，则其预产期为
   A. 2018 年 3 月 29 日
   B. 2018 年 4 月 26 日
   C. 2018 年 4 月 27 日
   D. 2018 年 4 月 28 日
   E. 2018 年 4 月 29 日
10. 下列哪项不是天癸臻熟的条件
    A. 肾气充盛
    B. 脾气健旺
    C. 年已 18 岁
    D. 精血充实
    E. 肾阴充盛
11. 围产期是指
    A. 孕期 28 周到生后 1 周
    B. 孕期 29 周到生后 4 周
    C. 孕期 38 周到生后 2 周
    D. 孕期 38 周到生后 4 周
    E. 孕期 40 周到生后 4 周
12. 产后几天血性恶露可干净
    A. 1~2 天
    B. 3~4 天
    C. 4~5 天
    D. 5~6 天

E. 6~7天

答案与解析

【A_1型题】

1.【答案】E

【解析】第一次月经来潮称月经初潮。月经初潮年龄多在13~14岁，即“二七”之年，可早至11~12岁，迟至16岁。故本题选E。

2.【答案】A

【解析】女子发育成熟后，月经按期来潮，就有了受孕的功能。受孕的机制在于肾气充盛，天癸成熟，冲任二脉功能正常，男女两精相合，就可以构成胎孕。故本题选A。

3.【答案】C

4.【答案】C

【解析】月经的产生与肾、肝、脾、心、肺有密切关系。肾藏精，主生殖，肾为天癸之源，肾气既盛，天癸至，月事以时下。其后又随肾气的盛衰，天癸亦渐竭，经断无子。肝具有储藏血液、调节血量和疏泄气机的作用，在月经的产生中，肝血下注冲脉，司血海之定期蓄溢，参与月经周期、经期及经量的调节。脾为后天之本，气血生化之源，具有统摄血液，固摄子宫之权，脾气健运，血循常道，血旺而经调；胃主受纳，为水谷之海，乃多气多血之腑。胃中水谷盛，则冲脉之血盛，月事以时下。心主血脉，心气有推动血液在经脉内运行的作用。心气下通于肾，心肾相交，血脉流畅，月事如常。肺主气，朝百脉而输精微，如雾露之溉，下达精微于胞宫，参与月经的产生与调节。故本题选C。

5.【答案】B

【解析】身体无病而月经定期两个月来潮一次者，称为并月；三个月一潮者，称为“居经”或“季经”；一年一行者称为“避年”；还有终生不潮却能受孕者，称为“暗经”；受孕初期仍能按月经周期有少量出血而无损于胎儿者，称为“激经”，又称“盛胎”或“垢胎”。故本题选B。

6.【答案】A

7.【答案】C

【解析】妊娠初期出现饮食偏嗜、恶心作呕、晨起头晕等现象。早期孕妇可自觉乳房胀大。妊娠2~3个月后，六脉平和滑利，按之不绝，尺脉尤甚。妊娠3个月后，白带稍增多，乳头、乳晕的颜色加深。妊娠4~5个月后，孕妇可自觉胎动，胎体逐渐增大，小腹部逐渐膨隆。妊娠6个月后，可出现轻度肿胀。妊娠末期，可见小便频数、大便秘结。故本题选C。

8.【答案】A

【解析】肾为“先天之本”，元气之根，主藏精气，是人体生长、发育和生殖的根本。肾精肾气充盛，则天癸成熟，天癸成熟，才得以受孕生殖。因此主人体生殖的阴精为肾精。故本题选A。

9.【答案】E

【解析】现代推算预产期的公式：按末次月经的第一天算起，月数加9（或减3），日数加7（阴历则加14）。所以此题算法：(7−3)月(22+7)日=4月29日。故本题选E。

10.【答案】C

【解析】天癸的成熟与否与肾气是否充盛、脾气是否健旺、经血是否充实、肾阴是否充盛有相当密切的关系，但是未必年龄必须满18岁，应该是18岁左右。故本题选C。

11.【答案】A

【解析】围产期一般是指怀孕28周到产后1周这一分娩前后的重要时期。故本题选A。

12.【答案】B

【解析】恶露是产后自子宫排出的余血浊液，先是暗红色的血性恶露，也称红恶露，约持续3~4天干净；后渐变淡红，量由多渐少，称为浆液性恶露，约7~10天干净；继后渐为不含血色的白恶露，约2~3周干净。如果血性恶露10天以上仍未干净，应考虑子宫复旧不良或感染，当予以诊治。故本题选B。

第二单元　妇科疾病的病因病机

【A_1型题】

1. 产后过劳可导致的妇科疾病是

A. 产后血晕

B. 产后发热

C. 恶露不绝

D. 产后腹痛
E. 产后抑郁

2. 下列各项，不属于血瘀所导致的疾病是
A. 月经过多
B. 崩漏
C. 月经先期
D. 痛经
E. 闭经

3. 肝经湿热，蕴结胞中，阻滞冲任可导致的妇科疾病是
A. 月经过少
B. 癥瘕
C. 闭经
D. 月经后期
E. 痛经

4. 肾阳虚，命门火衰，胞宫虚寒可导致的妇科疾病是
A. 妊娠腹痛
B. 带下过多
C. 月经过少
D. 月经后期
E. 闭经

5. 下列各项，不属于内热导致的妇科病证是
A. 胎漏
B. 痛经
C. 月经过多
D. 经行吐衄
E. 子痫

6. 脾失健运，气血生化不足可导致的妇科疾病是
A. 月经先期
B. 胎漏
C. 滑胎
D. 胎萎不长
E. 产后血晕

7. 下列各项，易导致妇产科疾病发生的是
A. 风、寒、湿
B. 风、湿、热
C. 寒、热、湿
D. 寒、暑、热
E. 寒、湿、燥

【B_1 型题】

（8~9 题共用备选答案）
A. 经行头痛
B. 阴痒
C. 子满
D. 盆腔炎
E. 带下病

8. 肾阳虚，气化失常，水湿下注任、带，可导致的妇科疾病是
9. 肾阳虚，命门火衰，上不能暖土，水湿下注，可导致的妇科疾病是

（10~11 题共用备选答案）
A. 气血失调，脏腑功能失常
B. 情志不畅，肝气郁结
C. 思虑过度，劳伤心脾
D. 阴虚肺燥，虚火内生
E. 经期产时，感染邪毒

10. 直接损伤冲任，导致妇科疾病的是
11. 间接损伤冲任，导致妇科疾病的是

（12~13 题共用备选答案）
A. 小产
B. 子宫脱垂
C. 月经先期
D. 经期延长
E. 滑胎

12. 肾气虚，封藏失职，冲任不固，可导致的疾病是
13. 肾气虚，胎失所系，冲任不固，可导致的疾病是

答案与解析

【A_1 型题】

1.【答案】C

【解析】孕期过劳可致流产、早产；产后过劳可导致恶露不绝、缺乳和子宫脱垂。过于安逸又影响气血的运行，“逸则气滞”，发生月经不调或难产。故本题选 C。

2.【答案】C

【解析】血瘀是指血液停积，血流不畅或停滞，血液循环障碍的发生、发展及继发变化的全部病理过程。血寒、血热、血虚、气滞、气虚、出血、久病、肾虚等均可导致血瘀，进而发生痛经、闭经、崩漏、月经过多、经期延长、胎动不安、异位妊娠、产后腹痛、恶露不绝、产后发热、不孕症、癥瘕等。故本题选 C。

3.【答案】B

【解析】肝郁乘脾，脾失健运，湿从内生，湿郁化热，湿热之邪下注任、带，使任脉不固，带脉失约，可发生带下病、阴痒。湿热蕴结胞中，或湿热瘀结，瘀阻冲任，冲任不畅，发生盆腔炎、癥瘕、不孕症等。故本题选 B。

4.【答案】A

5.【答案】B

【解析】热邪致病，有内热、外热之异。内热，若伤及冲任，迫血妄行，可发为月经先期、月经过多、经行吐衄、经行头痛、经行情志异常、恶阻、胎漏、子烦、子痫、产后发热、阴疮等病证。故本题选 B。

6.【答案】D

7.【答案】C

【解析】六淫和五邪中与妇科关系最大的是寒、热、湿邪，因寒、热、湿邪易与血相搏发生妇科病。故本题选 C。

【B_1 型题】

8.【答案】E　9.【答案】C

【解析】肾阳虚，命门火衰，上不能暖土，水湿下注，发为经行浮肿、经行泄泻、子肿、子满；肾阳虚，气化失常，水湿下注任、带，使任脉不固，带脉失约，发为带下病。故 8 题选 E，9 题选 C。

10.【答案】E　11.【答案】A

【解析】经期产时，感染邪毒，搏结胞宫，直接损伤冲任，导致妇科疾病。气血失调，脏腑功能失常，冲任功能失常，间接损伤冲任，导致妇科疾病。故 10 题选 E，11 题选 A。

12.【答案】C　13.【答案】E

【解析】冲任之本在肾，若先天肾气不足或后天损伤肾气，致精不化血，冲任血海匮乏，可发生闭经、月经后期、月经过少、不孕等；肾气虚，封藏失职，冲任不固，可致月经先期、月经过多、崩漏、产后恶露不绝；肾气虚，胎失所系，冲任不固，可致胎漏、胎动不安、滑胎；肾气虚，摄纳或系胞无力，则致胎动不安、子宫脱垂。故 12 题选 C，13 题选 E。

第三单元　月　经　病

【A_1 型题】

1. 下列各项，属于月经先期阳盛血热证主症的是
   A. 经色暗淡，质清稀
   B. 经色淡红，质清稀
   C. 经色深红，质黏稠
   D. 经色暗红，有血块
   E. 经色淡红，质黏稠
2. 下列各项，属于经行乳房胀痛常见病因的是
   A. 气血虚弱
   B. 阴虚血热
   C. 肝肾亏损
   D. 肾气亏损
   E. 湿热阻滞
3. 月经先期阴虚血热证的发病机理是
   A. 阴虚失守，冲任不固
   B. 肝郁气滞，疏泄失常
   C. 肾阴不足，封藏失职
   D. 阴虚阳盛，热扰冲任
   E. 湿热下注，血热妄行
4. 下列哪项不是月经先期肝郁血热证的主症
   A. 月经提前 8 天
   B. 经量或多或少
   C. 经色淡、质稀
   D. 心烦易怒
   E. 口苦咽干
5. 月经提前，量多或少，经色深红，经行不畅，有血块，胸胁胀痛，乳房胀痛，口苦。治疗原则是
   A. 补肾养血调经
   B. 补血益气调经
   C. 理气行滞调经
   D. 扶阳祛寒调经
   E. 温经散寒调经
6. 月经先期脾气虚证，治疗应首选
   A. 补中益气汤
   B. 固阴煎
   C. 清经散
   D. 两地汤
   E. 丹栀逍遥散
7. 治疗月经后期实寒证，应首选的方剂是
   A. 少腹逐瘀汤
   B. 温经汤（《妇人大全良方》）
   C. 乌药汤
   D. 艾附暖宫丸

E. 温经汤（《金匮要略》）

8. 治疗月经后期虚寒证，应首选

A. 温经汤（《妇人大全良方》）

B. 桂枝茯苓丸

C. 艾附暖宫丸

D. 寿胎丸

E. 归肾丸

9. 下列哪项不是月经先期气虚证的临床特点

A. 月经量多

B. 月经色淡

C. 月经质稀

D. 舌淡，脉弱

E. 月经提前 7 天

10. 下列各项，不属于月经后期气滞证临床特点表现的是

A. 月经减少或正常

B. 经色暗红或有小血块

C. 胸胁乳房胀痛

D. 小腹隐痛喜按

E. 脉弦数

11. 下列哪项不是闭经的临床常见证型

A. 湿热下注

B. 痰湿阻滞

C. 肝肾不足

D. 气血虚弱

E. 气滞血瘀

12. 月经先后无定期的主要发病机理是

A. 肝郁气滞，疏泄失调

B. 肾气不足，封藏失职

C. 脾气虚弱，统摄无权

D. 湿热下注，任带不固

E. 气血失调，血海蓄溢失常

13. 阴虚血燥型闭经首选方为

A. 两地汤

B. 知柏地黄丸

C. 左归丸

D. 加减一阴煎

E. 保阴煎

14. 治疗月经先期阳盛血热证，应首选

A. 清经散

B. 逍遥散

C. 当归芍药散

D. 导赤散

E. 柴胡疏肝散

15. 气滞血瘀型痛经的特点是

A. 经前、经期小腹冷痛

B. 经前、经期小腹胀痛

C. 经前、经期小腹坠痛

D. 经期、经后小腹隐痛

E. 经期、经后小腹灼痛

16. 治疗经行浮肿气滞血瘀证，应首选的方剂是

A. 四物汤

B. 八物汤

C. 逍遥散

D. 四神丸合健固汤

E. 六味地黄丸

17. 月经先后不定期，经行不畅，胸胁、乳房、少腹胀痛，脘闷不舒，嗳气少食。应首选

A. 固阴煎

B. 半夏泻心汤

C. 逍遥丸

D. 归脾汤

E. 六味地黄丸

18. 治疗经行吐衄肝经郁火证，应首选的方剂是

A. 顺经汤

B. 加味麦门冬汤

C. 清肝引经汤

D. 补中益气汤

E. 龙胆泻肝汤

19. 下列除哪一脏腑外，其他脏腑都是中医“经行吐衄”的病位

A. 肝

B. 心

C. 胃

D. 肺

E. 肾

20. 下列各项，不属月经过少肾虚证临床表现的是

A. 经量减少，色暗淡，质稀

B. 头晕耳鸣，腰酸腿软

C. 头晕目眩，胸胁胀满

D. 舌质淡，脉沉弱

E. 小腹冷，夜尿多

21. 崩漏的治疗原则是

A. 塞流与澄源结合

B. 澄源与复旧结合

C. 复旧与塞流结合

D. 固本与澄源结合

E. 急则治标，缓则治本

22. 下列哪项不是月经后期虚寒证的主症

A. 经期延后，量少色淡、质清稀

B. 小腹空痛，心悸失眠

C. 腰酸无力

D. 小便清长，大便稀溏
E. 脉沉迟或细弱无力

23. 左归丸合二至丸治疗绝经前后诸证的适应证候是
A. 肾阴虚证
B. 肾阴阳两虚证
C. 肾精亏虚证
D. 肾阳虚证
E. 脾虚证

24. 实证闭经的主要发病机理是
A. 寒凝气滞
B. 血海空虚
C. 气血阻滞
D. 肝肾亏损
E. 湿热瘀阻

25. 与月经后期和月经过少的发病均有关的是
A. 血热
B. 血虚
C. 血瘀
D. 血寒
E. 湿热

26. 治疗痛经气滞血瘀证，应首选
A. 血府逐瘀汤
B. 膈下逐瘀汤
C. 少腹逐瘀汤
D. 身痛逐瘀汤
E. 通窍活血汤

27. 虚证闭经的治疗原则是
A. 补益肝肾
B. 补而通之
C. 健脾益气
D. 益气养血
E. 补肾调经

28. 下列各项，不属痛经气血虚弱证主症的是
A. 月经量少，色淡、质稀
B. 腹痛出现在行经之后
C. 神疲乏力，面色无华
D. 头晕眼花，腰痛如折
E. 下腹隐隐作痛，喜按

29. 下列除哪项外，均属月经过少血虚证的临床表现
A. 月经量少，色淡无块
B. 胸闷泛恶，纳呆
C. 头晕眼花
D. 舌淡红
E. 脉细

30. 治疗闭经肾气亏虚证，应首选的方剂是
A. 加味一阴煎
B. 人参养荣汤
C. 左归丸
D. 一贯煎
E. 加减苁蓉菟丝子丸

31. 治疗经行吐衄肺肾阴虚证，应首选的方剂是
A. 清肝汤
B. 调肝汤
C. 顺经汤
D. 清肝引经汤
E. 上下相资汤

32. 下列各项，不属于绝经前后诸证临床表现的是
A. 烘热汗出，烦躁易怒
B. 潮热面红，眩晕耳鸣
C. 心悸失眠，腰背酸楚
D. 面浮肢肿，情志不宁
E. 精神萎靡，面色晦暗

33. 治疗绝经前后诸证肾阴阳俱虚证，应首选的方剂是
A. 知柏地黄丸
B. 左归丸
C. 右归丸
D. 二至丸
E. 当归丸

34. 下列各项，绝经前后诸证的饮食调护应是
A. 高蛋白饮食
B. 低盐饮食
C. 限制高脂、高糖饮食
D. 限制蛋白饮食
E. 高糖饮食

35. 崩漏的主要病机是
A. 阴虚火旺，经血失约
B. 气虚不摄，经血失约
C. 瘀血内阻，血不归经
D. 冲任损伤，经血失约
E. 阳盛血热，迫血妄行

36. 经断复来的根本原因为
A. 脾阳虚
B. 湿热下注
C. 气滞湿郁
D. 肾阴虚
E. 肾阳虚

37. 治疗崩漏实热证，应首选
A. 保阴煎
B. 固本止崩汤
C. 清热固经汤
D. 清热调血汤

E. 左归丸

38. 经断复来脾虚肝郁证的出血表现是
A. 经血色淡，质稀
B. 经色鲜红，质稠
C. 经色红，夹白带
D. 经色暗，质稀
E. 经色暗，恶臭

39. 清热固经汤适合于下列哪型崩漏
A. 虚热
B. 实热
C. 肾阴虚
D. 血瘀
E. 脾虚

40. 下列除哪项外，均属于虚性闭经的病因病机
A. 肝肾不足
B. 痰湿阻滞
C. 气血虚弱
D. 阴虚血燥
E. 脾虚血少

41. 闭经虚证的发病机理是
A. 多产房劳或久病伤肾
B. 血海空虚，无血可下
C. 脾胃虚弱，化源不足
D. 思虑过度，损伤心脾
E. 素体阴虚或久病伤血

42. 下列哪项不是闭经与痛经的共同病机
A. 气血虚弱
D. 气滞血瘀
C. 肺肾阴虚
D. 肝肾不足
E. 寒凝血瘀

43. 圣愈汤治疗痛经的适应证是
A. 气血虚弱
B. 肝肾亏损
C. 心肝血虚
D. 血虚气滞
E. 气滞血瘀

44. 痛经之所以随月经周期而发作，与下列哪项有关
A. 寒凝胞中
B. 经期胞中血虚邪盛
C. 经期冲任气血变化急骤
D. 血虚，冲任、胞宫失养
E. 湿热蕴结胞中

45. 痛经寒凝血瘀证的治法是
A. 理气化瘀止痛
B. 温经暖宫止痛
C. 温经活血，调经止痛
D. 温经除湿，化瘀止痛
E. 温经化痰，利湿止痛

46. 月经先期阴虚血热证的经血特点是
A. 色淡红，质清稀
B. 色深红，质稠
C. 色淡暗，质清稀
D. 色红，质黏稠
E. 色深红，有血块

47. 月经后期虚寒证的经血特点是
A. 色红，质黏稠
B. 色淡，质黏
C. 色淡暗，质清稀
D. 色淡红，质清稀
E. 色暗红，有血块

48. 治疗月经先后无定期肾虚证，应首选的方剂是
A. 固阴煎
B. 当归地黄饮
C. 大补元煎
D. 金匮肾气丸
E. 归肾丸

49. 滋血汤治疗月经过少的适应证候是
A. 实寒证
B. 肾虚证
C. 气滞证
D. 痰湿证
E. 血虚证

50. 月经过少痰湿证的治法是
A. 燥湿理气调经
B. 化痰活血通经
C. 理气化痰调经
D. 健脾燥湿化痰
E. 化痰燥湿调经

51. 清肝止淋汤治疗经间期出血的适应证候是
A. 气虚证
B. 虚热证
C. 湿热证
D. 血瘀证
E. 肝郁证

52. 下列各项，属闭经气血虚弱证临床表现的是
A. 神疲乏力，胸闷纳呆
B. 头晕腰酸，心悸失眠
C. 神疲肢倦，头晕眼花
D. 少腹胀痛，心悸耳鸣
E. 口干欲饮，潮热盗汗

53. 闭经痰湿阻滞证的治法是

A. 健脾燥湿化痰，活血调经
B. 燥湿祛痰，行气通经
C. 健脾祛湿，活血调经
D. 燥湿祛痰，健脾止带
E. 燥湿健脾，消食导滞

54. 痛经湿热瘀阻证的治法是
A. 清热除湿，理气止痛
B. 清热凉血，活血止痛
C. 清热化瘀，理气止痛
D. 清热除湿，化瘀止痛
E. 清热凉血，化瘀止痛

55. 下列各项，属经行泄泻常见病因的是
A. 脾肾虚弱
B. 阴虚血热
C. 肝郁火旺
D. 气血亏虚
E. 湿热内蕴

56. 治疗经行泄泻肾虚证，应首选的方剂是
A. 右归丸
B. 四物汤
C. 金匮肾气丸
D. 健固汤
E. 六味地黄丸

57. 下列各项，属经行浮肿病因病机的是
A. 脾肾阳虚
B. 肾阳虚
C. 痰湿
D. 血热
E. 湿热内蕴

【A_2 型题】

58. 患者，女，35 岁。月经提前 10 天，量多，经色深红，质稠，经行不畅，有块；时有少腹胀痛，乳房胀痛，口苦咽干，经期烦躁易怒，舌红，苔薄黄，脉弦数。应首先考虑的诊断是
A. 痛经
B. 月经先期
C. 月经过多
D. 经行乳房胀痛
E. 经行情志异常

59. 患者，女，19 岁。月经尚未初潮，头晕耳鸣，腰酸腿软，潮热盗汗，舌红少苔，脉细数。治疗应首选
A. 大营煎
B. 调肝汤
C. 左归丸
D. 固阴煎
E. 大补元煎

60. 患者，女，27 岁，未婚。经间期出血，色红，无血块，无腹痛，头晕腰酸，大便艰，溲黄，舌红，脉细弦数。治疗应首选
A. 六味地黄丸
B. 清肝止淋汤
C. 逐瘀止血汤
D. 两地汤
E. 清肝引经汤

61. 患者，女，28 岁。月经每提前 8～9 天来潮，量多，色深红，质黏稠，伴心烦，面红口干，小便短黄，大便燥结，舌红，苔黄，脉数。其治法是
A. 清热降火，凉血调经
B. 清肝解郁，凉血调经
C. 养阴清热，凉血调经
D. 补肾益气，固冲调经
E. 补脾益气，固冲调经

62. 患者，女，21 岁。月经提前 9 天，量时多时少，色紫红，质稠，有时有血块，经前乳胀，少腹两侧胀痛，精神抑郁，舌红苔薄黄，脉弦数。治疗应首选
A. 丹栀逍遥散
B. 保阴煎
C. 清经散
D. 知柏地黄汤
E. 两地汤

63. 患者，女，18 岁。月经紊乱，现阴道出血 20 天，开始 1 周量多如注，后淋沥不止，色深红，质稠，溲黄便干，舌红苔黄，脉洪数。治疗应首选
A. 清经散
B. 保阴煎
C. 清热固经汤
D. 清热调血汤
E. 清肝止淋汤

64. 患者，女，30 岁。月经提前 10 余天，量多，经色淡红，质清稀，神疲肢倦，气短懒言，小腹空坠，纳少便溏，舌淡红，苔薄白，脉细弱。其治法是
A. 益气养血，止血调经
B. 补益脾气，调经止血
C. 补益脾肾，摄血调经
D. 补益肾气，固冲调经
E. 补脾益气，摄血调经

65. 患者，女，25 岁，已婚。月经周期或先或后，经量或多或少，色暗有小块，经行不畅，乳房作

胀，舌苔薄白，脉弦。其证型是
A. 肝郁化热
B. 肝郁
C. 肾虚
D. 脾虚肝郁
E. 肾虚肝郁

66. 患者，女，45岁，已婚。月经提前，量多、色淡、质稀，纳少便溏，气短懒言，舌淡苔白，脉缓弱。其治法是
A. 健脾和胃
B. 补气摄血调经
C. 养血调经
D. 益气活血
E. 补血止血

67. 患者，女，26岁，未婚。既往月经量少，现停经6个月，形体日渐肥胖，伴神疲倦怠，肢体沉重，面浮足肿，舌苔白腻，脉滑。其证候是
A. 气滞血瘀
B. 痰湿阻滞
C. 肝肾不足
D. 气血虚弱
E. 肾阳不足

68. 患者，女，22岁，未婚。经来先期，量多，色深红或紫红，质黏稠，伴心烦，面红口干，小便黄短，大便干结，舌质红，苔黄，脉滑数。治疗应首选
A. 当归地黄饮
B. 大补元煎
C. 丹栀逍遥散
D. 清经散
E. 乌药汤

69. 患者，女，34岁，已婚。患痛经2年，经前或经期小腹冷痛，痛甚则呕恶，经色紫暗、有块、块下痛减，形寒肢冷，面色苍白，舌紫暗有瘀点。其证型是
A. 气滞血瘀
B. 寒凝血瘀
C. 气虚血瘀
D. 肾虚血瘀
E. 热郁血瘀

70. 患者，女，35岁，已婚。1年来月经后期，40~50天一行，量少、色暗、时有血块，小腹较胀，乳房胀痛，舌略暗苔薄，脉弦。其证候是
A. 血寒
B. 血虚
C. 肾虚
D. 气滞
E. 血瘀

71. 患者，女，18岁，未婚。每逢经期鼻衄，量中等，经行量少，色鲜，伴心烦易怒，两胁胀痛，舌红，苔黄，脉弦数。治疗应首选
A. 加味逍遥散
B. 清肝引经汤
C. 顺经汤
D. 清经散
E. 清热固经汤

72. 患者，女，27岁。多次发生经间期出血，此次出血量稍多，色深红，黏腻，无血块，平时带下量多色黄，时现异味，小腹时痛，神疲乏力，胸闷烦躁，纳呆腹胀，小便短赤，舌红，苔黄腻，脉滑数。其证候是
A. 脾虚证
B. 血瘀证
C. 肝郁证
D. 血热证
E. 湿热证

73. 患者，女，25岁。月经周期延后，量少，色淡红，质清稀，小腹绵绵作痛；头晕眼花，心悸少寐，面色苍白；舌质淡红，脉细弱。其治法是
A. 补血益气调经
B. 滋肾养血调经
C. 补益脾肾调经
D. 健脾益气调经
E. 滋补肝肾调经

74. 患者，女，22岁，未婚。经期延后，量少、色暗、有血块，腹痛喜热，畏寒，舌暗苔白，脉沉紧。其治法是
A. 暖宫止痛调经
B. 理气止痛调经
C. 活血行气调经
D. 扶阳祛寒调经
E. 温经散寒调经

75. 患者，女，31岁。经血非时而下，出血量时多时少，时出时止已月余，经色紫暗，有血块，小腹疼痛，舌质紫暗，边有瘀点，脉弦涩。治疗应首选的方剂是
A. 逐瘀止血汤
B. 桃红四物汤
C. 失笑散
D. 少腹逐瘀汤
E. 血府逐瘀汤

76. 患者，女，30岁，已婚。经期延后，量少，色暗

红，有小血块，小腹胀痛，伴胸胁乳房胀痛，现月经中断 3 个月余，尿妊娠试验阴性，舌苔薄白，脉弦。治疗应首选
A. 调肝汤
B. 柴胡疏肝散
C. 少腹逐瘀汤
D. 乌药汤
E. 桃红四物汤
77. 患者，女，29 岁。月经先后无定期，量少，色淡暗，质清稀，腰骶酸痛，头晕耳鸣，舌淡，苔白，脉细弱。其治法是
A. 益气调经
B. 养血调经
C. 补肾调经
D. 健脾调经
E. 疏肝调经
78. 患者，女，34 岁，已婚。经行先后不定，经量多、色红、质稠，少腹胀痛，乳房胀痛，舌暗红苔薄黄，脉弦。治疗应首选
A. 逍遥散
B. 小柴胡汤
C. 加味逍遥散
D. 血府逐瘀汤
E. 当归芍药散
79. 患者，女，30 岁，已婚。月经先后无定期，质稀、量少，腰痛，头晕，舌淡少苔，脉沉细尺弱。其证候是
A. 肝郁
B. 肝血不足
C. 阴虚
D. 肾虚
E. 气血虚弱
80. 患者，女，27 岁，已婚。经来量多半年，周期 23 天，经期 7 天，妇科检查示子宫前位，如鸡蛋大小，质中，双侧附件（-）。应首先考虑的是
A. 血崩
B. 经乱
C. 月经先期
D. 癥瘕出血
E. 月经过多
81. 患者，女，45 岁。月经不规律 8 个月，现阴道出血 40 天，量时多时少，近 3 天量极多、色淡、质稀，伴气短神疲，面浮肢肿，舌淡苔薄白，脉缓弱。治疗应首选
A. 举元煎
B. 补中益气汤
C. 固本止崩汤
D. 清热固经汤
E. 保阴煎
82. 患者，女，30 岁，已婚。月经 25 天一行，经来量多，色深红，质稠，有血块，口渴心烦。治疗应首选
A. 安冲汤
B. 保阴煎
C. 两地汤
D. 解毒四物汤
E. 清热固经汤
83. 患者月经停闭半年，神疲肢倦，头晕眼花，心悸气短，面色萎黄，舌淡，苔薄，脉沉缓。治疗应首选的方剂是
A. 参苓白术散
B. 归肾丸
C. 参芪四物汤
D. 人参养荣汤
E. 大补元煎
84. 患者，女，20 岁。经乱无期，出血量多势急如崩，色淡红，质清晰，面色晦暗，眼眶暗，小腹空坠，舌淡暗，苔白润，脉沉弱。治疗应首选的方剂为
A. 固本止崩汤
B. 加减苁蓉菟丝子丸加党参、黄芪、阿胶
C. 右归丸加党参、黄芪、三七
D. 左归丸合二至丸
E. 清热固经汤
85. 患者，女，35 岁，已婚。经前或经期大便泄泻，脘腹胀满，神疲肢倦，经行量多，色淡质稀，平时带下量多，色白质黏，无臭气，或面浮肢肿，舌淡胖，苔白腻，脉濡缓。治疗应首选
A. 小建中汤
B. 健固汤
C. 参苓白术散
D. 真人养脏汤
E. 补中益气汤
86. 患者，女，46 岁，已婚。经来无期，现已持续 20 天未止，开始量多，现淋沥不尽，色淡、质稀，腰酸腿软，溲频清冷，舌淡苔白，脉沉细。应予止血调经，其治法是
A. 温肾固冲
B. 滋水益阴
C. 补气养血
D. 健脾益气
E. 滋阴固肾

87. 患者，女，49岁。月经或前或后，烘热出汗，五心烦热，头晕耳鸣，腰酸乏力，舌红苔薄，脉细数。治疗应首选
A. 左归丸
B. 内补丸
C. 肾气丸
D. 两地汤合二至丸
E. 二仙汤合二至丸
88. 患者，女，33岁，已婚。经血非时而下，淋沥不净，色紫暗、有块，小腹胀痛，舌紫苔薄白，脉涩。治疗应首选
A. 圣愈汤
B. 逐瘀止血汤
C. 血府逐瘀汤
D. 少腹逐瘀汤
E. 膈下逐瘀汤
89. 患者，女，24岁，已婚。闭经7个月，形体肥胖，胸胁满闷，呕恶痰多，面浮足肿，舌淡苔白腻，脉沉滑。其证候是
A. 肝肾不足
B. 气血虚弱
C. 痰湿阻滞
D. 肝血不足
E. 肺肾阴虚
90. 患者，女，18岁，未婚。月经尚未初潮，体质虚弱，腰酸腿软，头晕目眩，舌红少苔，脉沉细尺弱。其治法是
A. 补气养血调经
B. 滋阴益气调经
C. 补肾养肝调经
D. 健脾生血调经
E. 补中益气调经
91. 患者，女，28岁，已婚。每于经行小腹冷痛，得热痛减，月经量少，持续2~3天，色暗、质稀，腰腿酸软，舌淡苔白，脉沉细尺弱。其治法是
A. 散寒除湿止痛
B. 温经暖宫止痛
C. 行气活血止痛
D. 利湿活血止痛
E. 益肾养肝止痛
92. 患者，女，18岁，未婚。月经初潮1年，每于经行小腹绵绵作痛，经净渐除，经量少、质稀，腰酸腿软，舌苔薄白，脉细弱。其治法是
A. 益气止痛
B. 补血止痛
C. 滋阴止痛
D. 益肾止痛
E. 疏肝止痛
93. 患者，女，26岁，已婚。月经35天一行，量少、色淡、质稀，每于行经出现大便泄泻，腰酸畏寒，四肢不温，带下清稀如水，舌淡苔白，脉沉迟。其证候是
A. 脾虚
B. 肾虚
C. 湿热
D. 寒湿
E. 肝木乘脾
94. 患者，女，45岁，已婚。每逢月经将潮便泄泻，脘腹胀满，神疲肢软，面浮肢肿，月经量多，色淡质薄，舌淡红，苔白，脉濡缓。治疗应首选
A. 健固汤
B. 四神丸
C. 六君子汤
D. 痛泻要方
E. 参苓白术散
95. 患者，女，20岁，未婚。每于经期鼻衄，量多、色深红，心烦易怒，口苦咽干，尿黄便结。近3个月来，月经提前7天，量少、色红，舌红苔黄，脉弦数。其诊断是
A. 逆经肺肾阴虚证
B. 月经先期血热证
C. 逆经肝经郁火证
D. 月经先期肝郁化热证
E. 月经过少血虚证
96. 患者，女，35岁。月经周期正常，唯月经量少、色红、质稠，经期鼻衄，量不多，色暗红，伴手足心热，潮热颧红，舌红少苔，脉细数。其证候是
A. 肝经郁火
B. 阴虚内热
C. 心肝火旺
D. 阴虚阳亢
E. 肺肾阴虚
97. 患者，女，46岁。月经紊乱近1年，先后不定期，量少、色红，伴烘热汗出，烦躁易怒，头晕耳鸣，舌红少苔，脉细数。治疗应首选
A. 左归丸
B. 六味地黄丸
C. 左归饮合二至丸
D. 知柏地黄丸
E. 归肾丸
98. 患者，女，19岁。月经29天一行，量多，色紫

红，质稠，心烦，口渴，舌红苔黄，脉滑数有力。其诊断是
A. 月经过多血热证
B. 月经先期血热证
C. 月经先期虚热证
D. 月经先期肝热证
E. 月经过多气虚证
99. 患者，女，36岁，已婚。近3个月来，月经提前6~7天，量少、色红，每于经期鼻衄，经量少、色红，潮热咳嗽，两颧潮红，咽干，口渴，舌红苔花剥，脉细数。应引血下行，其治法是
A. 滋阴清热
B. 清热凉血
C. 疏肝清热
D. 滋肾平肝
E. 滋阴润肺

【B_1 型题】

（100~101题共用备选答案）
A. 血虚证
B. 痰湿证
C. 血瘀证
D. 肾虚证
E. 气滞证
100. 不属于月经后期常见证候的是
101. 不属于月经过少常见证候的是
（102~103题共用备选答案）
A. 右归丸
B. 上下相资汤
C. 固本止崩汤
D. 清热固经汤
E. 左归丸
102. 治疗崩漏虚热证，应首选
103. 治疗崩漏脾虚证，应首选
（104~105题共用备选答案）
A. 六味地黄丸
B. 当归地黄饮
C. 滋血汤
D. 八珍汤
E. 大补元煎
104. 治疗月经后期肾虚证，应首选的方剂是
105. 治疗月经后期血虚证，应首选的方剂是
（106~107题共用备选答案）
A. 滋血汤
B. 归肾丸
C. 桃红四物汤
D. 乌药汤
E. 苍附导痰丸
106. 治疗月经过少血瘀证，应首选
107. 治疗月经过少痰湿证，应首选
（108~109题共用备选答案）
A. 扶阳祛寒调经
B. 补肾疏肝调经
C. 温阳补肾调经
D. 温经散寒调经
E. 散寒祛瘀调经
108. 月经后期实寒证的治法是
109. 月经后期虚寒证的治法是
（110~111题共用备选答案）
A. 血热证
B. 气虚证
C. 肾虚证
D. 血瘀证
E. 脾虚证
110. 患者月经一月两行，量多，色深红，质黏稠，口渴饮冷，心烦多梦，尿黄便结，舌红，苔黄，脉滑数。其证候是
111. 患者经行量多，色淡红，四肢倦怠，气短懒言，小腹空坠，面色白，舌淡，苔薄，脉细弱。其证候是
（112~113题共用备选答案）
A. 清经散
B. 保阴煎
C. 失笑散加味
D. 安冲汤
E. 血府逐瘀汤
112. 治疗月经过多血瘀证，应首选的方剂是
113. 治疗月经过多血热证，应首选的方剂是
（114~115题共用备选答案）
A. 滋阴清热，止血调经
B. 清热凉血，止血调经
C. 温肾固冲，止血调经
D. 滋水益阴，止血调经
E. 益气摄血，养血调经
114. 崩漏虚热证的治法是
115. 崩漏脾虚证的治法是
（116~117题共用备选答案）
A. 养阴清热调经
B. 补肾疏肝调经
C. 滋肾养阴调经
D. 疏肝清热调经
E. 清热凉血调经

116. 月经先期阳盛血热证的治法是
117. 月经先期阴虚血热证的治法是
（118~119 题共用备选答案）
A. 两次月经中间
B. 基础体温高低温交替时
C. 每次性生活后
D. 基础体温低高温交替时
E. 基础体温波动时
118. 经间期出血的发生时间是
119. 月经先期出血的发生时间是

答案与解析

【A_1 型题】

1.【答案】C

【解析】阳盛血热证的主症为经来先期，量多，色深红或紫红，质黏稠；或伴心烦，面红口干，小便短黄，大便燥结，舌质红，苔黄，脉数或滑数。故本题选 C。

2.【答案】C

3.【答案】D

【解析】月经先期阴虚血热证的发病机理为素体阴虚，或失血伤阴，或久病阴亏，或多产房劳耗伤精血，以致阴液亏损，虚热内生，热伏冲任，血海不宁，则月经先期而下。故本题选 D。

4.【答案】C

【解析】月经先期之肝郁血热证的主要证候为月经提前，量或多或少，经色深红或紫红，质稠，经行不畅，或有块；或少腹胀痛，或胸闷胁胀，或乳房胀痛，或烦躁易怒，口苦咽干；舌红，苔薄黄，脉弦细。经色淡，质稀为虚证表现。故本题选 C。

5.【答案】C

【解析】主症为月经提前，伴经色深红，经行不畅，有血块，胸胁胀痛，乳房胀痛，口苦，辨证为月经先期肝郁血热证，治宜疏肝清热，凉血调经。A 为月经先期肾虚证的治法，B 为月经先期血虚证的治法，D 为月经先期血寒之虚寒证的治法，E 为月经先期血寒之实寒证的治法。故本题选 C。

6.【答案】A

【解析】月经先期主要病机为气虚和血热。脾气虚用补中益气汤或归脾汤，肾气虚用固阴煎或归肾丸；阳盛血热用清经散，阴虚血热用两地汤，肝郁血热用丹栀逍遥散。故本题选 A。

7.【答案】B

【解析】月经后期实寒证的治法为温经散寒调经，方用温经汤（《妇人大全良方》）。故本题选 B。

8.【答案】C

【解析】《良方》温经汤治疗实寒证，《金匮》温经汤治疗虚寒证。桂枝茯苓丸主治瘀阻胞宫证，寿胎丸主治肾虚滑胎，归肾丸主治肾阴不足，艾附暖宫丸治疗阳气不足之虚寒证。故本题选 C。

9.【答案】E

【解析】气虚，气不摄血则月经量多、色淡、质稀，舌淡，脉弱。月经周期提前 7 天以上，甚至 10 余日一行，连续 2 个周期以上者称为“月经先期”。由定义分析，月经提前 7 天不是月经先期的临床特点。故本题选 E。

10.【答案】D

【解析】月经后期气滞证的临床表现为月经周期延后，量少或正常，色暗红，或有血块，小腹胀痛；或精神抑郁，胸胁乳房胀痛；舌质正常或红，苔薄白或微黄，脉弦或弦数。小腹隐痛喜按为虚寒证的表现，故本题选 D。

11.【答案】A

【解析】闭经的临床常见证型有气血虚弱、肝肾不足、气滞血瘀、痰湿阻滞、寒凝血瘀等。无湿热之证，湿热常能迫血妄行，非闭经之常见证型。故本题选 A。

12.【答案】E

【解析】月经先后无定期的发病机理，主要是肝肾功能失调，冲任功能紊乱，血海蓄溢失常。其病因多为肝郁和肾虚。故本题选 E。

13.【答案】D

14.【答案】A

【解析】月经先期之阳盛血热证的治法为清热凉血调经，方用清经散。故本题选 A。

15.【答案】B

【解析】经前、经期小腹冷痛，属寒凝血瘀型。经前、经期小腹胀痛，为气滞血瘀型。经前、经期小腹坠痛，为气虚型。经期，经后小腹隐痛，为肾气亏损、气血虚弱型。经期、经后小腹灼痛，为湿热蕴结型。故本题选 B。

16.【答案】B

17.【答案】C

【解析】主症为月经先后不定期，伴经行不畅，胸胁、乳房、少腹胀痛，脘闷不舒，嗳气少食，辨证为月经先后无定期肝郁证，治宜疏肝理气调经，首选逍遥散。故本题选 C。

18.【答案】C

19.【答案】C

【解析】性格常抑郁，忿怒伤肝，肝郁化火，气火上逆，发为经行吐衄。素体肝肾阴虚，阴虚内热；或忧思不解，积念在心，心火偏亢，经期冲脉气盛，气火上逆，灼肺伤津，损伤肺络，发为经行吐衄。肝、肾、心、肺皆为病位所在。故本题选 C。

20.【答案】C

【解析】月经过少肾虚证的临床表现为经量素少或渐少，色暗淡，质稀；腰膝酸软，头晕眼花，头晕耳鸣，足跟痛，或小腹冷，或夜尿多；舌淡，脉沉弱或沉迟。头晕目眩，胸胁胀满为气滞证的表现。故本题选 C。

21.【答案】E

【解析】崩漏的治则是急则治其标、缓则治其本，具体分为三步，即塞流、澄源、复旧。故本题选 E。

22.【答案】B

【解析】月经后期虚寒证的主要证候是月经延后，量少，色淡红，质清稀，小腹隐痛，喜暖喜按；腰酸无力，小便清长，大便稀溏；舌淡，苔白，脉沉迟或细弱。故本题选 B。

23.【答案】A

24.【答案】C

【解析】闭经的发病机制有虚实两个方面。虚者多因肾气不足，冲任虚弱；或肝肾亏损，精血不足；或脾胃虚弱，气血乏源；或阴虚血燥等。实者多因气血阻滞，或痰湿流注下焦，使血流不通，冲任受阻，血海阻隔，经血不得下行而成闭经。故本题选 C。

25.【答案】B

【解析】月经后期主要为肾虚证、血虚证、血虚寒证、血实寒证和气滞证；月经过少主要为肾虚证、血虚证、血瘀证和痰湿证。故本题选 B。

26.【答案】B

【解析】痛经气滞血瘀证的治法为理气行滞，化瘀止痛，方用膈下逐瘀汤。少腹逐瘀汤适用于痛经寒凝血瘀证。故本题选 B。

27.【答案】B

【解析】闭经的治疗原则应根据病证，虚者补而通之，实者泻而通之，虚实夹杂者当补中有通，攻中有养。故本题选 B。

28.【答案】D

【解析】痛经气血虚弱证的主症为经期或经后小腹隐隐作痛，喜按或小腹及阴部空坠不适；月经量少，色淡，质清稀；面色无华，头晕心悸，神疲乏力；舌质淡，脉细无力。故本题选 D。

29.【答案】B

【解析】月经过少血虚证的临床表现为经来血量渐少，或点滴即净，色淡，质稀；或伴小腹空坠，头晕眼花，心悸怔忡，面色萎黄；舌淡红，脉细。胸闷、呕恶、纳呆为月经过少痰湿证表现。故本题选 B。

30.【答案】E

【解析】先天禀赋不足，肾气未盛，精气未充，天癸匮乏，故月经未潮，或月经初潮偏迟，全身发育欠佳，第二性征发育不良；肾气亏虚，冲任损伤，血海空虚致月经周期延后，经量少，渐至停闭，治以补肾益气，调理冲任，方用加减苁蓉菟丝子丸加淫羊藿、紫河车。故本题选 E。

31.【答案】C

【解析】素体肺肾阴虚，虚火上炎，经行后阴虚更甚，虚火内炽，损伤肺络，故血上溢而为吐衄，治以滋阴养肺，方用顺经汤或加味麦门冬汤。故本题选 C。

32.【答案】E

【解析】妇女在绝经期前后，围绕月经紊乱或绝经出现明显不适证候，如烘热汗出、烦躁易怒、潮热面红、眩晕耳鸣，心悸失眠、腰背酸楚、面浮肢肿、情志不宁等症状，称为绝经前后诸证。故本题选 E。

33.【答案】D

【解析】肾藏元阴而寓元阳，阴损及阳，或阳损及阴，真阴真阳不足，不能濡养、温煦脏腑，或激发、推动机体的正常生理功能而致诸症丛生，治以阴阳双补，方用二仙汤合二至丸加菟丝子、何首乌、龙骨、牡蛎。故本题选 D。

34.【答案】C

【解析】绝经前后饮食应适当限制高脂肪、高糖类物质的摄入，注意补充新鲜水果蔬菜及钙、钾等矿物质。故本题选 C。

35.【答案】D

【解析】崩漏的发病是肾—天癸—冲任—胞宫生殖轴的严重失调。其主要病机是冲任不固，不能制约经血，使子宫藏泻失常。故本题选 D。

36.【答案】D

【解析】经断复来见于老年妇女，其一生经历了经、孕、产、乳等数伤阴血的阶段，年届七七，肾气虚，天癸竭，太冲脉衰少，地道不通，经水断绝。当进入老年期后，肾阴虚逐渐影响他脏，或脾虚肝郁、冲任失固，或湿热下注，或血热，或湿毒瘀结损伤冲任以致经断复行。故本题选 D。

37.【答案】C

【解析】崩漏实热证治以清热凉血，固冲止血。主方为清热固经汤。故本题选 C。

38.【答案】A

【解析】经断复来脾虚肝郁证症见经断后阴道出血，量少，色淡，质稀，气短懒言，神疲肢倦，食少腹胀，胁肋胀满，舌苔薄白，脉弦无力。故本题选 A。

39.【答案】B

40.【答案】B

【解析】闭经的病因病机不外虚实两端。虚者，多因肾气不足，冲任虚弱；或肝肾亏损，精血不足；或脾胃虚弱，气血乏源；或阴虚血燥等，导致精亏血少，冲任血海空虚，无血可下；实者，多为气血阻滞，或痰湿流注下焦，使血流不通。临床常见有气血虚弱、肾气亏虚、阴虚血燥、气滞血瘀、痰湿阻滞、寒凝血瘀或虚实错杂的复合病机。故本题选 B。

41.【答案】B

42.【答案】C

43.【答案】A

【解析】圣愈汤的功效为补益气血，治疗痛经气血虚弱证。故本题选 A。

44.【答案】C

【解析】痛经之所以伴随月经周期而发，与经期及经期前后特殊生理状态有关。未行经期间，由于冲任气血平和，致病因素尚不足以引起冲任、子宫气血瘀滞或不足，故平时不发生疼痛。经期前后，血海由满盈而泄溢，气血盛实而骤虚，子宫、冲任气血变化较平时急剧，易受致病因素干扰，加之体质因素的影响，导致子宫、冲任气血运行不畅或失于煦濡，不通或不荣而痛。故本题选 C。

45.【答案】D

【解析】痛经寒凝血瘀证主症：经前或经期小腹冷痛拒按，得热痛减，月经或见推后，量少，经色暗而有瘀块，面色青白，肢冷畏寒，舌暗苔白，脉沉紧。治法：温经散寒，化瘀止痛。方药：少腹逐瘀汤（《医林改错》）或温经散寒汤（蔡小荪经验方）。故本题选 D。

46.【答案】D

【解析】月经先期阴虚血热证的临床表现为经来先期，量少或量多，色红，质稠，或伴两颧潮红，手足心热，咽干口燥，舌质红，苔少，脉细数。故本题选 D。

47.【答案】D

【解析】月经后期虚寒证的临床表现为月经延后，量少，色淡红，质清稀，小腹隐痛，喜暖喜按，腰酸无力，小便清长，大便稀溏，舌淡，苔白，脉沉迟或细弱。故本题选 D。

48.【答案】A

49.【答案】E

【解析】月经过少的治法为养血益气调经，方用滋血汤。故本题选 E。

50.【答案】E

【解析】月经过少痰湿证临床表现为经行量少，色淡红，质黏腻如痰，形体肥胖，胸闷呕恶，或带多黏腻，舌淡，苔白腻，脉滑。治法为化痰燥湿调经。故本题选 E。

51.【答案】C

【解析】经间期出血湿热证的治法为清利湿热，固冲止血，方用清肝止淋汤。故本题选 C。

52.【答案】C

【解析】闭经气血虚弱的临床表现为月经周期延迟，月经量少，色淡红，质薄，渐至经闭不行，神疲肢倦，头晕眼花，心悸气短，面色萎黄，舌淡苔薄，脉沉缓或细弱。故本题选 C。

53.【答案】A

【解析】闭经痰湿阻滞证的临床表现为月经延后，经量少，色淡质黏腻，渐至月经停闭，伴形体肥胖，胸闷泛恶，神疲倦怠，纳少痰多，或带下量多色白，苔腻，脉滑。治法为健脾燥湿化痰，活血调经。故本题选 A。

54.【答案】D

55.【答案】A

【解析】经行泄泻的发生主要责之于脾肾虚弱。脾主运化，肾主温煦，为胃之关，主司二便。若二脏功能失于协调，脾气虚弱或肾阳不足，则运化失司，水谷精微不化，水湿内停。经行之际，气血下注冲任，脾肾益虚，而致经行泄泻。故本题选 A。

56.【答案】D

【解析】经行泄泻肾虚证的治法为温阳补肾，健脾止泻，方用健固汤。故本题选 D。

57.【答案】A

【解析】经行浮肿常见的病因病机为脾肾阳虚和气滞血瘀。故本题选 A。

【A_2 型题】

58.【答案】B

【解析】月经周期提前 7 天以上，甚至十余日一行，连续 2 个周期以上者，称为“月经先期”。故本题选 B。

59.【答案】C

【解析】肾阴不足，精血匮乏，泉源枯竭，胞宫无血可下，故出现 19 岁月经未初潮。头晕耳鸣，腰膝酸软，潮热盗汗，舌红少苔，脉细数，辨证属肾阴虚，治以滋肾益阴，养血调经，方选左归丸。固阴煎补肾益气，养血调经。大营煎主治虚寒证。调肝汤主治肾气亏损证。大补元煎主治肾气虚证。故本题选C。

60.【答案】D

【解析】肾阴不足，受阳气冲击，阴络易伤而血溢，出现经间期出血。色红，头晕腰酸，大便艰难，溲黄，舌红，脉细弦数，均为肾阴虚之表现，治以滋肾益阴，固冲止血，方选两地汤。六味地黄丸用于肝肾亏损证，清肝止淋汤用于血虚火旺证，逐瘀止血汤用于血崩证，清肝引经汤用于经行吐血。故本题选D。

61.【答案】A

【解析】月经每提前8~9天来潮，辨病为月经先期。阳盛则热，热扰冲任、胞宫，冲任不固，经血妄行，故月经提前来潮、经量增多；血为热灼，故经色深红或紫红，质黏稠；热邪扰心则心烦；热甚伤津则口干，小便黄，大便燥结；面红，舌红，苔黄，脉数，均为热盛于里之象。辨证为阳盛血热证，治以清热降火，凉血调经，方用清经散。故本题选A。

62.【答案】A

【解析】肝郁化热，热迫血行，则月经提前，经色紫红，质稠；疏泄失调，则经量或多或少；气郁血滞，则时有瘀块；气滞肝经，则乳房、胸胁、少腹胀痛；精神抑郁，舌红，苔薄黄，脉弦数，均为肝郁化热之象。辨证属肝郁血热证，治以清肝解郁，凉血调经，方选丹栀逍遥散。故本题选A。

63.【答案】C

【解析】血热妄行，郁而化火，伤及冲任，遂见阴道出血色紫红稠；尿黄便秘，舌红苔黄，脉洪数，辨证为崩漏实热证。治以清热凉血，止血调经，方选清热固经汤。故本题选C。

64.【答案】E

【解析】该患者辨证为月经先期脾气虚证，治法为补脾益气，摄血调经。故本题选E。

65.【答案】B

【解析】由于情志抑郁或多怒伤肝，影响肝的疏泄和藏血功能，导致气血失调，血海蓄溢的功能失调，则月经先后无定期。经量时多时少，色暗有块，下行不畅，乳房胀痛，舌苔薄白，脉弦均为肝郁之象。故本题选B。

66.【答案】B

【解析】中气虚弱，统摄无权，冲任不固，则经来先期，量多。脾虚化源不足，不能奉心化赤，则经色淡而质清稀。脾虚运化无力，则纳少便溏。中气不足，失于旁达升举，则气短懒言。舌淡苔白，脉缓弱，均为脾气虚衰中阳不振之候，辨证属月经先期之脾虚证，治法为补气摄血调经。故本题选B。

67.【答案】B

【解析】形体日渐肥胖，伴神疲倦怠，肢体沉重，面浮足肿，为痰湿阻滞之表现。舌苔白腻，脉滑为痰湿阻滞之候。故本题选B。

68.【答案】D

【解析】月经先期，量多，色深，质稠伴心烦面红口干为阳盛血热证。小便黄，大便干，舌红苔黄，脉滑数均为血热之象。方用清经散以清热凉血调经。故本题选D。

69.【答案】B

【解析】小腹冷痛，形寒肢冷，面色苍白，为寒凝之表现。经色紫暗、有块、块下痛减，舌紫暗有瘀点，为血瘀之表现，辨证属寒凝血瘀。故本题选B。

70.【答案】D

【解析】抑郁伤肝，疏泄不及，气机不畅，血为气滞，血海不能按时满溢，故经行后期，经量减少，或有血块；肝郁气滞，经脉壅阻，故小腹、乳房胀痛；脉弦为气滞之征，辨证属月经后期之气滞证。故本题选D。

71.【答案】B

【解析】肝经郁火，伏于冲任，经期冲气偏盛，冲气夹肝火循经上逆，肝脉过亢，损伤阳络，则经行衄血，色深红；经不下行而由口鼻溢出，冲任气血因而不足，血海满溢不多甚或无血可下，则经量减少；肝气郁结，则烦躁易怒，两胁胀痛；舌红，苔黄，脉弦数，也为郁火之证。辨证属肝经郁火证，治以疏肝泻火，调经止衄，方选清肝引经汤。故本题选B。

72.【答案】E

【解析】湿邪阻于冲任胞络之间，蕴蒸生热，得经间期重阴转阳，阳气内动，引动内蕴之湿热，而扰动冲任血海，影响固藏，而见阴道出血，湿热与血搏结，故血色深红，质黏腻；湿热搏结，瘀滞不通，则小腹作痛；湿热流注下焦，任带两脉失约，故带下量多色黄；湿邪阻络故神疲乏力；舌红，苔黄腻，脉滑数，均为湿热之象。故本题选E。

73.【答案】A

【解析】该患者辨证为月经后期血虚证，治法为补血益气调经。故本题选A。

74.【答案】E

【解析】主症为经期延后，量少、色暗、有块，伴腹痛拒按，喜热畏寒，辨证为月经后期血寒之实寒证，治宜温经散寒调经。D为重要干扰项，为月经后期血寒之虚寒证治法。故本题选E。

75.【答案】A

【解析】经血非时暴下不止或淋沥不尽，辨病为崩漏。冲任、子宫瘀血阻滞，新血不安，故经血非时或淋沥不断；离经之瘀时聚时散，故出血量时多时少，时出时止或崩闭交替，反复难止；舌质紫暗或边有瘀点，脉弦涩均为血瘀之征。辨证为血瘀证，治以活血化瘀，固冲止血，方用逐瘀止血汤或将军斩关汤。故本题选 A。

76.【答案】D

【解析】情志抑郁，肝气不舒，气机不畅，血行不利，冲任受阻，经血不能以时而至，故出现月经延后，量少，色暗红，小腹、乳房胀痛。气滞则血瘀，故有小血块，脉弦。辨证属月经后期之气滞证，治以理气行滞调经，方选乌药汤。故本题选 D。

77.【答案】C

78.【答案】A

【解析】肝郁疏泄闭藏失职，致冲任气机紊乱，沉思积郁，而肾气日消，则月经或迟或早，量多或少。肝郁气滞，则色红，质稠，少腹、乳房胀痛。舌暗红，苔薄黄，脉弦，均属肝郁。故辨证属月经先后不定期之肝郁证，治以疏肝理气调经，方选逍遥散。故本题选 A。

79.【答案】D

【解析】肾气虚弱，封藏失司，冲任不调，血海蓄溢失常，以致月经先后无定期；肾气亏损，阴阳两虚，阴不足则经量少，阳不足则经质稀、量少；腰痛、头晕、舌脉均为肾气不足之征。故本题选 D。

80.【答案】E

【解析】月经量较正常明显增多，而周期基本正常者，称为“月经过多”。因本病患者的主诉为经来量多，且周期正常、经期正常，B 超（-），故应首先考虑月经过多。血崩为女性不产或月事大量出血的俗称。经乱即月经不调。月经先期指月经周期提前 7 天以上，甚至 10 余日一行，连续两个周期以上者。妇人下腹结块，伴有或胀、或痛、或满、或异常出血者，称为“癥瘕”。故本题选 E。

81.【答案】C

【解析】由患者症状可诊断为崩漏之脾虚证，治以补气摄血，固冲止崩，方选固本止崩汤或固冲汤。举元煎主治气虚下陷，血崩血脱，亡阳垂危等证。补中益气汤主治清阳下陷，中气不足之证。清热固经汤主治崩漏之血热实证。保阴煎主治阴虚内热动血。故本题选 C。

82.【答案】B

【解析】素体阳盛，或肝郁化火，热扰冲任，迫血妄行，故经来量多，色深红质稠；口渴心烦为阴虚血热之象，辨证属月经过多之血热证。治以清热凉血，固冲止血，方选保阴煎。安冲汤主治月经过多之气虚证。两地汤主治肾阴虚证。解毒四物汤主治血虚火旺，大便下血。清热固经汤主治虚热证兼肾阴虚。故本题选 B。

83.【答案】D

【解析】屡伤脾胃，生化之源不足，或久病大病，营血亏虚，血虚气弱，冲任不充，不能按时满溢，故月经周期延迟、量少、色淡红质薄。脏腑气血进一步损伤，血海空虚，无血可下而月经停闭。本题题干均为气血虚弱之征，治宜益气养血调经，方用人参养荣汤。故本题选 D。

84.【答案】B

【解析】崩漏辨证，有虚实之异。虚者多因脾虚，肾虚；实者多因血热，血瘀。由于崩漏的病程日久，反复发作，故临证时首辨出血期还是血止后。该患者可辨为出血期肾气虚证，治法为补肾益气，固冲止血，方药为加减苁蓉菟丝子丸加党参、黄芪、阿胶。故本题选 B。

85.【答案】C

【解析】由患者症状可诊断为经行泄泻之脾虚证，治法为健脾渗湿，理气调经，方用参苓白术散。故本题选 C。

86.【答案】A

【解析】年近七七，精亏于下，精不化气，冲任虚衰，导致肾阳虚弱，肾气不足。肾虚则封藏失司，冲任失固，不能约制经血，乃成崩漏。色淡，质稀，腰酸腿软，溲频清冷，舌淡苔白，脉沉，均为肾阳虚表现。辨证属崩漏之肾阳虚证，治以温肾益气，固冲止血。故本题选 A。

87.【答案】A

【解析】七七之年，肾阴不足，天癸渐竭，乙癸同源，肝肾阴虚，遂发绝经前后诸证。烘热汗出，五心烦热，头晕耳鸣，腰酸乏力，舌红，脉细数均为肾阴虚之象。辨证属绝经前后诸证之肾阴虚证，治以滋阴补肾，方选左归丸。故本题选 A。

88.【答案】B

【解析】瘀血阻滞，血不归经，导致崩漏，色紫暗、有块，小腹胀痛，舌紫，脉涩，皆为血瘀之象。辨证属崩漏之血瘀证，治以活血化瘀，固冲止血，方选逐瘀止血汤或将军斩关汤。故本题选 B。

89.【答案】C

【解析】患者停经 7 个月，可判断为闭经。素体肥胖，痰湿内盛，痰湿壅塞冲任，气血运行受阻，血海不能满溢，遂致月经停闭。胸胁满闷，呕恶痰多，面浮足肿，舌淡苔白腻，脉沉滑，均属痰湿阻滞之象。辨证属闭经之痰湿阻滞证。故本题选 C。

90.【答案】C

【解析】先天不足，精气未充，肝血虚少，冲任失于充养，无经血可下而形成闭经。腰酸腿软，头晕目眩，舌红少苔，脉沉细尺弱，均属于肝肾不足之象。辨证属闭经之肝肾不足证，治以补肾养肝调经。故本题选 C。

91.【答案】B

【解析】小腹冷痛，得热痛减及舌脉均可辨证属痛经之寒凝血瘀证，治以温经暖宫止痛。故本题选 B。

92.【答案】D

【解析】痛经气血虚弱证与肾气亏损证症状颇为相似，应注意区分。气血虚弱证见小腹隐隐作痛，喜按，或小腹及阴部空坠不适，伴面色无华，头晕心悸，神疲乏力；治宜益气养血，调经止痛。肾气亏损证见小腹绵绵作痛，伴腰骶酸痛，头晕耳鸣，面色晦暗，健忘失眠，治宜补肾益精，养血止痛。本症为小腹绵绵作痛，伴腰酸腿软，辨证为肾气亏损证。故本题选 D。

93.【答案】B

【解析】脾之运化有赖于肾阳的温运，肾阳不足，则脾阳不振，湿浊内聚，经行脾肾更亏，湿困脾阳而致经期大便泄泻。腰酸畏寒，四肢不温，带下清稀如水，舌淡苔白，脉沉迟，均属于肾阳虚之象。辨证属经行泄泻之肾虚证。故本题选 B。

94.【答案】E

95.【答案】C

【解析】经行吐衄亦称逆经。素性肝郁，木火炽盛，冲气偏盛，值经前或行经之时，冲气夹肝火上逆，热伤阳络，血随气升，故鼻衄；火盛则血量较多而色红，热扰冲任，则经期提前，鼻出血较多，故经行量少；肝郁化火则心烦易怒，口苦咽干；舌脉均为肝热内盛之象。辨证属经行吐衄之肝经郁火证。故本题选 C。

96.【答案】E

【解析】素体阴虚，忧思积念，心火偏亢，经期冲脉气盛，冲气夹心火上逆，灼肺伤津，损伤肺络，以致经前期鼻衄，量少，色鲜红，质稠；阴虚内热，故手足心热；虚热上浮，故潮热颧红；阴虚精血亏少，冲任空虚，故月经量少；舌红少苔，脉细数，也为肺肾阴虚之征。辨证属经行吐衄之肺肾阴虚证。故本题选 E。

97.【答案】C

【解析】辨证属绝经前后诸证之肾阴虚证，治以滋阴补肾，方选左归饮合二至丸补益肝肾。左归饮与左归丸均为纯补之剂，同治肾阴不足之证，然左归饮皆以纯甘壮水之品滋阴填精，补力较缓，故用饮以取其急治，适宜于肾阴不足较轻之证。故本题选 C。

98.【答案】A

【解析】月经周期正常，排除 B、C、D。量多，色紫红，质稠，心烦，口渴，舌红苔黄，脉滑数有力为月经过多血热证。故本题选 A。

99.【答案】E

【解析】辨证属经行吐衄之肺阴虚证，治以滋阴润肺。故本题选 E。

【B_1 型题】

100.【答案】C 101.【答案】E

【解析】月经后期的常见证候有肾虚证、血虚证、血寒证、气滞证、痰湿证，月经过少的常见证候有肾虚证、血虚证、血瘀证、痰湿证。故 101 题选 C，102 题选 E。

102.【答案】B 103.【答案】C

【解析】崩漏脾虚证用固本止崩汤，肾气虚证用加减苁蓉菟丝子丸，肾阳虚证用右归丸，肾阴虚证用左归丸合二至丸或滋阴固气汤，血虚热证用上下相资汤，血实热证用清热固经汤，血瘀证用逐瘀止血汤或将军斩关汤。故 102 题选 B，103 题选 C。

104.【答案】B 105.【答案】E

106.【答案】C 107.【答案】E

【解析】月经过少血瘀证的治法为活血化瘀调经，首选方药为桃红四物汤；月经过少痰湿证的治法为化痰燥湿调经，首选方药为苍附导痰丸。滋血汤主治月经过少血虚证，归肾丸主治月经过少肾虚证。故 106 题选 C，107 题选 E。

108.【答案】D 109.【答案】A

110.【答案】A 111.【答案】B

【解析】月经提前来潮，发为月经一月两行，诊为月经先期。阳盛则热，经血妄行，故经量增多；血为热灼，故经色深红，质黏稠；热邪扰心则心烦；热盛伤津则口渴，喜冷饮，小便黄，大便干燥；舌红，苔黄，脉滑数均为热盛于里之象，辨证为血热证。经行量多诊为月经过多。气虚火衰不能化血为赤，故经色淡红；气虚中阳不振，故四肢倦怠，气短懒言；气虚失于升提，故小腹空坠；面色白，舌淡，脉细弱均为气虚之证，辨证为气虚证。故 110 题选 A，111 题选 B。

112.【答案】C 113.【答案】B

114.【答案】A 115.【答案】E

【解析】崩漏脾虚证治以补气摄血，固冲止崩；肾气虚证治以补肾益气，固冲止血；肾阳虚证治以温肾益气，固冲止血；肾阴虚证治以滋肾益阴，固冲止血；虚热证治以养阴清热，固冲止血；实热证治以清热凉血，固冲止血；血瘀证治以活血化瘀，固冲止血。故 114 题选 A，115 题选 E。

116.【答案】E　117.【答案】A

【解析】月经先期阳盛血热证的治法为清热凉血调经，方用清经散；月经先期阴虚血热证的治法为养阴清热调经，方用两地汤。故 116 题选 E，117 题选 A。

118.【答案】D　119.【答案】B

第四单元　带　下　病

【A_1 型题】

1. 下列各项，不属于生理性带下的是
   A. 月经期前后带下量多
   B. 排卵期带下量多
   C. 妊娠期带下量多
   D. 绝经前后白带减少
   E. 带下黄绿色
2. 下列各项，属于带下过多脾虚证临床表现的是
   A. 腰酸如折，畏寒肢冷
   B. 带下赤白相兼，有气味
   C. 烘热汗出，失眠多梦
   D. 四肢倦怠，纳少便溏
   E. 烦热头晕，口苦咽干
3. 下列各项，属于带下过多脾虚证主症的是
   A. 带下量多，绵绵不断，质稀如水
   B. 带下量多，色黄或呈脓性，质黏稠
   C. 带下量多，色黄
   D. 带下赤白，质稠，有气味
   E. 带下量多，色白，质稀
4. 完带汤治疗带下过多的适应证候是
   A. 肾阳虚证
   B. 阴虚夹湿证
   C. 脾虚证
   D. 湿热下注证
   E. 热毒蕴结证
5. 带下过多的主要发病机理是
   A. 外感湿邪，损及任、带，约固无力
   B. 肾气不足，封藏失职，阴液滑脱而下
   C. 湿邪影响任、带，任脉不固，带脉失约
   D. 脾虚生湿，流注下焦，伤及任、带
   E. 肝经湿热，流注下焦，伤及任、带
6. 带下过多的治疗原则重在
   A. 除湿为主
   B. 益气养血
   C. 治本调经
   D. 疏肝养肝
   E. 调理冲任
7. 下列各项，不属于带下过多的主要病因是
   A. 肝经湿热
   B. 脾虚湿盛
   C. 肺肾阴虚
   D. 感受湿邪
   E. 肾气亏虚

【A_2 型题】

8. 患者，女，40 岁。月经规律，平时带下量多、色黄白、有臭气，纳呆，大便黏腻不爽，舌苔黄腻，脉濡数。其证候是
   A. 脾虚
   B. 肾阳虚
   C. 肾阴虚
   D. 湿热下注
   E. 热毒蕴结
9. 患者白带清冷，量多质稀，淋沥不断，腰痛如折，尿清便溏，舌淡，苔薄，脉沉迟。治疗应首选的方剂是
   A. 内补丸
   B. 肾气丸
   C. 完带汤
   D. 止带方
   E. 易黄汤
10. 患者，女，32 岁，已婚。带下量多，色淡黄，质黏稠，无臭气，面色萎黄，四肢不温，舌淡，苔白腻，脉缓弱。其治法是
   A. 清热解毒除湿
   B. 清热利湿止带
   C. 温肾助阳，涩精止带
   D. 滋阴益肾，清热祛湿
   E. 健脾益气，升阳除湿
11. 患者，女，40 岁。带下量多，色黄或白，质黏稠，有臭气，小腹作痛，外阴瘙痒，便秘溺赤，舌红苔黄厚腻，脉滑数。治疗应首选
   A. 完带汤

B. 内补丸
C. 知柏地黄汤
D. 止带方
E. 五味消毒饮

12. 患者带下量多，色黄，质黏稠，有臭气，胸闷纳呆，口苦口腻，小便短赤，舌红，苔黄腻，脉滑数。其治法是
A. 清热解毒，利湿止带
B. 滋阴清热，除湿止带
C. 清热利湿，解毒杀虫
D. 益肾滋阴，清热止带
E. 健脾益气，升阳除湿

13. 患者，女，40 岁，已婚。月经规律，平时带下量多，色黄，黏稠，有臭气，纳呆，大便黏腻不爽，舌苔黄腻，脉濡数。治疗应首选
A. 止带方
B. 内补丸
C. 易黄汤
D. 参苓白术散
E. 萆薢渗湿汤

【B_1 型题】

（14~15 题共用备选答案）
A. 脾虚证
B. 肾阳虚证
C. 湿热下注证
D. 湿毒蕴结证
E. 肝郁证

14. 带下量多，色淡黄，质稀薄，无臭气。辨证多属
15. 带下量多，色黄，质黏稠，有臭气。辨证多属

（16~17 题共用备选答案）
A. 清利湿热，解毒杀虫
B. 温肾培元，固涩止带
C. 清热解毒，利湿止带
D. 清热利湿，疏风化浊
E. 健脾益气，升阳除湿

16. 带下过多肾阳虚证的治法是
17. 带下过多湿热下注证的治法是

答案与解析

【A_1 型题】

1.【答案】E

【解析】在某些生理性情况下也可出现带下量增多或减少，如妇女在月经期前后、排卵期、妊娠期带下量增多而无其他不适者，为生理性带下；绝经前后白带减少而无明显不适者，也为生理现象，均不作病论。故本题选 E。

2.【答案】D

【解析】脾虚证主症为带下量多，色白或淡黄，质稀薄，或如涕如唾，绵绵不断，无臭，面色白或萎黄，四肢倦怠，脘胁不舒，纳少便溏，或四肢浮肿，舌淡胖，苔白或腻，脉细缓。故本题选 D。

3.【答案】E

4.【答案】C

【解析】带下过多脾虚证治疗首选完带汤；肾阳虚证治疗首选内补丸；阴虚夹湿证治疗首选知柏地黄丸；湿热下注证治疗首选止带方；热毒蕴结证治疗首选五味消毒饮。故本题选 C。

5.【答案】C

【解析】带下过多的主要病机是湿邪伤及任带二脉，使任脉不固，带脉失约。故本题选 C。

6.【答案】A

【解析】带下过多的治疗以除湿为主。一般治脾宜运、宜升、宜燥，治肾宜补、宜固、宜涩，湿热和热毒宜清、宜利。阴虚夹湿则补清兼施。虚实夹杂证及实证治疗还需配合外治法。故本题选 A。

7.【答案】C

【解析】带下过多的病因包括脾虚、肾阳虚、阴虚夹湿、湿热下注、热毒蕴结，带下过少的病因主要有肝肾亏损、血枯瘀阻。故本题选 C。

【A_2 型题】

8.【答案】D

【解析】带下色黄白，有臭气，舌苔黄腻，脉濡数均为湿热蕴结之象，辨证属带下过多之湿热下注证。故本题选 D。

9.【答案】A

10.【答案】E

【解析】患者主症带下量多。面色萎黄，四肢不温，舌淡，脉缓弱为脾虚之象。此为带下过多脾虚证。质黏稠，苔白腻为有湿之征。治疗时应在健脾益气的基础上升阳除湿，方用完带汤。故本题选 E。

11.【答案】D

【解析】带下色黄，有臭气，阴痒，舌红苔黄厚腻，脉滑数，是湿热蕴结的证候，故为湿热下注证。

治法为清热利湿，佐以解毒杀虫，首选止带方。故本题选 D。

12.【答案】C

13.【答案】A

【B_1 型题】

14.【答案】A　15.【答案】C

【解析】脾虚证主症：带下量多，色白或淡黄，质稀薄，或如涕如唾，绵绵不断，无臭，面色白或萎黄，四肢倦怠，脘胁不舒，纳少便溏，或四肢浮肿，舌淡胖，苔白或腻，脉细缓。湿热下注证主症：带下量多，色黄或呈脓性，质黏稠，有臭气，或带下色白质黏，呈豆渣样，外阴瘙痒，小腹作痛，口苦口腻，胸闷纳呆，小便短赤，舌红，苔黄腻，脉滑数。故 14 题选 A，15 题选 C。

16.【答案】B　17.【答案】A

【解析】带下过多肾阳虚证的治法是温肾培元，固涩止带。带下过多湿热下注证的治法是清利湿热，佐以解毒杀虫。故 16 题选 B，17 题选 A。

第五单元　妊　娠　病

【A_1 型题】

1. 下列各项，不属于妊娠病常见发病机理的是
   A. 冲气上逆
   B. 瘀血内阻
   C. 阴血虚
   D. 气滞
   E. 脾肾虚
2. 妊娠早期，恶心，呕吐酸水或苦水，恶闻油腻，烦渴，口干口苦，头胀而晕，胸满胁痛，嗳气叹息，舌淡红，苔微黄，脉弦滑。应治以
   A. 调气和中，降逆止呕
   B. 清肝和胃，降逆止呕
   C. 益气养阴，和胃止呕
   D. 健脾和胃，降逆止呕
   E. 养阴清热，和胃止呕
3. 脾胃虚弱型妊娠恶阻，呕吐清涎，应首选
   A. 二陈丸
   B. 健脾丸
   C. 归脾汤
   D. 温胆汤
   E. 香砂六君子汤
4. 下列各项，属于妊娠恶阻脾胃虚弱证临床表现的是
   A. 呕吐清涎或痰涎
   B. 呕吐酸腐
   C. 呕吐酸水或苦水
   D. 干呕或呕吐血性物
   E. 呕吐黄水
5. 寿胎丸治疗胎动不安的适应证候是
   A. 肾虚证
   B. 血热证
   C. 脾虚证
   D. 血瘀证
   E. 气血虚弱证
6. 治疗妊娠恶阻肝胃不和证，应首选的方剂是
   A. 参苓白术散
   B. 香砂六君子汤
   C. 小半夏加茯苓汤
   D. 橘皮竹茹汤
   E. 人参养荣汤
7. 妊娠腹痛的病机是
   A. 素体虚弱，七情郁结，痰浊凝滞不散
   B. 冲任气血失调，胎元不固
   C. 冲气上逆，胃失和降
   D. 胞络阻滞或胞脉失养
   E. 胞脏虚损，胎养不足
8. 下列各项，属于妊娠腹痛气滞证临床表现的是
   A. 妊娠后小腹绵绵作痛
   B. 妊娠后小腹胸胁胀痛
   C. 妊娠后小腹冷痛，绵绵不休
   D. 妊娠后小腹常感隐痛不适，或刺痛，痛处不移
   E. 素有癥瘕
9. 下列除哪项外，均为妊娠病的发病机理
   A. 血聚养胎，阴血偏虚，阳气偏亢
   B. 胎体渐大，气机升降失调
   C. 寒湿停聚，冲任受阻
   D. 肾气不足，无力系胞，胎元不固
   E. 脾胃虚弱，化源不足，影响胎元
10. 妊娠腹痛血虚证的中医治法是
    A. 养血活血，补肾安胎
    B. 暖宫止痛，养血安胎
    C. 疏肝解郁，养血安胎

D. 养血安胎止痛
E. 补肾益气，养血安胎

11. 妊娠恶阻的治疗原则是
A. 健脾和胃，降逆止呕
B. 养阴清热，降逆止呕
C. 疏肝解郁，养血安胎
D. 调气和中，降逆止呕
E. 补肾益气，养血安胎

12. 胎漏血热证的中医治法是
A. 补肾健脾，益气安胎
B. 清热凉血，养血安胎
C. 补气养血，固肾安胎
D. 活血化瘀，补肾安胎
E. 疏肝理气，养血安胎

13. 下列除哪项外，均是妊娠禁药
A. 峻下剂
B. 破血剂
C. 逐瘀剂
D. 和血剂
E. 有毒剂

14. 下列各项，不属胎动不安常见证型的是
A. 肾虚证
B. 湿热证
C. 血热证
D. 血瘀证
E. 气血虚弱证

15. 妊娠恶阻的主要发病机理是
A. 脾胃虚弱，化源不足
B. 肝郁气滞，失于条达
C. 痰湿内停，中焦受阻
D. 重伤津液，胃阴不足
E. 冲气上逆，胃失和降

16. 治疗胎动不安肾虚证，应首选的方剂是
A. 胎元饮
B. 保阴煎
C. 桂枝茯苓丸合寿胎丸
D. 当归散
E. 滋肾育胎丸

17. 妊娠恶阻脾胃虚弱证的特点是
A. 烦渴口苦
B. 食入即吐
C. 呕吐黏痰
D. 呕吐酸水或苦水
E. 呕吐血性分泌物

18. 妊娠 12 周内，胚胎自然殒堕者，称为
A. 堕胎
B. 小产
C. 漏胎
D. 半产
E. 暗产

19. 治疗肾虚型子肿的代表方剂是
A. 白术散
B. 肾气丸
C. 五苓散
D. 真武汤
E. 健固汤

20. 治疗子肿脾虚证的代表方剂是
A. 真武汤
B. 白术散
C. 四苓散
D. 鲤鱼汤
E. 天仙藤散

21. 下列各项，不属于子肿肾虚证临床表现的是
A. 口淡而腻，脘腹胀满
B. 面浮肢肿，下肢尤甚
C. 腰酸乏力，下肢逆冷
D. 小便不利
E. 舌淡，苔白润，脉沉迟

22. 子淋阴虚津亏证的中医治法是
A. 清心泻火，润燥通淋
B. 清热利湿，润燥通淋
C. 滋阴清热，润燥通淋
D. 清热利湿，养阴通淋
E. 交通心肾，清热利尿

23. 子淋心火偏亢证治疗应首选
A. 导赤散
B. 加味五淋散
C. 知柏地黄汤
D. 清热通淋汤
E. 萆薢分清饮

【A_2 型题】

24. 患者，女，26 岁，已婚。停经 2 个月，尿妊娠试验阳性，恶心呕吐 10 天，加重 4 天，不能进食，呕吐血水，精神萎靡，头晕体倦，舌红，苔薄黄而干，脉细滑无力。其证候是
A. 肝胃不和
B. 气阴两虚
C. 脾胃虚弱
D. 痰湿内阻
E. 肝脾不和

25. 患者，女，35 岁。素体见神疲，腰膝酸软，白带

清稀，怀孕8周后，胎动不安，舌淡苔白，脉沉弱。其证候是
A. 肾虚不固之胎动不安
B. 肾阳虚之胎动不安
C. 肾阴虚之胎动不安
D. 肾精不足之胎动不安
E. 肾不纳气之胎动不安
26. 患者，女，30岁，已婚。孕50天，呕吐酸水或苦水，胸满胁痛，嗳气叹息，烦渴口苦，舌淡红，苔微黄，脉滑数。治疗应首选
A. 小半夏加茯苓汤
B. 香砂六君子汤
C. 四君子汤
D. 平胃散
E. 橘皮竹茹汤
27. 患者，女，29岁，未婚。妊娠小腹胀痛，烦躁易怒，伴胸胁胀满，舌红，苔薄，脉弦滑。治疗应首选
A. 胶艾汤
B. 当归芍药散
C. 小柴胡汤
D. 逍遥丸
E. 桂枝茯苓丸合寿胎丸
28. 患者，女，27岁，已婚。妊娠5个月，先由脚肿渐及于腿，皮色不变，随按随起。其证候是
A. 脾虚
B. 气滞
C. 肾虚
D. 湿阻
E. 血瘀
29. 患者，女，30岁。停经56天，呕吐酸水，胸满胁痛，嗳气叹息，烦渴口苦，舌淡红，苔微黄，脉弦滑。查尿妊娠试验阳性。其治法是
A. 健脾和胃，降逆止呕
B. 疏肝解郁，降逆止呕
C. 清肝和胃，降逆止呕
D. 健脾和胃，清热止呕
E. 清肝和胃，健脾止呕
30. 患者，女，32岁，已婚。孕后腰酸腹痛，胎动下坠，伴阴道少量出血，头晕耳鸣，小便频数，舌淡苔白，脉沉细滑。治疗应首选
A. 加味圣愈汤
B. 胎元饮
C. 举元煎
D. 补肾安胎饮
E. 寿胎丸
31. 患者，女，24岁，已婚。停经38天，突然下腹部疼痛剧烈，呈持续性，伴头晕乏力，甚则晕厥，尿妊娠试验（+）。应首选的检查方法是
A. 腹腔穿刺
B. 诊断性刮宫
C. 后穹隆穿刺
D. 二合诊检查
E. 腹腔镜检查
32. 患者妊娠70天，阴道少量下血，色鲜红，腰酸，口干心烦，小便黄，大便秘结，舌红，苔黄，脉滑数。治疗应首选的方剂是
A. 清经散
B. 两地汤
C. 寿胎丸
D. 保阴煎
E. 胎元饮
33. 患者，女，24岁，已婚。妊娠4个月，肢体肿胀，肿势从足部渐发展到腿部，皮色不变，随按随起，胸闷胁胀，头晕胀痛，舌苔薄腻，脉弦滑。治疗应首选的方剂是
A. 健脾利水汤
B. 真武汤
C. 天仙藤散
D. 猪苓汤
E. 白术散
34. 患者，女，30岁，已婚。孕后因持重而继发腰酸腹痛，胎动下坠，精神倦怠，脉滑无力。治疗应首选
A. 举元煎
B. 胎元饮
C. 固下益气汤
D. 加味圣愈汤
E. 加味阿胶汤
35. 患者，女，28岁。孕6个月，尿频尿急尿痛，淋沥不尽，欲解不能，小腹坠胀，胸闷纳少，带下量多黄稠，舌红，苔黄腻，脉弦数。其治法是
A. 滋阴清热，润燥通淋
B. 清热泻火，利湿通淋
C. 清热利湿，润燥通淋
D. 清热利湿，泻火通淋
E. 清心泻火，润燥通淋
36. 患者，女，35岁，已婚。妊娠68天，双膝酸软，夜尿频多，无腹痛，无阴道出血，以往有3次自然流产史，舌淡嫩，苔薄白，脉沉弱。B超检查：宫内早孕，其他未见异常。治疗应首选
A. 胎元饮

B. 寿胎丸
C. 保阴煎
D. 圣愈汤
E. 补肾固冲丸

37. 患者，女，29岁，已婚。妊娠8个半月，头晕胀痛，面目肢体肿胀，但皮色不变，压痕不明显，舌苔薄腻，脉弦滑。治疗应首选
A. 镇肝熄风汤
B. 杞菊地黄丸
C. 天仙藤散
D. 羚角钩藤汤
E. 半夏白术天麻汤

38. 患者，女，27岁，已婚。孕7个月，面目四肢浮肿，皮薄光亮，按之凹陷，气短懒言，纳少便溏，舌质胖嫩，边有齿痕，舌苔白腻，脉缓滑。治疗应首选
A. 真武汤
B. 苓桂术甘汤
C. 白术散
D. 天仙藤散
E. 四苓散

39. 患者，女，29岁，已婚。妊娠3个月，小便频数而急，尿黄赤，艰涩不利，形体消瘦，手足心热，舌红苔薄黄，脉细滑数。治疗应首选
A. 知柏地黄汤
B. 加味五苓散
C. 五苓散
D. 子淋汤
E. 导赤散

【B_1 型题】

（40~41题共用备选答案）
A. 胎元饮
B. 寿胎丸
C. 桂枝茯苓丸合寿胎丸
D. 滋肾育胎丸
E. 保阴煎

40. 治疗胎漏、胎动不安气血虚弱证，应首选的方剂是
41. 治疗胎漏、胎动不安血热证，应首选的方剂是

（42~43题共用备选答案）
A. 逍遥散
B. 香砂六君子汤
C. 四君子汤
D. 八珍汤
E. 四物汤

42. 子晕气血虚弱证，治疗应首选的方剂是
43. 妊娠恶阻脾胃虚弱证，治疗应首选的方剂是

（44~45题共用备选答案）
A. 血热证
B. 脾肾虚弱证
C. 肾阳亏虚证
D. 气血虚弱证
E. 血瘀证

44. 胎动不安可用胎元饮治疗的证候是
45. 滑胎可用泰山磐石散治疗的证候是

答案与解析

【A_1 型题】

1.【答案】B
【解析】妊娠病常见发病机理有四：一是阴血虚。阴血素虚，孕后血聚宫养胎，阴血益虚，可致阴虚阳亢而发病。二是脾肾虚。脾虚则气血生化乏源，胎失所养。若脾虚湿聚，则泛溢肌肤或水停胞中为病。肾虚则肾精匮乏，胎失所养。或肾气虚弱，胎失所系，胎元不固。三是冲气上逆。孕后经血不泻，聚于冲任、子宫以养胎，冲脉气盛，冲脉隶于阳明，若胃气素虚，冲气上逆犯胃，胃失和降则呕恶。四是气滞。素多忧郁，气机不畅，腹中胎体渐大，易致气机升降失常，气滞则血瘀水停而致病。故本题选B。

2.【答案】B

3.【答案】E
【解析】妊娠恶阻脾胃虚弱证治宜健脾和胃，降逆止呕，用香砂六君子汤。肝胃不和证治宜清肝和胃，降逆止呕，用橘皮竹茹汤或苏叶黄连汤加姜半夏、枇杷叶、竹茹、乌梅。故本题选E。

4.【答案】A

5.【答案】A
【解析】胎动不安肾虚证的治法为补肾健脾，益气安胎，方用寿胎丸加党参、白术或滋肾育胎丸。故本题选A。

6.【答案】D

7.【答案】D
【解析】妊娠腹痛的发病机理，主要是气滞、血瘀、血虚、虚寒，以致胞脉、胞络阻滞或失养，气血

运行不畅，“不通则痛”或“不荣则痛”其病位在胞脉、胞络，尚未损伤胎元。故本题选 D。

8.【答案】B

9.【答案】C

10.【答案】D

【解析】血虚以致胞脉、胞络阻滞或失养，气血运行不畅，“不通则痛”或“不荣则痛”。治法为养血安胎止痛，方用当归芍药散加首乌、桑寄生。故本题选 D。

11.【答案】D

【解析】恶阻的治疗以调气和中、降逆止呕为主，服药方法以少量多次呷服为宜，并应注意饮食和情志的调节。故本题选 D。

12.【答案】B

【解析】胎漏血热证的治法是清热凉血，养血安胎。A 为胎漏肾虚证的治法，C 为胎漏气血虚弱证的治法，D 为胎漏血瘀证的治法。故本题选 B。

13.【答案】D

【解析】凡峻下、滑利、祛瘀、破血、耗气、散气以及一切有毒药品，都应慎用或禁用。和血剂属妇科妊娠期间常用药。故本题选 D。

14.【答案】B

【解析】胎漏、胎动不安的主要病机是冲任损伤、胎元不固。常见的病因有肾虚、血热、气血虚弱、血瘀。常见证型有肾虚证、血热证、气血虚弱证、血瘀证。故本题选 B。

15.【答案】E

【解析】妊娠恶阻的发生，主要是冲脉之气上逆，胃失和降所致。临床常见病因为脾胃虚弱、肝胃不和，并可继发气阴两虚的恶阻重症。故本题选 E。

16.【答案】E

17.【答案】B

【解析】妊娠恶阻脾胃虚弱证的主要证候为妊娠早期，恶心呕吐不食，甚则食入即吐；口淡，呕吐清涎，头晕体倦，脘痞腹胀；舌淡，苔白，脉缓滑无力。其中食入即吐为特征性表现。口苦，呕吐酸水或苦水为肝胃不和证。故本题选 B。

18.【答案】A

【解析】凡妊娠 12 周内，胚胎自然殒堕者，称为“堕胎”；妊娠 12~28 周内，胎儿已成形而自然殒堕者，称为“小产”，亦称“半产”。还有怀孕 1 个月不知其已受孕而殒堕者，称为“暗产”。故本题选 A。

19.【答案】D

【解析】子肿的治疗大法以利水化湿为主。肾虚型子肿，方用真武汤，补肾温阳，化气行水。故本题选 D。

20.【答案】B

【解析】子肿脾虚证的治法为健脾利水，主方为白术散加砂仁。故本题选 B。

21.【答案】A

【解析】子肿肾虚证症见妊娠数月，面浮肢肿，下肢尤甚，按之如泥，头晕耳鸣，腰酸无力，下肢逆冷，小便不利，舌淡，苔白润，脉沉迟。A 为脾虚证的表现。故本题选 A。

22.【答案】C

【解析】子淋阴虚津亏证的治法为滋阴清热，润燥通淋，方用知柏地黄丸加麦冬、五味子、车前子。故本题选 C。

23.【答案】A

【解析】子淋心火偏亢证治法为清心泻火，润燥通淋，方选导赤散。故本题选 A。

【A_2 型题】

24.【答案】B

25.【答案】A

26.【答案】E

【解析】辨证属妊娠恶阻之肝胃不和证。治法为清肝和胃，降逆止呕，方用橘皮竹茹汤或苏叶黄连汤。故本题选 E。

27.【答案】D

【解析】主症为妊娠小腹胀痛，伴烦躁易怒，胸胁胀满，辨证为妊娠腹痛之气滞证，治宜疏肝解郁，养血安胎，用逍遥散。A 用治妊娠腹痛之虚寒证，B 用治妊娠腹痛之血虚证，E 用治妊娠腹痛之血瘀证。C 是 D 的干扰项。故本题选 D。

28.【答案】B

29.【答案】C

【解析】查尿妊娠试验阳性确诊妊娠。素体肝旺，孕后阴血聚下以养胎，肝失血养，肝体不足而肝阳偏亢，且肝脉夹胃贯膈，肝火上逆犯胃，胃失和降，则恶心呕吐；肝胆互为表里，肝气上逆则胆火随之上升，故呕吐酸水，烦渴口苦；胸满胁痛，嗳气叹息，舌淡红，苔微黄，脉弦滑均为肝胃不和之征。治以清肝和胃，降逆止呕，方用橘皮竹茹汤或苏叶黄连汤加减。故本题选 C。

30.【答案】E

【解析】患者孕后阴道少量出血，伴腰酸腹痛，可诊为胎动不安。同时，头晕耳鸣，小便频数，舌淡苔白，脉沉细滑，为典型的肾虚证。治法为补肾健脾，益气安胎，方药首选寿胎丸或滋肾育胎丸。加味圣愈汤、补肾安胎丸较少用于治疗胎动不安，胎元饮主治胎动不安气血虚弱证。故本题选 E。

31.【答案】C

【解析】该患者为异位妊娠。怀疑异位妊娠时，可选择 HCG 测定、超声诊断、后穹隆穿刺、腹腔镜检查及子宫内膜病理检查等辅助检查。其中，后穹隆穿刺是一种简单可靠的诊断方法，适用于疑有腹腔内出血的患者。故本题选 C。

32.【答案】D

【解析】妊娠期间出血腰酸、腹痛、小腹下坠，或伴阴道少量出血，诊为胎动不安。热邪直犯冲任、子宫，内扰胎元，胎元不固，故妊娠期阴道出血；血为热灼故色鲜红；热邪内扰，胎气不安，胎系于肾，故见腰酸；口干心烦、舌红、苔薄黄、脉滑数，均为血热之征，治以清热凉血，养血安胎，方选保阴煎或当归散。故本题选 D。

33.【答案】C

【解析】妊娠中晚期，孕妇出现肢体面目肿胀者诊为子肿。妊娠数月，胎体上升，肺气壅塞，不能通调水道，或气滞水停，中州水湿停滞，故见胸闷胁胀，头晕胀痛，舌苔薄腻，脉弦滑。辨证为气滞证。治以理气行滞，除湿消肿，方用天仙藤散或正气天香散。故本题选 C。

34.【答案】B

【解析】患者胎动下坠，腰酸腹痛，可诊为胎动不安病。同时，精神倦怠，脉滑无力，是气血虚弱，冲任匮乏而致，辨证为气血虚弱证。治法为补气养血，固肾安胎，方药首选胎元饮。故本题选 B。

35.【答案】C

【解析】患者尿频尿急尿痛，辨病为妊娠小便淋痛。湿热之邪，侵入膀胱，湿热蕴结，气化不利，故小便淋沥不尽；下腹坠胀，带下黄稠，胸闷纳少，舌红苔黄腻，脉弦数均为湿热内盛之象。治以清热利湿，润燥通淋，方用加味五淋散。故本题选 C。

36.【答案】E

37.【答案】C

38.【答案】C

39.【答案】A

【B_1 型题】

40.【答案】A　41.【答案】E

42.【答案】D　43.【答案】B

【解析】子晕气血虚弱证的治法为调补气血，方用八珍汤加首乌、钩藤、石决明。妊娠恶阻脾胃虚弱证的治法为健脾和胃，降逆止呕，方用香砂六君子汤。故 42 题选 D，43 题选 B。

44.【答案】D　45.【答案】D

【解析】胎元饮补气养血，固肾安胎，用治气血虚弱导致的胎动不安。泰山磐石散益气养血，固冲安胎，适用于气血虚弱导致的滑胎。故 44、45 题均选 D。

第六单元　产　后　病

【A_1 型题】

1. 治疗产后血晕血虚气脱证，应首选的方剂是
   A. 黄芪桂枝五物汤
   B. 归肾丸
   C. 参附汤
   D. 独活寄生汤
   E. 身痛逐瘀汤
2. 产后三病是指
   A. 呕吐、泄泻、盗汗
   B. 尿失禁、缺乳、大便难
   C. 血晕、发热、痉证
   D. 病痉、病郁冒、大便难
   E. 腹痛、恶露不下、发热
3. 生化汤治疗血被寒凝，瘀阻胞宫而致的产后恶露淋沥不爽，常加用的药物是
   A. 桃仁、赤芍
   B. 红花、赤芍
   C. 蒲黄、五灵脂
   D. 蒲黄、益母草
   E. 黑荆芥、茜草
4. 产后恶露不绝的基本病机是
   A. 气虚冲任不固
   B. 气血运行不畅
   C. 冲任为病，气血运行失常
   D. 阴血暴亡，心神失守
   E. 瘀血上攻，扰乱心神
5. 产后发热感染邪毒证，应首选
   A. 四物汤加苍附导痰丸
   B. 五味消毒饮
   C. 固阴煎
   D. 银翘散
   E. 丹栀逍遥丸
6. 产妇分娩后突然头晕眼花，不能起坐，或心胸满闷，恶心呕吐，痰涌气急，心烦不安，甚则神昏口噤，不省人事。称为

A. 产后血晕
B. 产后郁冒
C. 产后痉病
D. 产后子痛
E. 产后发热
7. 不属于产后发热病因病机的是
A. 感染邪毒
B. 外感
C. 血瘀
D. 血虚
E. 血热

【A_2 型题】

8. 患者，女，28岁，已婚。产时失血较多，产后小腹隐隐作痛，喜按，恶露量少、色淡，头晕耳鸣，大便干燥，舌淡苔薄，脉虚细。治疗应首选
A. 肠宁汤
B. 生化汤
C. 十全大补汤
D. 人参养荣汤
E. 八珍汤
9. 患者，女，30岁，已婚。产后乍寒乍热，恶露虽下甚少，色紫暗有块，小腹疼痛拒按，舌紫暗，有瘀斑，脉弦涩有力。治疗应首选
A. 少腹逐瘀汤
B. 八珍汤
C. 保阴煎
D. 生化汤
E. 血府逐瘀汤
10. 患者产后恶露不止，量多，色淡，质稀，神疲体倦，小腹空坠，舌质淡，脉细弱。其证候是
A. 血热证
B. 气虚证
C. 血瘀证
D. 湿热证
E. 肾虚证
11. 患者，女，28岁，已婚。产后恶露过期3个月未止，量时少或时多，色暗有块，小腹疼痛拒按，舌紫暗或边有瘀点，脉沉涩。治疗应首选
A. 清热固经汤
B. 生化汤加益母草、炒蒲黄
C. 清热调血汤
D. 清经散
E. 牡丹散
12. 患者产后2周，恶露过期不止，量多，色紫红，质黏稠，有臭秽气，面色潮红，舌红，脉细数。其证候是
A. 气虚证
B. 血热证
C. 阴虚证
D. 血瘀证
E. 肝郁证
13. 患者，女，30岁，已婚。产时不顺，产后突感小便短涩，淋沥灼痛，尿黄赤或浑浊，口渴不欲饮，心烦，舌红，苔黄腻，脉滑数。治疗应首选
A. 加味五淋散加益母草
B. 化阴煎或知柏地黄丸
C. 保阴煎加煅牡蛎、炒地榆
D. 生化汤加桂枝、牛膝
E. 八珍汤加黄芪、地骨皮
14. 患者，女，27岁，已婚。产后恶露35天不止，色深红、质稠黏、有臭气，口燥咽干，舌红，脉虚细而数。治疗应首选
A. 清热固经汤
B. 保阴煎
C. 清热调血汤
D. 清经散
E. 牡丹散
15. 患者，女，27岁，已婚。产后恶露1个月未止，量多、色淡、无臭气，小腹空坠，神倦懒言，舌淡，脉缓弱。治疗应首选
A. 举元煎
B. 固本止崩汤
C. 生化汤
D. 八珍汤
E. 补中益气汤

【B_1 型题】

（16~17题共用备选答案）
A. 少腹逐瘀汤
B. 生化汤
C. 清热调血汤
D. 大黄牡丹皮汤
E. 大柴胡汤
16. 产后高热，小腹剧痛，恶露有臭气，大便秘结。治疗应首选
17. 产后寒热时作，恶露甚少，色紫暗，腹痛拒按，口干不欲饮。治疗应首选
（18~19题共用备选答案）
A. 养血活血
B. 补血益气
C. 行气养血

D. 活血止痛
E. 活血化瘀，散寒止痛

18. 产后腹痛血虚证的治法是
19. 产后腹痛血瘀证的治法是

答案与解析

【A_1 型题】

1.【答案】C

【解析】产后血晕为产时或产后失血过多，突然晕眩，面色苍白，心悸愦闷，甚则昏不知人，眼闭口开，手撒肢冷，冷汗淋漓，舌淡无苔，脉微欲绝或浮大而虚，治法为益气固脱，方用参附汤。故本题选C。

2.【答案】D

【解析】产后的常见病和危重症可概括为“三病”“三冲”“三急”。“三病”是指产后病痉、病郁冒、大便难；“三冲”是指败血冲心、冲胃、冲肺；“三急”是指呕吐、盗汗、泄泻。故本题选D。

3.【答案】D

【解析】妇人产后，血亏气虚，寒邪极易乘虚而入，寒凝血瘀，瘀阻胞宫，故恶露淋沥不止，产后血虚。本应用补法，但是瘀血不去，新血不生，故治疗宜化瘀生新，活血养血，理血归经。常用生化汤加炒蒲黄、益母草。故本题应选D。

4.【答案】C

【解析】产后恶露不绝的主要病机是冲任为病，气血运行失常。治疗应虚者补之，热者清之，瘀者化之，并随症选加相应止血药标本同治。故本题选C。

5.【答案】B

【解析】感染邪毒所致的产后发热，是产科危急重症。治宜清热解毒，凉血化瘀，方用五味消毒饮合失笑散或解毒活血汤。故本题选B。

6.【答案】A

【解析】产妇分娩后突然头晕眼花，不能起坐，或心胸满闷，恶心呕吐，痰涌气急，心烦不安，甚则神昏口噤，不省人事，称为“产后血晕”。可与现代医学“产后出血”和“羊水栓塞”互参。故本题选A。

7.【答案】E

【解析】根据历代文献记载，引起产后发热的原因很多，但致病机理与产后“正气易虚，易感病邪，易生瘀滞”的特殊生理状态密切相关。产后胞脉空虚，邪毒乘虚直犯胞宫，正邪交争；正气亏虚，易感外邪；败血停滞，营卫不通；阴血亏虚，阳气浮散，均可致发热。故本题选E。

【A_2 型题】

8.【答案】A

【解析】患者产褥期内出现小腹隐隐作痛，可诊为产后腹痛病。同时，腹部喜按，恶露量少、色淡，头晕耳鸣，舌淡苔薄，脉虚细，是气血虚弱的表现，故为气血两虚证。治法为补血益气，缓急止痛，首选方药为肠宁汤或当归生姜羊肉汤。生化汤主治产后腹痛瘀滞子宫证，十全大补汤、人参养荣汤、八珍汤较少用于治疗产后腹痛病。故本题选A。

9.【答案】D

【解析】主症为产后乍寒乍热，伴恶露虽下甚少，色紫暗有块，小腹疼痛拒按，舌紫暗，有瘀斑，脉弦涩有力，辨证为产后发热之血瘀证，治宜活血化瘀，和营退热，用生化汤加味或桃红消瘀汤。故本题选D。

10.【答案】B

【解析】患者产后恶露不止，辨病为产后恶露不绝。气虚冲任子宫失摄，故恶露过期不止而量多；血虚则阳气不振，血失温煦，故恶露色淡、质稀；中阳不振，则神疲体倦；气虚下陷，故小腹空坠；舌淡，脉细弱，均为气虚之征。故本题选B。

11.【答案】B

【解析】产后恶露过期3个月未止辨病为产后恶露不绝。量时少或时多，色暗有块，小腹疼痛拒按，舌紫暗或边有瘀点，脉沉涩，辨证为血瘀证。治当活血化瘀止血，方选生化汤加益母草、炒蒲黄。故本题选B。

12.【答案】B

【解析】患者产后2周，恶露过期不止，辨病为产后恶露不绝。量多，色紫红，质黏稠，有臭秽气，面色潮红，舌红，脉细数辨证为血热证。治法为养阴清热止血，方用保阴煎加益母草、七叶一枝花、贯众。故本题选B。

13.【答案】A

【解析】根据患者症状可诊断为产后小便淋痛之湿热蕴结证，治当清热利湿通淋，方选加味五淋散加益母草，或八正散，或分清饮。故本题选A。

14.【答案】B

【解析】患者产后恶露持续35天不止，可诊为产后恶露不绝。恶露色深红，质黏稠，有臭气，口燥咽干，舌红，脉虚细数，是血热内扰所致，为血热证。治法为养阴清热止血，首选方药为保阴煎。清热固经汤、清热调血汤、清经散、牡丹散较少用于治疗产后恶露不绝。故本题选 B。

15.【答案】E

【解析】患者产后恶露持续 1 个月不止，可诊为产后恶露不绝。恶露量多、色淡、无臭气，小腹空坠，神倦懒言，舌淡，脉缓弱均为气虚之象，故为气虚证。治法为补气摄血固冲，首选方药为补中益气汤。生化汤主治产后恶露不绝血瘀证，举元煎、固本止崩汤、八珍汤较少用于治疗产后恶露不绝。故本题选 E。

【B_1 型题】

16.【答案】D　17.【答案】B

【解析】产后高热，小腹剧痛，恶露有臭气，大便秘结属于感染邪毒证，治疗宜清热解毒，凉血化瘀，方用五味消毒饮或大黄牡丹皮汤。产后寒热时作，恶露甚少，色紫暗，腹痛拒按，口干不欲饮属于血瘀证，治疗宜活血化瘀，和营退热，方用生化汤。故 16 题选 D，17 题选 B。

18.【答案】B　19.【答案】D

【解析】产后腹痛血虚证的治法是补血益气，无需活血。产后腹痛血瘀证的治法是活血止痛。故 18 题选 B，19 题选 D。

第七单元　妇科杂病

【A_1 型题】

1. 治疗阴挺气虚证，应首选的方剂是
   A. 举元煎
   B. 大补元煎
   C. 补中益气汤
   D. 归脾汤
   E. 人参归脾汤
2. 治疗不孕症瘀滞胞宫证，应首选
   A. 血府逐瘀汤
   B. 膈下逐瘀汤
   C. 少腹逐瘀汤
   D. 桃红四物汤
   E. 开郁种玉汤
3. 治疗阴痒肝经湿热证，应首选的方剂是
   A. 易黄汤
   B. 内补丸
   C. 柴胡疏肝散
   D. 龙胆泻肝汤
   E. 清肝利湿汤
4. 治疗肝气郁结不孕症，应首选
   A. 柴胡疏肝散
   B. 加味逍遥散
   C. 开郁种玉汤
   D. 桃红四物汤
   E. 少腹逐瘀汤
5. 子宫脱垂，宫颈已脱出阴道口，宫体仍在阴道内，属于
   A. Ⅰ度轻型
   B. Ⅰ度重型
   C. Ⅱ度轻型
   D. Ⅱ度重型
   E. Ⅲ度
6. 治疗阴疮热毒证，应首选的方剂是
   A. 阳和汤
   B. 龙胆泻肝汤
   C. 托里消毒散
   D. 阴蚀生疮方
   E. 萆薢渗湿汤
7. 阴痒的病机是
   A. 肾阴虚损，阴虚燥热
   B. 肝经湿热，肝肾阴虚
   C. 肝郁血虚，血虚生风
   D. 会阴损伤，湿热虫蚀
   E. 痰湿瘀结，郁而化热
8. 下列各项，属于阴痒肝肾阴虚证临床表现的是
   A. 心烦易怒，小便黄赤
   B. 带下量多，色黄如脓
   C. 带下灰白如凝乳，味腥臭
   D. 会阴部肤色变浅
   E. 舌体胖大，色红
9. 阴挺多属
   A. 脾肾阳虚
   B. 脾阳虚
   C. 寒湿困脾
   D. 中气下陷
   E. 湿热蕴脾

【A_2 型题】

10. 患者，女，38 岁。结婚 3 年，夫妇同居未孕，月

经先后不定期，经行乳房胀痛，善太息，舌淡红苔薄白，脉弦细。其证候是
A. 肝肾阴虚
B. 肝郁脾虚
C. 肝阳上亢
D. 肝气郁结
E. 气滞血瘀

11. 患者，女，37 岁，已婚。下腹部肿块，热痛起伏，触之痛剧，痛连腰骶，经行量多，经期延长，带下量多，色黄如脓，或赤白兼杂；兼见身热口渴，心烦不宁，大便秘结，小便黄赤；舌暗红，有瘀斑，苔黄，脉弦滑数。治疗应首选
A. 膈下逐瘀汤
B. 少腹逐瘀汤
C. 大黄牡丹汤
D. 理冲汤
E. 止带方

12. 患者，女，30 岁，已婚。婚久不孕，形体肥胖，有糖尿病史 3 年。经期延后，带下量多，色白质黏，头晕心悸，胸闷泛恶，面色㿠白，舌淡胖，苔白腻，脉滑。治疗应首选的是
A. 苍附导痰丸合二甲双胍
B. 启宫丸合二甲双胍
C. 丹溪治痰湿方合二甲双胍
D. 开郁二陈汤合二甲双胍
E. 陈夏六君子汤合二甲双胍

13. 患者，女，43 岁，已婚。结婚 10 年不孕，月经先后无定期，量少，色暗；头晕耳鸣，腰膝酸软，舌淡，苔薄，脉沉细。治疗应首选
A. 养精种玉汤
B. 毓麟珠
C. 开郁种玉汤
D. 温胞饮
E. 育阴汤

14. 患者，女，30 岁，已婚。结婚 3 年未孕，月经周期正常，量少，色红无血块，小腹隐痛，腰腿酸软，头晕眼花，午后低热，口干咽燥，舌红，少苔，脉细数。其证候是
A. 肾阴虚
B. 肾阳虚
C. 脾虚
D. 肝郁
E. 痰湿

15. 患者，女，35 岁，已婚。婚久不孕，月经常提前，经量少，行经时间延长，经色较鲜红，形体消瘦，腰膝酸软，五心烦热，失眠多梦，肌肤失润；舌质稍红略干，苔少，脉细或细数。治疗应首选的方剂是
A. 左归丸
B. 六味地黄丸
C. 养精种玉汤
D. 育阴汤
E. 加减苁蓉菟丝子丸

16. 患者，女，32 岁，已婚。婚后 4 年未孕，月经 3~5 月一行，经量甚少，形体肥胖，头晕心悸，带下量多、质稠，面色白，舌苔白腻，脉滑。治疗应首选
A. 温胆汤
B. 二陈汤
C. 过期饮
D. 调经助孕丸
E. 苍附导痰丸

17. 患者，女，28 岁，已婚。同居 3 年未孕，自青春期始即形体肥胖，月经常推后、稀发，甚则停闭不行；带下量多，色白质黏无臭；头晕心悸，胸闷泛恶，面目虚浮或㿠白；舌淡胖，苔白腻，脉滑。其证候是
A. 湿热浸淫证
B. 痰湿内阻证
C. 瘀滞胞宫证
D. 肾阳虚证
E. 中脏虚寒证

18. 患者，女，51 岁，已婚。阴部干涩，灼热瘙痒，带下量少色黄，五心烦热，烘热汗出，口干不欲饮，舌红少苔，脉细数无力。其治法是
A. 清热利湿，杀虫止痒
B. 清肝利湿，杀虫止痒
C. 滋肾降火，调补肝肾
D. 滋肾养阴，除湿止带
E. 养阴清热，燥湿止痒

【B_1 型题】

（19~20 题共用备选答案）
A. 后穹隆穿刺
B. 活体组织检查
C. 输卵管造影
D. 超声检查
E. 诊断性刮宫

19. 子宫畸形应首选的检查方法是
20. 盆腔积液应首选的检查方法是

（21~22 题共用备选答案）
A. 补中益气，升阳举陷

B. 补肾固脱，益气升提
C. 清热利湿，化瘀消癥
D. 活血化瘀，理气止痛
E. 益气健脾，化瘀散结
21. 治疗子宫脱垂气虚证，应首选
22. 治疗子宫脱垂肾虚证，应首选
（23~24 题共用备选答案）
A. 少腹逐瘀汤
B. 养精种玉汤
C. 温胞饮
D. 开郁种玉汤
E. 毓麟珠
23. 婚久不孕，月经不调，头晕耳鸣，腰酸腿软，精神疲倦，小便清长，舌淡，苔薄，脉沉细。治疗应首选
24. 婚久不孕，月经后期，量少色淡，甚则闭经，平时白带量多，腰痛如折，腹冷肢寒，面色晦暗，舌淡，苔白滑，脉沉细。治疗应首选
（25~26 题共用备选答案）
A. 破瘀散结
B. 理气行滞
C. 先攻后补
D. 攻补兼施
E. 先补后攻
25. 体质较强的癥瘕患者，其治法是
26. 久病体弱的癥瘕患者，其治法是
（27~28 题共用备选答案）
A. 银甲丸
B. 仙方活命饮
C. 大黄牡丹汤
D. 五味消毒饮
E. 桂枝茯苓丸
27. 治疗急性盆腔炎湿热瘀结证，应首选的方剂是
28. 治疗慢性盆腔炎湿热瘀结证，应首选的方剂是
（29~30 题共用备选答案）
A. 开郁二陈汤
B. 苍附导痰丸
C. 香棱丸
D. 桂枝茯苓丸
E. 血府逐瘀汤
29. 治疗癥瘕气滞血瘀证，应首选
30. 治疗癥瘕痰湿瘀结证，应首选

答案与解析

【A_1 型题】

1.【答案】C

【解析】阴挺气虚证的治法为补中益气，升阳举陷，方用补中益气汤加金樱子、杜仲、续断。故本题选 C。

2.【答案】C

【解析】不孕症瘀滞胞宫证治以逐瘀荡胞，调经助孕，方用少腹逐瘀汤。故本题选 C。

3.【答案】D

【解析】阴痒肝经湿热证症见阴部瘙痒灼痛，带下量多，色黄如脓，稠黏臭秽，头晕目眩，口苦咽干，心烦不宁，便秘溲赤，舌红，苔黄腻，脉弦滑而数。治法为清热利湿，杀虫止痒，方用龙胆泻肝汤或萆薢渗湿汤，外用蛇床子散。故本题选 D。

4.【答案】C

【解析】柴胡疏肝散疏肝气，活血止痛，治疗肝气郁滞证；加味逍遥散疏肝养血健脾，治疗月经不调与产后发热；开郁种玉汤疏肝解郁，调经种子，主治肝气郁结不孕症；桃红四物汤养血活血，主治血虚兼瘀证；少腹逐瘀汤活血祛瘀，温经止痛，主治少腹瘀血证。故本题选 C。

5.【答案】C

【解析】子宫脱垂分为 3 度。Ⅰ度轻型：宫颈外口距处女膜缘<4cm，未达处女膜缘；重型：宫颈已达处女膜缘，阴道口可见子宫颈。Ⅱ度轻型：宫颈脱出阴道口，宫体仍在阴道内；重型：部分宫体脱出阴道口。Ⅲ度：宫颈与宫体全部脱出阴道口外。故本题选 C。

6.【答案】B

【解析】阴疮热毒证的治法为清热利湿，解毒消疮，方用龙胆泻肝汤。故本题选 B。

7.【答案】B

【解析】阴痒有内外因，常见病机为肝经湿热，肝肾阴虚。故本题选 B。

8.【答案】D

【解析】阴痒肝肾阴虚证症见阴部瘙痒难忍，干涩灼热，夜间加重，或会阴部肤色变浅白，皮肤粗糙，皲裂破溃；眩晕耳鸣，五心烦热，烘热汗出，腰酸腿软，口干不欲饮；色红少苔，脉细数无力。故本题选 D。

9.【答案】D

【解析】阴挺与分娩损伤有关。产伤未复，中气不足，或肾气不固，带脉失约，日渐下垂脱出。亦见于长期慢性咳嗽、便秘、年老体衰之体，冲任不固，带脉固摄无力而子宫脱出。常见病因有气虚、肾虚。故本题选 D。

【A_2 型题】

10.【答案】D

【解析】肝气郁结，气机不畅，疏泄失司，血海蓄溢失常，故月经或先或后，经量多少不一；肝失调达，气血失调，冲任不能相资，故婚久不孕；乳房胀痛，善太息，舌脉均为肝气郁结之证。故本题选 D。

11.【答案】C

【解析】根据患者症状可诊断为癥瘕之湿热瘀阻证。治法为清热利湿，化瘀消癥，方用大黄牡丹汤。故本题选 C。

12.【答案】A

【解析】根据患者症状可诊断为不孕症之痰湿内阻证。治法为燥湿化痰，行滞调经，方用苍附导痰丸。因患者有糖尿病史，需服二甲双胍治疗。故本题选 A。

13.【答案】B

【解析】该患者婚后 10 年未孕，应初诊为不孕症。头晕耳鸣，腰膝酸软，舌淡苔薄，脉沉细，是肾气不足的证候，故为肾气虚证。治法为补肾益气，温养冲任，首选方药为毓麟珠。养精种玉汤用于不孕症之肾阴虚证，开郁种玉汤用于不孕症之肝气郁结证，温胞饮用于不孕症之肾阳虚证；育阴汤用于堕胎之肾精亏虚证。故本题选 B。

14.【答案】A

【解析】肾阴亏虚，精血不足，冲任血海匮乏，阴虚血少，不能摄精，则婚久不孕；若因虚生内热，冲任胞宫蕴热，不能摄精成孕则亦可不孕；腰膝酸软，午后低热，舌脉均为肾阴虚之征。故本题选 A。

15.【答案】C

【解析】根据患者症状可诊断为不孕症之肾阴虚证。治法为滋肾养血，调补冲任，方用养精种玉汤。故本题选 C。

16.【答案】E

【解析】患者婚后 4 年未孕，可诊为不孕症。同时，形体肥胖，头晕心悸，舌苔白腻，脉滑，是脾肾亏虚，水湿停聚的表现，故为痰湿内阻证。治法为燥湿化痰，行滞调经，首选方药为苍附导痰丸。故本题选 E。

17.【答案】B

【解析】患者婚后同居 3 年未孕，辨病为不孕症。肥胖之人，痰湿内盛，气机不畅，则冲任阻滞，脂膜壅塞于胞而致不孕；冲任阻滞，则经行延后，甚或闭经；痰湿中阻，清阳不升，则面色㿠白，头晕；痰湿停于心下，则心悸，胸闷泛恶；湿浊下注，故带下量多，色白质黏无臭；苔白腻，脉滑，为痰湿内蕴之征。所以辨证为痰湿内阻证。故本题选 B。

18.【答案】C

【解析】七七之年，天癸竭，肾精亏，乙癸同源，肝肾阴虚，生风化燥，阴部皮肤失养而干涩灼热瘙痒，应诊为阴痒病。此外，带下量少色黄，五心烦热，烘热汗出，舌红少苔，脉细数无力，是肝肾阴虚的证候，故为肝肾阴虚证。治法应为调补肝肾，滋阴降火。故本题选 C。

【B_1 型题】

19.【答案】C　20.【答案】A

【解析】输卵管造影术的适应证：不孕症，习惯性流产，确定生殖器畸形的类别。阴道后穹隆穿刺的适应证：明确子宫直肠凹陷积液性质，明确贴近阴道后穹隆的肿块性质。故 19 题选 C，20 题选 A。

21.【答案】A　22.【答案】B

23.【答案】E　24.【答案】C

【解析】题干所述皆为不孕，前者为肾气虚证，治宜补肾益气，温养冲任，用毓麟珠；后者为肾阳虚证，治宜温肾暖宫，调补冲任，用温胞饮或右归丸。故 23 题选 E，24 题选 C。

25.【答案】C　26.【答案】D

【解析】癥瘕多为实证，实证日久可转化为虚实夹杂之证。体质较强之人可以先攻后补，而久病体弱的患者则应该注意顾护正气，攻补兼施。故 25 题选 C，26 题选 D。

27.【答案】B　28.【答案】A

【解析】急性盆腔炎湿热瘀结证的治法为清热利湿、化瘀止痛，方用仙方活命饮加薏苡仁、冬瓜仁。慢性盆腔炎湿热瘀结证的治法为清热利湿、化瘀止痛，方用银甲丸或当归芍药散加丹参、毛冬青、忍冬藤、田七片。故 27 题选 B，28 题选 A。

29.【答案】C　30.【答案】B

【解析】癥瘕气滞血瘀证治法为行气活血，化瘀消癥，方用香棱丸或大黄䗪虫丸；痰湿瘀结证治法为化痰除湿，活血消癥，方用苍附导痰丸合桂枝茯苓丸；湿热瘀阻证治法为清热利湿，化瘀消癥，方用大黄牡丹汤；肾虚血瘀证治法为补肾活血，消癥散结，方用补肾祛瘀方或益肾调经汤。故 29 题选 C，30 题选 B。

第八章 中医儿科学

第一单元 小儿生长发育

【A_1 型题】

1. 新生儿期是指从出生后脐带结扎至生后
   A. 7 天
   B. 14 天
   C. 28 天
   D. 30 天
   E. 60 天
2. 胎儿期大约的时间是
   A. 240 天
   B. 280 天
   C. 300 天
   D. 310 天
   E. 360 天
3. 按体重公式计算，3 周岁幼儿的体重约为
   A. 10kg
   B. 11kg
   C. 12kg
   D. 13kg
   E. 14kg
4. 正常小儿前囟关闭的时间是
   A. 2~4 个月
   B. 4~6 个月
   C. 6~12 个月
   D. 12~18 个月
   E. 18~24 个月
5. 按公式计算，9 个月婴儿正常体重是
   A. 8kg
   B. 8. 5kg
   C. 9kg
   D. 9. 5kg
   E. 9. 8kg
6. 囟门迟闭及头围大于正常者，常见于
   A. 脑炎
   B. 脑膜炎
   C. 佝偻病
   D. 侏儒症
   E. 吐泻伤津
7. 4 周岁小儿的身长应为
   A. 90cm
   B. 98cm
   C. 100cm
   D. 105cm
   E. 110cm
8. 按公式计算，1 岁小儿正常身高是
   A. 75cm
   B. 90cm
   C. 95cm
   D. 100cm
   E. 105cm
9. 小儿萌出第一颗恒牙的时间为
   A. 5 岁
   B. 6 岁
   C. 7 岁
   D. 8 岁
   E. 9 岁
10. 随着小儿年龄的增加
    A. 脉搏增快，血压增高
    B. 脉搏增快，血压减低
    C. 脉搏减慢，血压增高
    D. 脉搏减慢，血压减低
    E. 脉搏、血压均无明显变化
11. 5 岁小儿的收缩压是
    A. 70mmHg
    B. 80mmHg
    C. 90mmHg
    D. 100mmHg
    E. 110mmHg
12. 小儿能发简单音节的时间是
    A. 6 个月
    B. 8 个月
    C. 10 个月
    D. 12 个月
    E. 14 个月

【A_2 型题】

13. 患儿，3岁。体重14kg，身长86cm。该患儿的生长发育状况为
   A. 体重正常，身长偏高
   B. 体重正常，身长偏低
   C. 体重偏高，身长正常
   D. 体重偏高，身长偏低
   E. 体重偏低，身长正常

【B_1 型题】

（14~15题共用备选答案）
A. 10kg，75cm
B. 11kg，78cm
C. 12kg，81cm
D. 13kg，85cm
E. 14kg，91cm

14. 按公式计算，1岁小儿的体重、身高分别是
15. 按公式计算，3岁小儿的体重、身高分别是

答案与解析

【A_1 型题】

1.【答案】C

【解析】新生儿期指的是自胎儿娩出脐带结扎时开始至28天之前。故本题选C。

2.【答案】B

【解析】胎儿期指从受孕到分娩共40周。故本题选B。

3.【答案】E

【解析】小儿出生时体重约为3kg，出生后前半年平均每月增长约0.7kg，后半年平均每月增长约0.5kg，1周岁以后平均每年增加2kg。公式推算：<6个月，体重=3+0.7×月龄；7~12个月，体重=7+0.5×（月龄-6）；1岁以上，体重=8+2×年龄。小儿3周岁代入得体重约14kg。故本题选E。

4.【答案】D

【解析】后囟关闭在出生后2~4个月，前囟关闭在出生后12~18个月。故本题选D。

5.【答案】B

【解析】9个月体重（kg）=7+0.5×（9-6）=8.5kg。故本题选B。

6.【答案】C

【解析】囟门迟闭及头围大于正常者，常见于解颅（脑积水）、佝偻病等。囟门凹陷多见于阴伤液竭之失水；囟门凸出多见于热炽气营之脑炎、脑膜炎等。故本题选C。

7.【答案】B

【解析】新生儿出生时的身高约50cm，若出生时身高不足45cm为发育不良。1岁时身高平均为75cm。2岁时为85cm。2~12岁儿童身高：身高（cm）=70+年龄×7，4周岁小儿身高=70+4×7=98cm。故本题选B。

8.【答案】A

【解析】小儿出生时身长约50cm，生后一年身长增长最快，约25cm。故本题选A。

9.【答案】B

【解析】6岁左右开始萌出第一颗恒牙，自7~8岁开始，乳牙按萌出先后逐个脱落，代之以恒牙，最后一颗恒牙（第三磨牙）一般在20~30岁时出齐，也有终生不出者。故本题选B。

10.【答案】C

【解析】脉搏的检测在小儿安静时进行，新生儿的脉搏每分钟可达140~120次，随着年龄的增长，脉搏次数逐渐降低，到8~14岁时，为每分钟90~70次。小儿血压的测量需根据不同年龄选择不同宽度的袖带。不同年龄小儿血压正常值推算公式：收缩压（mmHg）=80+2×年龄，舒张压（mmHg）=收缩压×2/3。小儿年龄越小，血压就越低。故本题选C。

11.【答案】C

【解析】收缩压（mmHg）=80+2×年龄=80+2×5=90mmHg。故本题选C。

12.【答案】B

【解析】小儿语言发育要经过发音、理解和表达3个阶段。新生儿已会哭闹，2个月发喉音，3个月发出咿呀发音，4个月能笑出声，7~8个月会发复音，如“爸爸”“妈妈”，1岁能说出简单的生活用词，1岁半能说出一些要求，2岁后能简单交谈，5岁后能完整表达自己的意思。故本题选B。

【A_2 型题】

13.【答案】B

【解析】2~12岁儿童身高生长规律：身高（cm）=70+年龄×7。体重1~6个月婴儿：标准体重（kg）=3+0.7×月龄。7~12个月婴儿：标准体重

(kg) = 7+0.5× (月龄-6)。1 岁以上：标准体重 = 8+年龄×2。患儿 3 岁，体重 14kg，身长 86cm，正常身高应为 70+3×7 = 91cm，正常体重应为 3×2+8 = 14kg，体重正常，身长偏低。故本题选 B。

【B_1 型题】

14.【答案】A 15.【答案】E

【解析】根据公式，1 岁以上小儿体重 (kg) = 8+2×年龄，1 岁小儿体重为 8+2×1 = 10kg；3 岁小儿体重为 8+2×3 = 14kg。小儿出生时身长约 50cm，生后一年身长增长最快，约 25cm，因此 1 岁小儿身高约为 75cm。根据 2 岁后至 12 岁儿童的身高公式，身高 (cm) = 70+7×年龄，3 岁小儿身高为 70+7×3 = 91cm。故 14 题选 A，15 题选 E。

第二单元 小儿生理、病因、病理特点

【A_1 型题】

1. 小儿患病后易趋康复的主要原因是
   A. 心常有余
   B. 肝常有余
   C. 稚阴稚阳
   D. 脏腑已成
   E. 脏气清灵
2. 由于小儿为“纯阳之体”“稚阴之体”，临床上易表现出的证候是
   A. 热证
   B. 寒证
   C. 实证
   D. 虚证
   E. 瘀证
3. “纯阳”学说是指小儿
   A. 发育迅速
   B. 脏腑娇嫩
   C. 有阳无阴
   D. 阳亢阴亏
   E. 形气未充

答案与解析

【A_1 型题】

1.【答案】E

【解析】小儿的病理特点是由小儿的生理特点所决定的，一是由于小儿为稚阳之体，易受外界环境变化的影响，自身抗病和调节能力又较差，加以寒暖不能自调，饮食不知自节，易受外邪侵袭和饮食所伤，更不能耐受突然的刺激，容易受惊生病。二是小儿发病后，病势变化迅速，邪气易盛，正气易虚，表现为“脏腑柔弱，易虚易实，易寒易热”。这是小儿疾病不易于掌握和治疗的一面。三是小儿脏气清灵、反应敏捷，生机旺盛，再生力强，有利于疾病康复。故本题选 E。

2.【答案】A

【解析】由于小儿为稚阴稚阳之体，脏腑娇嫩，卫外功能较成人为弱，又寒温不知自调，因而更易被“六淫”邪气所伤，产生各种肺系疾病；小儿脏腑娇嫩，又易被燥邪、暑邪所伤，形成肺胃阴津不足、气阴两伤等病证；小儿为纯阳之体，六气易从火化，小儿伤于外邪以热性病证为多。故本题选 A。

3.【答案】A

【解析】“纯阳”学说最早见于《颅囟经》，其提出“孩儿三岁以下，呼为纯阳，元气未散”。用“纯阳”一词来表述小儿时期的体质特点，即阳相对偏盛，生机比较旺盛，发育迅速，说明小儿时期机体的阴阳是以阳生为主导趋势。故本题选 A。

第三单元 四 诊 概 要

【A_1 型题】

1. 正常小儿脉象平和，与成人比较具有的特点是
   A. 浮而稍数
   B. 软而稍数
   C. 软而稍缓
   D. 浮而稍缓
   E. 软而稍细

2. 历代儿科医家对于小儿诊法，特别重视
   A. 望诊
   B. 闻诊
   C. 问诊
   D. 切诊
   E. 四诊合参
3. 小儿惊痫多呈现的面色是
   A. 白
   B. 红
   C. 青
   D. 紫
   E. 黑
4. 小儿望诊最重要的内容是
   A. 望神色
   B. 望形态
   C. 审苗窍
   D. 察指纹
   E. 察斑疹
5. 小儿指纹紫红主证为
   A. 燥
   B. 热
   C. 寒
   D. 滞
   E. 瘀
6. 小儿风寒表实证应见的指纹是
   A. 浮红而滞涩
   B. 沉紫而滞涩
   C. 浮紫而滞涩
   D. 浮红而色淡
   E. 沉而青紫
7. 小儿正常舌质的颜色是
   A. 淡白
   B. 淡红
   C. 紫暗
   D. 暗红
   E. 绛红
8. 小儿指纹色紫黑，其证候是
   A. 血络郁闭
   B. 瘀热内结
   C. 外感风热
   D. 内有虚寒
   E. 邪热郁滞

答案与解析

【A_1型题】

1. **【答案】**B

【解析】小儿正常脉象较成人软而稍数，年龄越小，脉搏越快。故本题选B。

2. **【答案】**A

【解析】历代儿科医家对于小儿诊法，既主张四诊合参，又特别重视望诊，诚如《幼科铁镜·望形色审苗窍从外知内》所说：“而小儿科，则惟以望为主。”故本题选A。

3. **【答案】**C

【解析】面色青多见于寒证、痛证、瘀证、惊痫；面色赤多为热证；面色黄多为脾虚证或有湿浊；面色白多为虚证、寒证；面色黑多为寒证、痛证、瘀证、水饮证。小儿惊痫多呈现的面色为青。故本题选C。

4. **【答案】**A

【解析】凡精神振作，二目有神，表情活泼，面色红润，呼吸调匀，反应敏捷，为气血调和、神气充沛的表现，是健康或病情轻浅之象；反之，若精神萎顿，二目无神，表情呆滞，面色晦暗，呼吸不匀，反应迟钝，谓之无神，为体弱有病或病情较重之象。因此望神色是小儿望诊最重要的内容。故本题选A。

5. **【答案】**B

【解析】指纹的辨证纲要归纳为“浮沉分表里，红紫辨寒热，淡滞定虚实，三关测轻重”。“浮”指指纹浮现，显露于外，主病邪在表；“沉”指指纹沉伏，深而不显，主病邪在里。正常小儿的指纹大多淡紫隐隐在风关以内。纹色鲜红浮露，多为外感风寒；纹色紫红，多为邪热郁滞；纹色淡红，多为内有虚寒；纹色青紫，多为瘀热内结；纹色深紫，多为瘀滞络闭，病情深重。指纹色淡，推之流畅，主气血亏虚；指纹色紫，推之滞涩，复盈缓慢，主实邪内滞，如瘀热、痰湿、积滞等。纹在风关，示病邪初入，病情轻浅；纹达气关，示病邪入里，病情较重；纹进命关，示病邪深入，病情加重；纹达指尖，称“透关射甲”，若非一向如此，则示病情重危。故本题选B。

6. **【答案】**A

7. **【答案】**B

【解析】正常小儿舌象表现为舌体灵活，活动自如，舌质淡红，舌苔薄白质润。舌色淡白为气血不足，主虚主寒；舌色紫暗为气滞血瘀；舌色红绛主热

入营血、瘀热互结。故本题选 B。

8.【答案】A

第四单元　儿科治法概要

【A_1 型题】

1. 解颅、五迟、五软、遗尿的共同治法是
   A. 益气养血法
   B. 温补肾阳法
   C. 培元补肾法
   D. 益气养阴法
   E. 滋补肾阴法
2. 常用敷贴法治疗的小儿疾病是
   A. 水肿
   B. 哮喘
   C. 紫癜
   D. 惊厥
   E. 癫痫
3. 小儿受凉导致腹痛的外治法是
   A. 涂敷法
   B. 罨包法
   C. 热熨法
   D. 敷贴法
   E. 擦拭法

【A_2 型题】

4. 患儿，2 岁。纳差 2 个月，腹泻 1 周。平素食欲不振，挑食偏食，近日大便日行 3~4 次，食后作泻，面色萎黄，舌淡苔白，指纹淡红。治疗应首选
   A. 熏洗法
   B. 擦拭法
   C. 割治疗法
   D. 推拿疗法
   E. 拔罐疗法

答案与解析

【A_1 型题】

1.【答案】C

【解析】培元补肾法适用于小儿胎禀不足，肾气虚弱，及肾不纳气之证，如胎怯、五迟、五软、遗尿、解颅、哮喘等。故本题选 C。

2.【答案】B

【解析】敷贴法是将药物制成药饼，或研粉撒于普通药膏上，敷贴于局部的一种外治法。如用丁香、肉桂等药粉，撒于普通膏药上贴于脐部，治疗寒证泄泻。再入三伏贴，用延胡索、白芥子、甘遂、细辛研末，以生姜调成药饼，敷于肺俞、膏肓、百劳穴上，治疗哮喘等。故本题选 B。

3.【答案】C

【解析】热熨法是将药物和适当的辅料炒热后，用布包裹以熨患部或腧穴的一种外治法，借助热力，使药物直达病所，有温中散寒、畅通气机，镇痛消肿等作用，常在寒证、虚证或气滞引起的多种痛证中使用。如炒热食盐熨腹部，治疗中寒腹痛。故本题选 C。

【A_2 型题】

4.【答案】D

【解析】A、B 多用于外科病证。C 常用以治疗疳证和哮喘等病证。E 常用于肺炎喘嗽、哮喘、腹痛、遗尿等病证。故本题选 D。

第五单元　喂养与保健

【A_1 型题】

1. 不属于小儿正常断奶季节是
   A. 春季
   B. 酷暑
   C. 初秋
   D. 深秋
   E. 初冬
2. 下列除哪项外，均是婴儿添加辅食的原则
   A. 由荤食到素食
   B. 由稀薄到稠厚
   C. 由少量到多量
   D. 由一种到多种
   E. 各种喂养方式均应按时添加辅食

3. 母乳喂养的原则是
   A. 昼夜均喂
   B. 定次喂给
   C. 定量喂给
   D. 按需喂给
   E. 按时喂给

答案与解析

【A₁ 型题】

1. 【答案】B

【解析】断奶时间视母婴情况而定。一般可在小儿10~12个月时断奶，若母乳量多也可适当延期。断奶应逐渐减少以至停止哺乳，不可骤断。若正值夏季或小儿患病之时，应推迟断奶。故本题选B。

2. 【答案】A

【解析】添加辅食的原则：由少到多、由稀到稠、由细到粗、由一种到多种，并在婴儿健康、脾胃功能正常时逐步添加。故本题选A。

3. 【答案】D

【解析】母乳喂养时，应由乳母细心观察婴儿的个体需要，按其所需哺乳，即"按需喂给"，这是我国传统的，也是当今世界卫生组织提倡的喂养原则。故本题选D。

第六单元 胎　怯

【A₁ 型题】

胎怯的主要病变脏腑是
   A. 脾与肾
   B. 肺与脾
   C. 肝与肾
   D. 肺与心
   E. 心与脾

答案与解析

【A₁ 型题】

【答案】A

【解析】胎怯的病因为各种原因导致的先天禀赋不足，病变脏腑主要在肾与脾，发病机理为化源未充，濡养不足，肾脾两虚。故本题选A。

第七单元 胎　黄

【A₁ 型题】

1. 生理性胎黄的特点是
   A. 黄疸常于生后2~3天出现
   B. 黄疸常于生后1周内消退
   C. 早产儿黄疸轻，消退早
   D. 早产儿24小时内出现黄疸
   E. 早产儿与足月产儿无明显差别
2. 下列除哪项外，均属病理性胎黄
   A. 生后24小时内出现
   B. 黄疸10~14天左右消退
   C. 黄疸退而复现
   D. 黄疸持续加深
   E. 黄疸3周后仍不消退
3. 胎黄寒湿阻滞证的特点是
   A. 面目皮肤发黄，色泽鲜明
   B. 面目皮肤发黄，色泽晦暗
   C. 面目皮肤发黄，颜色逐渐加深无华
   D. 面目皮肤萎黄
   E. 面目皮肤发黄如橘色
4. 下列各项，新生儿生理性黄疸到达高峰期的时间是
   A. 2~3天
   B. 4~6天
   C. 7~10天
   D. 11~15天
   E. 16~20天
5. 胎黄湿热郁蒸证的面目皮肤发黄特点是
   A. 色泽萎黄
   B. 色泽晦暗

C. 色泽鲜明如橘
D. 色泽淡黄无泽
E. 色泽深黄无泽

【A_2 型题】

6. 患儿，男。出生后黄疸日久不退，面目皮肤发黄，颜色晦滞，腹部胀满，右胁下痞块，小便短黄，大便不调或灰白，舌紫暗，有瘀斑，苔黄。治疗应首选
A. 血府逐瘀汤
B. 茵陈理中汤
C. 茵陈蒿汤
D. 茵陈五苓散
E. 茵陈术附汤

7. 患儿，出生后 28 天。面目皮肤发黄，色泽鲜明如橘，不欲吮乳，大便秘结，小便深黄，舌质红，苔黄腻。其治法是
A. 健脾利湿
B. 温中化湿
C. 温阳固脱
D. 化瘀消积
E. 清热利湿

8. 患儿，男。出生后第 2 天出现黄疸，面目皮肤发黄，颜色鲜明，烦躁哭啼，小便深黄，舌质红，苔黄腻。其证候是
A. 湿热郁蒸
B. 寒湿阻滞
C. 瘀积发黄
D. 肾精薄弱
E. 肝肾亏虚

答案与解析

【A_1 型题】

1.【答案】A

【解析】生理性黄疸生后第 2~3 日出现黄疸，第 4~6 日达高峰。足月儿在生后 2 周消退，早产儿可延迟至 3~4 周消退。故本题选 A。

2.【答案】B

【解析】生理性胎黄大多在生后 2～3 天出现，4~6 天达高峰，10～14 天消退，早产儿持续时间较长，除有轻微食欲不振外，一般无其他临床症状。病理性胎黄常在生后 24 小时内出现黄疸，黄疸持续加深，或消退后复现，3 周后仍不消退。黄疸 10～14 天左右消退不属于病理性胎黄。故本题选 B。

3.【答案】B

【解析】胎黄寒湿阻滞证的症状为面目皮肤发黄，色泽晦暗，或黄疸日久不退，精神萎靡，四肢欠温，不思乳食，大便溏薄灰白，小便深黄，舌质淡，苔白腻，指纹色淡。故本题选 B。

4.【答案】B

5.【答案】C

【解析】胎黄湿热郁蒸证的症状为面目、皮肤发黄，色泽鲜明如橘皮色，精神疲倦，不欲吮乳，口渴唇干，重者烦躁不安，呕吐腹胀，大便秘结，小便深黄，舌质红，苔黄腻，指纹紫红。故本题选 C。

【A_2 型题】

6.【答案】A

【解析】面目皮肤发黄，颜色晦滞，右胁下痞块，舌紫暗，有瘀斑，皆为瘀象。辨证为胎黄常证之气滞血瘀证，治宜行气化瘀消积，用血府逐瘀汤。故本题选 A。

7.【答案】E

【解析】患儿出生后 28 天，面目皮肤发黄，辨病为胎黄。色泽鲜明如橘，不欲吮乳，大便秘结，小便深黄，舌质红，苔黄腻，辨证为湿热郁蒸证。治法为清热利湿退黄，方用茵陈蒿汤。故本题选 E。

8.【答案】A

【解析】面目皮肤发黄，颜色鲜明，烦躁哭啼，小便深黄，舌质红，苔黄腻，为湿热郁蒸的表现。故本题选 A。

第八单元　感　　冒

【A_1 型题】

1. 小儿感冒的治疗原则是
A. 疏风解表
B. 清热解毒
C. 宣肺散寒
D. 清肺利咽
E. 疏风清热

2. 暑邪感冒的首选方剂是
   A. 新加香薷饮
   B. 桑菊饮
   C. 白虎汤
   D. 藿香正气散
   E. 银翘散
3. 小儿风热感冒的治法是
   A. 辛温解表
   B. 清热利湿
   C. 清暑解表
   D. 清热解毒
   E. 辛凉解表
4. 小儿感冒发病率最高的年龄阶段是
   A. 新生儿
   B. 婴儿
   C. 婴幼儿
   D. 学龄前儿童
   E. 学龄儿童

【A_2 型题】

5. 患儿，女，8岁。发热恶寒，无汗，头痛，鼻流清涕，喷嚏，咳嗽，脘腹胀满，不思饮食，呕吐酸腐，口气臭秽，大便酸臭，小便短黄，舌苔厚腻，脉滑。其证候是
   A. 风寒感冒
   B. 风热感冒
   C. 感冒夹痰
   D. 感冒夹滞
   E. 感冒夹惊
6. 患儿，男，7岁。发热1天，恶寒，无汗，头痛，鼻塞流清涕，喷嚏咳嗽，口不渴，咽不红，舌苔薄白，脉浮紧。其证候是
   A. 风寒感冒
   B. 风热感冒
   C. 暑邪感冒
   D. 感冒夹滞
   E. 感冒夹痰
7. 患儿，男，4岁。发热2天，低热，恶寒，无汗，鼻塞流涕，喷嚏较剧，痰多，痰白清稀，舌红，苔薄白。其治疗在疏风解表的基础上，应加用的方剂是
   A. 桑菊饮
   B. 三拗汤
   C. 桑杏汤
   D. 桑白皮汤
   E. 麻杏石甘汤

答案与解析

【A_1 型题】

1. **【答案】** A

2. **【答案】** A

【解析】 暑邪感冒的治法是清暑解表，治疗首选新加香薷饮。故本题选A。

3. **【答案】** E

【解析】 风热感冒的治法为辛凉解表，疏风清热，方用银翘散。故本题选E。

4. **【答案】** C

【A_2 型题】

5. **【答案】** D

【解析】 主症见发热恶寒，无汗，头痛，鼻流清涕，喷嚏，咳嗽，为感冒。兼见脘腹胀满，不思饮食，呕吐酸腐，口气臭秽，大便酸臭，此为感冒夹滞。故本题选D。

6. **【答案】** A

【解析】 风寒感冒主症为发热，恶寒，无汗，头痛，鼻流清涕，喷嚏，咳嗽，咽部不红肿，舌淡红，苔薄白，脉浮紧或指纹浮红。故本题选A。

7. **【答案】** B

【解析】 根据患儿症状可诊断为感冒风寒夹痰证。治法为辛温解表，宣肺化痰，方药在疏风解表的基础上，加二陈汤、三拗汤。故本题选B。

第九单元　咳　　嗽

【A_1 型题】

1. 治疗风寒咳嗽，应首选的方剂是
   A. 麻黄汤
   B. 桂枝汤
   C. 二陈汤

D. 金沸草散
E. 小青龙汤

2. 小儿咳嗽风寒束肺证宜选用的方剂是
A. 小青龙汤
B. 金沸草散
C. 清宁散
D. 沙参麦冬汤
E. 二陈汤合三子养亲汤

3. 治疗阴虚咳嗽的首选方剂是
A. 荆防败毒散
B. 沙参麦冬汤
C. 清金化痰汤
D. 清燥救肺汤
E. 百合固金汤

4. 治疗风热咳嗽的首选方剂是
A. 桑菊饮
B. 金沸草散
C. 杏苏散
D. 止嗽散
E. 清金化痰汤

【A_2 型题】

5. 患儿，男，9 岁。咳嗽气促，喉间痰鸣，痰多，面白少华，食少脘痞，大便不实，怠倦乏力，舌淡，苔白，脉缓无力。治疗应首选
A. 玉屏风散
B. 六君子汤
C. 金匮肾气丸
D. 射干麻黄汤合都气丸
E. 小青龙汤合三子养亲汤

6. 患儿，女，4 岁。咳嗽痰多，色黄黏稠，难以咯出，喉间痰鸣，发热口渴，烦躁不宁，舌红苔黄，脉滑数。治疗应首选的方剂是
A. 二陈汤
B. 桑菊饮
C. 桑杏汤
D. 清金化痰汤
E. 麻杏石甘汤

答案与解析

【A_1 型题】

1.【答案】D

【解析】风寒感冒常发生于寒冷季节，由风寒之邪外袭而致。治法为疏风散寒，宣肺止咳，方选金沸草散。故本题选 D。

2.【答案】B

【解析】小儿外感咳嗽风寒用金沸草散，风热用桑菊饮，风燥用清燥救肺汤、桑杏汤；内伤咳嗽痰热用清金化痰汤、清气化痰汤，痰湿用二陈汤，气虚用六君子汤，阴虚用沙参麦冬汤。故本题选 B。

3.【答案】B

4.【答案】A

【A_2 型题】

5.【答案】B

【解析】主症见咳嗽，兼见食少脘痞，大便不实，怠倦乏力，此为气虚咳嗽，治宜健脾补肺，益气化痰，用六君子汤。故本题选 B。

6.【答案】D

【解析】患儿咳嗽痰多，辨病为咳嗽。痰热犯肺，肺失宣肃，则咳嗽痰多，色黄黏稠，难以咯出，发热口渴；热扰心神，故烦躁不宁；舌红苔黄，脉滑数为里热之征。辨证为痰热咳嗽证，治法为清热化痰，宣肺止咳，方选清金化痰汤。故本题选 D。

第十单元　肺炎喘嗽

【A_1 型题】

1. 肺炎喘嗽常见的临床症状不包括
A. 发热
B. 咳嗽
C. 气促
D. 呼吸困难
E. 抽搐

2. 治疗肺炎喘嗽变证心阳虚衰证的首选方剂是
A. 人参五味子汤
B. 独参汤
C. 参附龙牡救逆汤
D. 桑菊饮
E. 五虎汤合葶苈大枣泻肺汤

3. 肺炎喘嗽的基本病机是
   A. 肺气失宣
   B. 肺失清肃
   C. 肺气上逆
   D. 肺气闭郁
   E. 痰热内蕴
4. 小儿肺炎喘嗽风寒郁肺证应首选
   A. 华盖散
   B. 银翘散
   C. 五虎汤
   D. 人参五味子汤
   E. 三拗汤
5. 肺炎喘嗽风热郁肺证的治法为
   A. 温肺散寒，化痰定喘
   B. 辛凉宣肺，清热化痰
   C. 清热涤痰，开肺定喘
   D. 解表清里，定喘止咳
   E. 泻肺补肾，标本兼顾

【A_2 型题】

6. 患儿，男，10个月。高热烦躁，气急鼻煽，张口抬肩，喉中痰鸣，声如拽锯，口唇紫绀。其治法是
   A. 清热涤痰，开肺定喘
   B. 清热解毒，止咳化痰
   C. 辛凉开肺，清热化痰
   D. 清热活血，泻肺化痰
   E. 泻肺镇咳，清热化痰
7. 患儿，男，3岁。2天来发热恶风，咳嗽频频，气急鼻煽，涕泪俱无，喉中痰鸣，舌红苔黄，脉浮数而滑。其证候是
   A. 痰热咳嗽
   B. 风热咳嗽
   C. 痰热闭肺
   D. 风热郁肺
   E. 热性哮喘
8. 患儿，女，5岁。发热咳嗽3天。发热烦躁，咳嗽喘促，气急鼻煽，咯痰黄稠，喉间痰鸣，咽红肿，面色红赤，口渴欲饮，大便干结，小便短黄，舌质红，苔黄，脉滑数。应首选的方剂是
   A. 华盖散
   B. 麻杏石甘汤
   C. 人参五味子汤
   D. 黄连解毒汤合麻杏石甘汤
   E. 麻杏石甘汤合葶苈大枣泻肺汤

答案与解析

【A_1 型题】

1.【答案】E

【解析】肺炎喘嗽起病急，有气喘、咳嗽、痰鸣、发热等症。重者可见张口抬肩、呼吸困难、面色苍白、口唇青紫等症。肺部听诊可闻及中、细湿啰音。新生儿患肺炎时，常以不乳、精神萎靡、口吐白沫等症状为主，而无上述典型表现。神昏、抽搐可见于变证。故本题选E。

2.【答案】C

3.【答案】D

【解析】肺炎喘嗽病位在肺，病机为肺气闭郁。小儿外感风邪，外邪由口鼻或皮毛而入，侵犯肺卫，肺失宣降，清肃之令不行，致肺被邪束，闭郁不宣，化热烁津，炼液成痰，阻于气道，肃降无权，从而出现咳嗽、气喘、痰鸣、鼻煽、发热等肺气闭郁的证候，发为肺炎喘嗽。故本题选D。

4.【答案】A

【解析】小儿肺炎喘嗽常证：风寒郁肺——华盖散，风热郁肺——麻杏石甘汤，痰热闭肺——麻杏石甘汤合葶苈大枣泻肺汤，毒热闭肺——黄连解毒汤合麻杏石甘汤，阴虚肺热——沙参麦冬汤，肺脾气虚——人参五味子汤。故本题选A。

5.【答案】B

【解析】肺炎喘嗽风热郁肺证的治法为辛凉宣肺，清热化痰，方用银翘散合麻杏石甘汤。故本题选B。

【A_2 型题】

6.【答案】A

【解析】此患者为痰热闭肺型肺炎喘嗽，治以清热涤痰，开肺定喘。故本题选A。

7.【答案】C

8.【答案】E

【解析】患儿发热烦躁，咳嗽喘促，气急鼻煽，咯痰黄稠，喉间痰鸣，辨病为肺炎喘嗽；咽红肿，面色红赤，口渴欲饮，大便干结，小便短黄，舌质红，苔黄，脉滑数，辨证为痰热闭肺证。治法为清热涤痰，开肺定喘，方用麻杏石甘汤合葶苈大枣泻肺汤。故本题选E。

第十一单元　哮　喘

【A_1 型题】

1. 治疗寒性哮喘证，应首选的方剂是
   A. 玉屏风散合都气丸
   B. 大青龙汤合定喘丸
   C. 麻杏石甘汤合苏葶丸
   D. 射干麻黄汤合二陈汤
   E. 小青龙汤合三子养亲汤
2. 寒性哮喘的治法是
   A. 温肺散寒，化痰定喘
   B. 解表清里，定喘止咳
   C. 补益肺气
   D. 健脾化痰
   E. 清热化痰，定喘止咳
3. 小儿哮喘反复发作，主要是因为
   A. 宿痰伏肺
   B. 感触外邪
   C. 肺气不足
   D. 脾虚湿盛
   E. 肾阳亏虚

【A_2 型题】

4. 患儿，男，3 岁。壮热不退，气急鼻煽，张口抬肩，摇身撷肚，口唇紫绀，胸闷腹胀，大便秘结。治疗应在正确选方的基础上加
   A. 黄芩、连翘
   B. 天竺黄、全瓜蒌
   C. 丹参、红花
   D. 牛黄夺命散
   E. 桑白皮、沉香末
5. 患儿，女，10 岁。昨天受凉后，见喷嚏、鼻塞、流清涕，今晨起喘咳，咳痰稠黄，口渴欲饮，大便干燥。查体：鼻煽，口周发绀，咽红，双肺满布哮鸣音，舌质红，苔薄白，脉滑数。其证候是
   A. 寒性哮喘
   B. 热性哮喘
   C. 外寒内热
   D. 肺实肾虚
   E. 肺肾阴虚
6. 患儿，女，6 岁。有哮喘病史 4 年。平素反复感冒，气短自汗，咳嗽无力，面色少华，形瘦纳差，大便溏，舌质淡，苔薄白，脉细软。其预防所用外治法是
   A. 熏洗法
   B. 涂敷法
   C. 热熨法
   D. 敷贴法
   E. 擦拭法

答案与解析

【A_1 型题】

1. **【答案】**E

【解析】寒性哮喘证治法为温肺散寒，化痰定喘，方用小青龙汤合三子养亲汤。故本题选 E。

2. **【答案】**A

3. **【答案】**A

【解析】哮喘的病机关键在痰伏于肺，形成夙根，遇触即发。夙痰久伏造成哮喘反复发作。哮喘发作的机制，在于外因引动伏痰，痰气相合。发作之时，痰随气升，气因痰阻，相互搏结，壅塞气道，气息不畅，因而产生呼吸喘促，呼气延长，痰随呼吸气息升降，发出哮鸣之声。故本题选 A。

【A_2 型题】

4. **【答案】**D

【解析】患儿外感风热，引起伏痰，痰热相结，阻于气道，发为哮喘。见壮热，喘息气急，张口抬肩，便秘，一派热象，辨证属哮喘之热哮。治疗当以清肺涤痰，止咳平喘为主。又见口唇紫绀，胸闷腹胀，大便秘结亟需通腑泄热，腑热出，则肺气降，哮喘自止。牛黄夺命散由白牵牛、黑牵牛、大黄和槟榔组成，通腑泄热力足。故本题选 D。

5. **【答案】**C

【解析】哮喘外寒内热证以外有风寒之表证，内有痰热之里证为要点。受凉后见喷嚏、鼻塞、流涕为外寒之征；口渴引饮，咯痰黏稠色黄，便秘，咽红为内热之征。辨证属哮喘之外寒内热证。故本题选 C。

6.【答案】D

【解析】熏洗法多用于小儿出疹性疾病、汗证、皮肤病及局部肿胀疼痛等病证。涂敷法多用于痄腮、疮疡、哮喘、肺炎喘嗽等病证。热熨法多用于寒证、虚证或气滞引起的多种痛证。敷贴法多用于治疗泄泻、哮喘、遗尿等病证。擦拭法多用于小儿口腔、鼻腔及皮肤，有活血止痛、祛风止痒等治疗作用。患儿有哮喘病史，可用敷贴法治疗。故本题选D。

第十二单元 鹅 口 疮

【A_1 型题】

1. 治疗鹅口疮虚火上浮证的首选方剂是
   A. 益黄散
   B. 知柏地黄丸
   C. 六味地黄丸
   D. 沙参麦冬汤
   E. 养胃增液汤
2. 治疗鹅口疮心脾积热证，应首选
   A. 凉膈散
   B. 泻黄散
   C. 清热泻脾散
   D. 泻心导赤散
   E. 知柏地黄丸

【A_2 型题】

3. 患儿，女，1岁。口腔满布白屑，面赤唇红，烦躁不宁，吮乳哭啼，大便干结，小便短黄，舌红，苔薄黄，指纹紫滞。治疗应首选
   A. 知柏地黄丸
   B. 清热泻脾散
   C. 黄连解毒汤
   D. 五味消毒饮
   E. 大黄黄连泻心汤
4. 患儿口腔满布白屑，周围焮红较甚，面赤，唇红，发热、烦躁、多啼，口干，大便干结，小便黄赤，舌红，苔薄白，脉滑。其证候是
   A. 湿热内蕴证
   B. 心火上炎证
   C. 风热乘脾证
   D. 心脾积热证
   E. 虚火上浮证

答案与解析

【A_1 型题】

1.【答案】B

【解析】鹅口疮虚火上浮证治法滋阴降火，治疗首选知柏地黄丸。故本题选B。

2.【答案】C

【解析】鹅口疮心脾积热证治法清心泻脾，治疗首选清热泻脾散。故本题选C。

【A_2 型题】

3.【答案】B

【解析】主症见口腔满布白屑，兼见面赤唇红，烦躁不宁，吮乳哭啼，此为鹅口疮心脾积热证，治宜清心泻脾，用清热泻脾散。故本题选B。

4.【答案】D

【解析】患儿口腔满布白屑辨病为鹅口疮，心经火热则见口腔周围焮红，面赤，唇红，发热，烦躁；脾经有热则见多啼，口干，大便干结，小便黄赤。故本题选D。

第十三单元 口 疮

【A_1 型题】

1. 治疗口疮心火上炎证，应首选的方剂是
   A. 银翘散
   B. 凉膈散
   C. 泻黄散

D. 泻心导赤散
E. 六味地黄丸加肉桂

【A_2 型题】

2. 患儿，女，2岁。舌边尖溃烂，色赤疼痛，烦躁多啼，口干欲饮，小便短黄，舌尖红，苔薄黄，指纹紫。其证候是
A. 风热乘脾
B. 虚火上炎
C. 心火上炎
D. 心脾积热
E. 热毒内盛
3. 患儿口腔舌面满布溃疡，烦躁不宁，啼哭叫扰，口臭涎多，大便干结，舌红苔黄。其证候是
A. 肺热壅盛
B. 心火上炎
C. 风热乘脾
D. 肝胆火旺
E. 虚火上浮

答案与解析

【A_1 型题】

1.【答案】D

【解析】口疮心火上炎证由心脾积热，循经上炎所致。治法为清心凉血，泻火解毒，方用泻心导赤散。故本题选D。

【A_2 型题】

2.【答案】C

【解析】口疮常见风热乘脾、心火上炎、虚火上浮3个证型。其中风热乘脾证与心火上炎证症状相似，但风热乘脾证可见口臭涎多，大便秘结；心火上炎证可见心烦不安，口干欲饮。虚火上浮证虚象明显，不易与此两证混淆。此患儿见烦躁，口干欲饮，辨证为心火上炎。故本题选C。

3.【答案】C

第十四单元　泄　　泻

【A_1 型题】

1. 泄泻的基本治疗原则是
A. 清肠化湿
B. 消食化积
C. 祛风散寒
D. 运脾化湿
E. 健脾化湿
2. 小儿泄泻的好发年龄是
A. 2周岁以内
B. 2周岁至3周岁
C. 4周岁至5周岁
D. 4周岁至6周岁
E. 9周岁以上
3. 参苓白术散治疗小儿泄泻的证候是
A. 风寒泻
B. 湿热泻
C. 伤食泻
D. 脾虚泻
E. 脾肾阳虚泻
4. 不属于脾虚泻粪便特点的是
A. 大便稀溏
B. 大便色淡
C. 臭味不甚
D. 食后作泻
E. 大便中多黏液
5. 小儿湿热泻的首选方剂是
A. 保和丸
B. 藿香正气散
C. 葛根黄芩黄连汤
D. 参苓白术散
E. 附子理中汤合四神丸

【A_2 型题】

6. 患儿，男，6岁。泄泻1天，泻下稀薄如水注，粪色深黄臭秽，夹有少量黏液。腹部时感疼痛，食欲减退，恶心欲吐，口渴引饮，舌红苔黄腻。其证候是
A. 脾肾阳虚泻
B. 伤食泻

C. 风寒泻
D. 湿热泻
E. 脾虚泻

【B_1 型题】

（7~8 题共用备选答案）
A. 参苓白术散
B. 附子理中汤
C. 藿香正气散
D. 保和丸
E. 四神丸

7. 患儿，男，12 岁。大便清稀，夹有泡沫，臭气不甚，肠鸣腹痛，伴有恶寒发热，鼻流清涕，舌质淡，苔薄白，脉浮紧。治疗应首选
8. 患儿，男，12 岁。大便稀溏，臭气不甚，食后作泻，面色萎黄，形体消瘦，神疲倦怠，舌质淡，苔白，脉缓。治疗应首选

（9~10 题共用备选答案）
A. 泻下急迫，量多次频，气味秽臭
B. 质稀如水，心烦不安，目眶及囟门凹陷
C. 大便清稀，夹有泡沫，肠鸣腹痛
D. 大便稀溏，色淡不臭，食后作泻
E. 大便清稀，澄澈清冷，完谷不化

9. 泄泻风寒泻的临床表现是
10. 泄泻脾虚泻的临床表现是

答案与解析

【A_1 型题】

1.【答案】D
【解析】泄泻治疗，以运脾化湿为基本法则。实证以祛邪为主，根据不同的证型分别治以清肠化湿，祛风散寒，消食导滞。虚证以扶正为主，分别治以健脾益气，温补脾肾。故本题选 D。

2.【答案】A
【解析】泄泻以大便次数增多，粪质稀薄如水样为主症的一种小儿常见脾胃系疾病。2 岁以下小儿发病率高，因婴幼儿脾常不足，易于感受外邪、伤于乳食，或脾肾气阳亏虚，均可导致脾病湿盛而发生泄泻。故本题选 A。

3.【答案】D
【解析】小儿泄泻脾虚证的治法为健脾益气，助运止泻，方用参苓白术散。风寒泻方用藿香正气散，湿热泻方用葛根芩连汤，伤食泻方用保和丸，脾肾阳虚泻方用附子理中汤合四神丸。故本题选 D。

4.【答案】E
【解析】脾虚泻的临床表现为大便稀溏，色淡不臭，多于食后作泻，时轻时重，面色萎黄，形体消瘦，神疲倦怠，舌淡苔白，脉缓弱，指纹淡。故本题选 E。

5.【答案】C
【解析】湿热泻的治法为清肠解热，化湿止泻，方用葛根黄芩黄连汤。故本题选 C。

【A_2 型题】

6.【答案】D
【解析】脾肾阳虚泻，大便澄澈清冷、完谷不化。伤食泻，大便稀溏，夹有乳凝块、食物残渣，气味酸臭。风寒泻，大便清稀，伴泡沫。湿热泻，大便水样或如蛋花汤样，泻下急迫，气味秽臭，或见少许黏液，腹痛时作，恶心欲吐，口渴引饮，舌红苔黄腻。脾虚泻，大便稀溏色淡，食后作泻，面色萎黄，神疲倦怠，舌质淡，苔薄白。故本题选 D。

【B_1 型题】

7.【答案】C　8.【答案】A
【解析】大便清稀，夹有泡沫，臭气不甚，肠鸣腹痛，伴有恶寒发热，鼻流清涕，为风寒泻，治宜疏风散寒，化湿和中，用藿香正气散。大便稀溏，臭气不甚，食后作泻，面色萎黄，形体消瘦，神疲怠倦，为脾虚泻，治宜健脾益气，助运止泻，用参苓白术散。故 7 题选 C，8 题选 A。

9.【答案】C　10.【答案】D

第十五单元　厌　　食

【A_1 型题】

1. 小儿厌食脾失健运证的治法是
A. 调和脾胃，运脾开胃
B. 健脾益气，佐以温中
C. 滋脾养胃，佐以助运

D. 运脾化湿，消积开胃
E. 补脾开胃，消食助运

2. 异功散治疗厌食的证候是
A. 脾失健运证
B. 脾胃气虚证
C. 脾胃阴虚证
D. 脾肾阳虚证
E. 脾胃虚寒证

答案与解析

【A_1 型题】

1.【答案】A
【解析】治疗小儿厌食脾失健运证，治以调和脾胃，运脾开胃，方选不换金正气散加减。故本题选A。

2.【答案】B
【解析】厌食脾胃气虚证的治法为健脾益气，佐以助运，方用异功散。故本题选B。

第十六单元　积　　滞

【A_1 型题】

治疗小儿脾虚夹积首选
A. 消乳丸
B. 保和丸
C. 健脾丸
D. 异功散
E. 不换金正气散

答案与解析

【A_1 型题】

【答案】C
【解析】积滞乳食内积证乳积者用消乳丸，食积者用保和丸；脾虚夹积证用健脾丸。厌食脾失健运证用不换金正气散，脾胃气虚证用异功散、参苓白术散，脾胃气虚证用养胃增液汤、益胃汤。故本题选C。

第十七单元　疳　　证

【A_1 型题】

1. 治疗干疳的首选方剂是
A. 资生健脾丸
B. 防己黄芪汤
C. 八珍汤
D. 肥儿丸
E. 泻心导赤汤

2. 最早把“疳”列为脾胃病的儿科医家是
A. 万全
B. 薛铠
C. 刘昉
D. 董汲
E. 钱乙

3. 疳证中疳积证的治法是
A. 调脾健运
B. 益气健脾
C. 消积理脾
D. 运脾理气
E. 补益气血

【A_2 型题】

4. 患儿，女，2岁。易发腹泻，体重不增，面色少华，毛发稀疏，不思饮食，急躁易怒，大便稀溏，舌淡红，苔薄白，指纹淡。其诊断是
A. 厌食，脾胃气虚证
B. 积滞，脾虚夹积证
C. 疳证，疳气证
D. 疳证，疳积证
E. 疳证，干疳证

5. 患儿，男，3岁。形体明显消瘦，肚腹膨胀，面色萎黄无华，发结如穗，夜卧不宁，食欲减退，多

食多便，舌淡苔腻，脉沉细而滑。其治法是
A. 消食导滞
B. 和脾助运
C. 导滞和中
D. 理气和胃
E. 消积理脾

【B_1 型题】

（6~7 题共用备选答案）
A. 心、脾
B. 肝、脾
C. 脾、胃
D. 脾、肾
E. 心、肝
6. 眼疳的病位是
7. 骨疳的病位是

答案与解析

【A_1 型题】

1.【答案】C

【解析】干疳证的治法为补益气血，方用八珍汤。资生健脾丸为疳气证的代表方，泻心导赤汤为口疳的代表方，肥儿丸为疳积证的代表方，防己黄芪汤为疳肿胀的代表方。故本题选 C。

2.【答案】E

【解析】钱乙最早把“疳”列为脾胃病。其在《小儿药证直诀·诸疳》中说：“疳皆脾胃病，亡津液之所作也。”故本题选 E。

3.【答案】C

【解析】疳积证多因脾虚夹积而致，脾胃虚损，化源不足，故形体明显消瘦，面色萎黄无华，四肢枯细；脾虚不运，乳食停积，故腹部膨隆；积久化热故烦躁不宁。治法为消积理脾。故本题选 C。

【A_2 型题】

4.【答案】C

【解析】厌食以长期食欲不振为主要特征，无明显消瘦；积滞以不思乳食，食而不化，脘腹胀满，大便酸臭为特征，无形体消瘦。疳证以形体消瘦，面色无华，毛发干枯，精神萎靡或烦躁不安，饮食异常为临床特征。疳气证辨证要点为形体消瘦，毛发稀疏，急躁易怒；疳积证辨证要点为形体明显消瘦，四肢枯细，肚腹膨胀，烦躁不宁；干疳证辨证要点为形体极度消瘦，精神萎靡，杳不思食。故本题选 C。

5.【答案】E

【解析】根据题干，辨证为疳证之疳积证。治法为消积理脾，方用肥儿丸。故本题选 E。

【B_1 型题】

6.【答案】B　7.【答案】D

【解析】疳证的主要病变部位在脾胃，其基本病理改变为脾胃受损，津液消亡。若脾病及肝，肝失所养，肝阴不足，不能上承于目，而见视物不清，夜盲目翳者，则谓之眼疳。脾病及肾，肾精不足，骨失所养，久致骨骼畸形者，称为骨疳。故 6 题选 B，7 题选 D。

第十八单元　汗　　证

【A_1 型题】

1. 小儿汗证营卫失调证的汗出特点是
A. 头部、肩背部汗出明显
B. 汗出肤热，汗渍色黄
C. 汗出遍身而不温
D. 头部、手足心汗出明显
E. 大汗淋漓，或汗出如油
2. 小儿汗证的常见病因是
A. 气虚
B. 阴虚
C. 阳虚
D. 血虚
E. 体虚
3. 汗证营卫失调证的首选方剂是
A. 玉屏风散合牡蛎散加减
B. 黄芪桂枝五物汤加减
C. 生脉散加减
D. 导赤散加减
E. 五苓散加减

【A_2 型题】

4. 患儿自汗，头、肩、背出汗明显，活动后加重，易感冒，神倦乏力，面色少华，四肢欠温，舌淡苔薄，脉弱。其治法是
   A. 调和营卫
   B. 益气固表
   C. 益气养阴
   D. 益气敛汗
   E. 敛汗潜阳
5. 患儿，男，5 岁。盗汗明显，伴自汗，形体消瘦，心烦少寐，口干，手足心灼热，舌淡苔花剥。其治法是
   A. 益气固表
   B. 调和营卫
   C. 益气养阴
   D. 清热泻脾
   E. 养血补心
6. 患儿，男，7 岁。曾咳喘反复发作。现面色白，气短懒言，倦怠乏力，自汗怕冷，舌淡苔薄，脉细无力。治疗应首选
   A. 玉屏风散
   B. 六君子汤
   C. 金匮肾气丸
   D. 二陈汤
   E. 参苓白术散
7. 患儿，男，3 岁。因易汗出 1 个月前来就诊。症见汗出，以头部、肩背明显，活动后加重，神倦乏力，面色少华，肢端欠温，平时易感冒。舌质淡，舌边齿印，苔薄白，脉弱。治疗首选方剂是
   A. 参苓白术散
   B. 玉屏风散合牡蛎散
   C. 生脉散
   D. 四君子汤
   E. 黄芪桂枝五物汤

【B_1 型题】

（8~9 题共用备选答案）
A. 自汗为主，头部、肩背部明显
B. 自汗为主，汗出遍身而不温
C. 盗汗为主，手足心热
D. 自汗或盗汗，头部、四肢为多
E. 盗汗为主，遍身出汗

8. 汗证肺卫不固的主症是
9. 汗证营卫失调的主症是

答案与解析

【A_1 型题】

1.【答案】C

【解析】汗证营卫失调证的临床表现：以自汗为主，或伴盗汗，汗出遍身而抚之不温，畏寒恶风，不发热，或伴有低热，精神疲倦，胃纳不振，舌质淡红，苔薄白，脉缓。故本题选 C。

2.【答案】A

【解析】汗证的病因多为表虚不固，卫失外护；营卫失调，腠理不密；气阴虚弱，汗液外泄。而小儿脏腑娇嫩，形气未充，故多为表虚不固，气虚所致。故本题选 A。

3.【答案】B

【解析】汗证营卫失调证的治法为调和营卫，方用黄芪桂枝五物汤加减。故本题选 B。

【A_2 型题】

4.【答案】B

【解析】自汗，头、肩、背出汗明显，活动后加重，易感冒，神倦乏力，面色少华，四肢欠温，舌淡苔薄，脉弱，为肺卫不固之表现。治以益气固表。故本题选 B。

5.【答案】C

【解析】气阴两伤，形体消瘦，气虚不能敛阴，阴虚而生内热，迫津外泄，故盗汗、自汗；汗为心液，故心烦少寐；口干，足心灼热，舌淡苔花剥，均为阴亏之象。应治以益气养阴。故本题选 C。

6.【答案】A

【解析】患儿反复发作咳嗽，导致肺气虚弱，则面色白，气短懒言，倦怠乏力，自汗怕冷；舌淡苔薄，脉细无力也为肺卫不固证之征象。辨证属汗证之肺卫不固证，治疗用玉屏风散。故本题选 A。

7.【答案】B

【解析】根据患儿症状可诊断为汗证之肺卫不固证，治法为益气固表，方用玉屏风散合牡蛎散。故本题选 B。

【B_1 型题】

8.【答案】A　9.【答案】B

【解析】常见的汗证有以下3种。①肺卫不固：以自汗为主，或伴盗汗，以头部、肩背部汗出明显，动则尤甚，神疲乏力，面色少华，平时易患感冒。舌淡，苔薄，脉细弱。②营卫失调：以自汗为主，或伴盗汗，汗出遍身而不温，畏寒怕风，不发热，或伴有低热，精神疲倦，胃纳不振，舌质淡红，苔薄白，脉缓。③气阴亏虚：以盗汗为主，常伴自汗，手足心热。故8题选A，9题选B。

第十九单元　惊　　风

【A_1型题】

1. 不属于惊风四证的是
   A. 痰
   B. 瘀
   C. 热
   D. 惊
   E. 风

【A_2型题】

2. 患儿，男，2岁。精神疲惫，面色萎黄，低热，手足心热，易汗出，大便干结，肢体拘挛，抽搐时轻时重，舌绛少津，苔少，脉细数。治疗应首选
   A. 六味地黄丸
   B. 左归丸
   C. 大定风珠
   D. 大补阴丸
   E. 镇肝熄风汤

答案与解析

【A_1型题】

1.【答案】B

【解析】惊风是小儿常见的一种急重病证，临床以抽搐、昏迷为主要症状。惊风的证候可概括为四证八候。四证即痰、热、惊、风，八候指搐、搦、掣、颤、反、引、窜、视。故本题选B。

【A_2型题】

2.【答案】C

【解析】惊风首要辨别急惊风与慢惊风。急惊风为痰、热、惊、风四证俱备，临床以高热、抽风、神昏为主要表现。慢惊风来势缓慢，抽搐无力，时作时止，反复难愈，常伴昏迷、瘫痪等症。此患儿主症为抽搐时轻时重，伴低热，可知为慢惊风。手足心热，易汗出，舌绛少津，苔少，脉细数，皆为阴虚之象，辨证为慢惊风阴虚风动证。治宜育阴潜阳，滋肾养肝，用大定风珠。故本题选C。

第二十单元　水　　肿

【A_1型题】

1. 不属于急性肾小球肾炎临床表现的是
   A. 浮肿
   B. 少尿
   C. 血尿
   D. 蛋白尿
   E. 尿道涩痛
2. 不属于小儿水肿的常见病因是
   A. 感受风热
   B. 感受风寒
   C. 水湿入侵
   D. 火毒上攻
   E. 疮毒入侵

【A_2型题】

3. 患儿，女，4岁。眼睑浮肿，按之凹陷即起，尿少色赤，伴发热咽痛，舌淡苔薄白，脉浮。治疗应首选的方剂是
   A. 银翘散
   B. 五苓散
   C. 五皮饮

D. 五味消毒饮

E. 麻黄连翘赤小豆汤

答案与解析

【A_1 型题】

1.【答案】E

【解析】急性肾小球肾炎简称急性肾炎，是儿科常见的免疫反应性肾小球疾病，临床以急性起病、浮肿、少尿、血尿、蛋白尿及高血压为主要特征。故本题选 E。

2.【答案】D

【解析】水肿的发生，外因为感受风邪、水湿或疮毒入侵，内因主要是肺、脾、肾三脏功能失调。由于小儿感受风热、风寒，或患乳蛾、丹痧、疮疡病后，加之禀赋不足或素体差异，内外因相合导致水液代谢异常，水湿潴留，发为水肿。故本题选 D。

【A_2 型题】

3.【答案】E

【解析】外感风邪，内停水湿，风水相搏，风性向上，善行数变，故眼睑浮肿；邪气犯肺，水道通调失常，故尿少色赤；水湿化热，故伴发热咽痛；舌淡苔薄白，脉浮为外感风邪表现。辨证属风水相搏证，应治以疏风宣肺，利水消肿，方选麻黄连翘赤小豆汤。故本题选 E。

第二十一单元　尿　频

【A_2 型题】

1. 患儿，男，9 岁。尿频 1 天，小便频数短赤，尿急尿痛，尿液淋沥浑浊，小便坠胀，舌红，苔黄微腻，脉数有力。治疗应首选
   A. 八正散
   B. 缩泉丸
   C. 菟丝子丸
   D. 小蓟饮子
   E. 知柏地黄丸
2. 患儿，男，6 岁。小便频数日久，淋沥不尽，尿液不清，畏寒怕冷，手足不温，大便稀薄，舌淡苔薄腻。治疗应首选
   A. 八正散
   B. 缩泉丸
   C. 菟丝子散
   D. 补中益气汤
   E. 金匮肾气丸

答案与解析

【A_2 型题】

1.【答案】A

【解析】湿热下注膀胱，水道不利，故小便频数短赤；湿热化火，灼伤尿道，则尿痛尿浊；舌红，苔黄微腻，脉数有力，为湿热郁蒸之征。辨证属湿热下注证，应治以清热利湿，方选八正散。故本题选 A。

2.【答案】B

【解析】辨证属脾肾气虚证，治以温补脾肾，升提固摄，方用缩泉丸。八正散主治湿热下注；菟丝子散主治肾气不足之遗尿；补中益气汤主治肺脾气虚之遗尿；金匮肾气丸温补肾阳，化气行水。故本题选 B。

第二十二单元　遗　尿

【A_1 型题】

1. 与遗尿关系最密切的脏腑是
   A. 肺、脾
   B. 膀胱、肾
   C. 心、肾
   D. 三焦、膀胱
   E. 肝、肾

2. 补中益气汤合缩泉丸治疗遗尿的证候是
   A. 肺脾气虚证
   B. 肾气不足证
   C. 脾肾气虚证
   D. 肝经郁热证
   E. 心肾失交证

【A_2 型题】

3. 患儿，男，5 岁。经常梦中遗尿，睡眠不安，白天多动，较少安静，手足心热，舌红，苔薄少津，脉沉细而数。治疗应首选的方剂是
   A. 补中益气汤合缩泉丸
   B. 交泰丸合导赤散
   C. 缩尿丸
   D. 导赤散
   E. 五子衍宗丸

答案与解析

【A_1 型题】

1.【答案】B

【解析】遗尿是指 3 周岁以上的小儿睡中小便自遗，醒后方觉的一种病证。多与膀胱和肾的功能失调有关，其中尤以肾气不足，膀胱虚寒为多见。故本题选 B。

2.【答案】A

【解析】遗尿肺脾气虚证的治法为补肺益脾，固涩膀胱，方用补中益气汤合缩泉丸。遗尿肾气不足证的治法为温补肾阳，固涩小便，方用菟丝子散。遗尿心肾失交证的治法为清心滋肾，安神固脬，方用导赤散合交泰丸。故本题选 A。

【A_2 型题】

3.【答案】B

【解析】根据患儿症状可诊断为遗尿之心肾失交证，治法为清心滋肾，安神固脬，方用交泰丸合导赤散。故本题选 B。

第二十三单元　五迟、五软

【A_1 型题】

1. 下列各项，不属于五软的是
   A. 头项软
   B. 口软
   C. 手软
   D. 腿软
   E. 足软

【A_2 型题】

2. 患儿，男，2 岁。语言发育迟滞，精神呆滞，智力低下，头发生长缓慢，发稀萎黄，肌肉松弛，口角流涎，纳食欠佳，大便秘结，舌淡胖，苔少，指纹色淡。治疗应首选
   A. 调元散
   B. 加味六味地黄丸
   C. 通窍活血汤合二陈汤
   D. 归脾丸
   E. 肾气丸
3. 患儿，男，3 岁。筋骨萎弱，发育迟缓，坐、立、行走、牙齿的发育都晚于同龄小儿，颈项萎软；目无神采，夜卧不安，舌淡，苔少。其证候是
   A. 脾肾气虚
   B. 痰瘀阻滞
   C. 肝肾亏损
   D. 心脾两虚
   E. 肾阳亏虚
4. 患儿，女，3 岁。失聪失语，反应迟钝，意识不清，动作不由自主，时时口流痰涎，喉间痰鸣，关节僵硬，肌肉软弱，间或有癫痫发作，舌体胖，可见瘀斑，苔腻，脉滑。治疗应首选的方剂是
   A. 加味六味地黄丸
   B. 调元散
   C. 虎潜丸
   D. 调元散合二陈汤
   E. 通窍活血汤合二陈汤

答案与解析

【A_1 型题】

1.【答案】D

【解析】五软指头项软、口软、手软、足软、肌肉软，不包括腿软。故本题选 D。

【A_2 型题】

2.【答案】A

【解析】五迟、五软首辨脏腑，立迟、行迟、齿迟、头项软、手软、足软，主要为肝肾脾不足；语迟、发迟、肌肉软、口软，主要为心脾不足；伴有脑性瘫痪、智力低下者，常兼有痰浊瘀血阻滞心经脑络。此患儿见语言发育迟滞，头发生长缓慢，发稀萎黄，肌肉松弛，辨证为心脾两虚证，治宜健脾养心，补益气血，用调元散。故本题选 A。

3.【答案】C

【解析】五迟是小儿生长发育障碍的病证，指立迟、行迟、发迟、齿迟、语迟。题中患儿为五迟的患者，舌淡，苔少是气虚所致，又目无神采，夜卧不安责之肝肾。故本题选 C。

4.【答案】E

【解析】根据患儿症状可诊断为五迟、五软之痰瘀阻滞证，治法为涤痰开窍，活血通络，方用通窍活血汤合二陈汤。故本题选 E。

第二十四单元　麻　　疹

【A_1 型题】

1. 麻疹顺证皮疹的首见部位是
   A. 臀部
   B. 鼻准部
   C. 胸腹部
   D. 手足心
   E. 耳后发际
2. 麻疹的特殊体征是
   A. 高热
   B. 咳嗽
   C. 眼泪汪汪
   D. 喷嚏流涕
   E. 麻疹黏膜斑
3. 治疗麻疹邪犯肺卫证，应首选
   A. 清解透表汤
   B. 宣毒发表汤
   C. 沙参麦冬汤
   D. 麻杏石甘汤
   E. 清咽下痰汤

【A_2 型题】

4. 患儿，女，2 岁。持续壮热 5 天，起伏如潮，肤有微汗，烦躁不安，目赤眵多，皮疹布发，疹点由细小稀少而逐渐稠密，疹色先红后暗，皮疹凸起，触之碍手，压之褪色，大便干结，小便短少，舌质红赤，舌苔黄腻，脉数有力。治疗应首选
   A. 宣毒发表汤
   B. 清解透表汤
   C. 沙参麦冬汤
   D. 麻杏石甘汤
   E. 羚角钩藤汤

【B_1 型题】

（5~6 题共用备选答案）
A. 发热 1/2~1 天出疹
B. 发热 3~4 天出疹，出疹时发热更高
C. 高热数小时至 1 天出疹
D. 发热 1~2 天出疹
E. 发热 3~4 天，热退出疹

5. 奶麻发热与出疹的关系是
6. 麻疹发热与出疹的关系是

答案与解析

【A_1 型题】

1.【答案】E

【解析】麻疹顺证：起病时患儿身热不甚，常有微汗，神气清爽，咳嗽而气不促。3~4 天后热势上扬，精神尚可，开始出疹，先见于耳后发际，渐次延及头面、颈部，而后急速蔓延至胸背、腹部、四肢，最后鼻准部及手心、足心均可见疹点。故本题选 E。

2.【答案】E

【解析】麻疹黏膜斑是麻疹的特殊体征。高热、咳嗽、眼泪汪汪、喷嚏流涕可在它病中出现，非特殊体征，排除 A、B、C、D。故本题选 E。

3.【答案】B

【解析】麻疹邪犯肺卫证，治以辛凉透表，清宣肺卫，方用宣毒发表汤。邪入肺胃证首选清解透表汤，阴津耗伤证首选沙参麦冬汤，邪毒闭肺证首选麻杏石甘汤，热毒攻喉证首选清咽下痰汤。故本题选 B。

【A_2 型题】

4.【答案】B

【解析】患儿壮热 5 天，疹点由细小稀少而逐渐稠密，为出疹期，又大便干结，小便短少，舌质红赤，舌苔黄腻，脉数有力，毒象明显，当清解透表，解毒。故本题选 B。

【B_1 型题】

5.【答案】E 6.【答案】B

【解析】奶麻急起发热，3~4 天后体温骤降，同时全身出现玫瑰红色小丘疹。麻疹发热经过 3~4 天后，进入见形期，热盛出疹，皮疹按序透发，约 3~4 天出齐。故 5 题选 E，6 题选 B。

第二十五单元　风　疹

【A_1 型题】

1. 治疗风疹邪入气营证的首选方剂是
   A. 银翘散
   B. 白虎汤
   C. 透疹凉解汤
   D. 清气凉营汤
   E. 解肌透痧汤

【A_2 型题】

2. 患儿，男，5 岁。发热 2 天后出疹。查体：体温 38.5℃，精神尚可，咽红，耳后及枕部淋巴结肿大，颜面、躯干散在淡红色丘疹。现发热恶风，流涕喷嚏，胃纳欠佳，舌质红，苔薄白，脉浮数。其诊断是
   A. 风疹，邪犯肺卫
   B. 风疹，邪入气营
   C. 麻疹，邪犯肺卫
   D. 猩红热，毒炽气营
   E. 麻疹，邪入肺胃

答案与解析

【A_1 型题】

1.【答案】C

【解析】治疗风疹邪入气营证，治宜清热解毒，方选透疹凉解汤。故本题选 C。

【A_2 型题】

2.【答案】A

【解析】耳后及枕部淋巴结肿大是风疹的临床特点。麻疹多出现细砂样灰白色小点；猩红热皮肤呈弥漫性红色，邪若入营，则病变颜色更为深红发暗发紫。邪犯肺卫证主症：发热恶风，喷嚏流涕，轻微咳嗽，精神倦怠，胃纳欠佳，疹色浅红，先起于头面、躯干，随即遍及四肢，分布均匀，稀疏细小，2~3 日消退，有瘙痒感，耳后及枕部臀核肿大有压痛，舌质偏红，舌苔薄白或薄黄，脉浮数。邪入气营证主症：高热口渴，心烦哭闹，疹色鲜红或紫暗，疹点稠密，甚至可见皮疹融合成片，皮肤猩红，小便黄少，大便

秘结，舌质红赤，舌苔黄糙，脉洪数。故本题选 A。

第二十六单元 猩 红 热

【A_2 型题】

1. 患儿，男，4 岁。发热骤起，头痛畏寒，肌肤无汗，咽喉肿痛，皮肤潮红，痧疹隐隐，舌质红，苔薄白，脉浮数有力。治疗应首选
   A. 解肌透痧汤
   B. 凉营清气汤
   C. 沙参麦冬汤
   D. 银翘散
   E. 犀角地黄汤

【B_1 型题】

（2~3 题共用备选答案）
A. 解肌透痧汤
B. 凉营清气汤
C. 沙参麦冬汤
D. 银翘散
E. 清胃解毒汤

2. 治疗丹痧邪侵肺卫证，应首选
3. 治疗丹痧毒炽气营证，应首选

答案与解析

【A_2 型题】

1.【答案】A

【解析】丹痧（西医学称为猩红热）初起，痧毒首先犯肺，邪郁肌表，正邪相争，而见恶寒发热等肺卫表证。继而邪毒入里，蕴于肺胃。肺胃邪热蒸腾，上熏咽喉，而见咽喉糜烂、红肿疼痛，甚则热毒灼伤肌膜，导致咽喉溃烂白腐。邪毒循经外窜肌表，则肌肤透发痧疹，色红如丹。若邪毒重者，可进一步化火入里，传入气营，或内迫营血，此时痧疹密布，融合成片，其色泽紫暗或有瘀点，同时可见壮热烦渴、嗜睡萎靡等症。舌为心之苗，邪毒内灼，心火上炎，加之热耗阴津，可见舌光无苔，舌生红刺，状如草莓，称为“草莓舌”。若邪毒炽盛，内陷厥阴，闭于心包，则神昏谵语；热极动风，则壮热惊风。病至后期，邪毒虽去，阴津耗损，多表现肺胃阴伤证候。此患儿见发热骤起，头痛畏寒，肌肤无汗，咽喉肿痛，辨证为邪侵肺卫证，治宜辛凉宣透，清热利咽，用解肌透痧汤。故本题选 A。

【B_1 型题】

2.【答案】A 3.【答案】B

【解析】丹痧邪侵肺卫证用解肌透痧汤，毒炽气营证用凉营清气汤，疹后伤阴证用沙参麦冬汤。银翘散用于水痘邪伤肺胃证，清胃解毒汤用于水痘邪炽气营证。故 2 题选 A，3 题选 B。

第二十七单元 水 痘

【A_1 型题】

1. 清胃解毒汤治疗水痘的适宜证候是
   A. 邪侵肺卫证
   B. 邪犯肺胃证
   C. 邪炽气营证
   D. 邪入肺脾证
   E. 湿热蒸盛证

【A_2 型题】

2. 患儿，男，5 岁。发热 2 天，咳嗽，鼻塞，流涕，皮肤出疹，见有丘疹、水疱，疱浆清亮，分布稀疏，以躯干为多，舌苔薄白，脉浮数。治疗应首选
   A. 柴葛解肌汤
   B. 透疹凉解汤
   C. 清胃解毒汤
   D. 银翘散
   E. 桑菊饮
3. 患儿，男，6 岁。发热 2 天，出现淡红色小丘疹，根盘红晕，丘疹上部可见疱疹，形态椭圆，疱浆清亮，皮疹以躯干为多，苔薄白，脉浮数。其治法是
   A. 疏风清热，利湿解毒

B. 清气凉营，解毒化湿
C. 发散风寒，清热利湿
D. 芳香化湿，兼以健脾
E. 清解郁热，活血化瘀

答案与解析

【A_1 型题】

1.【答案】C

【解析】水痘邪炽气营证的治法为清气凉营，解毒化湿，代表方为清胃解毒汤。故本题选 C。

【A_2 型题】

2.【答案】D

【解析】此为邪伤肺卫之表现。治以疏风清热，利湿解毒，方用银翘散。故本题选 D。

3.【答案】A

【解析】疱浆清亮，皮疹以躯干为多，苔薄白，脉浮数，为邪伤肺卫之表现。治以疏风清热，利湿解毒。故本题选 A。

第二十八单元　流行性腮腺炎

【A_1 型题】

1. 痄腮毒窜睾腹证的治法是
   A. 疏风清热，散结消肿
   B. 清肝泻火，活血止痛
   C. 清热解毒，软坚散结
   D. 清热解毒，息风开窍
   E. 清肝泻火，软坚散结
2. 适宜用清热解毒，息风开窍法治疗的流行性腮腺炎的证候是
   A. 邪犯少阳证
   B. 毒窜睾腹证
   C. 邪陷厥阴证
   D. 热毒壅盛证
   E. 邪陷心肝证

【A_2 型题】

3. 患儿，女，5 岁。轻微发热恶寒，右侧耳下腮部漫肿疼痛，咀嚼不便，兼见头痛、咽红、纳少，舌质红，苔薄白，脉浮数。治疗应首选的方剂是
   A. 柴胡葛根汤
   B. 黄连解毒汤
   C. 五味消毒饮
   D. 清瘟败毒饮
   E. 普济消毒饮

答案与解析

【A_1 型题】

1.【答案】B

【解析】痄腮常证：邪犯少阳证，治以疏风清热，散结消肿；热毒壅盛证，治以清热解毒，息风开窍；毒窜睾腹证，治以清肝泻火，活血止痛。故本题选 B。

2.【答案】D

【解析】流行性腮腺炎热毒壅盛证的治法为清热解毒，息风开窍，方用普济消毒饮。故本题选 D。

【A_2 型题】

3.【答案】A

【解析】根据患儿症状可诊断为流行性腮腺炎之邪犯少阳证，治法为疏风清热，散结消肿，方用柴胡葛根汤。故本题选 A。

第二十九单元　流行性乙型脑炎

【A_1 型题】

1. 下列各项中，不属于小儿流行性乙型脑炎恢复期、后遗症期证型的是
   A. 阴虚内热
   B. 营卫不和
   C. 痰蒙清窍
   D. 痰火内扰
   E. 邪陷心肝
2. 流行性乙型脑炎急性期邪犯卫气证应选择的治法是
   A. 辛凉解表，清暑化湿
   B. 清气凉营，泻火涤痰
   C. 凉血清心，增液潜阳
   D. 养阴清热，调和营卫
   E. 搜风通窍，养阴息风

答案与解析

【A_1 型题】

1.【答案】E

【解析】小儿流行性乙型脑炎病至恢复期、后遗症期，余热未尽，故见阴虚内热；气阳受伤，故见营卫不和；痰湿内阻，蒙蔽清窍，久则内扰，心肝火旺。故本题选 E。

2.【答案】A

【解析】小儿流行性乙型脑炎急性期邪犯卫气证应选择的治法是辛凉解表，清暑化湿，偏卫分证用新加香薷饮加减，偏气分证用白虎汤加减。故本题选 A。

第三十单元　寄 生 虫 病

【A_1 型题】

1. 治疗蛔虫病肠虫证，应首选的方剂是
   A. 使君子散
   B. 化虫丸
   C. 追虫丸
   D. 乌梅丸
   E. 驱虫粉
2. 蛔厥的病位在
   A. 小腹
   B. 脐腹
   C. 大腹
   D. 右上腹
   E. 左上腹
3. 用使君子仁驱蛔，最大剂量不应超过
   A. 5 粒
   B. 10 粒
   C. 15 粒
   D. 20 粒
   E. 30 粒

【A_2 型题】

4. 患儿，男，5 岁。腹痛时发时止。突然发生剧烈腹痛，以右胁下及胃脘部疼痛为主，弯腰曲背，辗转不安，肢冷汗出，恶心呕吐，常吐蛔虫，发作间歇时，痛止如常人。舌质红，舌苔厚腻，脉弦数。治疗应首选的方剂是
   A. 乌梅丸加减
   B. 使君子散加减
   C. 附子理中汤加减
   D. 驱蛔承气汤加减
   E. 宣白承气汤加减

答案与解析

【A_1 型题】

1.【答案】A

【解析】蛔虫病肠虫证的治法为驱蛔杀虫，调理脾胃，方用使君子散。故本题选 A。

2.【答案】D

【解析】蛔厥证蛔虫入膈，窜入胆腑，腹痛在剑突下、右上腹，呈阵发性剧烈绞痛，痛时肢冷汗出，多有呕吐，且常见呕吐胆汁和蛔虫，证初多偏寒，继之渐化热。故本题选 D。

3.【答案】D

【解析】使君子仁，文火炒黄嚼服。每岁 1~2 粒，最大剂量不超过 20 粒，晨起空腹服，连服 2~3 天。故本题选 D。

【A_2 型题】

4.【答案】A

【解析】根据患儿症状可诊断为蛔厥证，治法为安蛔定痛，继之驱虫，方用乌梅丸加减。故本题选 A。

第三十一单元 夏季热

【A_2 型题】

患儿，男，4 岁。入夏后体温渐高，发热持续，气温越高，体温越高，皮肤灼热，汗少，口渴欲饮，小便频数，烦躁，口唇干燥，舌质稍红，苔薄黄，脉数。治疗应首选

A. 王氏清暑益气汤
B. 温下清上汤
C. 白虎汤
D. 竹叶石膏汤
E. 香薷饮

答案与解析

【A_2 型题】

【答案】A

【解析】由患儿症状可诊断为夏季热之暑伤肺胃证，治法为清暑益气，养阴生津，方用王氏清暑益气汤。故本题选 A。

第三十二单元 紫癜

【A_1 型题】

1. 紫癜阴虚火旺证的治法是
   A. 疏风散邪，清热凉血
   B. 滋阴降火，凉血止血
   C. 理气化瘀，活血止痛
   D. 健脾养心，益气摄血
   E. 清热解毒，凉血止血

【A_2 型题】

2. 患儿，男，5 岁。臀部及下肢紫癜 1 天，呈对称性，色鲜红，瘙痒，发热，舌红，苔薄黄，脉浮数。治疗应首选
   A. 犀角地黄汤
   B. 连翘败毒散
   C. 归脾汤
   D. 化斑汤
   E. 大补阴丸
3. 患儿，男，10 岁。皮肤突然出现瘀点瘀斑，色泽鲜红，伴鼻衄、齿衄，血色鲜红，同时见心烦、口渴、便秘，发热，舌红，脉数有力。治疗应选
   A. 清瘟败毒饮
   B. 犀角地黄汤
   C. 黄连解毒汤
   D. 知柏地黄丸
   E. 连翘败毒散

【B_1 型题】

（4~5 题共用备选答案）
A. 风热伤络证
B. 血热妄行证
C. 气不摄血证
D. 阴虚火旺证
E. 气滞血瘀证

4. 连翘败毒散治疗紫癜的证候是
5. 大补阴丸治疗紫癜的证候是

答案与解析

【A_1 型题】

1.【答案】B

【解析】紫癜阴虚火旺证的治法为滋阴降火，凉血止血，方用大补阴丸。疏风散邪，清热凉血为紫癜风热伤络证的治法；健脾养心，益气摄血为紫癜气不摄血证的治法；清热解毒，凉血止血为紫癜血热妄行的治法。故本题选 B。

【A_2 型题】

2.【答案】B

【解析】患儿紫癜色鲜红、瘙痒为风热之邪伤及络脉，发热、舌红、脉浮数都符合风热伤络证，为紫癜初起，病未入血分。故当疏风散邪，清热凉血，方选连翘败毒散。故本题选 B。

3.【答案】B

【解析】根据患儿症状可诊断为紫癜之血热妄行证，治法为清热解毒，凉血止血，方用犀角地黄汤。故本题选 B。

【B_1 型题】

4.【答案】A 5.【答案】D

【解析】紫癜风热伤络证的治法为疏风散邪，清热凉血，方用连翘败毒散。紫癜阴虚火旺证的治法为滋阴降火，凉血止血，方用大补阴丸、知柏地黄丸。故 4 题选 A，5 题选 D。

第九章 针 灸 学

第一单元 经络系统的组成

【A_1 型题】

1. 十二经脉之海是指
   A. 督脉
   B. 任脉
   C. 冲脉
   D. 带脉
   E. 阴维脉
2. 分布于上肢内侧前缘的经脉是
   A. 手太阴肺经
   B. 手阳明大肠经
   C. 手厥阴心包经
   D. 手少阴心经
   E. 手太阳小肠经
3. 足之三阳都能治疗的是
   A. 胸部
   B. 头面部
   C. 四肢部
   D. 背部
   E. 腹部
4. 循行于上肢外侧前缘的经脉是
   A. 肺经
   B. 大肠经
   C. 三焦经
   D. 小肠经
   E. 心经
5. 阳脉之海指的是
   A. 阳跷脉
   B. 阳维脉
   C. 带脉
   D. 督脉
   E. 冲脉
6. 阴脉之海是指
   A. 带脉
   B. 任脉
   C. 冲脉
   D. 阴跷脉
   E. 阴维脉
7. 外邪由皮毛传入脏腑的途径，依次是
   A. 络脉→孙脉→经脉
   B. 孙脉→经脉→络脉
   C. 经脉→孙脉→络脉
   D. 络脉→经脉→孙脉
   E. 孙脉→络脉→经脉
8. 带脉的功能是
   A. 调节全身阴经经气
   B. 涵蓄十二经气血
   C. 调节六阴经经气
   D. 调节肢体运动
   E. 约束纵行躯干的诸条经脉
9. 在经络系统中，具有离、入、出、合循行特点的是
   A. 奇经八脉
   B. 十二经别
   C. 十二经筋
   D. 十二皮部
   E. 十五络脉

【B_1 型题】

（10~11 题共用备选答案）
A. 足阳明经
B. 任脉
C. 督脉
D. 冲脉
E. 足太阴经

10. 被称作血海的经脉是
11. 被称作五脏六腑之海的经脉是

（12~13 题共用备选答案）
A. 手少阴心经与手太阳小肠经
B. 手太阴肺经与手阳明大肠经
C. 手厥阴心包经与手少阳三焦经
D. 足阳明胃经与足太阴脾经
E. 足太阳膀胱经与足少阴肾经

12. 在食指端交接的是

13. 在小趾交接的是

答案与解析

【A_1 型题】

1. **【答案】**C

【解析】督脉总督一身之阳经，故称为“阳脉之海”。任脉总任一身阴经，故称为“阴脉之海”。带脉能约束纵行之脉。阴维脉调节六阴经经气。冲脉能调节十二经气血，故称为“十二经脉之海”。其与生殖力能关系密切，冲、任脉盛，月经才能正常排泄，又称血海。故本题选C。

2. **【答案】**A

【解析】手三阴、手三阳经循行经过上肢，阳经过外侧，阴经过内侧。内侧前、中、后分别为手太阴肺经、手厥阴心包经和手少阴心经。故本题选A。

3. **【答案】**B

【解析】足三阳经均由头面部经躯干部行至下肢，其在躯干部的分布是阳明经行于前（胸腹面），太阳经行于后（背面），少阳经行于侧面。其共同的循行部位是头面部。故本题选B。

4. **【答案】**B

【解析】外侧前、中、后分别为手阳明大肠经、手少阳三焦经和手太阳小肠经。故本题选B。

5. **【答案】**D

6. **【答案】**B

7. **【答案】**E

【解析】孙络为十五络脉分出的细小络脉。络脉为从经脉分出遍布全身的分支脉络。经脉相对位于人体最里，分为正经和奇经两类，正经是气血运行的主要通道；奇经有统率、联络和调节十二经脉的作用。故本题选E。

8. **【答案】**E

【解析】任脉可调节全身阴经脉气，为“阴脉之海”；冲脉可涵蓄调节十二经气血，为“十二经脉之海”，又称“血海”；阴维脉调节六阴经经气，维系在表之阴；阴、阳跷脉调节肢体运动，司眼睑开合；带脉约束纵行诸经，调节女子带下。奇经八脉的主导作用可简言之：任脉妊之，督脉煦之，阴阳维之，内外跷之，带脉束之，冲脉动之。故本题选E。

9. **【答案】**B

【解析】奇经八脉是别道奇行的经脉。十二经别是十二正经离、入、出、合的别行部分，是正经别行深入体腔的支脉。十二经筋是十二经脉之气输布与筋肉骨节的体系。十二皮部为十二经脉功能活动反映于体表的部位。十五络脉为十二经脉和任、督二脉各自别出的一络，加上脾之大络，统称为十五络脉。故本题选B。

【B_1 型题】

10. **【答案】**D　11. **【答案】**D

【解析】冲脉能调节十二经气血，故称为十二经脉之海；且与生殖功能关系密切，冲任脉盛，月经才能正常排泄，故又称血海。《灵枢·逆顺肥瘦》：“夫冲脉者，五脏六腑之海也，五脏六腑皆禀焉。”故10、11题均选D。

12. **【答案】**B　13. **【答案】**E

【解析】手太阴肺经在食指端与手阳明大肠经相交接；手少阴心经在小指与手太阳小肠经相交接；手厥阴心包经由掌中至无名指端与手少阳三焦经相交接；足阳明胃经从跗（即足背部）上至大趾与足太阴脾经相交接；足太阳膀胱经在小趾与足少阴肾经相交接；足少阳胆经从跗上分出，至大趾与足厥阴肝经相交接。故12题选B，13题选E。

第二单元　经络的作用和经络学说的临床应用

【A_1 型题】

1. 不属于经络生理功能的是
   A. 联系脏腑
   B. 沟通内外
   C. 营养全身
   D. 抗御病邪
   E. 蓄积渗灌气血
2. 既能治疗局部病证，又能治疗本经循行所属远隔部位病证的腧穴是
   A. 全身所有腧穴
   B. 头面部腧穴
   C. 躯干部腧穴
   D. 四肢部腧穴

E. 十二经脉肘、膝关节以下的腧穴

3. 具有调节肢体运动和眼睑开合功能的是
   A. 督脉
   B. 阴跷与阳跷
   C. 足太阳膀胱经
   D. 足少阳胆经
   E. 十二经筋

4. 不属于经络学说临床应用的是
   A. 通过经络望诊帮助诊断疾病
   B. 依据经络学说指导针灸临床选穴
   C. 依据经络学说指导刺灸方法的选用
   D. 经络可以运行气血，濡养周身
   E. 指导药物归经

答案与解析

【A_1 型题】

1.【答案】E

【解析】经络的作用为联系脏腑，沟通内外；运行气血，营养全身；抗御病邪，保卫机体。故本题选 E。

2.【答案】A

【解析】“经脉所过，主治所及”，这是所有穴位的共性。任何一个穴位均既能治疗其所在部位局部及邻近组织、器官的病证，又能治疗其同一经脉远隔部位的脏腑、组织器官的病证。故本题选 A。

3.【答案】B

【解析】督脉的功能为调节全身阳经经气，故称“阳脉之海”。阴跷与阳跷的功能为调节肢体运动，司眼睑开合。足太阳膀胱经主治头面五官病，项、背、腰、下肢病证及神志病；以及经脉循行经过部位的其他病证。足少阳胆经主治肝胆病，侧头、目、耳、咽喉、胸胁病，以及经脉循行经过部位的其他病证。十二经筋具有约束骨骼，屈伸关节，维持人体正常运动功能的作用。故本题选 B。

4.【答案】D

第三单元 腧穴的分类

【A_1 型题】

1. 最新国家标准规定的经穴数是
   A. 354 个
   B. 359 个
   C. 361 个
   D. 362 个
   E. 365 个

2. 腧穴的分类是
   A. 十四经穴、奇穴、特定穴
   B. 十四经穴、奇穴、阿是穴
   C. 十二经穴、奇穴、特定穴
   D. 十二经穴、奇穴、阿是穴
   E. 十二经穴、奇穴、五输穴

3. 下列关于奇穴的描述，错误的是
   A. 有固定名称和位置
   B. 分布较为分散
   C. 分布都不在十四经循行路线上
   D. 对某些病证有特殊疗效
   E. 是在“阿是穴”的基础上发展起来

【B_1 型题】

（4~5 题共用备选答案）
   A. 无固定位置
   B. 无固定名称
   C. 又称为压痛点
   D. 又称为天应穴
   E. 多数对某些病证有特殊疗效

4. 有关奇穴，叙述正确的是

5. 有关阿是穴，叙述不正确的是

答案与解析

【A_1 型题】

1.【答案】D

【解析】2006 年颁布的《中华人民共和国国家标准腧穴名称与定位》（GB/T 12346-2006）中，经穴总数为 362 个。故本题选 D。

2.【答案】B

【解析】腧穴分为十四经穴、奇穴和阿是穴三类。故本题选 B。

3.【答案】C

【解析】奇穴是指未归属于十四经穴范围，但有固定名称和位置的经验效穴，统称“经外奇穴”，简称“奇穴”。奇穴是在“阿是穴”的基础上发展起来的，这类腧穴的主治范围比较单一，多数对某些病证有特殊疗效，如百劳穴治瘰疬，四缝穴治小儿疳积等。奇穴的分布较为分散。历代对奇穴记载不一，也有一些奇穴在发展过程中被归入经穴。故本题选 C。

【B_1 型题】

4.【答案】E 5.【答案】E

【解析】奇穴有固定名称和位置，多数对某些病证有特殊疗效。阿是穴又称为天应穴，按压痛点取穴，无具体名称和位置。故 4、5 题均选 E。

第四单元 腧穴的主治特点和规律

【A_1 型题】

1. 具有特殊作用的腧穴是
   A. 睛明
   B. 中脘
   C. 听宫
   D. 梁门
   E. 内关
2. 根据腧穴的分经主治规律，足太阳经腧穴的主治特点是
   A. 后头、肩胛、耳病
   B. 后头、背腰病、脏腑病
   C. 侧头、耳病、胁肋病
   D. 前头、鼻、口齿病
   E. 前头、口齿、胃肠病
3. 手阳明大肠经的主治特点是
   A. 后头、神志病
   B. 侧头、胁肋病
   C. 侧头、耳病，胁肋病
   D. 前头、鼻、口齿病
   E. 前头、咽喉病、胃肠病

【B_1 型题】

（4~5 题共用备选答案）
   A. 胸部病、神志病
   B. 咽喉病、热病
   C. 神志病、热病
   D. 前阴病、妇科病
   E. 神志病、脏腑病、妇科病
4. 手三阳经主治相同的是
5. 足三阳经主治相同的是

（6~7 题共用备选答案）
   A. 睛明治疗眼病
   B. 下脘治疗胃痛
   C. 大椎退热
   D. 合谷治疗五官病
   E. 听宫治疗耳鸣
6. 属于腧穴特殊作用的是
7. 属于腧穴远治作用的是

（8~9 题共用备选答案）
   A. 肝、脾、肾病
   B. 目病、咽喉病、虚证
   C. 后头、肩胛病，神志病
   D. 中风、昏迷、热病、头面病
   E. 前头、口齿、咽喉病，胃肠病
8. 任脉的主治是
9. 督脉的主治是

答案与解析

【A_1 型题】

1.【答案】E

【解析】特殊作用指某些腧穴具有双向的良性调整作用和相对的特异性治疗作用。如“内关”在心动过速时可减慢心率；心动过缓时，又可提高心率。故本题选 E。

2.【答案】B

【解析】足太阳经主治脏腑病证、神志病、头面五官病、经脉循行部位的其他病证。故本题选 B。

3.【答案】D

【B_1 型题】

4.【答案】B 5.【答案】C
6.【答案】C 7.【答案】D

【解析】属于腧穴特殊作用的是大椎退热，至阴矫正胎位，天枢可治泄泻又可治便秘；属于腧穴远治作用的是合谷治疗五官病。故6题选C，7题选D。

8.【答案】B 9.【答案】D

第五单元 腧穴的定位方法

【A_1 型题】

1. 在腧穴定位法中，腰阳关的取穴依据是
A. 简便取穴法
B. 同身寸法
C. 固定标志
D. 活动标志
E. 骨度分寸法
2. 眉间至后发际正中的骨度分寸是
A. 12寸
B. 13寸
C. 14寸
D. 15寸
E. 16寸
3. 肘横纹中，肱二头肌腱桡侧凹陷中的腧穴是
A. 尺泽
B. 曲泽
C. 少海
D. 小海
E. 曲池
4. 骨度分寸规定，髀枢至膝中的距离是
A. 13寸
B. 14寸
C. 16寸
D. 18寸
E. 19寸
5. 神阙穴旁开2寸处的腧穴是
A. 三阴交
B. 水分
C. 天枢
D. 气海
E. 大横
6. 根据骨度分寸，腘横纹（平髌尖）至外踝尖的距离是
A. 12寸
B. 13寸
C. 14寸
D. 16寸
E. 19寸
7. 肩峰前下方，当肩峰与肱骨大结节之间的腧穴是
A. 肩髎
B. 肩髃
C. 肩贞
D. 天宗
E. 曲垣
8. 耻骨联合上缘至股骨内上髁上缘的骨度分寸是
A. 13寸
B. 14寸
C. 16寸
D. 18寸
E. 19寸
9. 循行“起于中焦，下络大肠”的经络是
A. 手阳明大肠经
B. 足阳明胃经
C. 手厥阴心包经
D. 手太阳小肠经
E. 手太阴肺经

【B_1 型题】

（10~11题共用备选答案）
A. 肝俞
B. 心俞
C. 脾俞
D. 肺俞
E. 肾俞
10. 第9胸椎棘突下旁开1.5寸的腧穴是
11. 第11胸椎棘突下旁开1.5寸的腧穴是

（12~13题共用备选答案）
A. 12寸
B. 13寸
C. 16寸
D. 18寸
E. 19寸
12. 横骨上廉至内辅骨上廉的骨度分寸是
13. 膝中至外踝尖的骨度分寸是

（14~15题共用备选答案）

A. 6寸
B. 8寸
C. 9寸
D. 12寸
E. 13寸
14. 胫骨内侧髁下方至内踝尖的骨度分寸是
15. 肘横纹（平肘尖）至腕掌（背）侧横纹的骨度分寸是

（16～17题共用备选答案）
A. 13寸
B. 12寸
C. 9寸
D. 6寸
E. 5寸
16. 前发际至后发际的骨度分寸是
17. 脐中至横骨上廉（耻骨联合上缘）的骨度分寸是

答案与解析

【A_1型题】

1.【答案】C

【解析】常用腧穴定位法有4种：骨度分寸定位法、体表解剖标志定位法、手指同身寸定位法、简便定位法。其中体表解剖标志定位法依据解剖标志分为固定标志和活动标志，固定标志是在自然姿势下可见的标志，活动标志是在活动姿势下才会出现的标志。腰阳关位于后正中线上，第4腰椎棘突下凹陷中，约与髂嵴相平。第4腰椎与肌肉所形成的凹陷是在自然姿势下可见的标志，为固定标志。故本题选C。

2.【答案】D

3.【答案】A

【解析】以上五穴皆分布在肘关节附近。尺泽，肘横纹中，肱二头肌腱桡侧凹陷中；曲泽，肘横纹中，肱二头肌腱尺侧凹陷中；少海，肘横纹内侧端与肱骨内上髁连线中点处；小海，肘外侧，尺骨鹰嘴与肱骨内上髁之间凹陷处；曲池，肘横纹外侧，尺泽与肱骨外上髁连线中点。故本题选A。

4.【答案】E

【解析】A为胫骨内侧髁下方至内踝尖。B为臀沟至腘横纹。C为腘横纹（膝中）至外踝尖。D为耻骨联合（横骨）上缘至股骨内上髁（内辅骨）上缘。E为股骨大转子（髀枢）至腘横纹（膝中）。故本题选E。

5.【答案】C

【解析】天枢穴属足阳明胃经，位于腹中部，平脐中，距脐中2寸。脐中即神阙穴。故本题选C。

6.【答案】D

【解析】肘横纹（平尺骨鹰嘴）至腕掌（背）侧远端横纹的距离是12寸；胫骨内侧髁下方阴陵泉至内踝尖的距离是13寸；臀沟至腘横纹的距离是14寸；腘横纹（平髌尖）至外踝尖的距离是16寸；股骨大转子至腘横纹（平髌尖）的距离是19寸。故本题选D。

7.【答案】B

【解析】肩髎：肩髃后方，于肩峰后下方凹陷处。肩髃：肩部，三角肌上，当肩峰与肱骨大结节之间取穴。肩贞：肩关节后，腋后纹头上1寸。天宗：肩胛部，当冈下窝中央凹陷处，与第4胸椎平。曲垣：肩胛部，当冈上窝内侧凹陷处，约当臑俞与第二胸椎连线的中点。故本题选B。

8.【答案】B

9.【答案】E

【解析】《灵枢·经脉》原文指出：“肺手太阴之脉，起于中焦，下络大肠，还循胃口，上膈属肺。”故本题选E。

【B_1型题】

10.【答案】A　11.【答案】C

【解析】背俞穴定位歌：一椎大杼二风门，三椎肺俞四厥阴，心五督六膈俞七，九肝十胆八胰俞，十一脾俞十二胃，十三三焦十四肾。一至十二表示1～12胸椎，十三、十四表示腰1和腰2。故10题选A，11题选C。

12.【答案】D　13.【答案】C

【解析】肘横纹至腕掌（背）横纹12寸。胫骨内侧髁下方至内踝尖13寸。腘横纹（膝中）至外踝尖16寸。耻骨联合（横骨）上缘至股骨内上髁（内辅骨）上缘18寸。股骨大转子至腘横纹19寸。故12题选D，13题选C。

14.【答案】E　15.【答案】D

16.【答案】B　17.【答案】E

【解析】常用的骨度分寸有前发际至后发际12寸；胫骨内侧髁下方（内辅骨下廉）至内踝尖13寸；前两额发角之间9寸，耳后两乳突之间9寸；脐中至横骨上廉（耻骨联合上缘）5寸；肩胛骨内缘至中线3寸，两肩胛骨内缘间为6寸。故16题选B，17题选 E。

第六单元　手太阴肺经、穴

【A₁ 型题】

1. 既治疗咳嗽、气喘，又治疗头项疾患的是
   A. 鱼际
   B. 尺泽
   C. 列缺
   D. 太渊
   E. 少商
2. 手太阴肺经在上肢的分布是
   A. 内侧前廉
   B. 外侧前廉
   C. 内侧中行
   D. 外侧后廉
   E. 内侧后廉
3. 尺泽穴位于
   A. 肱二头肌腱桡侧缘
   B. 肱二头肌腱尺侧缘
   C. 肱二头肌腱桡侧缘的肘横纹中
   D. 肱二头肌腱尺侧缘的肘横纹中
   E. 肱二头肌腱尺侧缘向外 0.5 寸处
4. 不属于尺泽穴主治病证的是
   A. 咯血、咽痛
   B. 咳嗽、气喘
   C. 急性吐泻
   D. 中暑、小儿惊风
   E. 齿痛、口眼歪斜

【B₁ 型题】

（5~6 题共用备选答案）
A. 大陵
B. 太渊
C. 合谷
D. 鱼际
E. 后溪

5. 在腕前区，桡骨茎突与舟状骨之间，拇长展肌腱尺侧凹陷中的穴位是
6. 在手外侧，第 1 掌骨桡侧中点赤白肉际处的穴位是

答案与解析

【A₁ 型题】

1.【答案】C

2.【答案】A

【解析】肺手太阴之脉，起于中焦，下络大肠，还循胃口，上膈属肺。从肺系，横出腋下，下循臑内，行少阴、心主之前，下肘中，循臂内上骨下廉，入寸口，上鱼，循鱼际，出大指之端。故本题选 A。

3.【答案】C

【解析】尺泽位于肘横纹上肱二头肌腱桡侧缘凹陷中。故本题选 C。

4.【答案】E

【解析】尺泽穴主治：①咳嗽、气喘、咯血、咽喉肿痛等肺系实热性病证。②肘臂挛痛。③急性吐泻、中暑、小儿惊风等急症。故本题选 E。

【B₁ 型题】

5.【答案】B　6.【答案】D

【解析】太渊定位：在腕前区，桡骨茎突与舟状骨之间，拇长展肌腱尺侧凹陷中。鱼际定位：在手外侧，第 1 掌骨桡侧中点赤白肉际处。故 5 题选 B，6 题选 D。

第七单元　手阳明大肠经、穴

【A₁ 型题】

1. 经脉循行中，不与目内眦或目外眦发生联系的是
   A. 手少阳三焦经
   B. 手太阳小肠经
   C. 手阳明大肠经
   D. 足阳明胃经
   E. 足少阳胆经

2. 肩髃穴归属的经脉是
A. 手太阴肺经
B. 手太阳小肠经
C. 手少阳三焦经
D. 手厥阴心包经
E. 手阳明大肠经

3. 下列各项中，不属于手阳明大肠经腧穴的主治病证是
A. 热病
B. 神志病
C. 皮肤病
D. 胸胁病
E. 头面五官疾患

4. 手三里位于阳溪穴与曲池穴连线上，曲池穴下
A. 5 寸
B. 4 寸
C. 3 寸
D. 2 寸
E. 1 寸

5. 商阳穴的定位是
A. 拇指末节桡侧，指甲根角侧上方 0.1 寸
B. 食指末节桡侧，指甲根角侧上方 0.1 寸
C. 无名指末节桡侧，指甲根角侧上方 0.1 寸
D. 小指末节桡侧，指甲根角侧上方 0.1 寸
E. 小指末节尺侧，指甲根角侧上方 0.1 寸

6. 既可治疗咳嗽，又可治疗中风昏迷的是
A. 少商
B. 鱼际
C. 尺泽
D. 太渊
E. 列缺

7. 迎香穴位于
A. 鼻孔外缘，旁开 0.5 寸
B. 鼻翼外缘，旁开 0.5 寸
C. 鼻翼外缘中点，旁开 0.5 寸
D. 鼻翼上缘中点，旁开 0.5 寸
E. 平鼻孔，当鼻唇沟中

8. 治疗经闭、滞产的常用穴位是
A. 曲池
B. 合谷
C. 太冲
D. 隐白
E. 关元

【B_1 型题】

（9~10 题共用备选答案）
A. 商阳
B. 偏历
C. 阳池
D. 合谷
E. 阳溪

9. 手阳明大肠经的原穴是
10. 手阳明大肠经的经穴是

（11~12 题共用备选答案）
A. 咳喘，口歪
B. 肩臂痛麻、上肢不遂
C. 齿痛，昏迷
D. 无汗，多汗
E. 惊悸，怔忡

11. 商阳穴主治的病证是
12. 手三里穴主治的病证是

答案与解析

【A_1 型题】

1.【答案】C

2.【答案】E

【解析】肩髃穴在三角肌区，肩峰外侧缘前端与肱骨大结节两骨间凹陷中。简便取穴法：屈臂外展，肩峰外侧缘呈现前后两个凹陷，前下方的凹陷即是本穴，隶属于手阳明大肠经。故本题选 E。

3.【答案】D

【解析】手阳明大肠经腧穴的主治病证如下。①头面五官病：齿痛，咽喉肿痛，鼻衄，口眼歪斜，耳聋等。②热病。③神志病：昏迷，眩晕，癫狂等。④肠胃病：腹胀，腹痛，肠鸣，泄泻等。⑤皮肤病：瘾疹、痤疮、神经性皮炎等。⑥经脉循行部位的其他病证：手臂酸痛，半身不遂，手臂麻木等。故本题选 D。

4.【答案】D

【解析】手三里穴在前臂背面桡侧，当阳溪与曲池连线上，肘横纹下 2 寸。取穴时侧腕屈肘，在阳溪与曲池的连线上，曲池下 2 寸处取穴。故本题选 D。

5.【答案】B

【解析】少商穴位于拇指末节桡侧，指甲根角侧

上方0.1寸；商阳穴位于食指末节桡侧，指甲根角侧上方0.1寸；少冲穴位于小指末节桡侧，指甲根角侧上方0.1寸；少泽穴位于小指末节尺侧，指甲根角侧上方0.1寸。故本题选B。

6.【答案】A

7.【答案】C

8.【答案】B

【解析】合谷主治：①头痛、目赤肿痛、鼻衄、齿痛、口眼歪斜、耳聋等头面五官病证。②发热恶寒等外感病证。③热病无汗或多汗。④经闭、滞产等妇产科病证。⑤上肢疼痛、不遂。⑥牙拔除术、甲状腺手术等口面五官及颈部手术针麻常用穴。故本题选B。

【B_1 型题】

9.【答案】D　10.【答案】E

11.【答案】C　12.【答案】B

【解析】商阳穴主治：①齿痛、咽喉肿痛等五官疾患。②热病、昏迷等热证、急症。③手指麻木。手三里穴主治肩臂痛麻、上肢不遂等上肢病证。故11题选C，12题选B。

第八单元　足阳明胃经、穴

【A_1 型题】

1. 下关穴归属的经脉是
   A. 手太阴肺经
   B. 手阳明大肠经
   C. 足阳明胃经
   D. 足太阴脾经
   E. 手少阴心经
2. 头维穴所属的经脉是
   A. 足少阳胆经
   B. 足阳明胃经
   C. 足太阳膀胱经
   D. 手阳明大肠经
   E. 手少阳三焦经
3. 既能治疗肠腑病，又能治中风的疾病是
   A. 归来
   B. 足三里
   C. 梁丘
   D. 下巨虚
   E. 内庭
4. 在小腿外侧，外踝尖上8寸，胫骨前肌外缘；条口旁开1寸处的穴位是
   A. 丰隆
   B. 地机
   C. 解溪
   D. 上巨虚
   E. 足三里
5. 分布于胸腹第二侧线的经脉是
   A. 足太阴脾经
   B. 足少阴肾经
   C. 足阳明胃经
   D. 足厥阴肝经
   E. 足少阳胆经
6. 地仓位于
   A. 目正视，瞳孔直下，当眶下孔凹陷处
   B. 在下颌角前上方约1横指，按之凹陷处，当咀嚼时咬肌隆起最高点
   C. 口角旁0.4寸，瞳孔直下
   D. 目外眦直下，颧骨下缘凹陷处
   E. 鼻翼外缘中点旁开0.5寸，当鼻唇沟中
7. 循行至第3趾的经脉是
   A. 足太阴脾经
   B. 足厥阴肝经
   C. 足阳明胃经
   D. 足少阳胆经
   E. 足太阳膀胱经
8. 在面部，颧弓下缘中央与下颌切迹之间凹陷中的腧穴是
   A. 地仓
   B. 颊车
   C. 下关
   D. 头维
   E. 天枢
9. 脐下4寸，前正中线旁开2寸的腧穴是
   A. 水道
   B. 归来
   C. 梁门
   D. 天枢
   E. 大横
10. 可治疗齿痛、牙关不利、颊肿、口角歪斜等病证的腧穴是
    A. 迎香

B. 听宫
C. 地仓
D. 颊车
E. 攒竹

答案与解析

【A_1 型题】

1.【答案】C

【解析】下关位于面部，颧弓下缘中央与下颌切迹之间凹陷中，隶属于足阳明胃经。故本题选 C。

2.【答案】B

3.【答案】B

【解析】归来主治小腹痛，疝气；月经不调、带下、阴挺等妇科疾患。足三里主治胃痛、呕吐、噎膈、腹胀、腹泻、痢疾、便秘等胃肠病证；下肢痿痹；癫狂等神志病；乳痈、肠痈等外科疾患；虚劳诸证，为强壮保健要穴。梁丘主治急性胃痛；膝肿痛、下肢不遂等下肢病证；乳痈、乳痛等乳疾。下巨虚主治腹泻、痢疾、小腹痛等胃肠病证；下肢痿痹；乳痈。内庭主治齿痛、咽喉肿痛、鼻衄等五官热性病证；热病；吐酸、腹泻、痢疾、便秘等肠胃病证；足背肿痛，跖趾关节痛。故本题选 B。

4.【答案】A

5.【答案】C

【解析】足太阴脾经主要分布在胸腹任脉旁开第二侧线及下肢内侧前缘。足少阴肾经主要分布在下肢内侧后缘。足阳明胃经主要分布在头面、胸腹第二侧线及下肢外侧前缘。足厥阴肝经主要分布在下肢内侧的中间。足少阳胆经主要分布在下肢的外侧中间。故本题选 C。

6.【答案】C

【解析】A 为四白，B 为颊车，C 为地仓，D 为颧髎，E 为迎香。故本题选 C。

7.【答案】C

8.【答案】C

【解析】下关在面部，颧弓下缘中央与下颌切迹之间凹陷中。主治牙关不利、面痛、齿痛、口眼歪斜耳聋、耳鸣等。故本题选 C。

9.【答案】B

【解析】水道位于下腹部，脐中下 3 寸，前正中线旁开 2 寸；归来位于脐中下 4 寸，前正中线旁开 2 寸；梁门位于脐中上 4 寸，前正中线旁开 2 寸；天枢横平脐中，前正中线旁开 2 寸；大横位于腹部，脐中旁开 4 寸。故本题选 B。

10.【答案】D

【解析】颊车穴主治齿痛、牙关不利、颊肿、口角歪斜等局部病证。地仓穴主治口歪、流涎、面痛等局部病证。故本题选 D。

第九单元 足太阴脾经、穴

【A_1 型题】

1. 下列各穴中，属于足太阴脾经的是
   A. 大横
   B. 章门
   C. 期门
   D. 梁门
   E. 带脉
2. 善治月经过多，崩漏的腧穴是
   A. 大都
   B. 太白
   C. 公孙
   D. 隐白
   E. 漏谷
3. 在足趾，大趾末节内侧，趾甲根角侧后方 0.1 寸的穴位是
   A. 隐白
   B. 大敦
   C. 太冲
   D. 至阴
   E. 足临泣
4. 下列穴位归经，错误的是
   A. 太白—肝经
   B. 列缺—肺经
   C. 合谷—大肠经
   D. 阳陵泉—胆经
   E. 阴陵泉—脾经
5. 既可治疗脾胃病，又多用于生殖泌尿系统疾病的穴位为
   A. 三阴交

B. 梁丘
C. 公孙
D. 阴陵泉
E. 胃俞

6. 下列各项中，不属于三阴交穴主治病证的是
A. 脾胃虚弱证
B. 妇产科病证
C. 生殖泌尿系统病证
D. 心悸、失眠
E. 阳虚诸证

7. 公孙穴位于
A. 第一跖骨小头后缘，赤白肉际处
B. 第一跖骨小头前缘，赤白肉际处
C. 第一跖骨趾关节部，赤白肉际处
D. 第一跖骨基底部前下缘，赤白肉际处
E. 第一跖骨基底部后下缘，赤白肉际处

8. 属于八脉交会穴且通冲脉的腧穴是
A. 隐白
B. 公孙
C. 阴陵泉
D. 血海
E. 三阴交

9. 血海穴位于
A. 髌骨上缘中点上 2 寸
B. 髌骨内上缘上 2 寸
C. 髌骨外上缘上 2 寸
D. 髌骨内下缘上 2 寸
E. 髌骨外下缘上 2 寸

10. 不属于足太阴脾经主治病证的是
A. 脾胃病
B. 妇科病
C. 前阴病
D. 下肢痿痹
E. 头面病证

【B_1 型题】

（11~12 题共用备选答案）
A. 商丘
B. 丘墟
C. 阴陵泉
D. 血海
E. 然谷

11. 主治腹胀、腹泻、水肿、黄疸等脾湿证的腧穴是
12. 主治月经不调，痛经，湿疹，瘾疹的腧穴是

（13~14 题共用备选答案）
A. 血海
B. 阴陵泉
C. 三阴交
D. 悬钟
E. 公孙

13. 位于小腿内侧，内踝尖上 3 寸，胫骨内侧缘后际的腧穴是
14. 位于股前区，髌底内侧端上 2 寸，股内侧肌隆起处的腧穴是

答案与解析

【A_1 型题】

1.【答案】A

【解析】大横为足太阴脾经穴位。章门、期门为足厥阴肝经穴位。梁门为足阳明胃经穴位。带脉为一条经脉，而非穴位。故本题选 A。

2.【答案】D

【解析】大都主治腹胀、胃痛、呕吐、腹泻、便秘等脾胃病证；热病，无汗。太白主治肠鸣、腹胀、腹泻、胃痛、便秘等脾胃病证；体重节痛。公孙主治胃痛、呕吐、腹痛、腹泻、痢疾等脾胃肠腑病证；心烦、失眠、狂证等神志病证；逆气里急、气上冲心（奔豚气）等冲脉病证。隐白主治月经过多、崩漏等妇科病；便血、尿血等慢性出血证；癫狂，多梦；惊风；腹满，暴泻。漏谷主治腹胀，肠鸣；小便不利，遗精；下肢痿痹。故本题选 D。

3.【答案】A

4.【答案】A

【解析】太白穴属足太阴脾经穴。在足内侧缘，当足大趾本节（第 1 跖趾关节）后下方赤白肉际凹陷处。故本题选 A。

5.【答案】A

【解析】梁丘是胃经穴，胃俞是胃经的俞穴，三阴交、公孙、阴陵泉是脾经穴。循行所过，主治所及，所以以上各穴均可以用来治疗脾胃病。而脾经的穴位还对生殖泌尿系统疾病有治疗作用，但是根据穴位的不同其治疗作用的强弱依次为三阴交、阴陵泉、公孙。故本题选 A。

6.【答案】E

【解析】三阴交穴主治：①肠鸣腹胀、腹泻等脾

胃病证。②月经不调、带下、阴挺、不孕、滞产等妇产科病证。③遗精、阳痿、遗尿等生殖泌尿系统疾患。④心悸，失眠，眩晕。⑤下肢痿痹。⑥湿疹，荨麻疹。故本题选 E。

7.【答案】D

【解析】公孙穴属足太阴脾经，足太阴之络穴；八脉交会穴之一，通冲脉。位于第一跖骨基底部前下缘，赤白肉际处。故本题选 D。

8.【答案】B

9.【答案】B

【解析】血海位于大腿内侧，髌底内侧端上 2 寸，当股四头肌内侧头的隆起处。故本题选 B。

10.【答案】E

【解析】足太阴脾经主治：①脾胃病（胃痛、呕吐、腹痛、泄泻、便秘），妇科病（月经过多、崩漏）。③前阴病（阴挺、不孕、遗精、阳痿），其他病证（下肢痿痹、胸胁痛）。故本题选 E。

【B_1 型题】

11.【答案】C　12.【答案】D

【解析】阴陵泉主治：①腹胀、腹泻、水肿、黄疸等脾湿证。②小便不利、遗尿、尿失禁等泌尿系统疾患。③膝痛、下肢痿痹等下肢病证。④阴部痛、痛经、带下、遗精等妇科和男科病证。血海主治：①月经不调，痛经，经闭，崩漏。②湿疹，瘾疹，丹毒，皮肤瘙痒。故 11 题选 C，12 题选 D。

13.【答案】C　14.【答案】A

第十单元　手少阴心经、穴

【A_1 型题】

1. 以下各项不属于神门穴主治病证的是
   A. 心痛
   B. 健忘
   C. 高血压
   D. 不寐
   E. 齿痛
2. 屈肘时，肘横纹尺侧端与肱骨内上髁之间的腧穴是
   A. 尺泽
   B. 曲泽
   C. 曲池
   D. 小海
   E. 少海
3. 不属于手少阴心经的腧穴是
   A. 少冲
   B. 少泽
   C. 阴郄
   D. 少海
   E. 通里

【B_1 型题】

（4~5 题共用备选答案）
A. 神门
B. 少海
C. 通里
D. 阴郄
E. 少冲

4. 常用于治疗心痛，昏迷，热病的腧穴是
5. 常用于治疗吐血、衄血等血证的腧穴是

答案与解析

【A_1 型题】

1.【答案】E

【解析】神门为手少阴心经的输穴、原穴，善治心神疾患，心经经脉未与齿相连，故不可治疗齿痛。故本题选 E。

2.【答案】E

【解析】尺泽为手太阴肺经合穴。定位：仰掌，微屈肘，在肘横纹中，肱二头肌腱桡侧凹陷处。曲泽为手厥阴心包经合穴。定位：正坐或仰卧，在肘横纹中，当肱二头肌腱的尺侧缘。曲池为手阳明大肠经合穴。定位：侧腕，屈肘，在肘横纹外侧端，屈肘，当尺泽与肱骨外上髁连线中点。少海为手少阴心经合穴。定位：正坐，屈肘，在肘横纹内侧端与肱骨内上髁连线的中点处。小海为手太阳小肠经合穴。定位：屈肘，当尺骨鹰嘴与肱骨内上髁之间凹陷处。故本题选 E。

3.【答案】B

【解析】手少阴心经穴包括少海、阴郄、通里、神门、少冲等，少泽为手太阳小肠经穴。故本题选 B。

【B_1 型题】

4.【答案】E 5.【答案】D

【解析】少冲主治心悸、心痛、癫狂昏迷、热病等。阴郄主治心痛、心悸、吐血、衄血等。故 4 题选 E，5 题选 D。

第十一单元 手太阳小肠经、穴

【A_1 型题】

1. 循行“绕肩胛”的经脉是
   A. 手阳明大肠经
   B. 足太阳膀胱经
   C. 手太阳小肠经
   D. 手少阳三焦经
   E. 足少阳胆经
2. 听宫穴归属的经脉是
   A. 足少阳胆经
   B. 足阳明胃经
   C. 手太阳小肠经
   D. 手阳明大肠经
   E. 手厥阴心包经
3. 循行既到目内眦又到目外眦的经脉是
   A. 手阳明大肠经
   B. 手太阳小肠经
   C. 手少阳三焦经
   D. 足太阳膀胱经
   E. 足少阳胆经
4. 听宫穴的定位是
   A. 在面部，耳屏上切迹与下颌骨髁突之间凹陷中
   B. 在面部，耳屏间切迹与下颌骨髁突之间凹陷中
   C. 在面部，耳屏正中与下颌骨髁突之间凹陷中
   D. 在面部，颧弓下缘中央与下颌切迹之间凹陷中
   E. 在面部，下颌角前上方一横指，按之凹陷处

【B_1 型题】

（5~6 题共用备选答案）
A. 手太阳小肠经
B. 手少阳三焦经
C. 足厥阴肝经
D. 足太阳膀胱经
E. 手少阴心经

5. 起于小指之端，至目锐眦的经脉是
6. 入掌内后廉，循小指之内，出其端的经脉是

（7~8 题共用备选答案）
A. 肺
B. 脾
C. 肾
D. 胃
E. 胆

7. 手少阴心经循行联络的脏腑有
8. 手太阳小肠经循行联络的脏腑有

答案与解析

【A_1 型题】

1.【答案】C

【解析】手太阳小肠经，起于手小指尺侧端，沿着手背外侧至腕部，出于尺骨茎突，直上沿着前臂外侧后缘，经尺骨鹰嘴与肱骨内上髁之间，沿上臂外侧后缘，到达肩关节，绕行肩胛部，交会于大椎，向下进入缺盆部，联络心，沿着食管，经过横膈，到达胃部，属于小肠。故本题选 C。

2.【答案】C

【解析】听宫穴属手太阳小肠经。故本题选 C。

3.【答案】B

【解析】手太阳小肠经支脉，从缺盆分出，沿着颈部，上达面颊，到目外眦，向后进入耳中。另一支脉，从颊部分出，上行目眶下，抵于鼻旁，至目内眦，斜行络于颧骨部。故本题选 B。

4.【答案】C

【解析】耳门位于耳屏上切迹与下颌骨髁突之间

凹陷中；听会位于面部，耳屏间切迹与下颌骨髁突之间凹陷中；听宫位于面部，耳屏正中与下颌骨髁突之间凹陷中；下关位于面部，颧弓下缘中央与下颌切迹之间凹陷中；颊车穴位于面部，下颌角前上方一横指，按之凹陷处。故本题选 C。

【B_1 型题】

5.【答案】A　6.【答案】E

7.【答案】A　8.【答案】D

第十二单元　足太阳膀胱经、穴

【A_1 型题】

1. 循行至头顶并入络脑的经脉是
   A. 足厥阴肝经
   B. 足太阳膀胱经
   C. 手少阳三焦经
   D. 足少阳胆经
   E. 手太阳小肠经
2. 足太阳膀胱经的起止穴是
   A. 涌泉—俞府
   B. 睛明—至阴
   C. 瞳子髎—窍阴
   D. 大敦—期门
   E. 承泣—厉兑
3. 脾俞穴的定位是
   A. 第 8 胸椎棘突下，旁开 1.5 寸
   B. 第 9 胸椎棘突下，旁开 1.5 寸
   C. 第 10 胸椎棘突下，旁开 1.5 寸
   D. 第 11 胸椎棘突下，旁开 1.5 寸
   E. 第 12 胸椎棘突下，旁开 1.5 寸
4. 肺俞穴的主治病证是
   A. 肘臂疼痛
   B. 胃脘痛
   C. 呃逆、呕吐
   D. 腹痛、腹泻
   E. 咳嗽、气喘
5. 与腰阳关穴在同一水平线上的腧穴是
   A. 肾俞
   B. 大肠俞
   C. 膀胱俞
   D. 小肠俞
   E. 三焦俞

【B_1 型题】

（6~7 题共用备选答案）
A. 攒竹
B. 承山
C. 太溪
D. 外关
E. 照海

6. 善于治疗呃逆的腧穴是
7. 善于治疗急性腰扭伤的腧穴是

（8~9 题共用备选答案）
A. 手阳明大肠经
B. 足阳明胃经
C. 足少阳胆经
D. 足太阳膀胱经
E. 手太阳小肠经

8. 起于目内眦的经脉是
9. 起于目外眦的经脉是

答案与解析

【A_1 型题】

1.【答案】B

【解析】足太阳膀胱经，起始于内眼角，向上过额部，与督脉交会于头顶。其支脉，从头顶分出到耳上角。其直行经脉，从头顶入颅内络脑，再浅出沿枕项部下行，从肩胛内侧脊柱两旁下行到达腰部，进入脊旁肌肉，入内络于肾，属于膀胱。故本题选 B。

2.【答案】B

【解析】A 为足少阴肾经的起止穴，B 为足太阳膀胱经的起止穴，C 为足少阳胆经的起止穴，D 为足厥阴肝经的起止穴，E 为足阳明胃经的起止穴。故本题选 B。

3.【答案】D

4.【答案】E

【解析】肺俞穴为肺之背俞穴，主治：①咳嗽、气喘、咳血等肺疾。②骨蒸潮热、盗汗等阴虚病证。③皮肤瘙痒、瘾疹等皮肤病。故本题选 E。

5.【答案】B

【B_1 型题】

6.【答案】A 7.【答案】A

【解析】攒竹穴主治：①头痛，眉棱骨痛。②眼睑瞤动、眼睑下垂、口眼歪斜、目视不明、流泪、目赤肿痛等眼疾。③呃逆。④急性腰扭伤。故 6、7 题均选 A。

8.【答案】D 9.【答案】C

【解析】足太阳膀胱经起始于内眼角，向上过额部，与督脉交会于头顶。足少阳胆经，起于目外眦，上行额角部，下行至耳后，沿颈项部至肩上，下入缺盆。故 8 题选 D，9 题选 C。

第十三单元　足少阴肾经、穴

【A_1 型题】

1. 下列各项中，不属于照海穴主治病证的是
   A. 失眠、癫痫
   B. 呕吐涎沫、吐舌
   C. 月经不调、带下
   D. 小便频数、癃闭
   E. 咽喉干痛、目赤肿痛
2. 沿腹中线旁开 5 分，胸中线旁开 2 寸，到达锁骨下缘的经脉是
   A. 足阳明胃经
   B. 手太阴肺经
   C. 足少阴肾经
   D. 足太阴脾经
   E. 足厥阴肝经
3. 下列腧穴中，治疗足心热的是
   A. 太冲
   B. 行间
   C. 大敦
   D. 侠溪
   E. 涌泉
4. 肾经循行中，未发生联系的脏腑是
   A. 肝
   B. 肺
   C. 心
   D. 膀胱
   E. 心包
5. 下列腧穴中，归经错误的是
   A. 合谷—大肠经
   B. 太溪—肝经
   C. 列缺—肺经
   D. 阳陵泉—胆经
   E. 阴陵泉—脾经
6. 太溪穴位于
   A. 内踝下缘凹陷处
   B. 外踝下缘凹陷处
   C. 内踝前下方凹陷中
   D. 外踝高点与跟腱之间凹陷处
   E. 内踝高点与跟腱之间凹陷处
7. 下列腧穴中，治疗汗证首选的是
   A. 复溜
   B. 涌泉
   C. 然谷
   D. 太溪
   E. 照海

【B_1 型题】

（8~9 题共用备选答案）
A. 血海
B. 昆仑
C. 照海
D. 申脉
E. 太溪

8. 在踝区，外踝尖直下，外踝下缘与跟骨之间凹陷中的腧穴是
9. 在踝区，内踝尖下 1 寸，内踝下缘边际凹陷中的腧穴是

（10~11 题共用备选答案）
A. 太溪
B. 后溪
C. 昆仑
D. 阴谷
E. 申脉

10. 治疗失眠、耳鸣、消渴、月经不调的腧穴是
11. 治疗阳痿、崩漏、膝股内侧痛的腧穴是

答案与解析

【A_1型题】

1.【答案】B

2.【答案】C

【解析】A前正中线旁开2寸。B外行于上肢内侧前缘。D有一条分布于胸腹部第3侧线。E在胸腹部循行：沿大腿内侧中线进入阴毛中，绕阴器，至小腹，夹胃两旁。C沿腹中线旁开5分，胸中线旁开2寸，到达锁骨下缘。故本题选C。

3.【答案】E

【解析】涌泉主治昏厥、中暑、小儿惊风、癫狂痫等急症及神志病证；头痛，头晕，目眩，失眠；咯血、咽喉肿痛、喉痹、失音等肺系病证；大便难，小便不利；奔豚气；足心热。故本题选E。

4.【答案】E

5.【答案】B

【解析】太溪穴归肾经。故本题选B。

6.【答案】E

【解析】太溪穴为足少阴肾经穴位，位于内踝高点与跟腱之间凹陷处。故本题选E。

7.【答案】A

【解析】复溜穴主治：①水肿、腹胀、腹泻等胃肠病证。②水肿、汗证（盗汗，无汗或多汗）等津液输布失调病证。③腰脊强痛，下肢痿痹。故本题选A。

【B_1型题】

8.【答案】D 9.【答案】C

10.【答案】A 11.【答案】D

【解析】太溪主治：①头痛、目眩、失眠、健忘、遗精、阳痿等肾虚证。②咽喉肿痛、齿痛、耳鸣、耳聋等阴虚性五官病证。③咳嗽、气喘、咯血、胸痛等肺系疾患。④消渴，小便频数，便秘。⑤月经不调。⑥腰脊痛，下肢厥冷，内踝肿痛。阴谷主治：①阳痿，月经不调，崩漏，疝气，阴中痛，癃闭。②膝股内侧痛。故10题选A，11题选D。

第十四单元 手厥阴心包经、穴

【A_1型题】

1. 在肘前区，肘横纹上，肱二头肌腱的尺侧缘凹陷中的腧穴是
   A. 少海
   B. 照海
   C. 曲泽
   D. 曲池
   E. 尺泽
2. 在前臂前区，腕掌侧远端横纹上2寸，掌长肌腱与桡侧腕屈肌腱之间的穴位是
   A. 曲池
   B. 内关
   C. 尺泽
   D. 少海
   E. 肘髎
3. 心包经的原穴是
   A. 神门
   B. 间使
   C. 大陵
   D. 内关
   E. 太渊
4. 以下关于劳宫穴定位的描述，正确的是
   A. 掌区，横平第3掌指关节近端，第2、3掌骨之间偏于第3掌骨
   B. 掌区，横平第3掌指关节近端，第2、3掌骨之间偏于第2掌骨
   C. 掌区，横平第4掌指关节近端，第4、5掌骨之间偏于第4掌骨
   D. 掌区，横平第4掌指关节近端，第4、5掌骨之间偏于第5掌骨
   E. 掌区，横平第2掌指关节近端，第2、3掌骨之间偏于第2掌骨

【B_1型题】

（5~6题共用备选答案）

A. 内关
B. 郄门
C. 劳宫
D. 曲泽
E. 间使

5. 以上腧穴中，善于治疗心悸、心痛、呕血、咯血、

疔疮的是

6. 以上腧穴中，善于治疗心痛、烦闷、口疮、口臭的是

（7~8 题共用备选答案）

A. 内关

B. 劳宫

C. 间使

D. 外关

E. 曲泽

7. 善于治疗心痛、胃痛、中风偏瘫、失眠的腧穴是

8. 善于治疗胃痛、呕血、呕吐、暑热病的腧穴是

答案与解析

【A_1 型题】

1.【答案】C

【解析】曲泽穴定位：在肘前区，肘横纹上，肱二头肌腱的尺侧缘凹陷中。主治：①心痛、心悸、善惊等心系病证。②胃痛、呕血、呕吐等胃腑热性病证。③热病，中暑。④肘臂挛痛，上肢颤动。故本题选 C。

2.【答案】B

【解析】内关在在前臂前区，腕掌侧远端横纹上 2 寸，掌长肌腱与桡侧腕屈肌腱之间。主治：①心痛、胸闷、心动过速或过缓等心系病证。②胃痛、呕吐、呃逆等胃腑病证。③中风，偏瘫，眩晕，偏头痛。④失眠、郁证、癫狂痫等神志病证。⑤肘臂挛痛。故本题选 B。

3.【答案】C

【解析】神门为心经原穴、输穴。间使为心包经经穴。大陵为心包经原穴、输穴。内关为心包经络穴、八脉交会穴。太渊为肺经原穴、输穴、八会穴之脉会。故本题选 C。

4.【答案】A

【B_1 型题】

5.【答案】B 6.【答案】C

【解析】郄门穴主治：①心痛、心悸、心烦、胸痛等心胸病证。②咳血、呕血、衄血等热性出血证。③疔疮。④癫痫。劳宫穴主治：①中风昏迷、中暑等急症。②心痛、烦闷、癫狂痫等心与神志疾患。③口疮，口臭。故 5 题选 B，6 题选 C。

7.【答案】A 8.【答案】E

第十五单元　手少阳三焦经、穴

【A_1 型题】

1. 下列腧穴中，治疗便秘效果较好的是

A. 关冲

B. 中渚

C. 阳池

D. 支沟

E. 外关

2. 循行分布于胸中，散络于心包的经脉是

A. 足太阳膀胱经

B. 手太阳小肠经

C. 手阳明大肠经

D. 手少阳三焦经

E. 手厥阴心包经

3. 下列腧穴中，属于手少阳三焦经的是

A. 肩髎

B. 肩髃

C. 次髎

D. 内关

E. 颊车

4. 以下关于翳风穴主治作用的叙述，不正确的是

A. 耳聋

B. 耳鸣

C. 口眼歪斜

D. 牙关紧闭

E. 癫痫

【B_1 型题】

（5~6 题共用备选答案）

A. 目上

B. 目下

C. 鼻旁

D. 目内眦

E. 目外眦

5. 手少阳经与足少阳经相交接的部位是

6. 手太阳经与足太阳经相交接的部位是

（7~8题共用备选答案）
A. 鱼际
B. 阳池
C. 照海
D. 中渚
E. 后溪
7. 常用于治疗消渴、口干、腕部疼痛的腧穴是
8. 常用于治疗耳鸣、耳聋、肩肘臂酸痛的腧穴是

答案与解析

【A_1型题】

1.【答案】D
2.【答案】D
【解析】手少阳三焦经，起于无名指尺侧末端，向上经小指与无名指之间、手腕背侧，上达前臂外侧，沿桡骨和尺骨之间，过肘尖，沿上臂外侧上行至肩部，交出足少阳经之后，进入缺盆部，分布于胸中，散络于心包，向下通过横膈，从胸至腹，依次属上、中、下三焦。其支脉，从胸中分出，进入缺盆部，上行经颈项旁，经耳后直上，到达额角，再下行至面颊部，到达眼眶下部。另一支脉，从耳后分出，进入耳中，再浅出到耳前，经上关、面颊到目外眦。故本题选D。
3.【答案】A
【解析】肩髎属于手少阳三焦经，肩髃属于手阳明大肠经，次髎属于足太阳膀胱经，内关属于手厥阴心包经，颊车属于足阳明胃经。故本题选A。
4.【答案】E
【解析】翳风穴主治：①耳鸣、耳聋等耳疾。②口眼歪斜、牙关紧闭、颊肿等面、口病证。③瘰疬。故本题选E。

【B_1型题】

5.【答案】E　6.【答案】D
【解析】手阳明大肠经和足阳明胃经交接于鼻旁，手太阳小肠经和足太阳膀胱经交接于目内眦，手少阳三焦经和足少阳胆经交接于目外眦。足太阴脾经与手少阴心经交接于心中，足少阴肾经与手厥阴心包经交接于胸中，足厥阴肝经与手太阴肺经交接于肺中。故5题选E，6题选D。
7.【答案】B　8.【答案】D

第十六单元　足少阳胆经、穴

【A_1型题】

1. “其支者，从耳后入耳中，出走耳前，至目锐眦后”的经脉是
A. 足太阳膀胱经
B. 手太阳小肠经
C. 足阳明胃经
D. 手阳明大肠经
E. 足少阳胆经
2. 下列属于胆经腧穴的是
A. 血海
B. 阴陵泉
C. 足三里
D. 隐白
E. 瞳子髎
3. 悬钟的定位
A. 外踝前下方凹陷处
B. 在小腿外侧，当外踝尖上3寸，腓骨后缘
C. 在小腿外侧，当外踝尖上3寸，腓骨前缘
D. 外踝上8寸，相当外膝眼与外踝尖连线处的中点
E. 足背第2、3趾缝间，趾蹼缘厚5分处
4. 不属于足少阳胆经的腧穴是
A. 风市
B. 阴陵泉
C. 风池
D. 足临泣
E. 悬钟
5. 听会穴归属于
A. 足太阴脾经
B. 足阳明胃经
C. 足太阳膀胱经
D. 足厥阴肝经
E. 足少阳胆经
6. 下列各项中，不属于阳陵泉主治病证的是
A. 黄疸、胁痛、口苦
B. 腹泻、水肿、小便不利
C. 呕吐、吞酸

D. 膝肿痛、下肢痿痹
E. 小儿惊风

7. 丘墟的定位
A. 足外踝前下方，趾长伸肌腱的外侧凹陷处
B. 内踝尖直上1寸
C. 足内侧，第一跖基底之前下凹处赤白肉际
D. 足趾内侧，第一跖关节前下方赤白肉际
E. 足踇指内侧，距趾甲角1分许

8. 风池穴归属于
A. 足厥阴肝经
B. 足太阳膀胱经
C. 手少阳三焦经
D. 足少阳胆经
E. 手太阳小肠经

9. 可治疗小儿惊风的腧穴是
A. 悬钟
B. 风市
C. 阳陵泉
D. 环跳
E. 足临泣

【B_1 型题】

（10~11题共用备选答案）
A. 丘墟
B. 翳风
C. 悬钟
D. 风市
E. 风池

10. 常用于治疗内外风证的腧穴是
11. 常用于中风、痴呆治疗的腧穴是

（12~13题共用备选答案）
A. 在足背，第4、5趾间，趾蹼缘后方赤白肉际处
B. 在踝区，外踝的前下方，趾长伸肌腱的外侧凹陷中
C. 在小腿外侧，外踝尖上3寸，腓骨前缘
D. 在足趾，第4趾末节外侧，趾甲根角侧后方0.1寸
E. 在足背，第4、5跖骨底结合部的前方，第5趾长伸肌腱外侧凹陷中

12. 丘墟穴的定位是
13. 悬钟穴的定位是

答案与解析

【A_1 型题】

1.【答案】E

2.【答案】E

【解析】血海为足太阴脾经腧穴，阴陵泉、隐白分别为足太阴脾经合穴、井穴，足三里为足阳明经合穴，瞳子髎为胆经腧穴。故本题选E。

3.【答案】C

【解析】A是昆仑穴，C是悬钟穴，D为丰隆穴，E为内庭穴。B是C的混淆选项。故本题选C。

4.【答案】B

【解析】阴陵泉属于足太阴脾经，阳陵泉属于足少阳胆经，A、C、D、E均属于足少阳胆经。故本题选B。

5.【答案】E

【解析】听会穴是足少阳胆经的常用腧穴之一，位于耳屏切迹前，下颌骨髁状突的后缘，张口有凹陷处。主治耳鸣、耳聋、聤耳等耳疾；齿痛，口眼歪斜，面痛。故本题选E。

6.【答案】B

7.【答案】A

【解析】丘墟穴位于足外踝前下方，趾长伸肌腱的外侧凹陷处。故本题选A。

8.【答案】D

【解析】风池穴归属足少阳胆经，位于胸锁乳突肌与斜方肌上端之间的凹陷处，与风府穴相平。主治中风、癫痫、眩晕等内风所致疾病；感冒、鼻塞、鼻衄、目赤肿痛、口眼歪斜等外风所致病证；头痛、耳聋、耳鸣；颈项强痛。故本题选D。

9.【答案】C

【解析】悬钟主治痴呆、中风等髓海不足疾患；颈项强痛，胸胁满痛，下肢痿痹。风市主治下肢痿痹、麻木及半身不遂等下肢疾患；遍身瘙痒。阳陵泉主治黄疸、胁痛、口苦、呕吐、吞酸等肝胆犯胃病证；膝肿痛、下肢痿痹及麻木等下肢、膝关节疾患；小儿惊风。环跳主治腰胯疼痛、下肢痿痹、半身不遂等腰腿疾患；风疹。足临泣主治偏头痛、目赤肿痛、胁肋疼痛、足跗疼痛等痛证；月经不调，乳痈；瘰疬。故本题选C。

【B_1 型题】

10.【答案】E　11.【答案】C

12.【答案】B 13.【答案】C

第十七单元 足厥阴肝经、穴

【A_1 型题】

1. 期门穴位于胸部，前正中线旁开 4 寸
   A. 第 3 肋间隙
   B. 第 4 肋间隙
   C. 第 5 肋间隙
   D. 第 6 肋间隙
   E. 第 7 肋间隙
2. 绕阴器的经脉是
   A. 足厥阴经
   B. 手厥阴经
   C. 足少阴经
   D. 手太阴经
   E. 足太阴经
3. “循喉咙之后，上入颃颡” 的经脉是
   A. 足厥阴肝经
   B. 足少阴肾经
   C. 足少阳胆经
   D. 足太阴脾经
   E. 足阳明胃经
4. 可用于治疗奔豚气的穴位是
   A. 大敦
   B. 期门
   C. 行间
   D. 太冲
   E. 大包
5. 足厥阴肝经的起始穴是
   A. 大敦
   B. 涌泉
   C. 隐白
   D. 章门
   E. 期门

【B_1 型题】

（6~7 题共用备选答案）
A. 大敦
B. 太冲
C. 隐白
D. 期门
E. 中脘

6. 以上腧穴中，常用于治疗疝气、阴中痛的是
7. 以上腧穴中，常用于治疗口歪、痛经、小便不利的是

（8~9 题共用备选答案）
A. 足厥阴、足少阳、足少阴经
B. 手太阴、足阳明、手厥阴经
C. 足太阴、手阳明、足厥阴经
D. 足阳明、手阳明、手厥阴经
E. 足厥阴、手太阳、足太阴经

8. 以上各组经脉中，皆与肝相联系的是
9. 以上各组经脉中，皆与胃相联系的是

答案与解析

【A_1 型题】

1.【答案】D

【解析】期门定位：在胸部，第 6 肋间隙，前正中线旁开 4 寸。故本题选 D。

2.【答案】A

【解析】足厥阴肝经，起于足大趾背毫毛部，沿足背经内踝前上行，至内踝上 8 寸处交于足太阴经之后，上经腘窝内缘，沿大腿内侧，上入阴毛中，环绕阴器；再上行抵达小腹，夹胃，属于肝，络于胆；再上行通过横膈，分布于胁肋部；继续上行经喉咙的后面，上入鼻咽部，连目系，从额部浅出，与督脉在巅顶部相会。其支脉，从目系下循面颊，环绕唇内。另一支脉，从肝部分出，穿过横膈，注于肺。故本题选 A。

3.【答案】A

4.【答案】B

【解析】期门主治：①胸胁胀痛、呕吐、吞酸、呃逆、腹胀、腹泻等肝胃病证。②奔豚气。③乳痈。故本题选 B。

5.【答案】A

【B_1 型题】

6.【答案】A 7.【答案】B

【解析】大敦穴主治：①疝气，少腹痛。②遗尿、癃闭、五淋、尿血等泌尿系病证。③月经不调、崩漏、缩阴、阴中痛、阴挺等月经病及前阴病证。④癫痫，善寐。太冲穴主治：①中风、癫狂痫、小儿惊风、头痛、眩晕、耳鸣、目赤肿痛、口歪、咽痛等肝经风热病证。②月经不调、痛经、经闭、崩漏、带下、难产等妇科病证。③黄疸、胁痛、腹胀、呕逆等肝胃病证。④癃闭，遗尿。⑤下肢痿痹，足跗肿痛。故6题选A，7题选B。

8.【答案】A　9.【答案】E

第十八单元　督脉经、穴

【A_1 型题】

1. 以下关于腰阳关穴主治作用的叙述，不正确的是
   A. 腰骶痛
   B. 下肢痿痹
   C. 月经不调
   D. 赤白带
   E. 眩晕
2. 下列各项中，不属于大椎穴主治病证的是
   A. 热病、疟疾
   B. 项强、脊痛
   C. 癫狂、惊风
   D. 痢疾、脱肛
   E. 风疹、痤疮
3. 位于颈后区，后正中线上，第2颈椎棘突上际凹陷中的腧穴是
   A. 大椎
   B. 哑门
   C. 风府
   D. 天柱
   E. 风池

【B_1 型题】

（4~5题共用备选答案）
A. 百会
B. 大椎
C. 水沟
D. 印堂
E. 风府

4. 既治疗不寐健忘，又治疗鼻渊鼻衄等神志病证的是
5. 既治疗急危重症，又治疗闪挫腰痛的腧穴是

（6~7题共用备选答案）
A. 大椎
B. 哑门
C. 百会
D. 水沟
E. 神庭

6. 主治头风头痛和脱肛阴挺的腧穴是
7. 主治癫狂惊悸和眩晕目赤的腧穴是

答案与解析

【A_1 型题】

1.【答案】E

【解析】腰阳关主治腰骶疼痛、下肢痿痹、月经不调、赤白带下、遗精等。故本题选E。

2.【答案】D

【解析】大椎主治热病、疟疾、恶寒发热、咳嗽、气喘、骨蒸潮热、癫狂痫证、小儿惊风、项强、脊痛、风疹、痤疮等。故本题选D。

3.【答案】B

【解析】哑门位于颈后区，第2颈椎棘突上际凹陷中，后正中线上，主治暴喑、舌强不语、癫狂病、癔症、头痛、颈项强痛等病证。故本题选B。

【B_1 型题】

4.【答案】D　5.【答案】C

【解析】印堂穴主治：①不寐，健忘，痴呆，痫病，小儿惊风。②头痛，眩晕，鼻渊，鼻鼽，鼻衄。水沟穴主治：①昏迷、晕厥、中风、中暑、休克、呼吸衰竭等急危重症，为急救要穴之一。②癔症、癫狂痫、急慢惊风等神志病证。③鼻塞、鼻衄、面肿、口歪、齿痛、牙关紧闭等面鼻口部病证。④闪挫腰痛。故4题选D，5题选C。

6.【答案】C　7.【答案】E

【解析】百会主治：①痴呆、中风、失语、瘛疭、失眠、健忘、癫狂痫证、癔症等神志病证。②头风、头痛、眩晕、耳鸣等头面病证。④脱肛、阴挺、胃下

垂、肾下垂等气失固摄而致的下陷性病证。神庭主治：①癫狂痫，不寐，惊悸。②头痛，眩晕，目赤，目翳，鼻渊，鼻衄。故6题选C，7题选E。

第十九单元 任脉经、穴

【A_1型题】

1. 以下不属任脉的穴位是
   A. 气海
   B. 关元
   C. 长强
   D. 中脘
   E. 神阙
2. 任脉循行未至的部位是
   A. 口唇
   B. 面部
   C. 咽喉
   D. 鼻
   E. 目
3. 位于颏唇沟正中凹陷处的腧穴是
   A. 阳白
   B. 承浆
   C. 支沟
   D. 水沟
   E. 地仓
4. 关元穴位于下腹部，前正中线上，脐中下
   A. 0.5寸
   B. 1寸
   C. 1.5寸
   D. 2寸
   E. 3寸

【B_1型题】

（5~6题共用备选答案）
   A. 膻中
   B. 气海
   C. 关元
   D. 神阙
   E. 廉泉
5. 以上腧穴中，善于治疗中风脱证的是
6. 以上腧穴中，善于治疗中风失语的是

（7~8题共用备选答案）
   A. 中极
   B. 气海
   C. 关元
   D. 膻中
   E. 中脘
7. 善于治疗产后乳少、乳痈、乳癖等胸乳病证的腧穴是
8. 善于治疗癫狂痫、脏躁、失眠等神志病的腧穴是

（9~10题共用备选答案）
   A. 阴陵泉
   B. 膻中
   C. 中极
   D. 气海
   E. 关元
9. 善于治疗形体羸瘦、脏气衰惫、乏力等气虚病证的腧穴是
10. 善于治疗遗尿、小便不利、癃闭等泌尿系病证的腧穴是

答案与解析

【A_1型题】

1.【答案】C

【解析】长强位于督脉。故本题选C。

2.【答案】D

【解析】任脉，起于小腹内，下出于会阴部，向前上行于阴毛部，循腹沿前正中线上行，经关元等穴至咽喉，再上行环绕口唇，经面部进入目眶下，联系于目。故本题选D。

3.【答案】B

【解析】承浆穴属于任脉，位于面部，颏唇沟正中的凹陷处。故本题选B。

4.【答案】E

【B_1型题】

5.【答案】D 6.【答案】E

【解析】神阙主治：①虚脱、中风脱证等元阳暴脱病证。②腹痛、腹胀、腹泻等肠腑病证。③水肿，小便不利。④保健灸常用穴。廉泉主治中风失语、暴喑、吞咽困难、舌下肿痛、口舌生疮、喉痹等咽喉口舌病证。故5题选D，6题选E。

7.【答案】D　8.【答案】E

9.【答案】D　10.【答案】C

【解析】气海主治：①虚脱、形体羸瘦、脏气衰惫、乏力等气虚病证。②水谷不化、绕脐疼痛、腹泻、痢疾、便秘等肠腑病证。③小便不利、遗尿等泌尿系病证。④遗精，阳痿，疝气。⑤月经不调、痛经、经闭、崩漏、带下、阴挺、产后恶露不止、胞衣不下等妇科病证。⑥保健灸常用穴。中极主治：①遗尿、小便不利、癃闭等泌尿系病证。②遗精、阳痿、不育等男科病证。③月经不调、崩漏、阴挺、阴痒、不孕、产后恶露不止、带下等妇科病证。故9题选D，10题选C。

第二十单元　常用奇穴

【A_1 型题】

1. 下列病证中，不属于四神聪穴主治病证的是
   A. 头痛，眩晕
   B. 失眠
   C. 健忘
   D. 癫痫
   E. 脱肛
2. 胆囊穴的定位是在小腿外侧上部，当腓骨小头前下方凹陷处
   A. 直下6寸
   B. 直下5寸
   C. 直下4寸
   D. 直下3寸
   E. 直下2寸
3. 夹脊穴位于脊柱区，后正中线旁开0.5寸
   A. 第1颈椎至第12胸椎棘突下两侧
   B. 第7颈椎至第5腰椎棘突下两侧
   C. 第1胸椎至第5腰椎棘突下两侧
   D. 第1胸椎至第12胸椎棘突下两侧
   E. 第1胸椎至骶管裂孔棘突下两侧

【B_1 型题】

（4~5题共用备选答案）
A. 太阳
B. 夹脊
C. 四神聪
D. 十宣
E. 四缝

4. 主治头痛、目疾、面瘫、面痛的奇穴是
5. 主治昏迷、癫痫、高热、咽喉肿痛，十指麻木的奇穴是

（6~7题共用备选答案）
A. 在膝上部，髌底的中点上方2寸处
B. 在小腿外侧，腓骨小头直下2寸
C. 屈膝，在髌韧带两侧凹陷处
D. 在小腿内侧，内踝尖上5寸，胫骨内侧面的中央
E. 在小腿前侧上部，当犊鼻下5寸，胫骨前缘旁开一横指

6. 膝眼穴的定位是
7. 阑尾穴的定位是

（8~9题共用备选答案）
A. 地机
B. 养老
C. 阑尾
D. 四缝
E. 梁丘

8. 主治疳积的奇穴是
9. 主治急慢性阑尾炎的奇穴是

（10~11题共用备选答案）
A. 哑门
B. 太阳
C. 四神聪
D. 腰痛点
E. 夹脊穴

10. 在头部，百会前后左右各旁开1寸的腧穴是
11. 位于头部，当眉梢与目外眦之间，向后约1横指的凹陷处的腧穴是

（12~13题共用备选答案）
A. 十宣
B. 四神聪
C. 阑尾
D. 胆囊
E. 四缝

12. 在手指，十指尖端，距指甲游离缘0.1寸（指

寸）的穴位是

13. 在手指，第2~5指掌面的近侧指间关节横纹的中央的穴位是

（14~15题共用备选答案）

A. 膝眼

B. 太阳

C. 四缝

D. 胆囊

E. 十宣

14. 主治肠道蛔虫症的奇穴是

15. 主治膝痛、脚气的奇穴是

答案与解析

【A_1 型题】

1.【答案】E

【解析】四神聪穴主治：①头痛，眩晕。②失眠、健忘、癫痫等神志病证。故本题选E。

2.【答案】E

3.【答案】C

【解析】夹脊穴在脊柱区，第1胸椎至第5腰椎棘突下两侧，后正中线旁开0.5寸，一侧17穴。故本题选C。

【B_1 型题】

4.【答案】A 5.【答案】D

【解析】太阳主治头痛、目疾、面瘫、面痛；十宣主治昏迷、癫痫、高热、咽喉肿痛，十指麻木；夹脊主治心肺、胃肠及四肢疾病；四神聪主治头痛、眩晕、失眠、健忘、癫痫等；四缝主治小儿疳积、百日咳。故4题选A，5题选D。

6.【答案】C 7.【答案】E

8.【答案】D 9.【答案】C

10.【答案】C 11.【答案】B

12.【答案】A 13.【答案】E

【解析】十宣在手指，十指尖端，距指甲游离缘0.1寸（指寸），左右共10穴。四缝在手指，第2~5指掌面的近侧指间关节横纹的中央，一手4穴。故12题选A，13题选E。

14.【答案】D 15.【答案】A

【解析】胆囊主治：①急慢性胆囊炎、胆石症、胆道蛔虫症等胆腑病证。②下肢痿痹。膝眼主治：①膝痛，腿痛。②脚气。故14题选D，15题选A。

第二十一单元 毫针刺法

【A_1 型题】

1. 适宜仰靠坐位针刺的腧穴是
   A. 头、面、胸部腧穴和上、下肢部分腧穴
   B. 身体侧面腧穴和上、下肢部分腧穴
   C. 头、项、脊背、腰骶部的腧穴
   D. 前头、颜面和颈前等部位的腧穴
   E. 后头和项、背部的腧穴
2. 同时取头、面、胸、腹部腧穴，最适宜的体位是
   A. 仰卧位
   B. 俯卧位
   C. 侧卧位
   D. 俯伏坐位
   E. 侧伏坐位
3. 长针的进针法一般采用下列哪种为最佳的进针方法
   A. 指切进针法
   B. 挟持进针法
   C. 舒张进针法
   D. 提捏进针法
   E. 针管进针法
4. 下列腧穴中，不适宜俯卧位针刺的是
   A. 天柱
   B. 天枢
   C. 天宗
   D. 风门
   E. 风市
5. 适用于皮肤松弛部位腧穴的进针方法是
   A. 单手进针法
   B. 舒张进针法
   C. 提捏进针法
   D. 夹持进针法
   E. 指切进针法
6. 眶上神经痛取攒竹穴的刺法为
   A. 向外平刺
   B. 直刺

C. 向下斜刺
D. 向内平刺
E. 向上斜刺

7. 取身体侧面少阳经腧穴和上、下肢部分腧穴应采取的体位是
A. 仰卧位
B. 侧卧位
C. 俯卧位
D. 仰靠坐位
E. 侧伏坐位

8. 以下穴位采用提捏进针法的是
A. 睛明穴
B. 印堂穴
C. 大椎穴
D. 关元穴
E. 鸠尾穴

9. 斜刺的角度为
A. 5°左右
B. 15°左右
C. 30°左右
D. 45°左右
E. 60°左右

10. 下列有关捻转补泻中泻法的叙述，错误的是
A. 捻转角度小
B. 用力重
C. 频率快
D. 操作时间长
E. 拇指向后，食指向前（右转用力为主）

11. 下列哪项属行针基本手法
A. 捻转法，震颤法
B. 提插法，弹针法
C. 震颤法，弹针法
D. 提插法，刮柄法
E. 提插法，捻转法

12. 可用于印堂穴等皮薄肉少穴位的行针手法是
A. 捻转法
B. 弹法
C. 飞法
D. 震颤法
E. 摇法

13. 有关妊娠妇女针刺注意事项的叙述，不正确的是
A. 孕期不可以针刺三阴交、合谷
B. 怀孕3个月以内者，不宜针刺小腹部的腧穴
C. 怀孕3个月以上者，腹部腧穴不宜针刺
D. 怀孕3个月以上者，腰骶部腧穴不宜针刺
E. 可用昆仑、至阴保胎

14. 针刺浅薄部位腧穴，应用
A. 指切进针法
B. 夹持进针法
C. 提捏进针法
D. 舒张进针法
E. 套管进针法

15. 下列哪组属行针辅助手法
A. 提插法，捻转法，震颤法
B. 提插法，捻转法，弹针法
C. 震颤法，弹针法，刮柄法
D. 提插法，捻转法，刮柄法
E. 提插法，刮柄法，震颤法

16. 平刺时针身与皮肤表面的角度约呈
A. 15°
B. 20°
C. 30°
D. 45°
E. 60°

17. 提插补泻法中，补法的操作手法是
A. 轻插重提，幅度小，频率快
B. 轻插重提，幅度小，频率慢
C. 重插轻提，幅度大，频率快
D. 重插轻提，幅度小，频率快
E. 重插轻提，幅度小，频率慢

答案与解析

【A_1型题】

1.【答案】D

【解析】仰靠坐位适宜于取前头、颜面和颈前等部位的腧穴。仰卧位适宜于取头、面、胸、腹部腧穴和上下肢部分腧穴。侧卧位适宜于取身体侧面少阳经腧穴和上、下肢部分腧穴。俯卧位适宜于头、项、脊背、腰骶部腧穴和下肢背侧及上肢部分腧穴。俯伏坐位适宜于取后头和项、背部的腧穴。故本题选D。

2.【答案】A

3.【答案】B

【解析】指切进针法，适用于短针；挟持进针法，适用于长针；舒张进针法，适用于皮肤松弛部位，尤其是腹部；提捏进针法，适用于皮肤浅薄部位，如印

堂穴；针管进针法，少痛，适用于儿童及惧针者。故本题选B。

4.【答案】B

5.【答案】B

6.【答案】A

【解析】根据攒竹穴的位置，应该选用平刺法。排除B、C、E。临床此穴鲜有用向内平刺的。故本题选A。

7.【答案】B

8.【答案】B

9.【答案】D

【解析】针刺角度分为直刺、斜刺、平刺，其中直刺是针身与皮肤表面呈90°垂直刺入，适用于人体大部分腧穴；斜刺是针身与皮肤表面呈45°左右倾斜刺入，适用于肌肉浅薄或内有重要脏器，或不宜深刺、直刺的腧穴；平刺是针身与皮肤表面呈15°左右或沿皮以更小的角度刺入，适用于皮薄肉少部位的腧穴。故本题选D。

10.【答案】A

【解析】捻转补泻：①补法：针下得气后，捻转角度小，用力轻，频率慢，操作时间短，结合拇指向前、食指向后（左转用力为主）者为补法。②泻法：针下得气后，捻转角度大，用力重，频率快，操作时间长，结合拇指向后、食指向前（右转用力为主）者为泻法。故本题选A。

11.【答案】E

【解析】针灸的操作方法即行针手法包括基本手法、辅助手法、补泻手法。其中基本手法主要有提插法和捻转法。辅助手法有6种，为循、弹、刮、摇、飞、震颤。故本题选E。

12.【答案】D

【解析】毫针行针手法以提插、捻转为基本操作手法，弹法适用于不宜施行大角度捻转的腧穴；飞法适用于某些肌肉丰厚部位的腧穴；震颤法适用于浅表部位的腧穴。故本题选D。

13.【答案】E

【解析】妇女怀孕3个月者，不宜针刺小腹部的腧穴；若怀孕3个月以上者，腹部、腰骶部腧穴也不宜针刺。三阴交、合谷、昆仑、至阴等腧穴，在怀孕期亦应予禁刺。此外，怀孕期需要针刺治疗者，应注意精简针刺穴位、不宜使用强刺激手法。习惯性流产的孕妇则应慎用针刺。故本题选E。

14.【答案】C

15.【答案】C

16.【答案】A

17.【答案】E

【解析】在提插补泻中，补法的手法是重插轻提，幅度小，频率慢；泻法的手法是轻插重提，幅度大，频率快。故本题选E。

第二十二单元 常用灸法

【A_1 型题】

1. 瘢痕灸的适应证是
   A. 肺痨、瘰疬
   B. 虚寒病证
   C. 风寒痹痛
   D. 阳痿、早泄
   E. 疮疡久溃不敛
2. 雀啄灸属于
   A. 艾条灸
   B. 艾柱灸
   C. 温针灸
   D. 温灸器灸
   E. 天灸
3. 虚脱病人用神阙灸宜
   A. 隔盐灸
   B. 隔姜灸
   C. 隔蒜灸
   D. 温针灸
   E. 天灸
4. 有关灸法注意事项的叙述，不正确的是
   A. 先灸上部，后灸下部
   B. 先灸阴部，后灸阳部
   C. 壮数应先少后多
   D. 艾炷应先小后大
   E. 施灸也应注意补泻的操作方法
5. 不属于隔姜灸适应证的是
   A. 风寒湿痹
   B. 泄泻
   C. 腹痛
   D. 瘰疬
   E. 呕吐
6. 下列各项中，施灸的禁忌证是
   A. 泄泻

B. 脱肛
C. 瘿瘤
D. 乳痈初起
E. 阴虚发热证

7. 具有温胃止呕，散寒止痛作用的灸法是
A. 隔姜灸
B. 隔蒜灸
C. 隔盐灸
D. 隔附子饼灸
E. 无瘢痕灸

8. 以下不属于灸法治疗作用的是
A. 温经散寒
B. 扶阳固脱
C. 消瘀散结
D. 防病保健
E. 开窍泻热

9. 隔蒜灸的适应证是
A. 阳痿早泄
B. 呕吐腹痛
C. 未溃疮疡
D. 腹痛泄泻
E. 疮疡久溃

10. 隔附子饼灸多用于治疗的是
A. 肿疡初起
B. 疮疡久溃
C. 腹痛呕吐
D. 中风脱证
E. 伤寒阴证

【B_1 型题】

（11～12 题共用备选答案）
A. 直接灸
B. 间接灸
C. 艾条灸
D. 温针灸
E. 实按灸

11. 瘢痕灸属于
12. 温和灸属于

（13～14 题共用备选答案）
A. 瘰疬、初起的肿疡
B. 哮喘、肺痨、瘰疬
C. 吐泻并作、中风脱证
D. 因寒而致的呕吐、腹痛
E. 命门火衰而致的阳痿、早泄

13. 隔蒜灸的适应证是
14. 隔姜灸的适应证是

答案与解析

【A_1 型题】

1. **【答案】** A

【解析】 直接灸分为瘢痕灸和无瘢痕灸。瘢痕灸常用于治疗哮喘、肺痨、瘰疬等慢性顽疾，无瘢痕灸一般用于虚寒性疾患的治疗。故本题选 A。

2. **【答案】** A

【解析】 常用灸法分为艾灸法和其他灸法。艾灸法分为艾条灸、艾炷灸、温针灸。艾条灸又可分为温和灸、雀啄灸和回旋灸。故本题选 A。

3. **【答案】** A

【解析】 隔盐灸适用于虚脱、四肢厥冷等。隔姜灸适用于虚寒腹痛、寒湿痹痛、外感表证等。隔蒜灸适用于瘰疬、痈疽疮毒未溃之时。温针灸适用于一切寒湿痹证。天灸又名发泡灸，适用于多种慢性病及一些急性病。故本题选 A。

4. **【答案】** B

5. **【答案】** D

【解析】 隔姜灸常用于因寒而致的呕吐、腹痛以及风寒痹痛等，有温中止呕、散寒止痛的作用。隔蒜灸分为隔蒜片灸和隔蒜泥灸，多用于治疗瘰疬、肺痨及初起的肿疡等病证，有清热解毒、杀虫的功效。隔盐灸多用于治疗伤寒阴证或吐泻并作、中风脱证等，有回阳、救逆、固脱之功。隔附子饼灸多用于治疗命门火衰而致的阳痿，早泄或疮疡久溃不敛等，有温补肾阳的作用。故本题选 D。

6. **【答案】** E

7. **【答案】** A

8. **【答案】** E

9. **【答案】** C

10. **【答案】** B

【B_1 型题】

11. **【答案】** A　12. **【答案】** C

【解析】 常用灸法主要有 3 种：①艾炷灸分直接灸、间接灸，直接灸包括瘢痕灸、无瘢痕灸，间接灸包括隔姜灸、隔蒜灸、隔盐灸、隔附子饼灸。②艾条灸分为悬起灸、实按灸，悬起灸包括温和灸、雀啄

灸、回旋灸，实按灸包括太乙针灸、雷火针灸。③温针灸。故 11 题选 A，12 题选 C。

13.【答案】A　14.【答案】D

第二十三单元　其他针法

【A_1 型题】

1. 下列病证，不宜用三棱针治疗的是
   A. 高热惊厥
   B. 中风脱证
   C. 中暑昏迷
   D. 急性腰扭伤
   E. 喉蛾
2. 电针取穴应选用
   A. 身体左右两侧腧穴组成 1 对，选 1~3 对穴位为宜
   B. 身体左右两侧腧穴组成 1 对，选 5~6 对穴位为宜
   C. 身体同侧腧穴组成 1 对，选 1~3 对穴位为宜
   D. 身体同侧腧穴组成 1 对，选 5~6 对穴位为宜
   E. 根据病情选择腧穴，不拘左右，穴数不限
3. 三棱针挑刺法的适应证是
   A. 局部瘀血
   B. 水肿
   C. 顽癣
   D. 中暑
   E. 胃痛
4. 三棱针散刺法治疗的病证是
   A. 昏厥
   B. 中暑
   C. 发热
   D. 局限性顽癣
   E. 急性吐泻
5. 根据病变部位大小的不同，可刺 10~20 针，由病变外缘环形向中心点刺的方法，称为
   A. 散刺法
   B. 刺络法
   C. 挑刺法
   D. 点刺法
   E. 斜刺法
6. 具有镇静、止痛、缓解肌肉和血管痉挛的波型是
   A. 疏密波
   B. 断续波
   C. 密波
   D. 疏波
   E. 锯齿波

【B_1 型题】

（7~8 题共用备选答案）
A. 曲泽、委中
B. 肝俞、膈俞
C. 合谷、太冲
D. 列缺、照海
E. 十宣、井穴

7. 三棱针点刺法常取的腧穴是
8. 三棱针刺络法常取的腧穴是

（9~10 题共用备选答案）
A. 疏密波
B. 断续波
C. 锯齿波
D. 密波
E. 疏波

9. 对横纹肌有良好的刺激收缩作用的是
10. 能促进气血循环，消除炎性水肿的是

答案与解析

【A_1 型题】

1.【答案】B

【解析】三棱针主治实证、热证、瘀血、疼痛等。常用于急症和慢性病，如昏厥、高热、中风闭证、咽喉肿痛、中暑、目赤肿痛、丹毒、扭挫伤等。而 B 为虚证，应以回阳固脱为治疗原则。故本题选 B。

2.【答案】C

【解析】电针法的处方配穴与针刺法相同。一般选用其中的主穴，配相应的辅穴。多选同侧肢体的穴位配对，以 1~3 对穴位为宜。故本题选 C。

3.【答案】E

【解析】挑刺法常用于肩周炎、胃痛、颈椎综合征、失眠、支气管哮喘、血管神经性头痛。故本题

选 E。

4.【答案】D

【解析】三棱针散刺法多用于局部瘀血、血肿或水肿、顽癣等。故本题选 D。

5.【答案】A

【解析】散刺法是对病变局部周围进行点刺的一种方法，根据病变部位大小的不同，可刺 10~20 针，由病变外缘环形向中心点刺的方法，以促使瘀血或水肿得以排除，达到祛瘀生新，通经活络的目的。故本题选 A。

6.【答案】C

【解析】密波易产生抑制反应，常用于止痛、镇静、缓解肌肉和血管痉挛等。疏波则兴奋作用较为明显，刺激作用强，常用于治疗痿证和各种肌肉关节、韧带、肌腱的损伤等。故本题选 C。

【B_1 型题】

7.【答案】E 8.【答案】A

【解析】三棱针点刺法多用于指、趾末端的十宣、十二井穴和耳尖及头面部的攒竹、上星、太阳等穴。三棱针刺络法多用于曲泽、委中等穴，治疗急性吐泻、疼痛、中暑、发热等。故 7 题选 E，8 题选 A。

9.【答案】B 10.【答案】A

第二十四单元 针灸治疗

【A_1 型题】

1. 中脘配胃俞治疗胃痛，应属于
   A. 上下配穴
   B. 前后配穴
   C. 左右配穴
   D. 表里经配穴
   E. 同名经配穴
2. 下列各项，不属于远部选穴的是
   A. 目赤肿痛选关冲
   B. 胃痛选足三里
   C. 耳聋选中渚
   D. 牙痛选合谷
   E. 虚热选太溪
3. 宜点刺出血，应首选
   A. 少商
   B. 鱼际
   C. 太渊
   D. 经渠
   E. 列缺
4. 属于针灸治疗作用的是
   A. 扶正祛邪
   B. 联系脏腑
   C. 运行气血
   D. 抗御病邪
   E. 沟通内外
5. 下列不属于近部取穴的是
   A. 膝痛取膝眼
   B. 鼻病取迎香
   C. 耳病取听宫
   D. 眼病取睛明
   E. 胃痛取足三里
6. 下列各项，属本经配穴法的是
   A. 太阳头痛取后溪、昆仑
   B. 失眠取神门、内庭
   C. 牙痛取颊车、内庭
   D. 感冒咽痛取曲池、少商
   E. 肝病取太冲、阳陵泉
7. 下列各项中，不属于对症选穴的是
   A. 胃火牙痛选合谷、内庭
   B. 肾阴不足选肾俞、太溪
   C. 风火牙痛选风池、地仓
   D. 中气不足取百会
   E. 腰痛取委中

【B_1 型题】

(8~9 题共用备选答案)
A. 牙痛取合谷、内庭
B. 感冒取列缺、合谷
C. 胃痛取双侧梁丘
D. 头痛取头维、丰隆
E. 耳鸣取听宫、中渚

8. 属于本经配穴的是
9. 属于左右配穴的是

(10~11 题共用备选答案)
A. 痛经取关元、三阴交
B. 胃痛取三阴交、足三里
C. 咽痛取鱼际、太溪
D. 咳嗽取中府、太渊
E. 失眠多梦取神门、太溪

10. 属于表里经配穴的是

11. 属于上下配穴的是

答案与解析

【A_1 型题】

1. 【答案】B

【解析】判断此中脘与胃俞二穴分别属于任脉和膀胱经，既非表里经也非同名经，排除 D、E。根据穴位所在部位，中脘在上腹部，胃俞在背部，当属于前后配穴法。故本题选 B。

2. 【答案】E

【解析】远部选穴是指选取距离病痛较远处部位的腧穴，体现了“经脉所过，主治所及”的治疗规律。如胃痛选足阳明胃经的足三里，腰背痛选足太阳膀胱经的委中，上牙痛选足阳明胃经的内庭，下牙痛选手阳明大肠经的合谷等。辨证选穴是根据疾病的证候特点，分析病因病机而辨证选取穴位的方法。虚热选太溪为辨证选穴。故本题选 E。

3. 【答案】A

【解析】井穴分布在指、趾末端，为经气所出，如水的源头。一般点刺出血适宜于血热患者，使热从源头祛除，故多取井穴。选项中只有少商为井穴。故本题选 A。

4. 【答案】A

5. 【答案】E

【解析】近部取穴指在病变局部或距离比较近的范围选取穴位，是腧穴局部治疗作用的体现。膝眼位于髌韧带两侧凹陷处，迎香位于鼻旁，听宫位于耳屏前，睛明位于目内眦角稍内上方，均距病变部位较近，属近部取穴。足三里为胃经循行所过之处，距离病位较远，属远部取穴。故本题选 E。

6. 【答案】C

【解析】本经配穴法是当某一脏腑、经脉发生病变时，即选该脏腑、经脉的腧穴配成处方的配穴方法。颊车、内庭均隶属于足阳明胃经，均可治疗牙痛。故本题选 C。

7. 【答案】B

【B_1 型题】

8. 【答案】D 9. 【答案】C

10. 【答案】B 11. 【答案】C

【解析】痛经取关元、三阴交属于远近配穴法；胃痛取三阴交、足三里属于表里经配穴法；咽痛取鱼际、太溪属上下配穴法；咳嗽取中府、太渊属本经配穴法；失眠多梦取神门、太溪属同名经配穴法。故 10 题选 B，11 题选 C。

第二十五单元 头面躯体病证

【A_1 型题】

1. 针刺治疗太阳头痛应选取的腧穴是
   A. 天柱、后溪、昆仑
   B. 印堂、合谷、内庭
   C. 率谷、外关、足临泣
   D. 四神聪、太冲、内关
   E. 风门、列缺、足三里
2. 治疗肾虚腰痛除主穴外，应选取的配穴是
   A. 命门、腰阳关
   B. 膈俞、次髎
   C. 大肠俞、申脉
   D. 后溪、委中
   E. 肾俞、太溪
3. 治疗瘀血头痛应配用的是
   A. 风门、列缺
   B. 脾俞、足三里
   C. 血海、膈俞
   D. 太冲、太溪
   E. 中脘、丰隆
4. 太阳经头痛一般表现在
   A. 顶部
   B. 颞部
   C. 顶颞部
   D. 前额部
   E. 后枕部
5. 治疗落枕的经验穴是
   A. 外劳宫
   B. 天柱
   C. 阿是穴
   D. 后溪
   E. 悬钟

6. 治疗厥阴头痛，应选取的配穴是
   A. 印堂、攒竹、合谷
   B. 率谷、外关、足临泣
   C. 天柱、后溪、申脉
   D. 太冲、内关、四神聪
   E. 血海、膈俞、内关
7. 治疗漏肩风手太阳证，除主穴外，还可选取的穴位是
   A. 合谷
   B. 外关
   C. 后溪
   D. 列缺
   E. 内关
8. 治疗落枕的主穴是
   A. 百会、太阳、风池、阿是穴、合谷
   B. 肩髃、肩髎、肩贞、阿是穴、阳陵泉、条口透承山
   C. 大肠俞、阿是穴、委中
   D. 外劳宫、天柱、阿是穴、后溪、悬钟
   E. 膈俞、血海、肾俞、关元
9. 针灸治疗漏肩风时，属于远部取穴的是
   A. 关元
   B. 肩前
   C. 肩贞
   D. 商阳
   E. 合谷

【A_2 型题】

10. 患者腰痛隐隐，绵绵不已，膝腿疲软无力，劳则更甚，反复发作，舌淡红，脉细。治疗除主穴外，还应选取的配穴是
    A. 后溪、申脉
    B. 肾俞、太溪
    C. 膈俞、血海
    D. 命门、腰阳关
    E. 次髎、志室
11. 患者，男，22 岁。头痛，以后头部为主，阵阵发作，痛如锥刺，时有胀痛，每当受风或劳累时疼痛加重，舌苔薄，脉弦。治疗应首选
    A. 后顶、天柱、昆仑、阿是穴
    B. 百会、通天、行间、阿是穴
    C. 上星、头维、合谷、阿是穴
    D. 通天、头维、太冲、阿是穴
    E. 头临泣、目窗、前顶、阿是穴
12. 患者，男，48 岁。头胀痛近 2 年，时作时止，伴目眩易怒，面赤口苦，舌红苔黄，脉弦数。治疗除取主穴外，还应选用
    A. 头维、内庭、三阴交
    B. 血海、风池、足三里
    C. 风池、列缺、太阳
    D. 太溪、侠溪、太冲
    E. 丰隆、太阳、风门
13. 患者因受寒而致颈项疼痛，重着，以项背部疼痛为主，有明显压痛，低头加重，伴恶寒，头痛，舌淡红，苔薄白，脉弦紧。治疗除主穴外，还应选取的配穴是
    A. 申脉、外关
    B. 肩髃、天宗
    C. 内关、合谷
    D. 风池、肩井
    E. 大椎、束骨
14. 患者，男，50 岁。腰部疼痛 10 余年，有劳伤史，久坐加重，病处固定不移。治疗除取主穴外，还应选用的穴位是
    A. 膏肓
    B. 膈俞
    C. 志室
    D. 腰阳关
    E. 环跳
15. 患者，男，22 岁。头痛，以前头部为主，疼痛阵作，痛如锥刺，每当受风或劳累时疼痛加重，舌苔薄，脉弦。治疗应首选
    A. 后顶、天柱、昆仑、阿是穴
    B. 百会、通天、行间、阿是穴
    C. 上星、头维、合谷、阿是穴
    D. 通天、头维、太冲、阿是穴
    E. 头临泣、目窗、前顶、阿是穴
16. 患者，男，32 岁。冷库工作 3 年。腰痛 3 个月，腰部冷痛，得温痛减，舌淡苔白滑，脉沉迟。治疗除取主穴外，还应加
    A. 阿是穴、腰夹脊
    B. 后溪、申脉
    C. 命门、腰阳关
    D. 膈俞、次髎
    E. 肾俞、太溪
17. 患者，男，50 岁。因夜间睡觉姿势不当，头部歪向患侧，颈肩部压痛明显。治疗除头部阿是穴外，应首选
    A. 手太阳、足太阴经穴
    B. 手少阴、足厥阴经穴
    C. 手太阳、足少阳经穴
    D. 任脉、督脉经穴

E. 手少阳、足太阳经穴

18. 患者，男，38 岁。素患腰痛，近日因劳累后症状加重，腰部触之僵硬，俯仰困难，其痛固定不移，舌紫暗，脉弦涩。治疗除取主穴外，还应加

A. 膈俞、次髎
B. 命门、阳陵泉
C. 腰阳关、养老
D. 命门、志室
E. 次髎、阳陵泉

19. 患者，女，62 岁。腰部隐隐作痛 2 年，下肢酸软乏力，腰冷，脉细。治疗除选取主穴外，应加用的腧穴是

A. 风府、大杼、阳陵泉
B. 风府、足三里、血海
C. 风府、三阴交、太冲
D. 水沟、风府、足三里
E. 命门、志室、太溪

20. 患者，男，20 岁。左踝部疼痛，行走时加重，喜温热，舌苔白，脉弦紧。治疗时除主穴外，还应选取的配穴是

A. 肾俞、关元
B. 膈俞、血海
C. 阴陵泉、足三里
D. 大椎、曲池
E. 昆仑、悬钟

21. 患者，女，59 岁。两膝关节红肿热痛，尤以右膝部为重，痛不可触，关节活动不利，并见身热，口渴，舌苔黄燥，脉滑数。治疗除选用犊鼻、梁丘、阳陵泉、膝阳关外，还应加

A. 大椎、曲池
B. 肾俞、关元
C. 脾俞、气海
D. 脾俞、胃俞
E. 肾俞、合谷

22. 患者，女，48 岁。肩周疼痛，酸重，夜间为甚，常因天气变化及劳累而诱发或加重，疼痛以肩外侧为主，主动和被动外展、后伸、上举等功能明显受限。除主穴外，应加用的腧穴是

A. 合谷
B. 外关
C. 后溪
D. 列缺
E. 内关

【B_1 型题】

（23~24 题共用备选答案）

A. 风池、太冲、合谷、内关、后溪
B. 风池、百会、悬颅、侠溪、行间
C. 上星、头维、合谷、阿是穴
D. 百会、通天、行间、阿是穴
E. 率谷、太阳、侠溪、内庭

23. 治疗头痛肝阳上亢证，应首选
24. 治疗前头痛风邪袭络证，应首选

（25~26 题共用备选答案）

A. 膈俞、血海
B. 肾俞、关元
C. 阴陵泉、足三里
D. 大椎、曲池
E. 脾俞、胃俞

25. 痹证属着痹者，治疗应选取的配穴是
26. 痹证属热痹者，治疗应选取的配穴是

答案与解析

【A_1 型题】

1.【答案】A

【解析】头痛治疗宜疏调经脉、通络止痛，按局部穴位和远端循经取穴为主，太阳经头痛为后枕部疼痛，天柱位于后枕部，属局部取穴，疏导头部经气，后溪，昆仑为远端循经取穴。故本题选 A。

2.【答案】E

【解析】腰痛主穴取大肠俞、阿是穴、委中；配穴是督脉病证配后溪，足太阳经证配申脉；寒湿腰痛配命门、腰阳关，瘀血腰痛配膈俞、次髎，肾虚腰痛配肾俞、太溪；腰椎病变配腰夹脊。故本题选 E。

3.【答案】C

【解析】头痛的治法为调和气血，通络止痛，根据头痛部位循经取穴和取阿是穴为主。临床配伍血海、膈俞以活血通络止痛。故本题选 C。

4.【答案】E

【解析】A 厥阴经头痛。B 少阳经头痛。C 无明显归经。D 阳明经头痛。E 太阳经头痛。故本题选 E。

5.【答案】A

【解析】外劳宫是治疗落枕的经验穴；天柱、阿是穴舒缓局部筋脉；后溪能够疏调督脉、太阳经脉气

血；悬钟疏调少阳经脉气血。诸穴远近相配，共奏疏调颈部气血、缓急止痛之效。故本题选 A。

6.【答案】D

【解析】头痛的治法为调和气血，通络止痛。主穴为百会、太阳、风池、阿是穴、合谷，厥阴头痛配四神聪、太冲、内关。故本题选 D。

7.【答案】C

【解析】治疗漏肩风的主穴为肩髃、肩髎、肩贞、阿是穴、阳陵泉、条口透承山。手阳明经证配合谷；手少阳经证配外关；手太阳经证配后溪；手太阴经证配列缺；外邪内侵配合谷、风池；气滞血瘀配内关、膈俞；气血虚弱配足三里、气海。故本题选 C。

8.【答案】D

9.【答案】E

【解析】针灸治疗漏肩风时，肩髃、肩髎、肩贞、肩前为局部取穴，可祛风散寒，活血通络，舒筋止痛；曲池、合谷、外关、阳陵泉为远部取穴，可疏导阳明、少阳经气，通络止痛。故本题选 E。

【A_2 型题】

10.【答案】B

【解析】根据患者症状可诊断为肾虚腰痛。治法为通经止痛，取局部阿是穴及足太阳经穴为主。主穴为大肠俞、阿是穴、委中。肾虚腰痛配肾俞、太溪。肾俞为肾之背俞穴，太溪为肾经原穴。故本题选 B。

11.【答案】A

【解析】患者年轻男性，头痛以后头部为主，阵阵发作，痛如锥刺，时有胀痛，每当受风或劳累时疼痛加重。辨证为太阳头痛，应疏调经脉，祛风止痛。后顶穴在百会之后，能祛风止头痛，天柱穴位于后头骨正下方凹陷处，和患者的头痛部位一致。昆仑穴虽不在头部，但主治后头痛，项强，腰骶疼痛，足踝肿痛。此三穴与头部的阿是穴共用，能治疗患者的头痛。故本题选 A。

12.【答案】D

【解析】患者诊断为头痛，其证型为肝阳上亢头痛，除取主穴外，还应选用太溪、侠溪、太冲。故本题选 D。

13.【答案】E

【解析】患者因受寒而致颈项疼痛，重着，以项背部疼痛为主，有明显压痛，低头加重，诊断为落枕，病位在督脉与太阳经，配大椎、束骨。病在少阳经配风池、肩井；风寒袭络配风池、合谷；气滞血瘀配内关、合谷；肩痛配肩髃；背痛配天宗。故本题选 E。

14.【答案】B

【解析】患者诊断为腰痛，为瘀血腰痛，故加膈俞。寒湿腰痛，加腰阳关；肾虚腰痛，加志室；环跳穴用于治疗腰痛引起的坐骨神经痛；膏肓主治肺之虚损证，盗汗、健忘、遗精等虚劳诸症，肩胛痛。故本题选 B。

15.【答案】C

【解析】患者年轻男性，出现了头痛，以前头部为主，疼痛阵作，痛如锥刺，每当受风或劳累时疼痛加重，辨证为阳明头痛。治疗应疏调经脉，祛风止痛。在穴位选取上，可选择如上星、头维、阿是穴来治疗头痛，合谷穴为人体手阳明大肠经上的重要穴位之一，可治疗头痛等症。故本题选 C。

16.【答案】C

【解析】患者由病史及喜温、舌脉可诊断为寒湿腰痛。治疗腰痛的主穴是大肠俞、阿是穴、委中。督脉病证配后溪，足太阳经证配申脉，腰椎病变配腰夹脊。寒湿腰痛配命门、腰阳关，瘀血腰痛配膈俞、次髎，肾虚腰痛配肾俞、太溪。故本题选 C。

17.【答案】C

【解析】患者头部歪向患侧，颈肩部压痛，可诊断为落枕。治法为疏经活络，调和气血，取局部阿是穴和手太阳、足少阳经穴为主。故本题选 C。

18.【答案】A

【解析】膈俞，八会穴之血会，可理气宽胸，活血通脉；次髎近部取穴可补益下焦，强腰利湿。命门，肾虚腰痛加之。腰阳关，寒湿腰痛加之；养老，清头明目，舒筋活络。志室，肾虚腰痛常用。阳陵泉，寒性腰痛用之。本题为腰痛，症见痛处固定不移，舌紫暗，表现为瘀血之象，治疗应以活血通经为主。故本题选 A。

19.【答案】E

20.【答案】A

【解析】该患者可辨证为痛痹，治法为通络止痛，治疗主穴为阿是穴、局部经穴，配穴应为肾俞、关元。故本题选 A。

21.【答案】A

【解析】患者两膝关节红肿热痛，尤以右膝部为重，痛不可触，关节活动不利，诊断为痹证。同时，全身症状可见身热，口渴，舌苔黄燥，脉滑数，可以确定是热痹。选穴时除了主穴外，还应加泻热的穴，如大椎和曲池。故本题选 A。

22.【答案】B

【解析】该患者可辨证为漏肩风手少阳证，除主穴肩髃、肩髎、肩贞、阿是穴、阳陵泉、条口透承山外，还可配外关穴。故本题选 B。

【B_1 型题】

23.【答案】B　24.【答案】C
25.【答案】C　26.【答案】D

【解析】痹证的治法为通络止痛，以局部腧穴为主，配合循经取穴及辨证选穴。行痹配膈俞、血海，痛痹配肾俞、腰阳关，着痹配阴陵泉、足三里，热痹配大椎、曲池。故25题选C，26题选D。

第二十六单元　内科病证

【A_1 型题】

1. 治疗中风中脏腑闭证，除十二井穴外，应主取的是
   A. 督脉、手厥阴经穴
   B. 任脉、手厥阴经穴
   C. 督脉、足厥阴经穴
   D. 任脉、足厥阴经穴
   E. 任脉、手足厥阴经穴
2. 治疗慢性泄泻，天枢穴应采用的刺灸法是
   A. 毫针泻法
   B. 毫针补法
   C. 灸法
   D. 平补平泻法
   E. 先泻后补法
3. 治疗中风中经络主穴取内关、水沟、三阴交外，还应选
   A. 曲池、内庭、丰隆
   B. 关元、神阙
   C. 极泉、尺泽、委中
   D. 极泉、尺泽、水沟
   E. 太冲、丰隆、劳宫
4. 治疗眩晕虚证，应选取
   A. 风池、百会、内关、太冲
   B. 百会、行间、侠溪、太冲
   C. 风池、气海、脾俞、胃俞
   D. 风池、太溪、悬钟、三阴交
   E. 风池、百会、肝俞、肾俞、足三里
5. 治疗中风中经络的主穴是
   A. 委中、尺泽、内关、水沟、极泉、太溪
   B. 委中、尺泽、内关、三阴交、水沟、极泉
   C. 委中、尺泽、内关、水沟、极泉、合谷
   D. 内关、水沟
   E. 内关、水沟、关元、气海、神阙
6. 面瘫人中沟歪斜应选取的配穴是
   A. 迎香
   B. 水沟
   C. 承浆
   D. 翳风
   E. 廉泉
7. 中风脱证的治疗操作中，水沟用
   A. 雀啄法
   B. 泻法
   C. 补法
   D. 直刺
   E. 点刺
8. 治疗感冒的主穴是
   A. 风门、大椎、太阳、列缺、合谷
   B. 风池、大椎、太阳、列缺、合谷
   C. 足三里、大椎、太阳、列缺、合谷
   D. 曲池、大椎、太阳、列缺、合谷
   E. 委中、大椎、太阳、列缺、合谷
9. 治疗中风闭证，除选太冲、劳宫外，还应选
   A. 水分
   B. 水沟
   C. 下关
   D. 中冲
   E. 丰隆
10. 眩晕肝阳上亢证应选择的配穴是
    A. 足三里、气海
    B. 外关、关冲
    C. 风池、风府
    D. 头维、中脘、丰隆
    E. 行间、侠溪、太溪
11. 治疗呕吐的主穴是
    A. 足三里、太冲、阴陵泉
    B. 下脘、梁门、胃俞
    C. 合谷、金津、玉液
    D. 上脘、胃俞、足三里
    E. 中脘、足三里、内关
12. 中风中经络出现语言謇涩，治疗除主穴外，还应选取的配穴是
    A. 金津、玉液
    B. 合谷、太冲
    C. 悬钟、合谷
    D. 合谷、颊车

E. 通里、哑门

13. 治疗便秘虚证，在取主穴的基础上，应加
A. 合谷、曲池
B. 太冲、中脘
C. 神阙、关元
D. 足三里、脾俞、气海
E. 照海、气海

14. 治疗哮喘虚证，应首选
A. 手太阴经穴及相应背俞穴
B. 相应背俞穴及手太阴、足少阴经穴
C. 手太阴、手阳明经穴及督脉穴
D. 督脉、手少阴穴
E. 手足阳明经穴

15. 胃痛胃阴不足证除主穴外，还应选取的配穴是
A. 梁门、下脘
B. 期门、太冲
C. 膈俞、三阴交
D. 关元、脾俞、胃俞
E. 胃俞、三阴交、内庭

16. 治疗眩晕实证的主穴是
A. 风池、百会、太阳、列缺
B. 风池、头维、太阳、百会
C. 风池、百会、内关、太冲
D. 风池、百会、肝俞、肾俞
E. 百会、内关、后溪、水沟

17. 治疗因痰饮引起的呕吐，除取主穴外，还应加
A. 脾俞、章门
B. 下脘、足三里
C. 上脘、行间
D. 梁门、内庭
E. 膻中、丰隆

18. 面瘫伴舌麻，味觉减退，除主穴外，还应选取的配穴是
A. 承浆
B. 水沟
C. 廉泉
D. 翳风
E. 风池

19. 治疗热结型便秘，除取主穴外，还应加
A. 脾俞、胃俞
B. 气海、神阙
C. 关元、命门
D. 合谷、曲池
E. 中脘、行间

20. 治疗不寐的主穴是
A. 照海、申脉、神门、行间、安眠
B. 照海、申脉、神门、印堂、四神聪、安眠
C. 神门、印堂、四神聪、安眠、太溪、合谷
D. 神门、公孙、内关、外关、四神聪、安眠
E. 印堂、安眠、四神聪、内关、足三里

21. 治疗感冒，除合谷、列缺、风池外，还应选取的主穴是
A. 阴陵泉、委中
B. 少商、身柱
C. 曲池、尺泽
D. 风门、肺俞
E. 大椎、太阳

22. 哮喘实证，治疗除肺俞、中府、定喘外，还应选取的主穴是
A. 列缺、尺泽
B. 风门、合谷
C. 丰隆、曲池
D. 天突、外关
E. 曲池、大椎

23. 治疗呕吐，除胃募穴外，还应选取的经穴是
A. 手厥阴、手阳明经穴
B. 手太阴、手阳明经穴
C. 手少阴、手阳明经穴
D. 手厥阴、足阳明经穴
E. 手少阴、足阳明经穴

24. 呕吐寒邪客胃除主穴外应选配穴是
A. 上脘
B. 内关
C. 太冲
D. 内庭
E. 三阴交

25. 治疗呕吐热邪内蕴者，宜点刺出血的腧穴是
A. 金津、玉液
B. 中脘、合谷
C. 厉兑、内庭
D. 公孙、合谷
E. 厉兑、商阳

26. 治疗便秘之气秘证，除主穴外，还应选取的配穴是
A. 合谷、曲池
B. 太冲、中脘
C. 神阙、关元
D. 脾俞、气海
E. 照海、太溪

27. 治疗胃痛寒邪犯胃证的首选配穴是
A. 胃俞
B. 太冲

C. 膈俞
D. 气海
E. 三阴交

【A_2 型题】

28. 患者，女，50 岁。素有高血压史。晨五时起床小便，突然左侧上肢肢体麻木，活动不利，并伴有头晕目眩，苔白腻，脉弦滑。治疗应选取
A. 曲池、外关、合谷、尺泽
B. 阳陵泉、曲泉、大敦、太溪
C. 廉泉、太阳、支沟、劳宫
D. 足三里、三阴交、阴陵泉、风池
E. 内关、水沟、三阴交、极泉、尺泽、委中
29. 患者，男，60 岁。头晕目眩，伴面红目赤，目胀耳鸣，烦躁易怒，口苦，善太息，舌红，苔黄，脉弦数。治疗除督脉穴外，还应主选的经穴是
A. 足少阴、足少阳经穴
B. 足太阴、足阳明经穴
C. 足厥阴、足太阴经穴
D. 足厥阴、足少阳经穴
E. 足太阴、足少阴经穴
30. 患者，男，35 岁。恶寒重，发热轻，无汗，鼻塞流涕，喷嚏不断，咳嗽白痰，舌淡红，苔薄白，脉浮紧。治疗除主穴外，还应选取的配穴是
A. 脾俞、足三里
B. 委中、曲泽
C. 阴陵泉、外关
D. 曲池、尺泽
E. 风门、肺俞
31. 患者，男，57 岁。昨日突然昏仆，不省人事，呼吸急促，牙关紧闭，舌淡，苔薄白，脉沉弦。治疗除主穴外，还应选取的腧穴是
A. 颊车、合谷
B. 气海、关元
C. 印堂、合谷
D. 足三里、照海
E. 太溪、照海
32. 患者，男，70 岁。家属代诉：患者今晨起床后半小时，突然昏仆，不省人事，目合口张，遗溺，手撒，四肢厥冷，脉细弱。治疗用隔盐灸，应首选
A. 肾俞、太溪
B. 关元、神阙
C. 脾俞、足三里
D. 肾俞、三阴交
E. 三焦俞、内关
33. 患者，男，30 岁。昨日起胃脘胀痛，饮食不下，今天见呕吐频频。治疗应首选
A. 内庭
B. 丰隆
C. 太冲
D. 内关
E. 合谷
34. 患者，男，62 岁。外出散步时，突然昏仆不省人事，伴口噤不开，牙关紧闭，肢体强痉。治疗应首选
A. 督脉、任脉经穴
B. 督脉、足太阳经穴
C. 督脉、手厥阴经穴
D. 任脉、手厥阴经穴
E. 任脉、足太阳经穴
35. 患者，女，55 岁。头痛病史 5 年，发作时头重如裹，视物旋转。舌淡，苔白腻。针刺治疗除取主穴外，还应配
A. 百会、风池、太冲、内关
B. 风府、天柱、颈夹脊
C. 曲池、足三里
D. 头维、中脘、丰隆
E. 行间、侠溪、太溪
36. 患者，女，50 岁。因恼怒致胃脘胀痛，嗳气，呕酸，舌苔薄白，脉弦。依据“近部取穴”的原则，治疗应首选
A. 足三里
B. 膻中
C. 太冲
D. 天枢
E. 中脘
37. 患者，女，72 岁。1 小时前，突然昏仆，不省人事，半身不遂，目合口张，遗尿，汗出，四肢厥冷，脉细弱。治疗应首选
A. 背俞穴，灸法
B. 任脉经穴，灸法
C. 督脉经穴，灸法
D. 足阳明经穴，灸法
E. 足厥阴经穴，毫针泻法
38. 患者，男，30 岁。口角歪向右侧，左眼不能闭合 2 天，左侧额纹消失。治疗应选取何经穴为主
A. 手、足少阳经
B. 手、足太阴经
C. 手、足太阳经
D. 手、足厥阴经
E. 手、足阳明经

39. 患者，女，43岁。眩晕半年，加重1周，伴神疲乏力，面色白，时有心悸，夜寐欠安，舌淡，脉细。治疗应首选
A. 风池、肝俞、肾俞、行间
B. 中脘、内关、解溪、头维
C. 百会、上星、风池、丰隆
D. 百会、太阳、印堂、合谷
E. 脾俞、足三里、气海、百会
40. 患者，女，30岁。3天前因对着空调入睡，次日睡眠醒来时发现一侧面部肌肉板滞、麻木、瘫痪，额纹消失。针刺起远治作用的主穴是
A. 攒竹、丝竹空
B. 合谷、太冲
C. 阳白、四白
D. 颧髎、颊车
E. 丝竹空、阳白
41. 患者，女，58岁。患者心烦不寐，时寐时醒1年余，常伴手足心热，颧红潮热，舌红，苔少，脉细数，针刺治疗应取的经脉为
A. 足太阴经
B. 手、足少阴经
C. 督脉
D. 手厥阴经
E. 足厥阴经
42. 患者，女，26岁。下肢弛缓无力1年余，肌肉明显萎缩，功能严重受限，并感麻木，发凉，腰痛，头晕。舌红少苔，脉细数。治疗应选取何经穴为主
A. 督脉经
B. 太阳经
C. 阳明经
D. 少阳经
E. 厥阴经
43. 患者，女，45岁，失眠2个月，近日来入睡困难，有时睡后易醒，醒后不能再睡，甚至彻夜不眠，舌苔薄，脉沉细。治疗应首选
A. 神门、内关
B. 神门、胆俞
C. 神门、三阴交
D. 心俞、脾俞
E. 心俞、足三里
44. 患者，男，39岁。近3日来，两胁胀痛，时有恶心呕吐，口苦，舌红苔黄腻。治疗除取期门、太冲、支沟穴外，还应取
A. 合谷、丘墟
B. 内庭、三阴交
C. 阳陵泉、足三里
D. 内关、行间
E. 足临泣、曲池
45. 患者，女，30岁。外感风热，咽喉赤肿疼痛，吞咽困难，咽干，咳嗽。治疗应首选
A. 列缺
B. 内庭
C. 太溪
D. 少商
E. 廉泉
46. 患者，女，35岁。外感风寒，咽喉赤肿疼痛，吞咽困难，咽干，咳嗽。治疗应首选
A. 合谷
B. 内庭
C. 太溪
D. 鱼际
E. 廉泉
47. 患者，男，32岁。恶寒发热2天，伴咽喉肿痛，口渴，舌苔薄黄。治疗除取主穴外，还应选用的穴位是
A. 风门、肺俞
B. 外关、身柱
C. 曲池、中府
D. 阴陵泉、委中、中冲
E. 曲池、尺泽、鱼际
48. 患者，男，22岁。发热恶寒，寒重热轻，头痛身痛，鼻塞流涕，咳嗽，咳痰清稀，舌苔薄白，脉浮紧。治疗应首选
A. 手太阴、手阳明、足太阳经穴
B. 手少阴、手太阳、手太阴经穴
C. 手太阴、足太阳、手少阳经穴
D. 手太阴、手少阳、足少阳经穴
E. 手阳明、足阳明、手太阴经穴
49. 患者，女，40岁。呕吐痰涎，伴头晕，胸痞，心悸，舌苔白，脉滑。治疗除取主穴外，还应加
A. 列缺、尺泽
B. 膻中、丰隆
C. 曲池、外关
D. 风池、尺泽
E. 列缺、合谷
50. 患者，女，35岁。胃脘部隐痛，痛处喜按，空腹痛甚，纳后痛减，伴胃脘灼热，似饥而不欲食，咽干口燥，大便干结，舌红少津，脉弦细。治疗应首选
A. 内关、天枢、中脘、膈俞
B. 内关、足三里、中脘、胃俞

C. 内关、天枢、中脘、太冲
D. 内关、足三里、中脘、下脘、梁门
E. 足三里、中脘、内关、三阴交、内庭

51. 患者，男，20 岁。昨日起大便泄泻，发病势急，1 日 5 次，小便减少。治疗应首选
A. 上巨虚、太溪、肾俞、命门
B. 足三里、公孙、脾俞、太白
C. 关元、天枢、足三里、冲阳
D. 天枢、上巨虚、阴陵泉、水分
E. 内庭、上巨虚、神阙、中脘

52. 患者，男，52 岁。呕吐清水，胃部不适，喜热畏寒，身倦，便溏，小便可，舌苔白，脉迟。治疗除取主穴外，应加用的腧穴是
A. 上脘、胃俞
B. 肝俞、太冲
C. 肾俞、太溪
D. 脾俞、丘墟
E. 胃俞、血海

53. 患者，男，43 岁。2 年来出现大便便质清稀，甚至如水样，腹痛不甚且喜按。治疗除神阙外，还应选取的主穴是
A. 天枢、足三里、公孙
B. 天枢、上巨虚、阴陵泉、水分
C. 天枢、内庭、曲池
D. 天枢、中脘
E. 天枢、脾俞、太白

54. 患者，男，50 岁。胃脘部经常隐隐作痛，时泛吐清水，喜暖恶寒，按之痛减，纳差神疲，大便溏，舌苔白，脉弱。治疗除取章门、内关、足三里穴外，还应取
A. 脾俞、肝俞、下脘
B. 脾俞、胆俞、上脘
C. 脾俞、胃俞、中脘
D. 胃俞、肝俞、三阴交
E. 胃俞、胆俞、上巨虚

55. 患者，男，39 岁。大便时溏时泄，迁延反复，稍进油腻食物则便次增多，面黄神疲，舌淡苔白，脉细弱。针刺应配
A. 脾俞、太白
B. 神阙
C. 内庭
D. 中脘
E. 足三里

56. 患者，男，55 岁。1 年来每日黎明之前腹微痛，痛即泄泻，或肠鸣而不痛，腹部和下肢畏寒，舌淡苔白，脉沉细。治疗除取主穴外，还应加
A. 胃俞、合谷
B. 肝俞、内关
C. 三焦俞、公孙
D. 命门、关元
E. 关元俞、三阴交

57. 患者，男，45 岁。大便秘结不通，排便艰难，伴腹胀痛，身热，口干口臭，喜冷饮，舌红，苔黄，脉滑数。治疗除取主穴外，还应选用的穴位是
A. 足三里、三阴交
B. 中脘、太冲
C. 神阙、关元
D. 合谷、内庭
E. 气海、脾俞

58. 患者，男，60 岁。欲便不得，或便而不爽，腹中胀痛，胸胁痞满，舌苔薄腻，脉弦。应在主穴基础上选用
A. 合谷、内庭
B. 太冲、中脘
C. 脾俞、气海
D. 照海、太溪
E. 神阙、关元

59. 患者，女，51 岁。夜寐不安 2 个月，多梦易醒，心悸健忘，舌淡，苔薄白，脉细弱。治疗应首选
A. 心俞、太溪
B. 肝俞、丘墟
C. 肝俞、太冲
D. 心俞、脾俞
E. 胃俞、足三里

60. 患者，女，40 岁。2 天前受凉后出现右侧面部肌肉板滞，额纹消失，眼裂变大，鼻唇沟变浅，口角歪向左侧，舌淡，苔薄白，脉浮紧。治疗除面部穴位、合谷外，还应取
A. 外关、关冲
B. 风池、风府
C. 太冲、曲池
D. 列缺、风池
E. 内庭、足三里

61. 患者，男，45 岁。2 天前受风后出现左侧面部麻木，额纹变浅，眼裂变大，鼻唇沟变浅，舌淡，苔薄白。针刺面部穴位应采用
A. 直刺深刺
B. 多穴重刺
C. 轻刺浅刺
D. 提插泻法
E. 电针强刺激

62. 患者，男，57岁。寐而易醒，头晕耳鸣，腰膝酸软，五心烦热，舌红，脉细数。除主穴外，还应选取
A. 行间、侠溪
B. 心俞、脾俞
C. 心俞、胆俞
D. 太溪、肾俞
E. 足三里、内关
63. 患者，男，35岁。微恶风寒，发热重，浊涕，痰稠或黄，咽喉肿痛，苔薄黄，脉浮数。治疗取大椎穴，宜采用的刺灸法是
A. 刺络拔罐法
B. 毫针捻转补法
C. 毫针提插补法
D. 毫针平补平泻法
E. 温针灸
64. 患者，女，31岁。胃脘隐痛，喜按喜暖，兼泛吐清水，便溏，舌淡苔薄，脉虚弱。治疗除主穴外，应加取
A. 梁门、下脘
B. 期门、太冲
C. 膈俞、三阴交
D. 胃俞、三阴交、内庭
E. 关元、脾俞、胃俞
65. 患者，女，50岁。腹泻2年，晨起则泻，泻后痛减，腹冷喜暖，腰酸腿软，舌淡，苔白，脉沉细。治疗除主穴外，应加用
A. 内庭、曲池
B. 曲池、三阴交
C. 脾俞、太白
D. 肾俞、关元
E. 肝俞、太冲
66. 患者，女，45岁。失眠2年，经常多梦少寐，入睡迟，易惊醒，平常遇事惊怕，多疑善感，气短头晕，舌淡，脉弦细。治疗除取主穴外，还应加
A. 心俞、厥阴俞、脾俞
B. 心俞、肾俞
C. 心俞、胆俞
D. 肝俞、间使、太冲
E. 脾俞、胃俞、足三里

【B_1 型题】

（67~68题共用备选答案）
A. 阴谷、关元
B. 气海、膻中
C. 丰隆、曲池
D. 天突、神阙
E. 风门、合谷
67. 治疗哮喘风寒外袭者，除主穴外，宜配用
68. 治疗哮喘痰热阻肺者，除主穴外，宜配用
（69~70题共用备选答案）
A. 隔蒜灸
B. 隔姜灸
C. 隔盐灸
D. 雀啄灸
E. 隔附子饼灸
69. 泄泻肾阳虚衰者，可用
70. 治疗中风脱证，神阙可用

答案与解析

【A_1 型题】

1.【答案】A
【解析】中风中脏腑闭证，治疗宜平肝息风，醒脑开窍，取督脉、手厥阴及足太阴经穴为主。主穴为水沟、十二井、太冲、丰隆、劳宫。故本题选A。
2.【答案】D
【解析】慢性泄泻的主穴有神阙、天枢、足三里、公孙，天枢用平补平泻法。故本题选D。
3.【答案】C
【解析】治疗中风中经络的主穴是水沟、内关、三阴交、极泉、尺泽、委中。太冲、丰隆、劳宫是治疗中风中脏腑闭证的主穴。关元、神阙是治疗中风中脏腑脱证的主穴。中风中经络痰热腑实配曲池、内庭、丰隆。故本题选C。
4.【答案】E
【解析】眩晕虚证的治法为益气养血，填精定眩，以督脉穴及相应背俞穴为主。主穴为百会、风池、肝俞、肾俞、足三里。肝俞、肾俞滋补肝肾、益精填髓、固本培元；足三里补益气血；风池疏调头部气血，百会提升气血，二穴配合以充养脑髓而缓急治标。故本题选E。
5.【答案】B
6.【答案】B
【解析】面瘫鼻唇沟变浅配迎香，人中沟歪斜配水沟，颏唇沟歪斜配承浆，乳突部疼痛配翳风，舌

麻、味觉减退配廉泉。故本题选 B。

7.【答案】A

【解析】中风脱证的治疗操作中，水沟向上方斜刺，用雀啄法，以眼球湿润为度；内关用泻法；三阴交用补法；刺极泉时，在原穴位置下 1 寸心经上取穴，避开动脉，直刺进针，用提插泻法，以患者上肢有麻胀感和抽动感为度；尺泽、委中直刺，用提插法使肢体有抽动感。故本题选 A。

8.【答案】B

【解析】治疗感冒的主穴是列缺、合谷、风池、大椎、太阳。风寒感冒配风门、肺俞；风热感冒配曲池、尺泽；夹湿配阴陵泉；夹暑配委中。体虚感冒配足三里；咽喉疼痛配少商、商阳。故本题选 B。

9.【答案】B

10.【答案】E

【解析】眩晕肝阳上亢配行间、侠溪、太溪；痰湿中阻配头维、中脘、丰隆。故本题选 E。

11.【答案】E

【解析】呕吐的治法为和胃理气，降逆止呕，以手厥阴、足阳明经穴及胃的募穴为主。中脘乃胃之募穴，可理气和胃止呕；内关为手厥阴经络穴，可宽胸理气、降逆止呕；足三里为阳明经合穴，可疏理气机，通降胃气。故本题选 E。

12.【答案】E

【解析】通里穴隶属手少阴心经，主治心病，舌强不语，暴喑，腕臂痛；哑门穴隶属督脉，系督脉与阳维脉之会穴，为治疗舌强不语、癫痫、项强首选穴。故本题选 E。

13.【答案】D

【解析】治疗便秘的主穴是天枢、大肠俞、上巨虚、支沟。热秘配合谷、曲池，气秘配太冲、中脘，冷秘配神阙、关元，虚秘配足三里、脾俞、气海，兼阴伤津亏者加照海、太溪。故本题选 D。

14.【答案】B

【解析】哮喘虚证宜补益肺肾，止哮平喘，取相应背俞穴及手太阴、足少阴经穴为主。故本题选 B。

15.【答案】E

【解析】胃痛除主穴外，饮食伤胃配梁门、下脘；肝气犯胃配期门、太冲；瘀血停胃配膈俞、三阴交；脾胃虚寒配关元、脾俞、胃俞；胃阴不足配胃俞、三阴交、内庭。故本题选 E。

16.【答案】C

【解析】百会位于巅顶，可清利脑窍而定眩；风池位于头部，局部取穴，疏调头部气机；太冲为肝之原穴，可平肝潜阳；内关为八脉交会穴，通阴维脉，可宽胸理气，和中化痰止呕，与太冲配伍，属同名经配穴，加强平肝之力。故本题选 C。

17.【答案】E

【解析】脾胃虚寒时加脾俞，章门偏于治疗五脏实证。下脘非必要穴位。寒吐加上脘。内庭主清胃热，梁门大多用于诊察。丰隆为治痰要穴；膻中为气会，主要功效为调畅气机。故本题选 E。

18.【答案】C

【解析】廉泉穴位任脉、阴维脉交会穴，位于人体的颈部，当前正中线上，结喉上方，舌骨上缘凹陷处。根据腧穴近治作用的特点，廉泉可治舌部疾病。故本题选 C。

19.【答案】D

【解析】合谷穴为手阳明大肠经的重要穴位之一，主治疾病范围极广。曲池也对胃肠疾病的治疗很有作用，且能泻热。所以在出现热结便秘的时候，除了选取主穴外，还应选择这两个穴位进行辅助。故本题选 D。

20.【答案】B

【解析】不寐应调理跷脉，安神利眠，选穴以手厥阴经、督脉和八脉交汇穴为主。治疗主穴为照海、申脉、神门、印堂、四神聪、安眠。故本题选 B。

21.【答案】E

【解析】感冒为外邪侵犯肺卫所致，太阴、阳明互为表里，故取手太阴、手阳明经列缺、合谷以祛邪解表；督脉主一身之阳气，温灸大椎可通阳散寒，刺络出血可清泻热邪；风池为足少阳经与阳维脉的交会穴，“阳维为病苦寒热”，故风池既可疏散风邪，又与太阳穴相配可清利头目。故本题选 E。

22.【答案】A

【解析】哮喘实证的治法为祛邪肃肺，化痰平喘。取手太阴经穴及相应背俞穴为主。手太阴经络穴列缺可宣通肺气，祛邪外出，合穴尺泽以肃肺化痰，降逆平喘；肺俞、中府乃肺之俞、募穴，调理肺脏、宣肺祛痰、止哮平喘，虚实之证皆可用之；定喘为止哮平喘的经验效穴。故本题选 A。

23.【答案】D

【解析】呕吐所选主穴为中脘、胃俞、内关、足三里。中脘乃胃之募穴，胃俞为胃之背俞穴，两穴俞募相配理气和胃止呕；内关为手厥阴经络穴，宽胸利气，降逆止呕；足三里为足阳明经合穴、胃之下合穴，疏理胃肠气机，通降胃气。故本题选 D。

24.【答案】A

【解析】治疗呕吐的主穴为中脘、内关、足三里。寒邪客胃配上脘、胃俞，热邪内蕴配合谷、金津、玉液；饮食停滞配梁门、天枢，肝气犯胃配期门、太冲；痰饮内停配丰隆、公孙，脾胃虚寒配脾俞、胃俞。故本题选A。

25.【答案】A

【解析】呕吐治疗的主穴操作为毫针平补平泻法。金津、玉液在口腔内，当舌系带两侧静脉上，左为金津，右为玉液。金津、玉液穴有清泻热邪，生津止渴的作用。热邪内蕴者金津、玉液点刺出血。故本题选A。

26.【答案】B

【解析】中脘属奇经八脉之任脉，亦为胃经募穴，八会穴之腑会，位于人体上腹部，前正中线上，当脐中上4寸，可以降胃气，通腑气；太冲为肝之原穴，疏泄少阳经气，调理气机。故本题选B。

27.【答案】A

【解析】治疗胃痛的主穴有足三里、内关、中脘，寒邪犯胃者，加胃俞，故本题选A。

【A_2型题】

28.【答案】E

【解析】因有上肢肢体不利症状，所以必有局部取穴，排除B、D；素有高血压，所以必有降压的穴位，排除A；廉泉是用来治疗口舌不利的，与本症无关，排除C。根据题干，辨证为中风中经络。故本题选E。

29.【答案】D

【解析】根据患者症状可诊断为眩晕实证，治法为平肝潜阳，化痰定眩。以督脉、足少阳经及足厥阴经穴为主。故本题选D。

30.【答案】E

【解析】根据患者症状可诊断为风寒感冒，治法为祛风散寒解表，取手太阴、手阳明经穴及督脉穴为主。主穴为列缺、合谷、风池、大椎、太阳。风寒感冒配风门、肺俞以解表散邪。故本题选E。

31.【答案】A

【解析】根据患者症状可诊断为中风中脏腑闭证。治法为平肝息风，醒脑开窍。取督脉、手厥阴和十二井穴为主。主穴为水沟、十二井、太冲、丰隆、劳宫。牙关紧闭配颊车、合谷。故本题选A。

32.【答案】B

【解析】肾俞，主治耳聋、耳鸣等肾虚病证、妇科病证；太溪，滋补下焦，调理冲任。脾俞，健脾和胃，利湿升清；足三里，主治胃肠病证、下肢痿痹证等，且为保健要穴。三阴交，治疗腹胀、腹泻等脾胃虚弱证。内关，主为调理心气，疏导气血；三焦俞，多治疗胃肠腑病证。关元，功用为温补肾阳，回阳固脱；神阙有回阳救逆之功效，在操作上一般多用艾柱隔盐灸。本题患者为脱证，症见突然昏仆，手撒、四肢厥冷为阳气暴脱，治法应回阳固脱。故本题选B。

33.【答案】D

【解析】内庭，胃经荥穴，主要作用是泻热；丰隆，祛痰要穴；太冲，肝经原穴，与合谷共称为四关穴。内关，唯一一个治呕吐要穴。故本题选D。

34.【答案】C

【解析】患者诊断为中风中脏腑闭证，治疗应以督脉、手厥阴经穴为主。故本题选C。

35.【答案】D

【解析】患者头重如裹，视物旋转，舌淡，苔白腻，为眩晕实证之痰湿中阻。治疗宜化痰祛湿定眩，除主穴百会、风池、太冲、内关外，还应配头维止眩，中脘、丰隆化痰祛湿。故本题选D。

36.【答案】E

【解析】嗳腐吞酸，主要病位在胃。选用下合穴足三里或者胃的募穴中脘均可，但是题干提示近部取穴。故本题选E。

37.【答案】B

38.【答案】E

【解析】患者男性，出现了面瘫症状，应选择主要循行于面部的经脉进行针刺治疗。首选手、足阳明经。故本题选E。

39.【答案】E

40.【答案】B

【解析】该患者属面瘫急性发作。治法为祛风通络，疏调经筋。取局部穴、手足阳明经穴为主。主穴为攒竹、阳白、四白、颧髎、颊车、地仓、合谷、太冲。面部诸穴可疏通局部经筋气血，活血通络。“面口合谷收”，合谷为循经远端取穴，可祛除阳明、太阳经筋之邪气，祛风通络。太冲为足厥阴原穴，肝经循行“上出额”“下颊里，环唇内”，与合谷相配，具有加强疏调面颊部经气作用。故本题选B。

41.【答案】B

【解析】患者心烦不寐，时寐时醒，手足心热，颧红潮热，舌红，苔少，脉细数，属心肾阴虚，宜针刺手少阴心经、足少阴肾经。故本题选B。

42.【答案】C

43.【答案】C

【解析】根据患者症状，诊断为不寐，治疗应补气养心安神。心之原穴神门宁心安神；三阴交为肝、脾、肾经的交会穴，可益气养血安神。故本题选C。

44.【答案】C

【解析】阳陵泉通调气机外，尚辅肝之原穴太冲、肝之募穴期门，以疏肝理气；足三里，配期门有疏肝理气，宽胸利气的作用。题中症见两胁胀痛，口苦，为肝郁气滞；恶心呕吐，为肝气犯胃。治疗应疏肝理气，和胃降逆。故本题选 C。

45.【答案】D

【解析】列缺主治头痛、齿痛、项强等头项部疾患。内庭主清胃热。太溪滋补下焦，调理冲任。少商解表清热，通利咽喉，苏厥开窍；主治感冒发热、支气管炎、肺炎、咽喉肿痛等呼吸系统疾病。廉泉治疗中风失语、吞咽困难、喉痹等口舌病证。故本题选 D。

46.【答案】A

47.【答案】E

【解析】患者诊断为感冒，证型为风热感冒。治疗除主穴外，加曲池、尺泽、鱼际。风寒感冒，加风门、肺俞；全身酸楚，加外关、身柱；暑湿感冒，加阴陵泉、委中、中冲。故本题选 E。

48.【答案】A

【解析】患者为风寒在表，治疗应解表散寒。选择手太阴肺经驱风寒、手阳明大肠经清热并配合足太阳膀胱经经穴为最佳。故本题选 A。

49.【答案】B

【解析】膻中，心包经之募穴、八会穴之气会，主调畅气机；丰隆，胃经络穴，功效为和胃气，化痰湿，清神志。本题患者为痰饮内阻之呕吐。治疗应温中化饮，和胃降逆。故本题选 B。

50.【答案】E

【解析】患者诊断为胃痛，证型为胃阴不足型胃痛；胃痛的主穴为足三里、内关、中脘。寒邪犯胃者，加用胃俞，排除 B；饮食停滞者，加下脘、梁门，排除 D；气滞血瘀者，加膈俞，排除 A；脾胃虚寒者，加气海、关元；肝气犯胃，加太冲，排除 C；胃阴不足，加三阴交、内庭。故本题选 E。

51.【答案】D

【解析】患者为急性泄泻，治疗应当除湿导滞，通调腑气。选用天枢、上巨虚、阴陵泉、水分。天枢为大肠募穴，可调理肠胃气机；上巨虚为大肠下合穴，可运化湿滞；阴陵泉可健脾化湿；水分利小便而实大便。故本题选 D。

52.【答案】A

53.【答案】A

【解析】根据患者症状可诊断为慢性泄泻。治法为健脾温肾，固本止泻，取任脉、足阳明、足太阴经穴为主。主穴为神阙、天枢、足三里、公孙。灸神阙以温补元阳、固本止泻，天枢为大肠募穴，能调理肠胃气机，足三里、公孙健脾益胃。故本题选 A。

54.【答案】C

【解析】肝俞主治肝胆病证，排除 A。胆俞主治肝胆疾病，排除 B。三阴交治疗腹胀、腹泻等脾胃虚弱证，排除 D。上巨虚为大肠下合穴，主治肠鸣、腹痛等胃肠病证，排除 E。脾俞，健脾和胃，利湿升清；胃俞，和胃健脾，理中降逆；中脘，健运中州，调畅气机。本题患者胃脘部经常隐隐作痛，按之痛减为胃气虚弱；泛吐清水，喜暖恶寒，纳差神疲，大便溏，辨证为脾胃虚寒。故治疗需要健脾养胃，理气止痛。故本题选 C。

55.【答案】A

【解析】患者大便时溏时泄，迁延反复，病属泄泻，稍进油腻食物则便次增多，面黄神疲，舌淡苔白，脉细弱属脾虚型。治疗应健脾温肾、固本止泻，除主穴外配伍脾之背俞穴脾俞、足太阴经输穴、原穴太白，以健脾止泻。故本题选 A。

56.【答案】D

【解析】本题患者为泄泻之五更泻。治疗应温肾健脾，固肾止泻。命门可滋补肾阳，培元固本；关元功用为培补元气。故本题选 D。

57.【答案】D

【解析】患者为热秘；除选用主穴外，还应加用合谷、内庭。血虚者，加用足三里、三阴交，排除 A；气秘者，用中脘、太冲，排除 B；阳虚者，用神阙、关元，排除 C；气虚者，用气海、脾俞，排除 E。故本题选 D。

58.【答案】B

【解析】便秘治疗主穴：大肠俞、天枢、支沟、归来、上巨虚。配穴：热秘者，加合谷、内庭；气秘者，加太冲、中脘；气虚者，加脾俞、气海；血虚者，加足三里、三阴交；阳虚者，加神阙、关元。该患者属气秘，故选太冲、中脘。故本题选 B。

59.【答案】D

【解析】该患者为不寐心脾两虚证，除主穴百会、安眠、神门、三阴交、照海、申脉外，还需配心俞、脾俞。故本题选 D。

60.【答案】B

【解析】该患者可辨证为面瘫风寒外袭证，主穴选攒竹、阳白、四白、颧髎、颊车、地仓、合谷、太冲，配穴选风池、风府。故本题选 B。

61.【答案】C

【解析】面瘫治疗时面部腧穴均行平补平泻法，恢复期可加灸法。发病初期，面部腧穴手法不宜过重，针刺不宜过深，肢体远端腧穴行泻法且手法宜重；恢复期，足三里行补法，合谷、太冲行平补平泻法。故本题选 C。

62.【答案】D

【解析】该患者可辨证为不寐心肾不交证，主穴为百会、安眠、神门、三阴交、照海、申脉，配穴选太溪、肾俞。故本题选 D。

63.【答案】A

【解析】根据患者临床表现，可辨证为风热感冒，大椎可行刺络拔罐法。故本题选 A。

64.【答案】E

【解析】根据患者临床表现，可辨证为胃痛脾胃虚弱证，主穴可选中脘、足三里、内关，配穴取关元、脾俞、胃俞。故本题选 E。

65.【答案】D

【解析】根据患者临床表现，可辨证为肾阳虚衰，主穴可选神阙、天枢、足三里、公孙，配穴可选肾俞、关元。故本题选 D。

66.【答案】C

【解析】根据该患者的症状可知本病为不寐之心胆气虚证。主穴为百会、安眠、神门、三阴交、照海、申脉，配穴为心胆气虚配心俞、胆俞。故本题选 C。

【B_1 型题】

67.【答案】E　68.【答案】C

【解析】哮喘风寒外袭、痰热阻肺均属于实证，主穴可选用列缺、尺泽、肺俞、中府、定喘，配穴风寒外袭证配风门、合谷，痰热阻肺配丰隆、曲池。故 67 题选 E，68 题选 C。

69.【答案】E　70.【答案】C

【解析】中风脱证神阙用隔盐灸，关元用大艾炷灸，至四肢转温为止。泄泻肾阳虚衰者可用隔附子饼灸。故 69 题选 E，70 题选 C。

第二十七单元　妇儿科病证

【A_1 型题】

1. 治疗遗尿脾肺气虚证，在取主穴的基础上，应加
   A. 百会、神门
   B. 三阴交、关元
   C. 肾俞、命门、太溪
   D. 肺俞、气海、足三里
   E. 行间、阳陵泉
2. 治疗痛经虚证，应选取的主穴是
   A. 关元、三阴交、归来、肝俞
   B. 气海、三阴交、归来
   C. 三阴交、中极、次髎
   D. 三阴交、足三里、气海
   E. 关元、三阴交、血海
3. 崩漏实证选穴应以何经脉为主
   A. 任脉、足太阴脾经
   B. 任脉、足阳明胃经
   C. 足太阴脾经、足阳明胃经
   D. 任脉、冲脉
   E. 冲脉、足太阴脾经
4. 治疗脾虚崩漏，在取主穴的基础上，应加
   A. 中极、血海
   B. 血海、膈俞
   C. 膻中、太冲
   D. 百会、脾俞
   E. 血海、太溪
5. 治疗肾虚遗尿的腧穴是
   A. 肾俞、命门、太溪
   B. 肺俞、气海、足三里
   C. 行间、阴陵泉
   D. 百会、神门
   E. 肾俞、太溪、照海
6. 针灸治疗缺乳，应选取的主穴是
   A. 乳根、膻中、少泽
   B. 乳根、太冲、足三里
   C. 乳根、内关、期门
   D. 膻中、少泽、太冲
   E. 肝俞、膻中、少泽
7. 遗尿除背部选穴外，还应加哪一经的穴位
   A. 足太阳、足少阴
   B. 足太阳、手太阴
   C. 足太阳、手少阳
   D. 任脉、足太阳
   E. 任脉、足太阴
8. 治疗痛经肾气亏损证，除主穴外，还应取
   A. 中脘、丰隆
   B. 风池、太冲
   C. 太溪、肾俞
   D. 照海、阴谷
   E. 关元、命门
9. 治疗脾胃虚弱型缺乳，在取主穴的基础上，应加
   A. 足三里、脾俞、胃俞
   B. 太冲、内关
   C. 足三里、太冲、内关
   D. 脾俞、胃俞
   E. 乳根、膻中、少泽

【A_2 型题】

10. 患者，女，23 岁。痛经 9 年，经行不畅，小腹胀痛，拒按，经色紫红，夹有血块，血块下后痛即缓解，脉沉涩。治疗应首选
 A. 足三里、太冲、三阴交
 B. 中极、次髎、地机
 C. 合谷、三阴交
 D. 曲池、内庭
 E. 合谷、归来
11. 患儿，男，7 岁。睡中遗尿，白天小便频而量少，劳累后遗尿加重，面白气短，食欲不振，大便易溏，舌淡苔白，脉细无力。治疗除取主穴外，还宜选用的是
 A. 神门、阴陵泉、胃俞
 B. 气海、肺俞、足三里
 C. 次髎、水道、三阴交
 D. 百会、神门、内关
 E. 关元俞、肾俞、关元
12. 患儿，男，6 岁。睡中遗尿，遗出之尿，量少味臊，性情急躁，面赤唇红，夜间咬牙，唇红，苔黄，脉数有力。治疗除主穴外，还宜选用的是
 A. 肾俞、命门、太溪
 B. 肺俞、气海、足三里
 C. 肝俞、气海、足三里
 D. 行间、阳陵泉
 E. 百会、神门
13. 患者，女，24 岁。月经量多势急，色紫红而黏腻，兼带下量多，苔黄腻，脉濡数。除主穴外，还应选取的配穴为
 A. 足三里、脾俞、胃俞
 B. 中极、阴陵泉
 C. 肾俞、命门、太溪
 D. 肺俞、气海、足三里
 E. 行间、阳陵泉
14. 患者，女，26 岁。每至经期出现腹痛，痛势绵绵，月经色淡，量少，伴面色苍白，倦怠无力，舌淡，脉细弱。治疗除三阴交、关元、足三里外，宜选取
 A. 太冲、血海
 B. 关元、归来
 C. 太冲、气海
 D. 太溪、肾俞
 E. 气海、脾俞
15. 患者，女，23 岁。经血非时暴下，量多势急，经血色红质稠。针刺治疗的主穴为
 A. 关元、三阴交、隐白
 B. 气海、三阴交、足三里、地机
 C. 气海、三阴交、肝俞、脾俞、肾俞
 D. 三阴交、足三里、气海
 E. 三阴交、中极、次髎
16. 患者，女，28 岁。产后乳少汁稠，兼胸胁胀满，情志抑郁。除主穴外，还应选取的配穴为
 A. 足三里、脾俞、胃俞
 B. 太冲、内关
 C. 肾俞、命门、太溪
 D. 肺俞、气海、足三里
 E. 行间、阳陵泉
17. 患者，女，32 岁。行经后小腹部绵绵作痛，喜按，月经色淡，量少。治疗应首选
 A. 三阴交、中极、次髎
 B. 足三里、太冲、中极
 C. 丰隆、天枢、气穴
 D. 阴陵泉、中极、阳陵泉
 E. 三阴交、足三里、气海
18. 患者，女，25 岁。痛经 2 年，经行不畅，小腹胀痛拒按，经色紫红，夹有瘀块，血块下后痛可缓解，舌有瘀斑，脉沉涩。治疗应以哪组经脉腧穴为主
 A. 任脉、足少阴经
 B. 任脉、足阳明经
 C. 督脉、足厥阴经
 D. 任脉、足太阴经
 E. 督脉、足阳明经
19. 患者，女，26 岁。非周期性子宫出血，量多、色紫红、质稠，夹有血块，腹痛拒按，舌红苔黄，脉弦数。治疗应首选
 A. 气海
 B. 中极
 C. 三阴交
 D. 隐白
 E. 太冲

【B_1 型题】

（20~21 题共用备选答案）
 A. 关元、归来
 B. 气海、脾俞
 C. 太溪、肾俞
 D. 太冲、血海
 E. 膻中、太冲
20. 痛经气滞血瘀除主穴外，还可选取
21. 痛经寒凝血瘀除主穴外，还可选取

答案与解析

【A_1 型题】

1.【答案】D

【解析】治疗遗尿的主穴是中极、膀胱俞、三阴交、关元。肾气不足配肾俞、命门、太溪，脾肺气虚配肺俞、气海、足三里，肝经郁热配行间、阳陵泉，夜梦多配百会、神门。故本题选D。

2.【答案】D

【解析】痛经虚证治疗宜调补气血、温养冲任，以任脉、足太阴、足阳明经穴为主。三阴交为肝脾肾三经之交会穴，可以健脾益气、调补肝肾，肝脾肾精血充盈，胞脉得养，冲任自调；气海为任脉穴，可暖下焦，温养冲任；足三里补益气血。故本题选D。

3.【答案】A

【解析】崩漏实证应通调冲任，祛邪固经，选穴以任脉、足太阴脾经为主；崩漏虚证应调补冲任，益气固经，选穴以任脉、足太阴脾经和足阳明胃经为主。故本题选A。

4.【答案】D

【解析】治疗崩漏实证的主穴是关元、三阴交、隐白。血热配中极、血海，血瘀配血海、膈俞，湿热配中极、阴陵泉，气郁配膻中、太冲。治疗崩漏虚证的主穴是气海、三阴交、肾俞、足三里。脾虚配百会、脾俞，肾虚配肾俞、太溪。故本题选D。

5.【答案】A

【解析】遗尿的治法为调理膀胱，温肾健脾，以任脉、足太阴经穴及相应的背俞穴、募穴为主。主穴为关元、中极、膀胱俞、三阴交。肾虚遗尿配肾俞、命门、太溪。取肾之背俞穴，补养脏腑之气，命门温补肾阳，太溪为肾经输穴、原穴，可温补肾之不足。故本题选A。

6.【答案】A

【解析】产后缺乳治疗宜调理气血、疏通乳络，以足阳明、任脉穴为主。乳根可调理阴阳气血，疏通乳络；膻中为气会，功在调气通络。少泽为通乳的经验效穴。故本题选A。

7.【答案】E

【解析】遗尿的治法为调理膀胱，温肾健脾。取任脉、足太阴经穴及膀胱的背俞穴、募穴为主。故本题选E。

8.【答案】C

【解析】痛经气血虚弱配气海、脾俞；肾气亏损配太溪、肾俞。故本题选C。

9.【答案】A

【解析】治疗缺乳的主穴是乳根、膻中、少泽。气血虚弱配足三里、脾俞、胃俞；肝郁气滞配太冲、内关。故本题选A。

【A_2 型题】

10.【答案】B

【解析】患者痛经为血行不畅，妨碍瘀血正常排出所致。治法应化瘀止痛。中极穴为任脉重要穴位，主治痛经。次髎主治月经不调诸证。地机为脾经郄穴，主治月经不调，痛经，崩漏等妇科病证。故三穴合用，可治疗患者痛经。故本题选B。

11.【答案】E

【解析】患者为脾肾阳虚之遗尿。故治疗除主穴外，应配合关元俞、肾俞、关元。脾肺气虚加气海、肺俞、足三里，夜梦多，配伍百会、神门、内关。故本题选E。

12.【答案】D

【解析】遗尿主穴为关元、中极、膀胱俞、三阴交。肾气不足配肾俞、命门、太溪，脾肺气虚配肺俞、气海、足三里，肝经郁热配行间、阳陵泉，夜梦多配百会、神门。故本题选D。

13.【答案】B

【解析】根据患者临床表现，可辨证为崩漏湿热证，主穴为关元、三阴交、隐白，配穴为中极、阴陵泉。故本题选B。

14.【答案】E

【解析】患者每至经期出现腹痛，痛势绵绵，月经色淡，量少，属痛经，伴面色苍白，倦怠无力，舌淡，脉细弱，属气血亏虚。治疗宜调补气血、温养冲任，可取气海，脾俞以补血益气。故本题选E。

15.【答案】A

【解析】崩漏经血暴下，量多势急，经血色红质稠为崩漏实证。治法为清热利湿，固经止血，以任脉及足太阴经穴为主。关元为任脉穴，公孙通冲脉，二穴配合可通调冲任，固摄经血。三阴交为足太阴经交会穴，可清泻三经之湿、热、瘀等病邪，又可疏肝理气，邪除则脾可统血。隐白为脾的井穴，是治疗崩漏的经验穴。故本题选A。

16.【答案】B

【解析】产后缺乳的主穴为乳根、膻中、少泽。

气血虚弱配足三里、脾俞、胃俞，肝郁气滞配太冲、内关。故本题选 B。

17.【答案】E

【解析】患者为痛经虚证，治疗应调补气血，温养冲任，取穴应以足太阴、足阳明经为主，主要选取三阴交、足三里、气海。气海为任脉穴，可暖下焦，温养冲任；足三里补益气血；三阴交为肝脾肾三经之交会穴，可以健脾益气，调补肝肾。肝脾肾精血充盈，胞脉得养，冲任自调。若为实证，则选用三阴交、中极、次髎。故本题选 E。

18.【答案】D

【解析】任脉主胞胎。督脉调节全身阳经经气。足少阴经、足阳明胃经治疗痛经虚证。足厥阴肝经主治肝胆疾病。足太阴脾经主治胃病、妇科、前阴病。本题为痛经，症见小腹胀痛拒按，经色紫红，夹有瘀块，可知为实证。治法应行气散寒、通经止痛，治疗上以足太阴脾经及任脉穴位为主。故本题选 D。

19.【答案】C

【解析】三阴交为脾经穴位，且为足三阴经的交会穴，可清泻三经之湿热瘀等病邪，又疏理肝气、健脾益气，促进脾之统血作用。可治疗腹痛，水肿，月经不调。本题患者为崩漏实证。治疗应通调冲任，祛邪固经。以脾经穴为主。故本题选 C。

【B_1 型题】

20.【答案】D　21.【答案】A

【解析】痛经实证主穴为中极、次髎、地机、三阴交，气滞血瘀配太冲、血海，寒凝血瘀配关元、归来。故 20 题选 D，21 题选 A。

第二十八单元　皮外骨伤、五官科病证

【A_1 型题】

1. 治疗风疹、风团风热证，在取主穴的基础上，应加
   A. 风门、肺俞
   B. 大椎、风门
   C. 天枢、足三里
   D. 脾俞、足三里
   E. 天突、内关
2. 治疗目赤肿痛，除睛明、风池、太阳外，还应选取的主穴是
   A. 少商、外关
   B. 合谷、太冲
   C. 行间、侠溪
   D. 内庭、足临泣
   E. 关冲、商阳
3. 瘾疹风寒束表证除主穴外，还可选取的配穴是
   A. 大椎、风门
   B. 风门、肺俞
   C. 天枢、足三里
   D. 脾俞、足三里
   E. 内关
4. 治疗肾虚型牙痛，除取主穴外，还应加
   A. 外关、风池
   B. 太溪、行间
   C. 太溪、外关
   D. 太冲、曲池
   E. 太冲、阳溪
5. 治疗蛇串疮，除选取阿是穴外，还可选择
   A. 外关
   B. 内关
   C. 夹脊
   D. 委中
   E. 风池
6. 治疗目赤肿痛风热证，在取主穴的基础上，应加
   A. 少商、外关
   B. 行间、侠溪
   C. 睛明、太阳
   D. 风池、合谷
   E. 太冲、外关
7. 治疗耳鸣实证，应选取的主穴是
   A. 翳风、听会、侠溪、中渚、听宫
   B. 耳门、太溪、照海、听宫
   C. 翳风、侠溪、太冲、丘墟
   D. 听会、听宫、外关、合谷
   E. 听会、中渚、肾俞、关元
8. 治疗瘾疹的主穴是
   A. 血海、曲池、合谷、膈俞、委中
   B. 大椎、曲池、太冲、风池、中脘
   C. 大椎、太冲、三阴交、血海、内庭
   D. 血海、内庭、足三里、气海、天枢
   E. 外关、风池、三阴交、大椎、膈俞
9. 治疗风火牙痛，除选取主穴外，应加用的腧穴是
   A. 太溪、行间

B. 太溪、外关
C. 太冲、曲池
D. 太冲、阳溪
E. 外关、风池

10. 治疗腰扭伤的局部取穴是
A. 阿是穴、大肠俞、腰痛点、委中
B. 阿是穴、风池、绝骨、后溪
C. 阿是穴、肩髃、肩髎、肩贞
D. 阿是穴、曲池、小海、天井
E. 阿是穴、阳溪、阳池、阳谷

11. 治疗瘾疹可采用拔罐法，常用的腧穴是
A. 血海
B. 膈俞
C. 神阙
D. 风门
E. 大椎

12. 下列有关扭伤的针灸辨证论治的叙述，不正确的是
A. 扭伤多为关节伤筋，属经筋病
B. 以受伤局部腧穴为主
C. 可配合循经远取
D. 可在扭伤部位上下循经邻近取穴
E. 陈旧性损伤不宜用灸法

13. 下列有关瘾疹的针灸辨证论治的叙述，不正确的是
A. 取手阳明、足太阴经穴为主
B. 病机是营卫失和，邪郁腠理
C. 风寒束表者只针不灸
D. 胃肠积热配天枢、足三里
E. 血虚风燥配脾俞、足三里

14. 下列有关牙痛的针灸辨证论治的叙述，不正确的是
A. 常与外感风热、胃肠积热或肾气亏虚等因素有关
B. 与胃、肾关系密切
C. 毫针泻法，或平补平泻
D. 风火牙痛者，太溪可用补法
E. 取手、足阳明经穴为主

15. 治疗踝部扭伤，除阿是穴外，宜选用
A. 申脉、丘墟、解溪
B. 膝眼、梁丘、膝阳关
C. 曲池、小海、天井
D. 阳溪、阳池、阳谷
E. 环跳、秩边、居髎

【A_2 型题】

16. 患者，女，45 岁。2 天前感觉胁肋部皮肤灼热疼痛，皮色发红，继则出现簇集性粟粒状大小丘状疱疹，呈带状排列，兼见口苦，心烦，易怒，脉弦数。治疗除取主穴外，还应选用的穴位是
A. 大椎、曲池、合谷
B. 行间、大敦、阳陵泉
C. 血海、隐白、内庭
D. 足三里、阴陵泉、阳陵泉
E. 内庭、曲池、太白

17. 患者，男，24 岁。目赤肿痛，眼涩难开，流泪，畏光，伴发热、恶风、头痛，舌苔薄黄，脉浮数。治疗除取睛明、太阳、合谷、太冲外，还应加
A. 风池、侠溪
B. 印堂、内庭
C. 少商、外关
D. 关冲、支沟
E. 四白、养老

18. 患者，女，20 岁。食海鲜后皮肤出现大小不等、形状不一的风团，高起皮肤，边界清楚，色红，瘙痒，伴恶心，肠鸣泄泻，舌红，苔黄腻，脉滑数。除主穴外，应加取
A. 大椎、风门
B. 足三里、天枢
C. 风门、肺俞
D. 足三里、脾俞
E. 三阴交、风池

19. 患者，男，40 岁。左耳听力减退，兼见畏寒，发热，舌红，苔薄，脉浮数。治疗除听会、翳风外，还应选取的腧穴是
A. 气海、足三里
B. 中渚、侠溪
C. 行间、丘墟
D. 丰隆、阴陵泉
E. 太溪、肾俞

20. 患者，女，34 岁。胁部皮肤灼热疼痛 2 天后患部皮肤出现簇集粟粒大小丘状疱疹，呈带状排列，疱壁紧张，口苦，心烦，脉弦数。治疗本病除局部阿是穴、夹脊外，宜选取
A. 神门、大陵
B. 合谷、列缺
C. 血海、三阴交
D. 阴陵泉、内庭
E. 行间、侠溪

21. 患者，男，32 岁。工作时不慎扭伤腕部，现腕部肿胀疼痛，活动受限。治疗除阿是穴外，还应选取的穴位是
A. 大肠俞、腰痛点、委中
B. 阳溪、阳池、阳谷
C. 环跳、秩边、居髎
D. 曲池、小海、天井
E. 风池、绝骨、后溪
22. 患者，女，21 岁。食鱼虾后皮肤出现片状风团，瘙痒异常。治疗取神阙穴，所用的方法是
A. 针刺
B. 隔盐灸
C. 拔罐
D. 隔姜灸
E. 艾条灸
23. 患者，女，25 岁。咽干微肿，疼痛以午后、入夜尤甚，伴手足心热，舌红，少苔，脉细数。治疗用选取的主穴是
A. 风池、外关、内庭、鱼际
B. 少商、合谷、尺泽、关冲
C. 太溪、照海、列缺、鱼际
D. 少商、商阳、照海、列缺
E. 商阳、关冲、照海、太溪
24. 患者，男，36 岁。咳嗽 2 周，现症见咽痛，咽干微肿，手足心热，舌红，少苔，脉细数。针刺治疗的主穴为
A. 尺泽、合谷、少商、照海
B. 关冲、合谷、少商、行间
C. 关冲、厉兑、鱼际、侠溪
D. 少商、合谷、尺泽、关冲
E. 太溪、照海、列缺、鱼际
25. 患者，男，31 岁。病初眼有异物感，视物不清，继而目赤肿痛，眵多胶结，兼口苦咽干，苔黄，脉弦数。治疗除取主穴外，还应选用的是
A. 太渊、风池
B. 上星、少商
C. 行间、侠溪
D. 太溪、鱼腰
E. 外关、四白
26. 患者，男，69 岁。久病耳聋，耳鸣如蝉，时作时止，劳累则加剧，按之鸣声减弱。兼神疲乏力，食少腹胀，便溏，脉细弱。除主穴外，还应选取
A. 外关、合谷
B. 行间、丘墟
C. 丰隆、阴陵泉
D. 气海、足三里
E. 尺泽、关冲
27. 患者，男，43 岁。两耳轰鸣，按之不减，听力减退，兼见烦躁易怒，咽干，便秘，脉弦。治疗应首选
A. 手、足太阴经穴
B. 手、足少阴经穴
C. 手、足少阳经穴
D. 手阳明经穴
E. 足太阳经穴
28. 患者，男，20 岁。牙痛剧烈，伴口臭，口渴，便秘，舌苔黄，脉洪。治疗应首选
A. 风池
B. 外关
C. 足三里
D. 风门
E. 内庭
29. 患者，女，31 岁。右侧牙痛 3 天，龈肿，痛剧，伴口臭，口渴，大便 3 日未行，舌苔黄，脉洪。治疗除取颊车、下关穴外，还应加
A. 外关、风池
B. 太溪、行间
C. 中渚、养老
D. 合谷、内庭
E. 太冲、曲池

【B_1 型题】

（30~31 题共用备选答案）
A. 申脉、丘墟、解溪
B. 膝眼、梁丘、膝阳关
C. 曲池、小海、天井
D. 阳溪、阳池、阳谷
E. 环跳、秩边、居髎
30. 治疗肘部扭伤，除阿是穴外，宜选用
31. 治疗髋部扭伤，除阿是穴外，宜选用
（32~33 题共用备选答案）
A. 手太阴、手足阳明经穴
B. 足少阴经穴
C. 手、足阳明经穴
D. 手足少阳经穴
E. 足厥阴经穴
32. 治疗实证咽喉肿痛，宜选用
33. 治疗虚证咽喉肿痛，宜选用

答案与解析

【A_1 型题】

1.【答案】B

【解析】治疗瘾疹的主穴是曲池、合谷、血海、膈俞、三阴交。风热犯表配大椎、风门，风寒束表配风门、肺俞，胃肠积热配天枢、足三里，血虚风燥配脾俞、足三里。呼吸困难配天突，恶心呕吐配内关。故本题选 B。

2.【答案】B

【解析】目赤肿痛的治法为疏散风热，消肿止痛。以近部取穴及手阳明、足厥阴经穴为主。主穴为睛明、太阳、风池、合谷、太冲。局部穴睛明、太阳宣泄患部郁热以消肿；取合谷调阳明经气，善清头面热邪；太冲、风池分属于肝胆两经，上下相应，可导肝胆之火下行。故本题选 B。

3.【答案】B

4.【答案】B

【解析】太溪穴为足少阴肾经穴，能清脏腑之热。配合行间穴可治疗虚火上炎的病证。肾虚导致的牙痛即为虚火上炎，选用太溪和行间穴治疗最佳。故本题选 B。

5.【答案】C

【解析】蛇串疮是疱疹病毒侵害神经根所致，取相应的夹脊穴，直针毒邪所留之处，可泻火解毒，通络止痛。故本题选 C。

6.【答案】A

【解析】治疗目赤肿痛的主穴是睛明、太阳、风池、合谷、太冲。外感风热配少商、外关；肝胆火盛配行间、侠溪。故本题选 A。

7.【答案】A

【解析】耳鸣的治法为疏风泻火，通络开窍。取局部穴及以手足少阳经穴为主。手、足少阳两经经脉均入耳中，因此取手少阳之中渚、翳风，足少阳之听会、侠溪，疏通少阳经络，清肝泻火。听宫为手太阳与手足少阳经交会穴，气通耳内，加强疏通耳窍作用。故本题选 A。

8.【答案】A

【解析】瘾疹的主穴为血海、曲池、合谷、膈俞、委中。其中皮损发于上半身者，取曲池、内关；发于下半身者，取血海、足三里、三阴交；发于全身者，配风市、风池、大肠俞等。故本题选 A。

9.【答案】E

【解析】治疗风火牙痛，应以祛除风火为治疗方法。外关穴能治疗头面五官的热病，对牙痛的疗效甚佳。风池穴亦能治疗热病，对牙痛有效。故本题选 E。

10.【答案】A

【解析】扭伤的主穴为阿是穴、局部腧穴。腰部：阿是穴、大肠俞、腰痛点、委中。颈部：阿是穴、风池、绝骨、后溪。肩部：阿是穴、肩髃、肩髎、肩贞。肘部：阿是穴、曲池、小海、天井。腕部：阿是穴、阳溪、阳池、阳谷。髋部：阿是穴、环跳、秩边、居髎。膝部：阿是穴、膝眼、膝阳关、梁丘。踝部：阿是穴、申脉、解溪、丘墟。故本题选 A。

11.【答案】C

【解析】瘾疹的治法为疏风和营，取手阳明、足太阴经穴为主。拔罐法取神阙穴，选用大号玻璃罐，先留罐 5 分钟，留罐 5 分钟后起罐，反复拔 3 次，或用闪罐法，以局部充血为度。故本题选 C。

12.【答案】E

【解析】陈旧性损伤留针加灸法，或用温针灸。针灸对急性扭伤者，常先针刺远端穴位，并令患者同时活动患部，常有针入痛止之效。故本题选 E。

13.【答案】C

【解析】瘾疹采用毫针泻法。膈俞可点刺出血。风寒束表者可灸，血虚风燥者只针不灸。故本题选 C。

14.【答案】D

【解析】牙痛采用毫针泻法，或平补平泻。循经远取可左右交叉刺，合谷持续行针 1～2 分钟。虚火牙痛者，太溪可用补法。故本题选 D。

15.【答案】A

【解析】扭伤的治法为祛瘀消肿，舒筋通络。取扭伤局部腧穴为主。踝部扭伤的主穴为阿是穴、申脉、解溪、丘墟。扭伤多为关节伤筋，属经筋病，“在筋守筋”，故治疗当以扭伤局部取穴为主，以疏通经络，散除局部的气血瘀滞，配合循经远部取穴，加强疏导本经气血的作用。故本题选 A。

【A_2 型题】

16.【答案】B

【解析】据患者临床表现，诊断为蛇串疮，证型为肝经郁火。肝经郁火盛，加荥穴行间、井穴大敦、胆经合穴阳陵泉，以清泻肝胆经火毒；脾胃湿热者，加血海、隐白、内庭。故本题选 B。

17.【答案】C

【解析】本症以外感为主，风犯少阳，伤及眼络。所以取穴应以治疗外感及调和少阳为主。已经取穴治疗眼部疾病的睛明，调和少阳的太冲，治疗外感的太阳和合谷。再加上少商以泻热，外关祛风、祛头痛。故本题选 C。

18.【答案】B

【解析】根据患者证候表现，可辨证为瘾疹胃肠积热，主穴选曲池、合谷、血海、膈俞、三阴交，配穴选天枢、足三里。故本题选 B。

19.【答案】B

【解析】耳鸣耳聋的治法为疏风泻火，通络开窍。取局部穴及手足少阳经穴为主。手足少阳经脉均绕行于耳之前后并入耳中，听会属足少阳经，翳风属手少阳经，两穴均居耳前，可疏导少阳经气，主治耳疾；循经远取侠溪、中渚，通上达下，疏导少阳经气，宣通耳窍。故本题选 B。

20.【答案】E

【解析】根据患者临床表现，可辨证为蛇串疮肝胆火盛，主穴选阿是穴、夹脊穴，配穴选行间、侠溪。故本题选 E。

21.【答案】B

【解析】该患者为腕部扭伤，除阿是穴外，还应选取阳溪、阳池、阳谷。故本题选 B。

22.【答案】C

【解析】瘾疹的治疗可在神阙穴处拔火罐，留罐 5 分钟，取下后再拔罐，留罐 5 分钟，如此 3 次为一个疗程。故本题选 C。

23.【答案】C

【解析】根据患者症状可诊断为咽喉肿痛之阴虚证。治法为滋阴降火，利咽止痛，取足少阴经穴为主。太溪为肾之原穴，有滋阴降火作用；照海属足少阴肾经，通于阴跷脉，列缺属手太阴肺经，通于任脉，两穴相配，专治咽喉疾患；鱼际为手太阴经的荥穴，可清肺热、利咽喉。诸穴合用，可治肾阴不足之咽喉肿痛。故本题选 C。

24.【答案】E

【解析】根据患者症状可诊断为咽喉肿痛之阴虚火旺，属虚证。咽喉肿痛虚证的治法为滋阴降火，利咽止痛。取足少阴经穴为主，主穴为太溪、照海、列缺、鱼际。故本题选 E。

25.【答案】C

26.【答案】D

27.【答案】C

【解析】患者中年男性，出现了耳鸣症状，轰鸣且按之不减，为实证耳鸣。同时又兼见烦躁易怒，咽干，便秘等胆火上扰的表现，应选取耳部主要经脉结合手足少阳经穴进行治疗。故本题选 C。

28.【答案】E

【解析】内庭为胃经荥穴，主驱胃经热邪，可治齿痛、咽喉肿痛、鼻衄等五官热性病证。本题为胃火亢盛之牙痛。治疗应清胃泻火止痛，首选胃经穴位。故本题选 E。

29.【答案】D

【解析】患者为胃火上蒸导致的实热牙痛。在主穴外，还应选择清热去火的穴位，合谷穴为大肠经的原穴，能清热止痛，内庭穴为足阳明胃经穴，能清热，治疗牙痛等症。故本题选 D。

【B_1 型题】

30.【答案】C　31.【答案】E

32.【答案】A　33.【答案】B